Eberhard Teuscher

Pharmazeutische Biologie

REIHE WISSENSCHAFT

Die REIHE WISSENSCHAFT ist die wissenschaftliche Handbibliothek des Naturwissenschaftlers und Ingenieurs und des Studenten der mathematischen, naturwissenschaftlichen und technischen Fächer. Sie informiert in zusammenfassenden Darstellungen über den aktuellen Forschungsstand in den exakten Wissenschaften und erschließt dem Spezialisten den Zugang zu den Nachbardisziplinen.

Eberhard Teuscher

Pharmazeutische Biologie

Mit 206 Abbildungen

Springer Fachmedien Wiesbaden GmbH

Verantwortlicher Herausgeber dieses Bandes:
Prof. Dr. H. Borriss

Verfasser:
OPhR Prof. Dr. sc. nat. Eberhard Teuscher
Greifswald

CIP-Kurztitelaufnahme der Deutschen Bibliothek

Teuscher, Eberhard:
Pharmazeutische Biologie / Eberhard Teuscher. [Verantwortl. Hrsg. dieses Bd.: H. Borriss]. — 2., überarb. u. erw. Aufl. — Braunschweig, Wiesbaden: Vieweg, 1979.
(Reihe Wissenschaft)
1. Aufl. u. d. T.: Teuscher, Eberhard: Pharmakognosie.

1979

Softcover reprint of the hardcover 2nd edition 1978
Ursprünglich erschienen bei Friedr. Vieweg & Sohn Braunschweig/Wiesbaden 1978
Lizenzausgabe für
Friedr. Vieweg & Sohn Verlagsgesellschaft mbH, Braunschweig, mit Genehmigung des Akademie-Verlages, DDR-Berlin
Herstellung: VEB Druckhaus „Maxim Gorki“, 74 Altenburg

ISBN 978-3-528-06844-8 ISBN 978-3-322-86070-5 (eBook)
DOI 10.1007/978-3-322-86070-5

Geleitwort zur 1. Auflage

Die Pharmakognosie machte in den letzten Jahrzehnten eine bemerkenswerte Entwicklung durch, die sich in der Form und im Inhalt einiger Lehrbücher niedergeschlagen hat. Zu Beginn dieses Jahrhunderts wurde Pharmakognosie als eine deskriptive Disziplin gelehrt. Ihr Inhalt waren Morphologie und Anatomie der Drogen. Ihr Ziel war die Erkennung der Droge nach „äußeren" Merkmalen. Dabei spielte auch der „Wertbegriff" eine gewisse Rolle, denn man hatte früh erkannt, daß bestimmte Herkünfte sich durch besondere therapeutische Qualität auszeichnen und häufig morphologisch zu charakterisieren sind. Obwohl die alte Vorstellung der „Signaturlehre", daß man an äußeren Merkmalen der Pflanze oder ihrer Organe erkennen könne, wofür sie therapeutisch zu verwenden sei, als unwissenschaftlich überwunden war, blieb die Bedeutung einer Betrachtung der Droge nach morphologisch-anatomischen Kennzeichnen zur Unterscheidung von Verwechslungen und Fälschungen und zur Diagnose von Handelssorten erhalten. Eine solche diagnostisch-deskriptive Pharmakognosie konnte aber weder als Wissenschaft befriedigen, noch in genügendem Maße den therapeutischen Wert einer Droge erfassen.

Zur gleichen Zeit schritt die phytochemische Erforschung der Drogen fort. Man erkannte, daß molekulare Gestalten entscheidend für die Wirkung einer Droge waren. Es war folgerichtig, der Auffindung der Wirkstoffe, der Frage ihrer Ausbildung unter inneren und äußeren Bedingungen mehr Aufmerksamkeit zu widmen. Den großen Fortschritten der Phytochemie, Biochemie und Genetik auf der einen Seite und der Pharmakologie auf der anderen entsprach aber nur langsam der Unterricht. Obwohl gerade im deutschsprachigen Kulturkreis wichtige Impulse in dieser Richtung gesetzt wurden, blieb die Universität im Grunde konservativ.

Einzelne Gelehrte bemühten sich um einen neuen Inhalt der Lehre der Pharmakognosie. Die schon fast handbuchartige Darstellung der Heildrogen von Richard WASICKY (1932) war eine bahnbrechende Tat. Hier werden neben der Morphologie die Phytochemie und Pharmakologie behandelt. Man darf wohl sagen, daß eine vergleichbare Veröffentlichung seither nicht versucht worden ist. Dann ist auf das Lehrbuch der Pharmakognosie von JARETZKY hinzuweisen, das von der 1. zur 2. Auflage (1949) eine wesentliche thematische Erweiterung erfahren hat. Ihnen folgte die „Einführung in die allgemeine Pharmakognosie“ von MORITZ (1. Auflage 1936), die jüngst als „Einführung in die Pharmazeutische Biologie“ in 4. Auflage (von O. MORITZ und D. FROHNE) erschienen ist und im neuen Titel Inhalt und Abgrenzung noch besser zum Ausdruck bringt. In der gleichen Richtung, wenn auch mit anderer Disposition, folgte dann (1963) das „Lehrbuch der Allgemeinen Pharmakognosie“ von STEINEGGER und HÄNSEL, das in seiner 2. Auflage (1968) die Bezeichnung „allgemeinen“ fallen läßt und dafür eine Ergänzung im Titel führt „Auf phytochemischer Grundlage“.

Nun ist Phytochemie auch nur eine besondere Art der Beschreibung, einer Beschreibung mit chemischen Mitteln, die gewiß eine immer vollkommenere Möglichkeit der Bewertung der Droge gestattet. Phytochemie ist Naturstoffchemie und damit im wesentlichen ein Zweig der organischen Chemie, gleichgültig, ob sie von pharmazeutischen oder „eigentlichen“ Chemikern betrieben wird.

So wie jede Disziplin nur soweit Wissenschaft in einem höheren Sinne ist als sie auf dem mühevollen Weg der Erarbeitung vieler einzelner Erkenntnisse zu einer „allgemeinen“ Erkenntnis, zu einer Theorie beiträgt, hat auch die Naturstoffchemie die Theorie und die Methodik der organischen Chemie ganz entscheidend gefördert, sie hat auch im Zusammenspiel mit Pharmakologie und Biochemie die therapeutische Chemie zu einer Entwicklung angeregt, die die Wunschbilder Paul EHRLICHS zur Erfüllung zu bringen scheint.

Daraus ergibt sich, wie unscharf die Grenzen der Disziplinen werden. Das ist für manche Kollegen Anlaß zum Streiten, für andere Ursache eines beglückenden Gefühls, daß durch Generationen hindurch Auseinanderstrebendes wieder zusammenfindet. Die Kernfrage einer Naturwissenschaft ist das „Warum". Soweit Pharmakognosie eine Wissenschaft bleiben soll, wird sie also nicht nur die histologische und phytochemische Seite der Droge prüfen, sondern fragen müssen, wie die therapeutischen Werte, die Wirkstoffe, zustande kommen. Biochemie und auch Cytologie wie Züchtungsforschung (angewandte Genetik) werden damit wichtige Hilfswissenschaften der modernen Pharmakognosie.

Diesem trägt die vorliegende kurze Einführung Rechnung, die kein Ersatz für die anderen hier genannten Lehrbücher sein soll, sondern die durch ihren geringen Umfang und durch die Berücksichtigung der Biochemie das Lehrbuch den gegenwärtigen zeitlich eingeengten pharmakognostischen Unterrichtsmöglichkeiten anzupassen versucht und sich gleichzeitig darum bemüht, die Pharmaziestudenten an die großen Entwicklungen in der Biologie heranzuführen. Gleichzeitig legt das Buch die theoretischen Grundlagen für die Qualitätskontrolle der Drogen, die in erster Linie eine Kontrolle ihrer Wirkstoffe nach Art und Konzentration sein muß. Leider war es nicht möglich, die so wichtigen Antibiotika ausführlich zu berücksichtigen.

K. MOTHES

Vorwort

Die Erfahrungen im pharmakognostischen Hochschulunterricht haben gezeigt, daß neben den vorhandenen umfangreichen Lehrbüchern der Pharmakognosie, die dem Studenten oft nur schwer zugänglich sind, eine kurzgefaßte Darstellung des so stark angewachsenen Kapitels der biogenen Arzneimittel fehlt. Mit dem vorliegenden wissenschaftlichen Taschenbuch soll versucht werden, diese Lücke zu schließen und dem Pharmaziestudenten oder dem an der Biochemie der Pflanzen interessierten Biologiestudenten eine Einführung in das Fachgebiet zu geben. Darüber hinaus möchte es allen an arzneilich verwendeten Pflanzen oder Tieren und deren Inhaltsstoffen Interessierten, besonders dem in der Praxis tätigen Pharmazeuten, in konzentrierter Form einen Überblick über den neuesten Stand der Erkenntnisse auf dem sich stürmisch entwickelnden Gebiet der Pharmakognosie vermitteln, die Voraussetzung zum Verständnis der modernen pharmakognostischen und phytochemischen Publikationen schaffen sowie zur weiteren Beschäftigung mit dieser interessanten pharmazeutischen Disziplin anregen.

Aus didaktischen Gründen wurde eine möglichst straffe, systematische Gliederung des gebotenen Stoffes angestrebt. Dabei sind entsprechend dem Charakter der Pharmakognosie als „Pharmazeutische Biologie“ besonders biologisch-biochemische Gesichtspunkte berücksichtigt worden. Wegen der gebotenen Kürze mußte eine strenge Stoffauswahl getroffen werden. Wenn bei vielen Drogen stichpunktartig auf Nebenwirkstoffe und Begleitstoffe hingewiesen wurde, so geschah das nicht in der Absicht, Vollständigkeit zu erreichen, sondern um eine Simplifizierung zu vermeiden und die Komplexität des Ensembles der Inhaltsstoffe von pflanzlichen und tierischen Arzneimitteln aufzuzeigen. Die Auswahl einer Droge und der ihr gewidmete Raum stehen nicht in allen Fällen im Verhältnis zu ihrer Wichtigkeit für die moderne Therapie. Auch zur Zeit weniger aktuelle Arzneistoffe wurden dann erwähnt, wenn es für die Förderung des allseitigen Verständnisses des Stoffes oder aus historischen Gründen erforderlich schien.

Um einem breiten Interessentenkreis gerecht zu werden, ist meistens einleitend kurz auf chemische und pharmakologische Grundtatsachen hingewiesen worden.

Kritische Hinweise auf die bei der Fülle des Stoffes und bei der ständig anwachsenden Lawine an phytochemischer und pharmakognostischer Literatur kaum zu vermeidenden Fehler werden dankbar begrüßt.

Meinem hochverehrten Lehrer, Herrn Prof. Dr. Drs. h. c. K. Mothes, möchte ich auch an dieser Stelle herzlich dafür danken, daß er mir das reizvolle Kapitel der Pharmakognosie erschlossen hat.

Es ist mir eine angenehme Pflicht, allen zu danken, die mich bei der Fertigstellung dieses Leitfadens unterstützt haben. Großen Dank schulde ich Herrn Prof. Dr. H. Borriss für wertvolle kritische Hinweise. Fräulein Apotheker H. Elze und Herrn Dr. H. Pilgrim danke ich für die Mitarbeit bei der Dokumentation der Literatur auf dem Gebiet der Phytochemie. Dem Verlag danke ich für sein Entgegenkommen.

Mein besonderer Dank gilt meiner Frau für anregende Diskussionen, für die kritische Durchsicht des Manuskripts und nicht zuletzt für die große mir entgegengebrachte Geduld, ohne die die Abfassung dieses Taschenbuches nicht möglich gewesen wäre.

Greifswald, im September 1968 E. Teuscher

Vorwort zur 2. Auflage

Die gute Aufnahme, die die 1. Auflage des Wissenschaftlichen Taschenbuches „Pharmakognosie“ und die Nachdrucke gefunden haben, hat mich ermutigt, eine 2. Auflage zu wagen. Dies geschieht, um dem Erkenntniszuwachs auf dem Gebiet der Pharmakognosie sowie den Nachbargebieten Rechnung zu tragen, um dem Wunsch der Leser und Rezensenten zu entsprechen, die Sachgebiete Antibiotika, Hormone und Vitamine neu aufzunehmen und auch um toxikologischen Fragen, deren Behandlung sich unter anderem aus der Schaffung der Fachrichtung „Diplompharmazeut für Experimentelle Pharmakologie und Toxikologie“ in der DDR ergibt, verstärkte Aufmerksamkeit zu widmen. An der Konzeption habe ich nichts Grundlegendes geändert. Es wurden auch in dieser Auflage das Drogenvolumen der deutschsprachigen Arzneibücher und andere international bedeutende oder vom biochemischen Standpunkt interessante biogene Arzneimittel und Gifte berücksichtigt. Dem vereinzelt geäußerten Wunsch auf Beschränkung auf das „für einen Pharmazeuten unbedingt Notwendige“ habe ich nicht entsprochen. Es darf nicht die Aufgabe eines noch so bescheidenen Lehrwerkes sein, dem Leser, insbesondere dem Studenten, die Arbeit des Mitdenkens und Wichtens abzunehmen. Die Herausgabe eines Repititoriums habe ich nicht beabsichtigt.

Es ist mir wiederum eine angenehme Pflicht allen zu danken, die mich bei der Arbeit unterstützt haben. Herrn Dr. Pilgrim für die Mithilfe bei der Dokumentation der Originalliteratur, Frau Everhartz, Frau Miethchen und Frau Freitag für die technische Hilfe und den

Mitarbeitern des Verlags für das Eingehen auf meine Wünsche.

Das Verständnis meiner Frau für die erneute Belastungsprobe der Familie, ihre kritischen, weiterführenden Hinweise und ihre Hilfe bei der Durchsicht des Manuskripts haben die Abfassung der 2. Auflage entscheidend gefördert.

Mein Dank gilt nicht zuletzt allen Kollegen, die mir durch Hinweise geholfen haben, Fehler der 1. Auflage zu beseitigen. Kritische Hinweise auf die Fehler des vorliegenden Textes würde ich sehr begrüßen.

Greifswald, im März 1977 E. Teuscher

Inhaltsverzeichnis

1. Wesen, Aufgaben und Grundwissenschaften der Pharmakognosie

Die Pharmakognosie ist als Teildisziplin der Pharmazeutischen Biologie ein wesentlicher Bestandteil der Pharmazie. Sie ist die Wissenschaft von den biogenen Arzneimitteln — Drogen und isolierte biogene Arzneistoffe — und deren mikrobiellen, pflanzlichen oder tierischen Produzenten.

Obwohl die Pharmakognosie ihrem Inhalt nach eine der ältesten Wissenschaften, sicher aber die älteste Disziplin der Arzneiwissenschaft ist, wurde der Begriff Pharmakognosie relativ spät geprägt (zusammengesetzt aus den griechischen Worten *φαϱμακον* (Heilmittel, Gift) und *γνωσις* (Kenntnis)) und erstmalig 1815 von SEYDLER verwendet. Man verstand unter Pharmakognosie zunächst ganz allgemein die pharmazeutische Warenkunde: „Untersuchung der Abstammung und Güte der Heilstoffe, Prüfung auf Reinheit sowie Ermittlung von Verwechslungen und Verfälschungen (MARTIUS 1825).“ Seither hat der Begriff einen entscheidenden Bedeutungswandel erfahren. Bereits im vorigen Jahrhundert wurde die Untersuchung der aus der unbelebten Natur gewonnenen Arzneimittel von der sich selbständig entwickelnden Pharmazeutischen Chemie übernommen. Man sprach nur noch von der Pharmakognosie des Pflanzen- und Tierreiches, später einfach von Pharmakognosie schlechthin, dabei aber nur die Heilmittel biogener Herkunft erfassend.

Ebenso wie die anderen Disziplinen der Pharmazie ist die Pharmakognosie im Laufe der Zeit zu einer umfassenden selbständigen Wissenschaft geworden. TSCHIRCH, der sich bei der Weiterentwicklung und Vertiefung der

Pharmakognosie große Verdienste erworben hat, definiert sie bereits 1909 als „Wissenschaft, deren Aufgabe es ist, die Drogen pflanzlichen und tierischen Ursprungs nach allen Richtungen hin — mit Ausnahme der physiologischen Wirkung — wissenschaftlich kennenzulernen, korrekt zu beschreiben und unter allgemeinen Gesichtspunkten miteinander zu verknüpfen."

In den letzten Jahrzehnten hat sich ein entscheidender Wandel auf dem Gebiet der Pharmakognosie vollzogen, der auch heute noch nicht abgeschlossen ist. Die Schwerpunkte haben sich, nicht zuletzt ausgelöst durch die Forschungsergebnisse der Pharmakognosie, von der Arzneidroge zum biogenen Reinstoff verlagert. Aus der Arzneidroge ist in vielen Fällen eine Industriedroge geworden. Neue Stoffgruppen, z. B. Fermente, Hormone, Antibiotika, Seren und Impfstoffe, bereichern die Palette der biogenen Arzneistoffe; über 50% unserer Arzneimittel sind oder enthalten biogene Arzneistoffe. Neue Verfahren der Herstellung von Naturstoffen auf biologischem Wege, insbesondere durch Einsatz von Mikroorganismen, wurden erschlossen. Neue Methoden der Kontrolle und Standardisierung biogener Arzneimittel wurden mit fortschreitender Erkenntnis über den Charakter der Wirkstoffe möglich; die zunächst hauptsächlich benutzten anatomisch-morphologischen Verfahren werden heute durch biologische und chemische Prüfungen ergänzt. Durch das sich erweiternde Einsatzgebiet des Pharmazeuten in der Praxis ist es notwendig geworden, auch biogene Gifte in die Untersuchungen einzubeziehen. All diese Entwicklungen haben dazu geführt, daß die Bedeutung der Pharmakognosie gewachsen ist und daß ihre Aufgaben vielfältiger geworden sind.

Die Pharmakognosie läßt sich in die Wissenschaftliche Pharmakognosie und in die Praktische Pharmakognosie gliedern.

Aufgabe der **Wissenschaftlichen Pharmakognosie** ist es:

— die Eigenschaften von biogene Arzneimittel liefernden Mikroorganismen, Pflanzen und Tieren zu unter-

suchen, die im Hinblick auf ihren Einsatz als Arzneistoffproduzenten von Interesse sind,
- die Eigenschaften von Drogen zu ermitteln, die für Aufbewahrung, Kontrolle, Standardisierung und Verarbeitung Bedeutung besitzen und
- Kenntnisse über Nachweis, chemische Struktur, Biogenese, Gewinnung, chemische und physikalische Eigenschaften, quantitative Bestimmung und Verwendung von biogenen Wirkstoffen zu gewinnen.

Damit schafft die Wissenschaftliche Pharmakognosie die theoretischen Voraussetzungen für die Praktische Pharmakognosie, fördert die Arzneimittelwissenschaft und trägt zur Vertiefung der naturwissenschaftlichen Grundkenntnisse bei.

Aufgabe der **Praktischen Pharmakognosie** ist es, für die Gewinnung, Aufbewahrung, Kontrolle und Standardisierung von Drogen und die Gewinnung von biogenen Arzneistoffen aus Drogen sowie anderen biogenen Materialien Sorge zu tragen.

Drogen sind alle biogenen Arzneimittel komplexer Natur (Arzneidrogen), sofern sie nicht als Arzneizubereitungen zu betrachten sind, sowie biogene Rohstoffe, die zur Gewinnung von Arzneistoffen dienen (Industriedrogen). Drogen sind also als Arzneimittel verwendete oder zur Herstellung von Arzneistoffen dienende getrocknete oder frische Pflanzen, Tiere, bzw. Teile von ihnen, Harze, ätherische Öle, Stärken, Fette, Wachse und ähnliche Produkte.

Zur Lösung ihrer Aufgaben stützt sich die Pharmakognosie auf eine Reihe von **Grundwissenschaften.**

Erste Aufgabe beim Studium organisierter biogener Arzneimittel und ihrer Produzenten ist die Beschreibung ihrer äußeren Gestalt **(Morphologie)** und ihres inneren Aufbaus **(Anatomie).** Die Kenntnis der makroskopischen und mikroskopischen Merkmale stellt ein wichtiges Mittel zur Identifizierung und Kontrolle dar.

Ziel der **Taxonomie** ist es, die Lebewesen auf Grund ihrer morphologischen und anatomischen Merkmale in ein natürliches System einzureihen, das über verwandtschaftliche Beziehungen Auskunft gibt. Zur Gliederung des Pflanzenreiches werden als wichtigste systematische Einheiten (oder Taxa, Singular Taxon) Abteilung, Unterabteilung, Klasse, Unterklasse, Überordnung, Ordnung, Familie, Gattung und Art verwendet. Zur Gliederung des Tierreiches dienen als wichtigste Taxa Stamm, Unterstamm, Klasse, Unterklasse, Ordnung, Familie, Gattung, Art. Diese Taxa werden oft weiter in Untereinheiten gegliedert. Im Falle der Arzneipflanzen ist besonders die Aufgliederung der Art in Unterart (*subspecies* = *subsp.*), Varietät (*varietas* = *var.*) und Form (*forma* = *f.*) wichtig. Morphologisch sehr ähnliche Arten (Kleinarten) werden häufig zu einer Sammelart zusammengefaßt. Bastarde werden durch ein x vor der Artbezeichnung gekennzeichnet. Die taxonomische Zuordnung sei hier am Beispiel des arzneilich verwendeten Fenchels, *Foeniculum vulgare* MILL. *var. vulgare,* erläutert. (Die typischen Endungen der Taxa sind kursiv gedruckt.)

Abteilung	Spermato*phyta*
Unterabteilung	Magnolio*phytina* (Angiospermae)
Klasse	Magnoli*atae* (Dicotyledonae)
Unterklasse	Ros*idae*
Überordnung	Arali*anae*
Ordnung	Arali*ales* (Apiales)
Familie	Api*aceae*
Gattung	Foeniculum
Art	Foeniculum vulgare, MILL.
Varietät	vulgare

Es darf nicht außer acht gelassen werden, daß auch morphologisch und anatomisch nicht unterscheidbare Lebewesen im gleichen Entwicklungszustand, trotz gleicher Milieubedingungen, auf Grund von Unterschieden im genetischen Material, sich quantitativ und qualitativ im Wirkstoffgehalt unterscheiden können. Man spricht in diesem Falle von „biochemischen Rassen“.

Durch taxonomische Neueinordnung oder Umbenennung vieler Pflanzen, als Ergebnis gründlicherer Kenntnisse und der Berücksichtigung des Prioritätsprinzips, hat sich die Bezeichnung für eine Arzneipflanze im Verlaufe ihrer Geschichte oft geändert. So sind *Syzygium aromaticum* (L.) MERR. et PERRY, *Eugenia caryophyllata* THUNB., *Caryophyllus aromaticus* L. oder *Jambosa caryophyllus* (SPR.) NIEDENZU verschiedene Namen (Synonyme) für die gleiche Pflanze.

Zur eindeutigen Kennzeichnung einer Pflanze ist der Zusatz des Autors bzw. der Autoren zu Art- und Gattungsnamen (und eventuell zur Angabe der Unterart und Varietät) erforderlich. Bei Mikroorganismen und Tieren ist die Angabe des Autorennamens weniger gebräuchlich.

Ein besonderer Zweig der Taxonomie der Pflanzen ist die **Chemotaxonomie.** Sie versucht, Verwandtschaften zwischen Pflanzensippen auf Grund von chemischen Merkmalen festzustellen. Dabei werden hauptsächlich sekundäre Pflanzenstoffe (s. 2.) als Anhaltspunkte genutzt. Man muß jedoch berücksichtigen, daß im Verlauf der Evolution die gleiche Synthesekette in mehreren nicht verwandten Pflanzenarten, unabhängig voneinander, entstanden sein kann („Konvergenz"). Das ist um so wahrscheinlicher, je weniger Reaktionsschritte vom ubiquitären Primärstoff bis zum Sekundärstoff erforderlich sind. Ebenso können chemisch ähnliche oder gleiche Verbindungen auch auf verschiedenen Biogenesewegen entstehen („analoge Bildungen"). Ihr Vorkommen bei verschiedenen Pflanzen ist auch aus diesem Grunde nicht immer ein Zeichen für deren nahe Verwandtschaft. Auch Zellwandbausteine und Reservestoffe werden zu chemotaxonomischen Vergleichen herangezogen. Ein moderner Weg zur Ermittlung von Verwandtschaften ist die Feststellung des Grades der Übereinstimmung von Aminosäuresequenzen von Enzymen gleicher Wirkung bei verschiedenen Organismengruppen.

Die Hinweise der Chemotaxonomie für das häufige Auftreten gleicher oder ähnlicher Wirkstoffe bei einander taxonomisch nahestehenden Lebewesen haben erneut den Wert der Taxonomie für die Pharmakognosie bei der Suche nach neuen Quellen für bestimmte biogene Arzneistoffe bewiesen. Gleichzeitig hat die Pharmakognosie durch ihre phytochemischen Untersuchungen die Chemotaxonomie sehr gefördert.

Ebenfalls von Wichtigkeit ist die **Pflanzengeographie,** die Kenntnisse über die geographische Verbreitung der Arzneipflanzen vermittelt. Die Tiergeographie ist von geringerer Bedeutung.

Eine weitere, für die Pharmakognosie sehr wesentliche Grundwissenschaft ist die **Pflanzenphysiologie.** Ihre Aufgabe ist es, die Funktionen und Leistungen des pflanzlichen Organismus zu studieren und die Triebkräfte der pflanzlichen Entwicklung aufzudecken.

Eine für die Pharmakognosie wichtige Teilaufgabe der Physiologie ist die Untersuchung des Einflusses der Milieubedingungen auf Entwicklung und Wirkstoffgehalt von Arzneipflanzen. Wesentliche variable Faktoren sind Lichtqualität und -quantität, Temperatur, Niederschlagsmenge sowie chemische und physikalische Faktoren des Bodens. Das Licht spielt vor allem bei der Stoffproduktion (Photosynthese), bei der Keimung der Samen (Licht- und Dunkelkeimer) und bei der Blütenbildung der Pflanzen (Photoperiodismus, Kurz- und Langtagpflanzen) eine Rolle. Die Temperatur beeinflußt nicht nur die Ausbeute an Pflanzenmasse, sondern auch die Quantität und das Spektrum der Wirkstoffe. Die Niederschlagsmenge kann den Wert einer Arzneipflanze nicht nur durch Einwirkung auf Wachstum und Entwicklung, sondern auch direkt durch Auswaschung von Wirkstoffen aus den Blättern verändern. Streßbedingungen, wie z. B. Infektionen der Pflanze, können die Produktion von sogenannten Phytoalexinen auslösen, pharmakologisch, insbesondere antibiotisch wirksamen Sekundärstoffen, die sonst nicht oder nur in Spuren gebildet werden.

Für die Erzielung hoher Ausbeuten an gehaltreichen Drogen ist auch die Kenntnis der Zeitpunkte im Verlaufe der Entwicklung der Arzneipflanze, an denen sie Maxima an Masse und Wirkstoffgehalt erreicht, von großer Wichtigkeit. Unterirdische Organe (Rhizome, Wurzeln, Zwiebeln und Knollen) liefern meistens in der Ruheperiode der Pflanzen höchste Erträge und werden daher im Herbst oder Vorfrühling geerntet. Blätter, Stengel und z. T. auch Rinden weisen kurz vor der Blüte der Pflanze einen hohen Wirkstoffgehalt auf. Samen und Früchte sammelt man zur Zeit der Vollreife.

Um die empirisch beobachteten Verhaltensweisen der Arzneipflanzen zu verstehen und die Entwicklung gezielt beeinflussen zu können, ist es notwendig, die endogenen Ursachen der pflanzlichen Entwicklung kennenzulernen und die zentralen Angriffspunkte der äußeren Reize aufzusuchen.

Ein besonders interessantes und für die Zukunft sehr aussichtsreiches Kapitel der Pflanzenphysiologie ist der Versuch, pflanzliche Gewebekulturen zur Produktion biogener Arzneistoffe zu nutzen. Wenn auch zur Zeit die erhaltenen Ausbeuten an Wirkstoffen in Gewebekulturen für eine wirtschaftliche Nutzung noch zu gering sind, wird es sicher bei genauer Kenntnis der Mechanismen der Stoffwechselregulation möglich sein, den Stoffwechsel der Pflanzengewebe gezielt zu beeinflussen und damit hohe Ausbeuten an wertvollen Arzneistoffen zu erreichen. Auch die Erzeugung von Defektmutanten, die den in normalem Pflanzengewebe vorhandenen Bremsmechanismus für eine ungehemmte Expression der für die Sekundärstoffproduktion verantwortlichen Enzyme verloren haben, scheint erfolgreich und wird versucht.

Die **Tierphysiologie** hat hingegen wenig Bedeutung für die Pharmakognosie erlangt, da die Zahl der aus Tieren gewonnenen biogenen Arzneimittel geringer als die der aus Pflanzen gewonnenen ist, und die Tiere nur in seltenen Fällen (z. B. Schlangen) zum Zwecke der Arzneistoffgewinnung gehalten werden. Tierische Drogen und Wirkstoffe stammen entweder von Wildtieren oder sind Nebenprodukte der Haustierhaltung.

Große Bedeutung besitzt dagegen die **Physiologie der**

Mikroorganismen. Mikroorganismen spielen bei der Arzneistoffherstellung eine wesentliche Rolle. Antibiotika, eine Reihe von Vitaminen (B_2, B_{12}, C), viele organische Säuren (Essigsäure, Milchsäure, Citronensäure, Gluconsäure, Propionsäure), Aminosäuren (L-Lysin, L-Glutaminsäure), Polysaccharide (Dextran), Äthanol, Glycerin, Mutterkornalkaloide, Enzyme (z. B. Amylasen, Proteinasen, Lipasen, Pektinasen) und andere Naturstoffe werden heute teilweise oder ausschließlich mit Hilfe von Bakterien oder Pilzen gewonnen. Sehr wesentlich ist ebenfalls die Partialsynthese von Steroidhormonen mit Hilfe von Mikroorganismen. Die Pharmakognosie ist im wesentlichen an der Auffindung hoher Ausbeuten garantierender Milieubedingungen interessiert.

Eine für die Pharmakognosie sehr bedeutende Grundwissenschaft ist die **Biochemie.** Sie läßt sich in 2 Teilgebiete gliedern: in deskriptive (oder statische) Biochemie, die sich mit der chemischen Struktur der Naturstoffe und ihrer Verteilung im Reich der Lebewesen beschäftigt, und in die dynamische Biochemie, die den Verlauf des Stoffwechsels und dessen Regulationsmechanismen untersucht.

Aufgabe der deskriptiven Biochemie im Bereich der Pharmakognosie sind Isolierung, Identifizierung (oder Strukturaufklärung), Untersuchung der chemischen und physikalischen Eigenschaften und quantitative Bestimmung der therapeutisch wirksamen Inhaltsstoffe von Lebewesen oder ihren Produkten.

Bei der Isolierung der Wirkstoffe werden heute die klassischen Methoden der Stofftrennung wie fraktionierte Extraktion, Destillation, Sublimation, Verteilung zwischen 2 flüssigen Phasen, Kristallisation usw. durch die modernen Verfahren, wie Ionenaustausch, Adsorptions- oder Verteilungschromatographie, präparative Elektrophorese und Gelfiltration, ergänzt.

Da bei der Isolierung der Naturstoffe oft nur kleine Mengen erhalten werden, erfordert die Identifizierung Methoden, die einen sehr geringen Substanzbedarf haben.

Daher bedient man sich meistens der Papier-, Dünnschicht-, Gas- und Flüssigkeitshochdruckchromatographie, der Papier- und Gelelektrophorese, der Gelfiltration, der Ultraviolett- und Infrarotspektrophotometrie, der Massen- und Kernresonanzspektrometrie, der Bestimmung der Rotationsdispersion, der Mikroschmelzpunktsbestimmung und anderer Verfahren. Die damit erhaltenen Resultate geben bereits erste Anhaltspunkte über die chemische Struktur unbekannter Naturstoffe.

Auch die quantitative Analyse von Wirkstoffen setzt in fast allen Fällen eine Abtrennung der zu erfassenden Stoffe von chemisch ähnlich reagierenden Verbindungen voraus. Die Bestimmung erfolgt meistens spektrophotometrisch oder gaschromatographisch. Liegen die Stoffe in höherer Konzentration vor, werden auch maßanalytische oder polarographische Verfahren angewendet. Eine wesentliche Rolle, besonders beim Vorliegen von Stoffgemischen, spielen enzymatische Methoden (s. 20.3.6.) und Prüfungen unter Einsatz von Mikroorganismen (Bestimmung von Antibiotika, Vitaminen und Aminosäuren) bzw. Tieren (Bestimmung von Hormonen und herzwirksamen Glykosiden). Auch organoleptische Untersuchungsmethoden werden praktiziert (Bitterstoffe).

Die dynamische Biochemie beschäftigt sich hauptsächlich mit der Biogenese der biogenen Arzneistoffe und mit den Regulationsmechanismen des Sekundärstoffwechsels. Durch Anwendung von insbesondere mit dem radioaktiven Kohlenstoffisotop ^{14}C, mit Tritium (^{3}H) oder dem stabilen Isotop ^{15}N markierten Substanzen war es möglich, den Verlauf der Biogenese sehr vieler Wirkstoffe aufzuklären. Ebenso ist es gelungen, eine Reihe von an der Biogenese von Sekundärstoffen beteiligten Enzymen zu isolieren und zu charakterisieren. Über die Regulationsmechanismen der Sekundärstoffbildung hingegen ist noch sehr wenig bekannt.

Die Kenntnis der **Genetik** ist u. a. die Voraussetzung für eine erfolgreiche Arzneipflanzenzüchtung. Züchterische Ziele können, neben der Erhöhung des Wirkstoffgehaltes und der Drogenausbeute, die Verminderung des Gehaltes an störenden Begleitstoffen, das Erreichen des gleichzeitigen Reifens sowie die Vermeidung des Abwurfes der Früchte, Wuchsformen, die die Ernte erleichtern, Resistenz gegen Pflanzenkrankheiten und tierische Schädlinge, Akklimatisation von Pflanzen und andere Verbesserungen sein. Dabei werden hauptsächlich folgende Methoden angewendet:

1. Auslesezüchtung, die bestrebt ist, aus einer Vielzahl von Wildpflanzen mit unterschiedlichem genetischem Material diejenigen auszuwählen und weiterzuzüchten, die wertvolle Eigenschaften aufweisen;

2. die Kombinationszüchtung, deren Aufgabe es ist, durch Kreuzung wertvolle Merkmale der Eltern in der Hybride zu vereinigen oder durch Erzielung günstiger Genkombinationen Nachkommen zu erhalten, deren Eigenschaften die der Elternformen übertreffen und

3. die Mutationszüchtung, bei der versucht wird, durch experimentell erzeugte Änderungen der Molekularstruktur der Gene (Genmutationen, z. B. durch Ultraviolett- oder Röntgenbestrahlung bzw. chemische Mutagene) oder durch Veränderung der Chromosomenzahl der Zelle (Genommutationen), Rassen mit neuen Merkmalen zu erzeugen. Die Mutationszüchtung wird auch bei der Gewinnung hochproduktiver Stämme biogene Arzneistoffe bildender Mikroorganismen angewendet.

Ebenfalls eine wesentliche Rolle für die Pharmakognosie spielt die **Phytopathologie,** die sich mit den Ursachen und der Bekämpfung von Pflanzenkrankheiten, die u. a. auf ungünstige Umweltbedingungen, auf Infektionen durch Viren, Bakterien oder Pilze bzw. auf Beschädigungen durch Tiere zurückzuführen sein können, beschäftigt. Angewendete Verfahren sind besonders die Züchtung resistenter Pflanzenrassen und die Entwicklung chemischer Pflanzenschutzmittel. Neue Aspekte bei der Vernichtung von Schadinsekten eröffnen die Anwendung von Insektenhormonen und ihren Analoga, die Aussetzung großer Mengen steriler männlicher Insekten und die Ausbringung insektenpathogener, für den Menschen ungefährlicher Mikroorganismen.

Große Impulse zur Bereicherung unseres Schatzes an biogenen Arzneistoffen gab und gibt uns die **Ethnologie,** die in den Dienst der Pharmakognosie gestellt, den Gebrauch von pflanzlichen und tierischen Arzneimitteln in der Volksmedizin verschiedener Länder untersucht.

Ein faszinierendes Kapitel für alle pharmazeutisch, biologisch und medizinisch Interessierten ist die **Geschichte der Pharmakognosie** und ihrer Objekte.

Sehr interessant ist ferner die **Etymologie** der Drogen- und Pflanzennamen.

2. Biogene Arzneistoffe als Produkte des Stoffwechsels lebender Organismen

Biogene Arzneistoffe sind Produkte des Stoffwechsels von Mikroorganismen, Pflanzen, Tieren und Menschen. Sie werden entweder nach ihrer Isolierung aus dem Produzenten bzw. seinen Exkreten in reiner Form oder, wenn die Isolierung nicht möglich ist oder nicht zweckmäßig erscheint, in Form von Drogen angewendet. Die in den Drogen enthaltenen Nebenwirkstoffe können häufig den Effekt des Hauptwirkstoffes potenzieren oder modifizieren. Die pharmakologisch indifferenten Ballaststoffe der Drogen können die Wirkstoffresorption verzögern und die Wirkung retardieren.

Man wird dem Charakter der biogenen Arzneistoffe am besten gerecht, wenn man sie nach der Art des Chemismus ihrer Bildung im lebenden Organismus, also nach ihren Biogenesewegen, zu Gruppen zusammenfaßt. Diese Einteilung bietet auch didaktische Vorteile: die chemische Grundstruktur der Verbindungen ist bei Kenntnis der Biogenesemechanismen ableitbar, und strukturell verwandte Stoffe (die fast stets auch biogenetisch verwandt sind) bleiben, im Gegensatz zur Klassifizierung der biogenen Arzneistoffe nach pharmakologischen Gesichtspunkten, vereint.

Man kann die Produkte des Stoffwechsels der Lebewesen ihrer Verbreitung nach in 2 Gruppen einteilen: in die primären und sekundären Stoffwechselprodukte.

Primärstoffe sind im gesamten Reich der Lebewesen verbreitet, da sie zur Aufrechterhaltung der Lebensvorgänge unbedingt notwendig sind.

Sekundärstoffe gehen durch spezielle Syntheseleistungen, zu denen nur bestimmte Gruppen von lebenden Organismen fähig sind, aus den Primärstoffen hervor. Demzufolge sind sie nicht bei allen Lebewesen zu finden. Sie können jedoch, müssen aber nicht, für das Lebewesen, das sie bildet, lebensnotwendig sein. Die frühere Annahme, daß alle Sekundärstoffe nach ihrer Bildung irreversibel aus dem Stoffwechsel ihres Produzenten ausgeschlossen seien, muß heute als überholt gelten. Von vielen Sekundärstoffen konnte gezeigt werden, daß sie sehr rasch umgesetzt werden und daß ihr konstant bleibender Gehalt lediglich Ausdruck dafür ist, daß Abbau und Neubildung sich im Gleichgewicht befinden. Viele Sekundärstoffe dürften jedoch dennoch Exkretcharakter besitzen. Sicherlich darf man auch die Funktion einer Verbindung im Stoffwechsel ihres Produzenten nicht als Kriterium für die Zuordnung zu einer von beiden Gruppen benutzen. Die Verbindungen, die bei einem Lebewesen offenbar funktionslos sind (z. B. Ecdysone bei Arten der Pflanzengattung *Helleborus*), können bei einem anderen eine wichtige Rolle spielen (z. B. Ecdysone als Häutungshormon bei Insekten).

Zu den Primärstoffen rechnen wir:

1. funktionelle Zellbestandteile (insbesondere Fermente und Nucleinsäuren)

2. strukturelle Bestandteile des Protoplasten (z. B. Struktureiweiße, Membranlipide)

3. intermediäre Produkte des Energie- und Baustoffwechsels

4. Speicherstoffe (z. B. Stärke, Glykogen, organische Säuren, Fette usw.).

Alle übrigen Produkte, wie z. B. Polysaccharide der Zellwände und der Interzellularsubstanzen, Wachse, Terpene, Steroidglykoside, Polyketide, Naphthalinderivate, Anthracenderivate, cyanogene Glykoside, Senfölglykoside, Lauchöle, Alkaloide, aber auch Vitamine und Hormone, kann man als Sekundärstoffe betrachten. Dabei sind wir uns darüber im klaren, daß diese Zuordnung, wie jede andere, fragwürdig ist. Aus diesem Grunde und auch deshalb, weil Primär- und Sekundärstoffe sich biogenetisch sehr nahe stehen, soll auf eine Zweiteilung der zu behandelnden biogenen Arzneistoffe in Primärstoffe und Sekundärstoffe verzichtet werden.

3. Kohlenhydrate und verwandte Verbindungen

Als Kohlenhydrate bezeichnet man Zucker, zuckerähnliche Verbindungen und deren Polymere, die größtenteils der allgemeinen Formel $C_n(H_2O)_m$ entsprechen. Den Kohlenhydraten kann man zuordnen:

- Monosaccharide (aliphatische Monooxopolyhydroxyverbindungen)
- Alditole (aliphatische und alizyklische Polyhydroxyverbindungen)
- Carboxypolyole (aliphatische Monooxomonocarboxypolyhydroxyverbindungen = Uronsäuren, Ascorbinsäure, Monocarboxypolyhydroxyverbindungen = Aldonsäuren, und Dicarboxypolyhydroxyverbindungen = Aldarinsäuren)
- Aminozucker (aliphatische und alizyklische Mono- oder Diaminomonooxopolyhydroxyverbindungen)
- Oligosaccharide (Oligomere bestehend aus 2—7 Monosaccharidresten)
- Polysaccharide (Polymere, bestehend aus mehr als 7 Monosaccharidresten).

Als den Kohlenhydraten verwandte Verbindungen sollen in diesem Kapitel die Aminoglykosidantibiotika behandelt werden.

3.1. Monomere Kohlenhydrate

3.1.1. Monosaccharide

3.1.1.1. Chemie und Terminologie

Die Monosaccharide kann man in Aldosen (Polyhydroxyaldehyde) und Ketosen (2-Ketopolyhydroxyverbindungen) einteilen. Nach der im Molekül vorhandenen Zahl an Sauerstoffatomen unterscheidet man Biosen, Triosen, Tetrosen, Pentosen, Hexosen, Heptosen usw. Ein weiteres Unterscheidungsmerkmal ist die Konfiguration der einzelnen CHOH-Gruppen. Das am weitesten von der Oxogruppe entfernte asymmetrische C-Atom wird zur Zuordnung der Monosaccharide zu 2 Reihen benutzt. Je nachdem, ob es die Konfiguration des asymmetrischen C-Atoms des D- oder L-Glycerinaldehyds aufweist, ordnet man unabhängig davon, in welcher Richtung die Ebene des polarisierten Lichtes durch das Monosaccharid gedreht wird, der D- oder der L-Reihe zu. Die Drehungsrichtung gibt man mit (+) oder (—) an.

Von besonderer Bedeutung für die Deutung des Reaktionsverhaltens von Monosacchariden ist die Kenntnis ihrer Cyclo-Oxo-Tautomerie. Röntgenstrukturanalytische Untersuchungen haben gezeigt, daß kristallisierte Pentosen und Hexosen als sechsgliedrige Ringe vorliegen. Diese Ringbildung kommt durch intramolekulare Halbacetalbildung zwischen der Oxogruppe und einer Hydroxylgruppe unter Entstehung eines O-heterozyklischen Ringes (eines sogenannten Lactols) zustande (Abb. 1). In Lösung steht die offenkettige Form (Oxo-Form) mit ringförmigen Strukturen (Cyclo- oder Lactolform) im Gleichgewicht. Neben 6gliedrigen Ringen (Pyranosen)

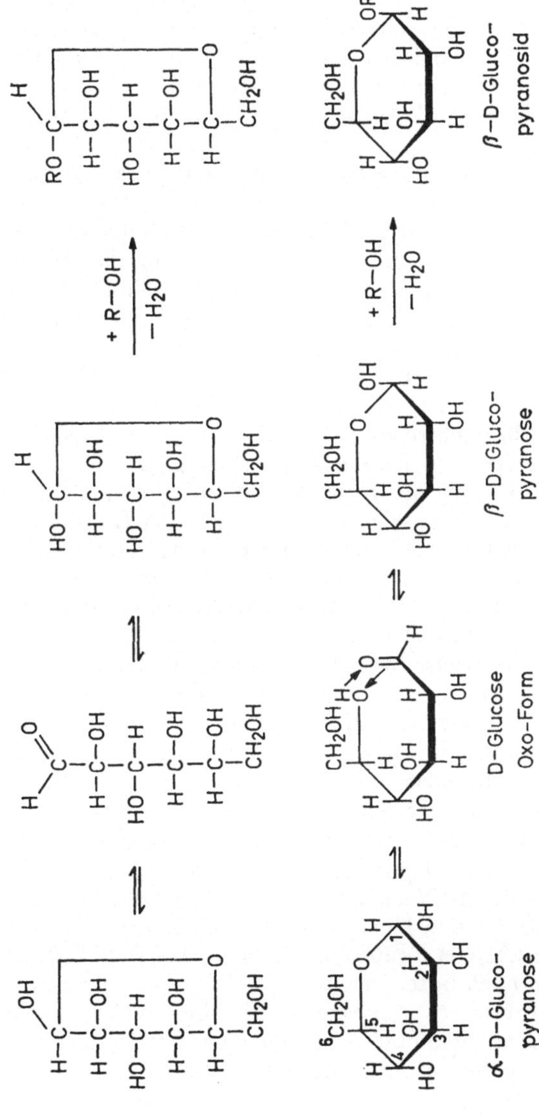

Abb. 1. Cyclo-Oxo-Tautomerie

kommen auch 5gliedrige Ringe (Furanosen) in Lösung vor. Das Gleichgewicht ist weitgehend in Richtung der Cyclo-Form verschoben. Durch die Lactolbildung wird am ursprünglichen Carbonyl-C-Atom eine neue OH-Gruppe, die als glykosidisches oder anomerisches Hydroxyl bezeichnet wird, gebildet. Dadurch entsteht ein neues asymmetrisches Kohlenstoffatom, und 1 Paar zusätzlicher optischer Isomeren, ein sogenanntes Anomerenpaar, tritt auf. Bei den Zuckern der D-Reihe wird das stärker rechts drehende Isomere als α-Form, das weniger stark rechts drehende als β-Form bezeichnet, in der L-Reihe umgekehrt, das stärker links drehende als α-Form und das andere als β-Form. Konfigurationsbestimmungen ergaben, daß bei α-D- und β-L-Monosacchariden das neue Hydroxyl bei den FISCHER-Projektionsformeln nach rechts, bei β-D- und α-L-Monosacchariden nach links zu schreiben ist. Freie α- und β-Isomere stehen in Lösung über die Oxo-Form miteinander im Gleichgewicht (sog. Mutarotation). Ist das H-Atom der glykosidischen OH-Gruppe substituiert, findet keine Mutarotation statt. Die Cyclo-Form der Monosaccharide läßt sich durch die Ringformeln nach HAWORTH besser als durch die Projektionsformeln nach FISCHER wiedergeben. Dabei schreibt man gewöhnlich das den Ring schließende Sauerstoffatom nach oben (bei den Pyranosen nach rechts oben). Dann zeigen die bei den FISCHER-Projektionsformeln nach rechts weisenden OH-Gruppen nach unten, die nach links weisenden nach oben. Erfolgt der Ringschluß nicht über die terminale CH_2OH-Gruppe, dann muß, um einen Ringschluß zu ermöglichen, das C-Atom, dessen Hydroxylgruppe den Ring schließt, gegenüber seinem Nachbarkohlenstoffatom verdreht werden, so daß bei den Hexopyranosen der D-Reihe die C-6-terminale CH_2OH-Gruppe nach oben, bei den L-Hexopyranosen nach unten zeigt.

Weit verbreitete Monosaccharide sind in Abb. 2 dargestellt. Darüber hinaus kommen sporadisch andere Vertreter, besonders als Zuckerkomponenten einiger Grup-

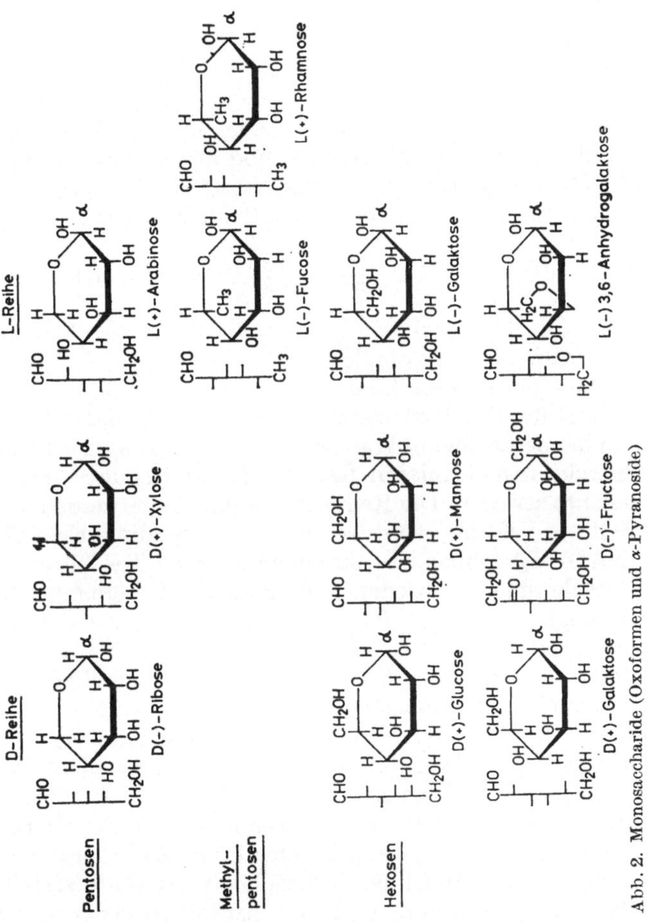

Abb. 2. Monosaccharide (Oxoformen und α-Pyranoside)

pen von Heterosiden (z. B. herzwirksamen Glykosiden und Pregnan-Derivaten, Abb. 51, sowie von Antibiotika, Abbn. 13, 80), vor.

3.1.1.2. Stoffwechsel

Grüne Pflanzen sind in der Lage, Monosaccharide aus Kohlendioxid der Atmosphäre und aus durch Photolyse des Wassers gewonnenem Wasserstoff aufzubauen. Wenn sich auch die Nettoreaktion der Photosynthese

$$6\,CO_2 + 6\,H_2O \xrightarrow[\text{Chloroplasten}]{\text{Lichtenergie}} C_6H_{12}O_6 + 6\,O_2$$

sehr einfach formulieren läßt, so sind doch die ablaufenden Prozesse sehr komplex.

Die Chloroplasten können mit Hilfe von Chlorophyll a, unterstützt durch akzessorische Pigmente (andere Chlorophylle, Carotinoide), Wasser unter Ausnutzung der Lichtenergie in molekularen Sauerstoff und Reduktionsäquivalente zerlegen. Die Reduktionsäquivalente werden zum Teil in Form von reduzierten Pyridinnucleotiden ($NADPH_2$) faßbar und zu einem anderen Teil über eine Cytochromkette wieder mit Sauerstoff vereinigt. In Analogie zur oxidativen Phosphorylierung in der Atmungskette ist dieser Elektronentransport mit der Bildung von ATP aus ADP und anorganischem Phosphat verbunden (Photophosphorylierung).

Die CO_2-Fixierung selbst ist nicht an Lichtenergie gebunden. Als Akzeptor des Kohlendioxids dient das Ribulose-1,5-diphosphat (Abb. 3). Es kann, katalysiert durch das Ferment Carboxydismutase, ein Bicarbonation anlagern. Dabei entsteht eine labile Zwischenverbindung, die in 2 Moleküle 3-Phosphoglycerinsäure zerfällt. Phosphoglycerinsäure wird zunächst mit Hilfe des bei der Photophosphorylierung gewonnenen ATP in 1,3-Diphosphoglycerinsäure umgewandelt und dann — katalysiert durch Glycerinaldehyd-3-phosphat-Dehydrogenase — mit

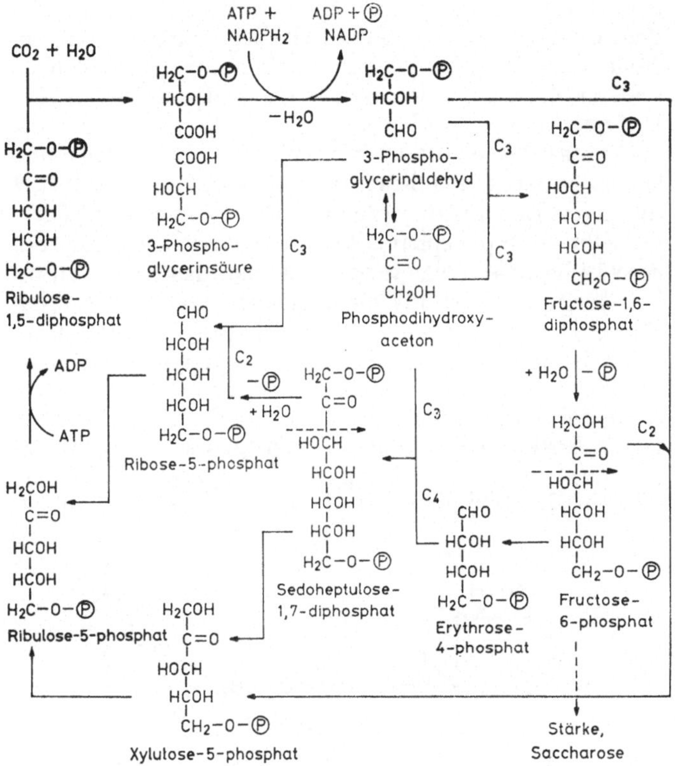

Abb. 3. Photosynthesezyklus nach CALVIN

Hilfe des bei der Lichtreaktion gewonnenen $NADPH_2$ zu 3-Phosphoglycerinaldehyd reduziert. Letzterer kann durch das Ferment Aldolase mit Dioxyacetonphosphat, mit dem 3-Phosphoglycerinaldehyd im Gleichgewicht steht, zu Fructose-1,6-diphosphat verknüpft werden. Fructose-1,6-diphosphat wird zu Fructose-6-phosphat dephosphoryliert und über einige Zwischenstufen wieder in den CO_2-Akzeptor Ribulose-1,5-diphosphat umgewandelt. Der Überschuß an Fructose-6-phosphat (bei 6maligem Durchlauf des Zyklus 1 Molekül) kann dem Bau- oder dem Energiestoffwechsel der Zelle zugeführt werden. Anstelle der Fructose können auch äquivalente Mengen anderer Zucker für den Bedarf der Zelle aus dem Kreislauf entnommen werden.

Glucose, die eine sehr wichtige Rolle im Stoffwechsel spielt, entsteht aus Fructose-6-phosphat — katalysiert durch das Enzym Glucosephosphat-Isomerase — in Form des Glucose-6-phosphats. Letzteres kann leicht in Glucose-1-phosphat umgewandelt werden, das einen zentralen Ausgangspunkt für die Biogenese von Monosacchariden, Oligosacchariden, Polysacchariden und Heterosiden darstellt. Der erste Schritt der Nutzung der Glucose für Biosynthesereaktionen ist die Bindung an ein Nucleosiddiphosphat, hauptsächlich an Uridindiphosphat (UDP), durch Reaktion des Glucose-1-phosphats mit Uridintriphosphat unter Abspaltung von Pyrophosphat. Die gebildete Uridindiphosphat-Glucose (UDPG) (Abb. 4)

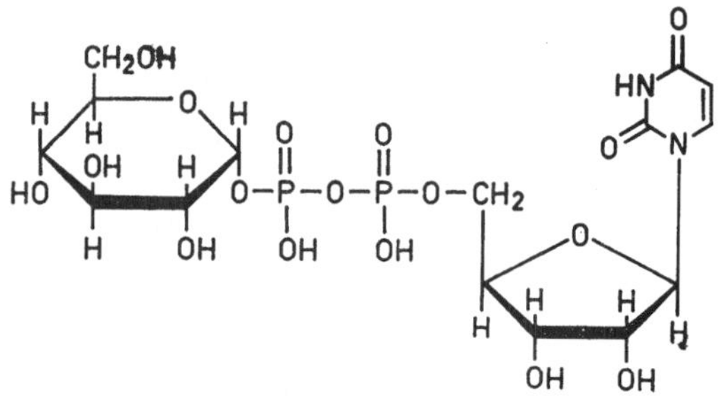

Abb. 4. Uridindiphosphat-Glucose (UDPG)

kann auf Grund des hohen Energiegehaltes der Bindung zwischen dem glykosidischen Hydroxyl der Glucose und dem terminalen Phosphorsäurerest des UDP als „aktivierte Glucose“ betrachtet werden. Vom UDPG kann Glucose auf Akzeptoren übertragen oder aber nach Epimerisierung, Oxydation am C-Atom 6 mit oder ohne anschließende Decarboxylierung bzw. Epimerisierung, in andere aktivierte Hexosen oder Pentosen umgewandelt werden (Abb. 5).

Eine weitere Möglichkeit für die Gewinnung von Pentosen und Tetrosen aus Glucose stellt der sogenannte oxidative Pentosephosphatzyklus dar, in dem Glucose-6-phosphat oxidativ über 6-Phosphogluconat und 3-Keto-6-phosphogluconat zu Ribulose-5-phosphat decarboxyliert wird, das, in Umkehrung einiger Reaktionen des Photosynthesezyklus, in die Phosphate der Ribose, Xylose, Sedoheptulose, Erythrose oder Fructose umgewandelt werden kann.

Der Abbau der Monosaccharide erfolgt nach Umwandlung in Glucose-6-phosphat auf dem EMBDEN-MEYERHOF-Weg unter Bildung von Brenztraubensäure, die nach oxidativer Decarboxylierung aktiviertes Acetat liefert, das in den Zitronensäurezyklus (Abb. 16) eingeschleust wird. Ein Teil der Monosaccharide wird auch im oxidativen Pentosephosphatzyklus katabolisiert.

Da die Photosynthese die einzige Quelle organisch gebundenen Kohlenstoffs darstellt, müssen die Monosaccharide Ausgangspunkt aller Stoffsynthesen im lebenden Organismus sein.

3.1.1.3. Monosaccharide als biogene Arzneistoffe

Tetrosen sind in freier Form ohne pharmazeutische Bedeutung. Sie kommen hingegen in gebundener Form in sehr vielen therapeutisch bedeutenden Glykosiden, wie z. B. den herzwirksamen Glykosiden (s. 8.2.3.5.) und den Aminoglykosidantibiotika (s. 3.3.3.), vor.

Die bedeutendsten Pentosen sind die Aldopentosen D(+)-Xylose (Decarboxylierungsprodukt der Glucuronsäure), L(+)-Arabinose (Decarboxylierungsprodukt der Galakturonsäure) und D(−)-Ribose (aus 2-Ketogluconsäure durch Decarboxylierung und Isomerisierung der gebildeten Ribulose entstanden), sowie die Methylaldopentosen L-Fucose (wahrscheinlich aus Mannose durch Re-

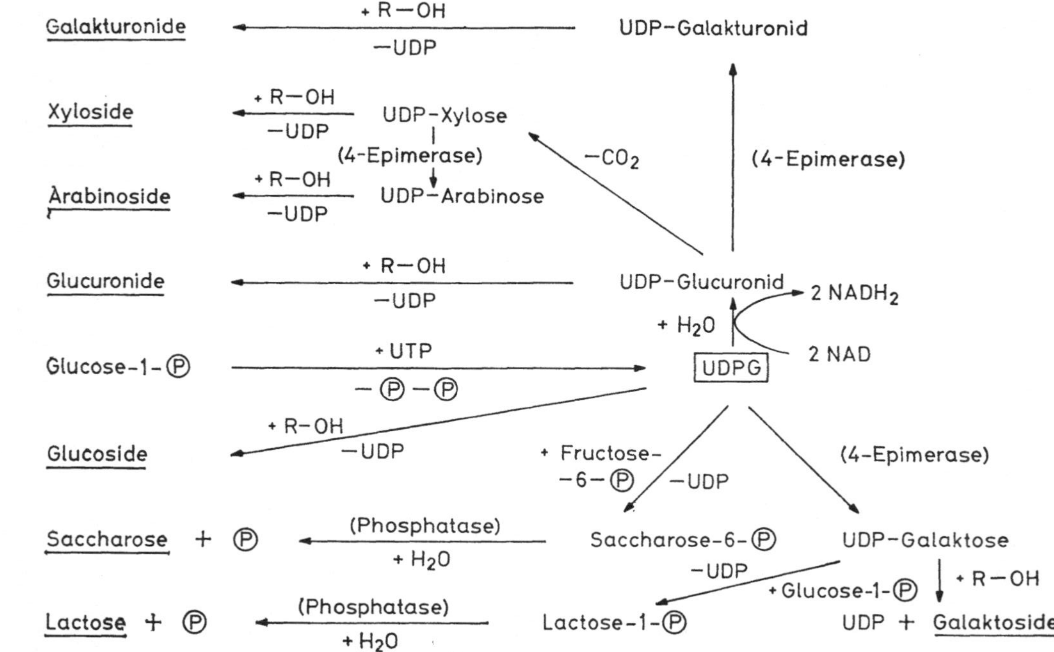

Abb. 5. Einige Reaktionen des Uridindiphosphatglucosids (UDPG)

duktion am C-6 sowie durch C-3- und C-5-Inversion hervorgehend) und L-Rhamnose (wahrscheinlich aus Glucose durch C-3-, C-4- und C-5-Inversion und durch Reduktion am C-6 gebildet). Diese Pentosen kommen nur selten frei in der Natur vor. D-Xylose, L-Arabinose, L-Rhamnose und L-Fucose treten insbesondere als Hydrolyseprodukte von Hemicellulosen und Schleimstoffen und ebenso wie die D-Ribose als Monosaccharidkomponenten von Heterosiden auf. L-Fucose ist darüber hinaus als Baustein der neutralen Mucopolysaccharide und als Bestandteil der Meeresalgen von Bedeutung.

D(+)-Xylose dient diagnostischen Zwecken. Da sie nach peroraler Applikation größtenteils unverändert im Harn ausgeschieden wird, verwendet man sie zur Prüfung der resorptiven Leistungsfähigkeit des Dünndarmes. Ihre Gewinnung erfolgt durch hydrolytische Spaltung der Xylane des Maisstrohs.

Von den Hexosen kommt den Aldohexosen D(+)-Glucose, D(+)-Mannose und D(+)-Galaktose sowie der Ketohexose D(—)-Fructose besondere Bedeutung zu.

D(+)-Glucose ist im Pflanzenreich weit verbreitet. In freier Form kommt sie in vielen süßen Früchten vor. Zusammen mit der Fructose ist sie ein wesentlicher Bestandteil des Bienenhonigs. Die Hauptmenge der Glucose findet sich gebunden in Oligosacchariden (insbesondere in Saccharose), in Polysacchariden (insbesondere in Stärke, Glykogen und Cellulose) und in vielen Heterosiden. Zur technischen Herstellung der Glucose hydrolysiert man Stärke mit verdünnten Säuren. Sie wird vorwiegend zur parenteralen Ernährung, zur Behandlung des hypoglykämischen Schocks bei Insulinüberdosierung und in Form großer Mengen hochkonzentrierter Glucoselösungen zur intravenösen Osmotherapie bei Hirn- und Lungenödemen eingesetzt.

D(+)-Mannose und D(+)-Galaktose kommen in der Natur nur selten in freier Form vor. Sie sind insbesondere Bestandteil der Hemicellulosen und schleimartiger Polysaccharide. Die Mannose ist epimer mit der Glucose, d. h., sie unterscheidet sich von der Glucose nur durch die Stellung des Substituenten am C-Atom 2. Die Galaktose ist 4-diastereomer mit der Glucose, d. h., Galaktose und Glucose haben am C-Atom 4 unterschiedliche Konfiguration.

D(+)-Galaktose wird zur Leberfunktionsprüfung eingesetzt, da nur die gesunde Leber Galaktose in Glucose umzuwandeln vermag. Ausscheidung von Galaktose im Harn nach Galaktosebelastung deutet auf Leberschäden hin. Als Ausgangsstoff für die technische Darstellung der Galaktose dient die Lactose.

Die einzige in höheren Pflanzen in größeren Mengen nachweisbare Ketohexose ist die **D(−)-Fructose.** Die, insbesondere in Fruchtsäften und im Honig, frei vorkommende Fructose liegt in Pyranoseform, die in Glykosiden gebundene Fructose in Furanoseform vor. Therapeutisch wird sie ähnlich eingesetzt wie Glucose. Da die geschädigte Leber Fructose besser zu metabolisieren vermag als Glucose, wird sie auch zur Leberschutztherapie herangezogen. Bei Insulinmangel wird Fructose rascher vom Muskel aufgenommen als Glucose. Daher wird sie als Diabetikerzucker genutzt. Zur technischen Gewinnung der Fructose hydrolisiert man Saccharose oder Inulin.

Eine Droge, die sich durch sehr hohen Zuckergehalt auszeichnet, ist **Mel,** Bienenhonig. Beim Honig handelt es sich um ein Produkt aus dem Nektar von Blüten oder aus Blattlausausscheidungen, das von der Honigbiene, *Apis mellifica* L. (*Apidae/Hymenoptera*), im Honigmagen durch fermentative Aufspaltung der Saccharose in Glucose und Fructose verändert worden ist. Der im Bienenstock durch die Stockwärme und durch Flügelfächeln konzentrierte Honig hat einen Trockensubstanzgehalt von etwa 80%. Je nach Art der von den Bienen besuchten Pflanzen unterscheidet man Rapshonig, Lindenhonig, Kleehonig, Buchweizenhonig, Heidehonig usw. Tannenhonig wird von den Bienen durch Verwertung der zuckerhaltigen Ausscheidungen von auf Nadelhölzern lebenden

Blattläusen gewonnen. Honig von *Rhododendron ponticum* L. ist durch seinen Gehalt an Andromedotoxin (toxisches Diterpen, Abb. 36) für den Menschen giftig.

Honig besteht zu etwa 70% aus Invertzucker (äquimolares Gemisch von Fructose und Glucose), zu etwa 1—10% aus Saccharose und anderen Kohlenhydraten, zu etwa 1% aus stickstoffhaltigen Substanzen, darunter geringe Mengen Vitamine und bei Blütenhonig aus Pollen. Man verwendet Honig als Nahrungsmittel, zur Behandlung von Erkältungskrankheiten (osmotisch ausgelöste reflektorische Sekretionssteigerung) und Wundbehandlung (ebenfalls osmotischer Effekt).

Einen hohen Gehalt an Invertzucker besitzen auch **Caricae**, Feigen. Lieferant der Feigen ist *Ficus carica* L. *var. sativa* FIORI (*Moraceae/Urticales*), der Feigenbaum, ein kleiner monözischer Baum, der vom Mittelmeergebiet bis Indien verbreitet ist, aber auch in den USA (Kalifornien) angebaut wird. Die auf der Innenseite der krugförmigen Blütenstände befindlichen Blüten werden von Gallwespen bestäubt, die die Blütenstände zur Eiablage aufsuchen. Die meisten Formen der Eßfeige entwickeln jedoch auch ohne Bestäubung Fruchtstände, die Feigen, die aus der fleischig gewordenen Blütenstandsachse, den fleischigen Perianthblättern und den Früchten bestehen. Die reifen Feigen werden in der Sonne getrocknet. Sie enthalten etwa 50% Invertzucker, daneben Schleimstoffe, Pektin sowie organische Säuren (Citronensäure, Äpfelsäure) und dienen als Nahrungsmittel und mildes Laxans.

Heptosen, insbesondere Sedoheptulose, sind ebenfalls in einer Reihe von Pflanzen nachweisbar. Abgesehen von der Rolle, die Sedoheptulose im Photosynthese- und im Pentosephosphatzyklus spielt, haben Heptosen keine pharmazeutische Bedeutung.

Octosen und Nonosen treten nur sehr sporadisch auf.

3.1.2. Alditole

Alditole oder Zuckeralkohole sind Polyalkohole, die durch Reduktion von Zuckern entstehen. Von den aliphatischen Alditolen sind Glycerol, D(—)-Mannitol und D(—)-Sorbitol und von den alizyklischen Alditolen ist meso-Inositol am verbreitetsten (Abb. 6).

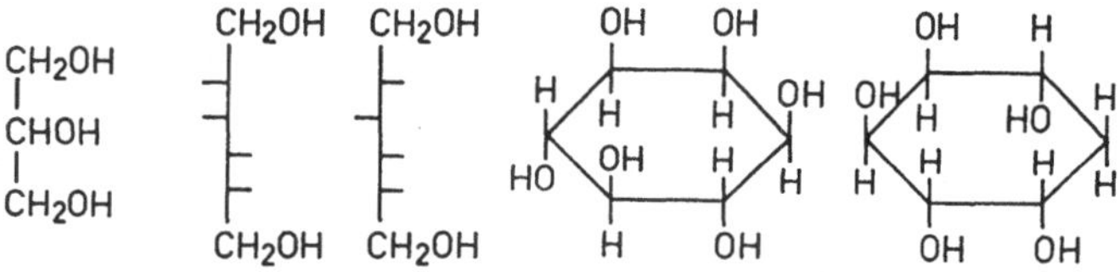

Glycerol D(–)-Mannitol D(–)-Sorbitol meso-Inositol D(+)-Quercitol

Abb. 6. Alditole (Zuckeralkohole)

Glycerol (Glycerin) ist als Alkoholkomponente in vielen Fettsäureestern, insbesondere den Triglyceriden und den Glycerophosphatiden enthalten. Biogenetisch entsteht Glycerol aus Glycerol-1-phosphat, das bei Reduktion des D-Glycerinaldehydphosphats, eines Intermediärproduktes des EMBDEN-MEYERHOF-Weges, gebildet wird. Technisch gewinnt man Glycerol als Nebenprodukt der Fettverseifung und auf synthetischem Wege. Es wird in Form von Klysmen und Suppositorien als Abführmittel (lokale Reizung durch osmotische Wirkung), als Mittel zur Feuchthaltung der Haut in dermatologischen Zubereitungen und in der Galenik zur Herstellung von Gelatine-Glycerin-Globuli bzw. als Vehikel für Otalgika verwendet.

D(—)-Mannitol (Mannit) kommt bei Pilzen, Algen und bei einer Anzahl höherer Pflanzen, insbesondere bei Vertretern der Familien *Oleaceae* und *Scrophulariaceae*, vor. Seine technische Gewinnung erfolgt durch Hydrierung von D-Fructose oder Invertzucker (D-Mannitol und

D-Sorbitol liefernd) oder aus **Manna**. Bei dieser Droge handelt es sich um den eingetrockneten Siebröhrensaft der Manna-Esche, *Fraxinus ornus* L. (*Oleaceae/Oleales*), eines in Südeuropa beheimateten und besonders auf Sizilien angebauten Baumes. Manna wird durch in der Ernteperiode (Juli—September) täglich erfolgendes Anritzen der Rinde 8—20 Jahre alter Bäume gewonnen. Der austretende Saft erstarrt nach einigen Stunden. Manna besteht zu 90% aus Mannitol. Daneben sind andere Zucker, besonders das Tetrasaccharid Stachyose, enthalten. Mannitol wird, peroral gegeben, im menschlichen Organismus schwer resorbiert, ist deshalb als osmotisch wirksames Abführmittel geeignet. Die resorbierte Menge wird fast vollständig im Harn wieder ausgeschieden. Es findet daher Einsatz als Diuretikum und als Diagnostikum zur Nierenfunktionsprüfung. Intravenös appliziert dient es zur Osmotherapie.

D(—)-Sorbitol (D(—)-Glucitol, Sorbit) kommt in Mengen bis zu 10% in den Früchten der Vogelbeere, *Sorbus aucuparia* L., und des Weißdornes, *Crataegus oxyacantha* L. (*Rosaceae/Rosales*), vor. Auch Kernobst und Steinobst von Vertretern der *Rosaceae* enthalten Sorbitol. Technisch gewinnt man es durch Hydrierung von Glucose. Sorbitol wird vom menschlichen Körper zu Fructose dehydriert und somit gut metabolisiert. Es wird, weil es stabiler ist als Hexosen und die Stabilität von Aminosäuren in Infusionslösungen nicht negativ beeinflußt, der Glucose und Fructose als Bestandteil von Infusionslösungen zur parenteralen Ernährung vorgezogen. Wegen der guten Metabolisierbarkeit setzt man es als Diabetikerzucker ein. Konzentrierte Sorbit-Lösungen (70%ig) werden wie Glycerin verwendet. Zur Osmotherapie ist Sorbitol ebenfalls geeignet.

Auch sechsgliedrige alizyklische Polyole, sogenannte Cyclitole, sind im Tier- und Pflanzenreich weit verbreitet. Am bedeutendsten ist das **meso-Inositol** (myo-Inositol). In Pflanzen kommt es frei und als Hexaphosphorsäureester (Phytinsäure) vor. Im tierischen Organismus wird es vorwiegend im Muskel, in Leber und Niere frei oder an Phosphatidsäure (Phosphatidylinosit) gebunden, nachgewiesen. Seine Biogenese erfolgt aus Glucose-6-phosphat über mehrere Zwischenprodukte. Wahrscheinlich ist meso-Inositol im tierischen Organismus am Fetttransport beteiligt. Beim Menschen sind Mangelsymptome unbekannt. Der Einsatz als Leberschutzmittel und Arterioskleroseprophylaktikum wurde versucht.

Auch Cyclitole anderer Konfiguration, ihre Mono- und Dimethyläther sowie Desoxyverbindungen (Quercitole), kommen in Pflanzen vor.

3.1.3. Carboxypolyole

Zu den Carboxypolyolen kann man Aldonsäuren (Monocarboxypolyhydroxyverbindungen), Aldarinsäuren (Dicarboxypolyhydroxyverbindungen), Uronsäuren (Monocarboxypolyhydroxyaldehyde) und die Ascorbinsäure (eine Monocarboxy-2-ketopolyhydroxyverbindung) rechnen. Die Aldonsäuren und Aldarinsäuren sind in der belebten Natur nur sehr sporadisch verbreitet und besitzen keine Bedeutung als biogene Arzneistoffe.

3.1.3.1. Uronsäuren

Wichtige natürlich vorkommende Uronsäuren sind die Hexuronsäuren D(+)-Glucuronsäure und D(+)-Galakturonsäure (Abb. 7). Sie sind in pflanzlichen Schleimstoffen enthalten und bilden allein oder zusammen mit Monosacchariden die Zuckerkomponenten einer Reihe von Heterosiden. Glucuronsäure ist darüber hinaus ein wesentlicher Bestandteil der Mucopolysaccharide. D(—)-Mannuronsäure und L(+)-Guluronsäure sind als Bausteine der Alginsäure bekannt. Frei wurden Uronsäuren bisher in biologischem Material nicht gefunden. Ihre Bio-

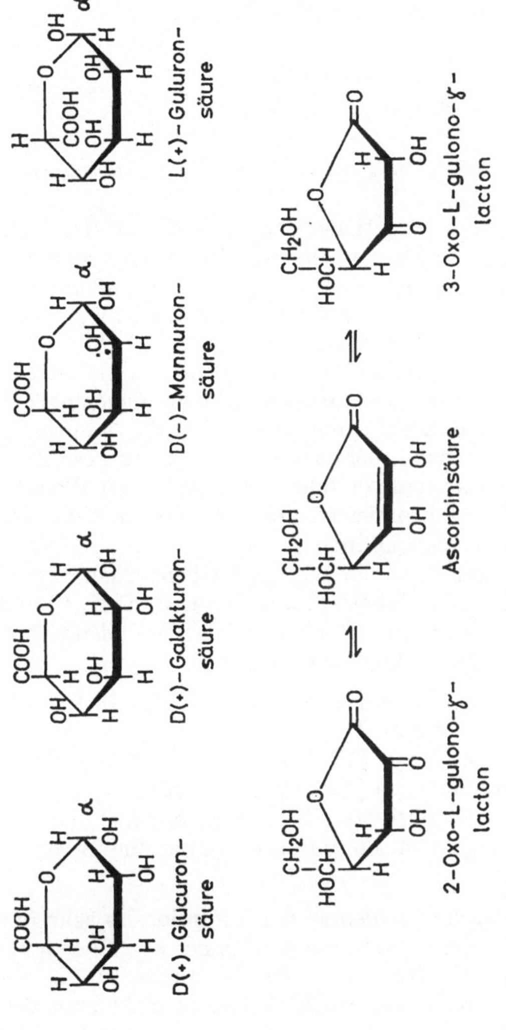

Abb. 7. Carboxypolyole

genese erfolgt ausgehend von Monosaccharidnucleosiddiphosphaten, katalysiert durch spezifische Monosaccharidnucleosiddiphosphat-Dehydrogenasen.

3.1.3.2. Ascorbinsäure (Vitamin C)

3.1.3.2.1. Allgemeine Prinzipien der Vitaminwirkung

Vitamine sind essentielle exogene Wirkstoffe, d. h. Stoffe, die in sehr kleinen Mengen dem Organismus zur Aufrechterhaltung der Lebensvorgänge von außen zugeführt werden müssen. Der Vitaminbegriff ist nicht absolut zu betrachten. Verbindungen, die für den Menschen essentiell sind, brauchen es für ein anderes Lebewesen nicht zu sein. Stoffe, die auf mehr oder weniger unspezifische Weise als Baustoffe dienen, wie z. B. die essentiellen Aminosäuren, werden nicht zu den Vitaminen gezählt.

Unter Provitaminen versteht man Substanzen, die vom Organismus nicht produziert, aber von ihm in Vitamine transformiert werden können.

Vitamine kann man ihren physikochemischen Eigenschaften nach in fettlösliche (Vitamine A, D, E, K, F) und wasserlösliche (Vitamine B, C) einteilen. Der chemischen Struktur nach handelt es sich um:

- Kohlenhydratabkömmlinge (Vitamin C, s. 3.1.3.2.2.)
- Fettsäuren (Vitamin F, s. 5.2.)
- Terpenabkömmlinge (Vitamin A, s. 8.1.3.6.)
- Steroidabkömmlinge (Vitamin D, s. 8.2.3.2.)
- Naphthochinonderivate (Vitamin K, s. 12.)
- Abkömmlinge von Aminosäuren (Vitamine B, E, s. 23., 10.).

Der Wirkungsmechanismus der Vitamine ist sehr unterschiedlich. Viele von ihnen dienen als Coenzyme (Vitamine B), als Redoxsysteme (Vitamine C, E), als Vorstufen hormonartiger Stoffe (Vitamine F, D, zum Teil auch A) oder spielen eine Rolle bei der Reizübertragung

(Vitamin A im Auge). In einigen Fällen werden sie im Körper durch Redoxprozesse (Vitamine A, D) oder Phosphorylierung (Vitamine B) in die eigentliche Wirkform überführt.

Vitamine für therapeutische Zwecke stellt man aus natürlichen Quellen (Vitamin F), mit Hilfe mikrobiologischer Methoden (Vitamin B_{12}), halbsynthetisch (Vitamine C, D) oder synthetisch (Vitamine A, B_1, B_2, B_6, Nicotinsäureamid, E, K) her. Neben den reinen Vitaminen werden häufig auch vitaminhaltige Drogen verwendet (Fruchtsäfte, Malzextrakt, Honig, Lebertran usw.).

3.1.3.2.2. Ascorbinsäure als biogener Arzneistoff

Ascorbinsäure (Vitamin C, L(+)-2-Oxo-gulonsäure-γ-lacton), die in Lösung in 3 Keto-Enol-tautomeren Formen vorliegen kann (Abb. 7), kommt in freier Form vor. Ihre Biogenese erfolgt von UDPG ausgehend und verläuft über D-Glucuronsäure-1-phosphat und D-Glucuronsäurelacton, dessen Oxogruppe zur primären OH-Gruppe hydriert wird. Auf diese Weise entsteht die Hexonsäure L-Gulonsäure (C-1 der Glucuronsäure wird zu C-6 der Gulonsäure!), deren Lacton durch Dehydrierung in das L-2-Oxo-gulonsäurelacton, die Ascorbinsäure, übergeht. Technisch wird Ascorbinsäure aus Glucose durch Kombination chemischer Methoden und mikrobiologischer Verfahren hergestellt. Im Gegensatz zu vielen Säugetieren ist der Mensch nicht in der Lage, Glucuronolacton in Ascorbinsäure umzuwandeln. Da die Ascorbinsäure jedoch im Stoffwechsel des Menschen bei sehr vielen Hydroxylierungsprozessen (z. B. bei der Biogenese der Steroidhormone, des Kollagens, des Noradrenalins, des Serotonins und des Tyrosins) eine unabdingbare Rolle spielt, hat sie Vitamincharakter. Der tägliche Bedarf wird auf 1 mg/kg Körpergewicht geschätzt. Ascorbinsäure ist in allen Teilen höherer Pflanzen enthalten. Für die Deckung des Bedarfs sind Obst und Gemüse, insbesondere Beerenobst und im Winterhalbjahr bevorzugt die Kartoffel, von Bedeutung. Der Gehalt an Ascorbinsäure in der Kartoffel beträgt zur Erntezeit etwa 0,02%, sinkt aber bis zum Frühjahr des nächsten Jahres auf etwa 0,005% ab. Reich an Ascorbinsäure sind Hagebutten, **Fructus Cynosbati** (0,5—1,7%), Sanddornbeeren (0,2 bis 0,9%), Schwarze Johannisbeeren (0,1—0,15%), Paprika (0,2—0,4%) und Citrusfrüchte (0,04—0,1%). Der Vitamingehalt des Gemüses liegt bei 0,1—0,02%.

3.1.4. Aminozucker

Bei Aminozuckern (genauer Desoxyaminozuckern) sind ein oder zwei Hydroxylgruppen eines Monosaccharids durch jeweils eine Aminogruppe ersetzt. Aminozucker, insbesondere D(+)-Glucosamin und D(+)-Galaktosamin, kommen in Mucopolysacchariden (s. 3.2.4.6.), Zellwandbausteinen der Bakterien und Pilze sowie im Chitin vor. Von besonderer pharmazeutischer Bedeutung sind die Aminozucker als Bausteine der Aminoglykosidantibiotika (s. 3.3.3.) und der Makrolidantibiotika (s. 11.4.1.).

3.2. Oligomere und polymere Kohlenhydrate

3.2.1. Chemie und Terminologie der Glykoside

Die bei der intramolekularen Halbacetalbildung entstandene glykosidische Hydroxylgruppe ist wesentlich reaktionsfähiger als die übrigen Hydroxylgruppen des Monosaccharidmoleküls. Ihr Wasserstoffatom kann durch Reaktion mit einer Verbindung vom Typ ROH mit alkoholischem oder phenolischem Charakter unter Wasserabspaltung durch den Rest R ersetzt werden. Die dabei gebildeten gemischten Acetale bezeichnet man als Glykoside. Ist die Verbindung vom Typ ROH ebenfalls ein Mono-, Oligo- oder Polysaccharid, spricht man von

Holosiden, andernfalls von Heterosiden. Den am Mono- oder Oligosaccharid gebundenen Reaktionspartner ROH eines Heterosids nennt man Aglykon (Plural Aglyka bzw. Aglykone) oder Genin.

Die glykosidische Hydroxylgruppe kann auch mit Verbindungen, die ein leicht abspaltbares H-Atom besitzen, das an ein Schwefel-, Stickstoff- oder Kohlenstoffatom gebunden ist, unter Wasserabspaltung reagieren. Die Reaktionsprodukte nennt man S-Glykoside bzw. Thioglykoside (R—S—C-Atom des Monosaccharids), N-Glykoside (R—N—C-Atom des Monosaccharids) oder C-Glykosyl-Verbindungen bzw. C-Glykoside (R—C—C-Atom des Monosaccharids), um sie von den obengenannten O-Glykosiden (R—O—C-Atom des Monosaccharids) zu unterscheiden. Reagiert das glykosidische Hydroxyl mit einer Carboxylgruppe, spricht man von Acylglykosiden.

Je nach Konfiguration des die Glykosidverbindung eingehenden C-Atoms des Monosaccharids sprechen wir von α- oder β-Glykosiden. Bei natürlich vorkommenden Heterosiden sind die Monosaccharide der D-Reihe fast ausschließlich β-glykosidisch am Aglykon gebunden. Bei denen der L-Reihe treten gehäuft α-glykosidische Bindungen auf.

Fast alle Holoside und Heteroside besitzen allgemein bekannte Trivialnamen. Zur Charakterisierung ihrer Struktur ist die Anwendung von rationellen Namen möglich.

Bei der rationellen Benennung dicarbonylisch verknüpfter, also nicht reduzierender Disaccharide, betrachtet man die Verbindung als Glykosyl-glykosid, d. h., man ersetzt im Namen des einen am Aufbau beteiligten Monosaccharids das ‘e’ am Wortende durch die Endung -yl (im deutschen Sprachgebrauch auch durch -ido), beim anderen durch die Endung -id. Dabei werden die Monosaccharide alphabetisch angeordnet. So ist Saccharose (Abb. 8) Fructosyl-glucosid. Außerdem wird den Monosacchariden ihre Zugehörigkeit zur D- oder L-Reihe und die Angabe der Konfiguration des C-Atoms, von dem die glykosidische Bindung ausgeht (α oder β), vorangestellt: β-D-Fructosyl-α-D-glucosid. Weiterhin ist es möglich, die Spannweite des von den Monosacchariden gebildeten Lactolringes durch Einschiebung der Silben -furano- für den Furanring und -pyrano- für den Pyranring zwischen Stammsilbe und Endung zu kennzeichnen: β-D-Fructofuranosyl-α-D-glucopyranosid.

Bei monocarbonylisch verknüpften, also reduzierenden Disacchariden, betrachtet man die Verbindung als Glykosyl-glykose, d. h., das Monosaccharid, dessen glykosidische Hydroxylgruppe an der Bindung beteiligt ist, erhält die Endung -yl (bzw. -ido). So ist Lactose (Abb. 8) Galaktosyl-glucose. Die Nummer des C-Atoms, das die Hydroxylgruppe trägt, an der der Glykosylrest gebunden ist, wird entweder der Verbindung vorangestellt (wobei das verbindende O-Atom häufig angegeben wird), oder die Angabe der Lage der Bindung zwischen beiden Monosacchariden wird in Klammern eingefügt. Die volle rationelle Bezeichnung für Lactose lautet also: 4-O-β-D-Galaktopyranosyl-α-D-glucopyranose oder O-β-D-Galaktopyranosyl-(1,4)-α-D-glucopyranose.

Für Trisaccharide und höhere Oligosaccharide wird nach dem gleichen Verfahren unter Zugrundelegung des Schemas Glykosyl-glykosyl-glykosid, Glykosyl-glykosyl-glykosyl-glykosid usw. bzw. Glykosyl-glykosyl-glykose, Glykosyl-glykosyl-glykosyl-glykose usw. vorgegangen. Die Lage der Bindung zwischen den Monosaccharidresten muß hier nach jedem Glykosylrest in Klammern angegeben werden.

Die Anwendung von Kurzbezeichnungen ist möglich. Dabei werden die Monosaccharide durch die ersten 3 Buchstaben ihres Trivialnamens (Glucose dagegen durch Glc oder G) und die Silbe -furano- durch f, -pyrano- durch p wiedergegeben, α bzw. β werden der Nummer des anomerischen C-Atoms beigeordnet (z. B. Saccharose: Frufβ2-1α-Glcp, Lactose: Galpβ1-4Glc).

Bei Heterosiden wird der rationelle Name aus dem Namen des Aglykons (bei einfachen Aglyka auch aus dem

Namen des gebundenen Restes, also statt Äthanol Äthyl-), der Nummer des C-Atoms, an der der Zuckerrest gebunden ist, und dem rationellen Namen des Monosaccharids bzw. Oligosaccharids unter Ersatz der Endung 'e' durch -id gebildet, für Rutin z. B. Quercetin-3-(6-β-L-rhamnopyranosyl)-β-D-glucopyranosid. Auch Trivialnamen von Oligosacchariden oder Kurzformen werden angewendet: Quercetin-3-rutinosid oder Quercetin-3-rhamnoglucosid.

3.2.2. Stoffwechsel der Glykoside

Die Biogenese von Glykosiden erfolgt durch Übertragung von aktivierten Monosaccharidresten von Donatoren auf Monosaccharide, Oligosaccharide oder Polysaccharide (Entstehung von Holosiden) bzw. Aglyka (Entstehung von Heterosiden). Derartige Donatoren sind Glykosylnucleosiddiphosphate, insbesondere UDP- Monosaccharide (s. S. 20). Aber auch ADP-Monosaccharide, GDP-Monosaccharide, d-TDP-Monosaccharide, d-UDP-Monosaccharide, CDP-Monosaccharide und Oligosaccharide kommen in Betracht. Bei der Übertragungsreaktion von Glykosylresten von Nucleosiddiphosphatmonosacchariden auf einen Reaktionspartner handelt es sich um eine Transglykosidierungsreaktion, die auf Grund des hohen Energiegehaltes der Glykosidbindung der Nucleosiddiphosphatmonosaccharide exergonisch ist. Katalysiert werden diese Transglykosidierungen durch spezifische Glykosyltransferasen. So ist beispielsweise die UDPG-D-Fructose-2-glykosyltransferase (EC 2.4.1.13) für die Übertragung des Glucoserestes von UDPG auf die glykosidische OH-Gruppe der D-Fructose unter Bildung von Saccharose verantwortlich.

Die Monosaccharideinheiten werden bei der Bildung von Polysacchariden oder Oligosiden (Heteroside, die am Aglykon oligomere Zuckerketten tragen) schrittweise angelagert. Bei den Polysacchariden dient ein Keimpolysaccharid, ein sog. „primer“ als Glykosylakzeptor. Kettenverzweigungen werden durch „verzweigende Enzyme“ gebildet, die einen Monosaccharidrest vom Ende der wachsenden Polysaccharidkette auf eine andere Stelle der Kette transglykosidieren (z. B. bei der Biogenese des Glykogens und Amylopektins).

Die Spaltung von O-, S- oder N-Glykosiden erfolgt hydrolytisch. Bei Polysacchariden ist auch eine phosphorolytische Spaltung bekannt. C-Glykosylverbindungen sind nur oxidativ spaltbar. Katalysiert wird die Hydrolyse durch Glykosidasen, die mehr oder weniger spezifisch sind. Die Spezifität bezieht sich auf die Art der Glykosidbindung (O-, N- oder S-Glykoside), die Konfiguration des die Glykosidbindung tragenden C-Atoms (α oder β), die Konfiguration der übrigen C-Atome, die Spannweite des Lactolringes (Pyranoside oder Furanoside) und bei Holosiden auf die Molekülgröße. Als Beispiele seien genannt: α-D-Glucosid-glucohydrolase (EC 3.2.1.20), die aus α-Glucosiden und β-D-Glucosid-glucohydrolase (EC 3.2.1.21), die aus β-Glucosiden Glucose abspalten, sowie Invertase (β-D-Fructofuranosid-fructohydrolase, EC 3.2.1.26), die aus β-Fructofuranosiden (z. B. Saccharose) D-Fructose freisetzt, α-Amylase (α-1,4-Glucan-4-glucanohydrolase (EC 3.2.1.1), die in α-1,4-verknüpften Glucanen, die aus mindestens 3 Monosaccharideinheiten aufgebaut sind, die Bindungen löst, β-Amylase (α-1,4-Glucan-maltohydrolase, EC 3.2.1.2), die bei α-1,4-verknüpften Glucanen am nicht reduzierenden Ende beginnend, Maltose-Einheiten abspaltet, Glucoamylase (α-1,4-Glucan-glucohydrolase, EC 3.2.1.3), die bei α-1,4-verknüpften Glucanen vom nicht reduzierenden Ende D-Glucose freisetzt und die Cellulase (β-1,4-Glucan-4-glucanohydrolase, EC 3.2.1.4), die β-1,4-Bindungen im Cellulosemolekül hydrolysiert.

3.2.3. *Oligosaccharide als biogene Arzneistoffe*

Von den Oligosacchariden sind die Disaccharide Saccharose, Maltose und Lactose von unmittelbarer pharmazeutischer Bedeutung. Als verbreitete Pflanzeninhaltsstoffe sind erwähnenswert die Trisaccharide Raffinose (Galpα1-6Glcpα1-2βFruf, fast stets in Begleitung von Saccharose vorkommend) und Gentianose (Glcpβ1-6-Glcpα1-2βFruf), Speicheroligosaccharid der *Gentianaceae*, sowie das Tetrasaccharid Stachyose (Galpα1-6Galpα1-6-Glcpα1-2βFruf).

Saccharose (Sucrose), Rohrzucker (Abb. 8), ist im Pflanzenreich weit verbreitet. Sie stellt die Transportform der Kohlenhydrate in fast allen und die Speicherform in einigen Pflanzen dar. Für diese Aufgabe ist sie auf Grund der metabolischen Indifferenz („maskierte Glucose“) im Cytoplasma der Siebröhren und der Speicherzellen geeignet. Zur Wiedereinbeziehung in den Pflanzenstoffwechsel wird sie in Glucose und Fructose oder, energetisch günstiger, in Gegenwart von UDP in UDPG und Fructose gespalten.

Weltwirtschaftlich genutzte Lieferanten für Saccharose sind Zuckerrohr, *Saccharum*-Hybriden (*Poaceae/Poales*), mit etwa 9—17% Saccharose im Preßsaft des Stengels und Zuckerrübe, *Beta vulgaris* L. *var. altissima* DÖLL (*Chenopodiaceae/Caryophyllales*), mit 12—20% Saccharose im Preßsaft der Rüben. Die Zuckerrohrpflanze ist ein ausdauerndes, bis 6 m hoch werdendes Gras. Die Kulturform stellt einen Hybrid aus mehreren *Saccharum*-Arten dar, dessen Stammformen wahrscheinlich auf Neuguinea beheimatet waren. Hauptanbauländer sind Indien (22% des Weltanbaus), Brasilien (14%) und Kuba (8%). Die Zuckerrübe ist die Kulturform der an den europäischen Meeresküsten beheimateten *Beta maritima* (L.) THELLG. Hauptanbauländer sind die UdSSR (34% des Weltanbaus), die USA (10%) und Frankreich (7%). Andere Saccharoselieferanten wie Zuckerahorn, *Acer saccharum*

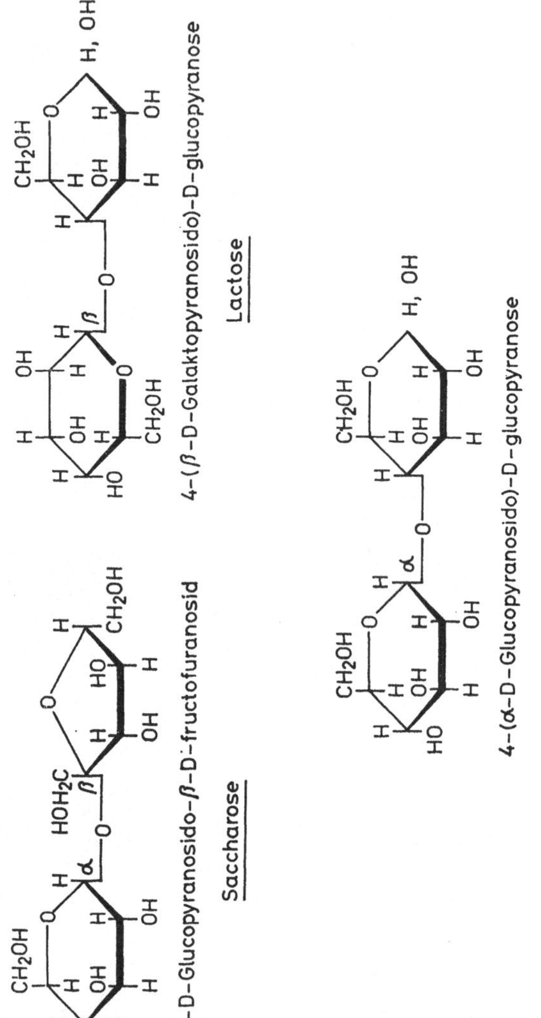

Abb. 8. Disaccharide

MARSH. (USA und Kanada), verschiedene Palmen-Arten (z. B. Palmyrapalme, *Borassus flabellifer* L., Kambodscha; Zuckerpalme, *Arenga saccharifera* LABILL., Hinterindien und Indonesien) und Zuckerhirse, *Sorghum dochna* (FORSK.) SNOWDEN (USA) haben nur örtliche Bedeutung. Die Weltzuckerproduktion betrug 1972 etwa 42 Millionen t. Etwa 55% davon wurden aus Zuckerrohr, 45% aus Zuckerrüben gewonnen. Die wichtigsten Exportländer für Saccharose sind Kuba (1970 6,9 Millionen t), UdSSR (1,3), Brasilien (1,1), Philippinen (1,2) und Frankreich (1,0).

Rohrzucker dient vorwiegend als Nahrungsmittel. In der Pharmazie wird er als Geschmackskorrigens, als osmotisch wirksames, unschädliches Konservierungsmittel und als an der Wirkung beteiligter Zusatz zu Expektorantia verwendet.

Maltose (Abb. 8) ist der Hauptbestandteil von **Extractum Malti**, dem Malzextrakt. Zur Gewinnung des Malzextraktes werden Gerstenkörner 2—3 Tage in Wasser gequollen. Nach dem Abtropfen läßt man sie 7—9 Tage bei etwa 15 °C keimen. Während des Keimungsprozesses werden in den Körnern Amylasen (bevorzugt α-Amylase, s. S. 36) gebildet, die die Reservestärke des Endosperms hydrolysieren. Dabei entstehen neben Dextrin vorwiegend Maltose und Isomaltose (Glcpα1-6Glcp). Anschließend wird gemahlen und der Verzuckerungsvorgang durch Erhitzen mit Wasser bei etwa 60 °C zu Ende geführt (Maischen). Zur Verkleisterung der Stärke, die Voraussetzung für eine rasche hydrolytische Spaltung ist, werden Portionen des Ansatzes gekocht und dann zum amylasehaltigen, auf 60 °C temperierten, Ansatz zurückgegeben. Anschließend befreit man vom Unlöslichen durch Filtration und dickt den Extrakt, möglichst im Vakuum, ein. Malzextrakt enthält hauptsächlich Maltose, daneben aber auch je nach Herstellungsart wechselnde Mengen Dextrin. Weitere Bestandteile sind Vitamine des B-Komplexes, Aminosäuren und Mineralsalze. Malzextrakt findet als Roborans Verwendung.

Lactose (Abb. 8) kommt in der Milch der Säugetiere vor. Sie wird aus Labmolke, in der sie in einer Konzentration von 3—5% enthalten ist, durch Einengen und Abkühlen der konzentrierten Lösung, gewonnen. Lactose dient als Trägersubstanz für pulverförmige Arzneimittel, als mildes Laxans und als Mittel zur Normalisierung der Darmflora.

3.2.4. Polysaccharide als biogene Arzneistoffe

Polysaccharide sind als Reservestoffe und strukturelle Bausteine der Zellwände bzw. der Interzellularsubstanzen im Pflanzen- und Tierreich weit verbreitet. Neben Homopolysacchariden (Polymere aus gleichen Monosaccharidresten, je nach Art des Monosaccharids als Glucane, Mannane, Galaktane, Arabane, Xylane usw. bezeichnet) kommen Heteropolysaccharide (Polymere aus verschiedenartigen Monosaccharidresten, z. B. Galaktomannane, Glucoxylane, Arabinogalaktoxylane) vor. Pharmazeutisch bedeutend sind die Glucane Stärke, Cellulose und Dextran, das Fructosan Inulin sowie die Galaktansulfate der Meeresalgen, Polyuronide, komplexe Pflanzenschleime und einige Mucopolysaccharide.

3.2.4.1. Glucane

Glucane sind aus D-Glucopyranoseeinheiten aufgebaute Homopolysaccharide. Von pharmazeutischer Bedeutung sind Stärke, Cellulose und Dextran.

3.2.4.1.1. Stärke

Zur Speicherung der Kohlenhydrate bedienen sich die höheren Pflanzen meistens osmotisch wenig wirksamer Verbindungen, hauptsächlich der Stärke, seltener auch des Inulins, der Hemicellulosen oder anderer Oligo- bzw.

Polysaccharide. Diese Verbindungen sind metabolisch weitgehend inert. Ihre Wiedereinbeziehung in den Stoffwechsel kann durch die Aktivität eines Enzyms — einer Hydrolase oder Phosphorylase — reguliert und damit leicht beherrscht werden.

Während einige Pflanzen, insbesondere *Liliatae* (*Monocotyledonae*), ihre Photosyntheseprodukte sofort in die Transportform Saccharose umwandeln, führen andere Pflanzenarten mit weniger leistungsfähigen Transportsystemen die Assimilationsprodukte zunächst, zumindestens zum Teil, in den Chloroplasten in sogenannte Assimilationsstärke über, die in den nächtlichen Photosynthesepausen, wahrscheinlich phosphorolytisch, zerlegt und in die Transportform Saccharose transformiert wird. In den Amyloplasten der Speicherorgane wird aus Saccharose die Speicherstärke aufgebaut.

Reservestärke kommt in Form 2—200 µm großer Körner von für die einzelnen Pflanzenarten charakteristischer Gestalt, besonders in ausdauernden Organen der Pflanzen, Wurzeln, Rhizomen, Knollen, Samen und im Mark der Bäume vor. Stärkekörner zeigen meistens um ein Bildungszentrum konzentrisch oder exzentrisch verlaufende Schichtungslinien, die durch unterschiedliche Packungsdichte der Moleküle bedingt sind und durch unterschiedlichen Wassergehalt sichtbar werden. Bisweilen treten in einem Amyloplasten mehrere Bildungszentren auf. Dann entstehen aus sich gegenseitig abplattenden Teilkörnern bestehende, zusammengesetzte Körner, die bei mechanischer Beanspruchung leicht zerfallen. Die Stärkekörner zeigen im polarisierten Licht Doppelbrechung und den Charakter von Sphärokristallen. Diese Eigenschaft kommt wahrscheinlich dadurch zustande, daß die Molekülketten, die eine steile Helix mit 3 Monosaccharidresten pro Umlauf bilden, im Stärkekorn vorwiegend radiär verlaufen.

Stärke quillt in kaltem Wasser und löst sich beim Erhitzen auf 60—70 °C kolloidal. Konzentrierte Lösungen gelieren beim Abkühlen.

Stärke läßt sich in 2 Fraktionen zerlegen, in Amylose und Amylopektin. Amylose (Abb. 9) ist ein Linearpolymeres aus 1,4-α-glykosidisch verknüpften Glucopyranoseeinheiten. Disaccharideinheit der Amylose ist die Maltose. Das Molekül ist schraubig geordnet. In Lösung kommen auf einen Umlauf 6 Glucoseeinheiten. Das Molekulargewicht beträgt 10^4—10^5. Amylose bildet mit Jod eine blaugefärbte Einschlußverbindung, die bis zu 20% Jod enthalten kann. Amylopektin besteht aus 1,4-α-glykosidisch verknüpften Glucoseketten, die aus 20—25 Glucoseeinheiten zusammengesetzt sind. Diese Ketten sind durch α-glykosidische 1,6-Bindungen (auch einige 1,3-Bindungen werden angenommen) zu stark verzweigten Molekülen vom Molekulargewicht 10^6—10^7 zusammengeschlossen. Die Disaccharideinheiten des Amylopektins sind Maltose und Isomaltose (Glcpα1-6Glcp). Die mit Jod gebildete rötlich gefärbte Einschlußverbindung enthält maximal 0,8% Jod. Beim Amylopektin kommen häufiger als bei der Amylose esterartig am Molekül gebundene Phosphorsäurereste vor. Der Anteil des Amylopektins in der Stärke ist meistens größer als der der Amylose.

Ähnlich aufgebaut wie das Amylopektin ist das bei Tieren, Pilzen und Bakterien vorkommende Reservepolysaccharid Glykogen. Es unterscheidet sich vom Amylopektin durch die stärkere Verzweigung des Moleküls. Die das Glykogen aufbauenden Ketten sind etwa 9 Glucoseeinheiten lang.

Die Biogenese der Stärke erfolgt durch Transglykosidierung, wobei durch Bindung an ADP oder UDP aktivierte Glucose auf ein Keimpolysaccharid übertragen wird. Die 1,4- und 1,6-Bindungen werden durch unterschiedliche Enzyme geknüpft. Auch Bildung von Stärke aus Glucose-1-phosphat unter Phosphatabspaltung, katalysiert durch Stärkephosphorylasen, ist möglich.

Die fermentative Hydrolyse der Stärke erfolgt durch α-, β- oder γ-Amylasen (s. S. 36). α-Amylasen kommen im pflanzlichen und tierischen Organismus sowie bei

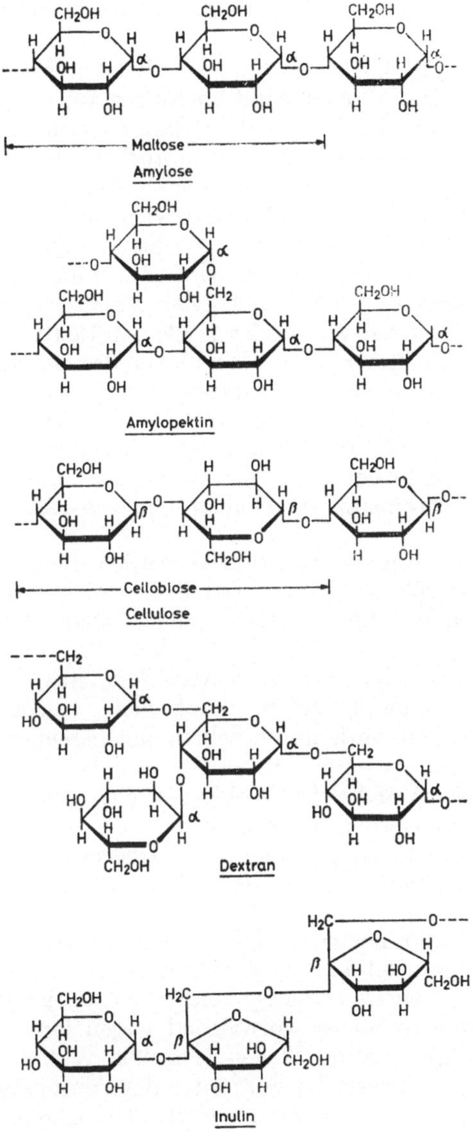

Maltose

Amylose

Amylopektin

Cellobiose

Cellulose

Dextran

Inulin

Abb. 9. Polysaccharide (Teilstrukturen)

Mikroorganismen vor. Sie sind Endoamylasen, d. h., sie greifen das Stärkemolekül im Innern an, wobei zunächst große Bruchstücke, die Dextrine, entstehen, die weiter zu Maltose, beim Amylopektin auch zu Isomaltose, und Glucose zerlegt werden. β-Amylasen sind im Pflanzenreich verbreitet. Sie sind Exoamylasen, d. h., sie spalten α-1,4-Glucane vom Kettenende her. Dabei wird Maltose gebildet. Wahrscheinlich wird das intakte Korn der Reservestärke nur von α-Amylasen angegriffen, während β-Amylasen den Abbau der gebildeten Dextrine besorgen. Für die Spaltung der 1,6-Bindungen der Dextrine ist eine Amylo-1,6-glucosidase verantwortlich. γ-Amylasen, die in der Leber und bei Mikroorganismen vorkommen, sind Exoamylasen, die Glucosereste abspalten. Phosphorylasen sind in der Lage, Stärke unter Bindung anorganischen Phosphats zu Glucose-1-phosphatmolekülen zu zerlegen.

Zur Gewinnung von Stärke werden die stärkereichen Pflanzenteile zerkleinert. Der Brei wird mit Wasser aufgeschlämmt, durch mechanische Beanspruchung (Bürsten, Kneten) werden die Stärkekörner aus den Zelltrümmern oder, bei Getreidestärken, aus der Kleberproteinumhüllung gelöst, durch Siebe von groben Anteilen befreit sowie durch Schlämmen gereinigt und nach Korngröße sortiert. Getrocknet wird bei Temperaturen um 30 °C (Gefahr der Verkleisterung!). Bei der Gewinnung der Getreidestärken werden die gemahlenen Getreidekörner zur Lösung der Kleberproteine mit verdünnten Alkalien behandelt oder einer milden Gärung unterworfen.

Die Hauptmenge der gewonnenen Stärke wird in der Nahrungsmittel- bzw. in der Textilindustrie (Appreturen) verwendet oder zu Glucose verarbeitet. In der Pharmazie benutzt man Stärke vorwiegend wegen ihrer physikalischen Eigenschaften. Wegen des großen Wasseraufnahmevermögens, wegen der Förderung der Verdunstung durch Vergrößerung der verdunstenden Oberfläche und der dadurch bedingten Kühlwirkung, wegen der Adsorptionsfähigkeit für Wundsekrete und Hautfett sowie wegen der Fernhaltung mechanischer Reize von der Haut durch Trockengleitwirkung sind besonders die kleinkörnigen Stärken als Pudergrundlagen geeignet. Auf Grund ihres Quellungsvermögens werden sie als Tablettensprengmittel eingesetzt. Weiterhin dient Stärke als Grundlage für fettfreie Salben und als Diätetikum.

Wegen der Kleinheit der Stärkekörner (Einzelkörner 4—6 µm) ist **Amylum Oryzae**, Reisstärke, therapeutisch besonders wertvoll. Sie wird aus dem Endosperm der Körner des Reises, *Oryza sativa* L. (*Poaceae/Poales*), eines etwa 1 m hohen Rispengrases, gewonnen. Die Hauptanbaugebiete dieser sehr alten Kulturpflanze liegen in tropischen und subtropischen, wasserreichen Gebieten Asiens. Die meisten Kulturreis-Rassen benötigen bis zur Befruchtung einen überschwemmten Erdboden. Zur Stärkegewinnung werden vorwiegend bei der Reisaufbereitung anfallende, zerbrochene Körner und Polierabfälle verwendet.

Amylum Tritici, Weizenstärke, stammt aus den Körnern des Weizens, *Triticum aestivum* L. (*Poaceae/Poales*), einer in sehr vielen Formen angebauten Kulturpflanze. Die Weizenstärke enthält Großkörner (25—35 µm) und Kleinkörner (2—7 µm).

Ausgangsprodukt für die Herstellung von **Amylum Maidis**, Maisstärke, sind die Körner von *Zea mays* L., dem Mais (*Poaceae/Poales*), einer monözischen Kulturpflanze, die auf dem amerikanischen Kontinent beheimatet ist, heute aber auch in vielen anderen tropischen und subtropischen Gebieten und in der gemäßigten Zone angebaut wird. Es sind viele Formen des Maises bekannt, die Größen von 60 cm bis 6 m erreichen können. Die Maisstärke weist Korngrößen von 10—20 µm auf.

Während der Stärkegehalt der genannten Poaceen-Früchte 60—70% beträgt, enthalten die unterirdischen Sproßknollen der Kartoffel, *Solanum tuberosum* L. (*Solanaceae/Scrophulariales*), nur 16—22% (Extremwerte 8—30%). Die Kartoffel, die **Amylum Solani**,

Kartoffelstärke, liefert, ist in den Anden Boliviens und Perus beheimatet. Aus den Wildformen züchterisch erhaltene tetraploide Kulturformen werden heute in fast allen Erdteilen angebaut. Grundnahrungsmittel ist die Kartoffel jedoch nur in europäischen Ländern und in Teilen Nordamerikas. Die wichtigsten Erzeugerländer sind UdSSR, Polen, BRD, USA und DDR, Hauptexporteure sind die Niederlande, Frankreich und Polen. Wegen der Größe der Stärkekörner (5—100 μm) ist die Kartoffelstärke als Pudergrundlage nicht geeignet. Man verwendet sie vorwiegend zur Herstellung von Glucose, Dextrin, Stärkekleister, zum Appretieren von Geweben und nach dem Maischen mit Gerstenmalz zur Vergärung zwecks Gewinnung von Äthanol.

Weitere Stärkelieferanten sind **Maniok**, die Wurzelknollen des in Brasilien beheimateten Maniokstrauches, *Manihot esculenta* CRANTZ (*Euphorbiaceae/Euphorbiales*, Hauptanbauländer Brasilien, Indonesien, Zaire und Nigeria), **Yam**, die Sproßknollen von *Dioscorea*-Arten (*Dioscoreaceae/Liliales*), einjährigen, in Südostasien und Westafrika beheimateten Kletter- und Schlingpflanzen (Hauptanbauländer China, Japan, Korea, Nigeria), **Batate**, die Wurzelknollen von *Ipomoea batatas* (L.) POIR. (*Convolvulaceae/Polemoniales*), einer wahrscheinlich im tropischen Südamerika heimischen Windenpflanze (Hauptanbauländer Japan und Indonesien), **Pfeilwurz**, die unterirdischen Sproßknollen von *Maranta arundinacea* L. (*Marantaceae/Zingiberales*), in Südamerika beheimateten 1—3 m hohen Stauden (Hauptanbaugebiete Westafrika und Ostindien) und die bis 15 m hohe **Sagopalme**, *Metroxylon sagu* ROTTB. (*Arecaceae/Arecales*), die auf dem Malaiischen Archipel vorkommt und deren Markparenchym bis zu 40% Stärke enthält.

Die in der Jodometrie verwendete lösliche Stärke, **Amylum solubile**, wird durch partielle Hydrolyse mit verdünnten Säuren bei Temperaturen um 40 °C, durch Erwärmen mit Perboratlösungen oder durch längeres Kochen mit Wasser erhalten. Die entstehenden Bruchstücke der Stärkemoleküle müssen noch so groß sein, daß sie mit Jodlösung eine Blaufärbung ergeben. Amylum solubile löst sich beim Erhitzen in Wasser zu einer klaren, nicht reduzierend wirkenden Flüssigkeit.

Einen weitergehenden Abbau erleidet die Stärke bei der Herstellung von Dextrin. Zu diesem Zweck wird sie mit verdünnten Mineralsäuren auf 100–120°C erhitzt oder nach dem Trocknen bei 160–220°C geröstet. Das erhaltene **Dextrinum flavum** kann durch Fällung mit Äthanol aus wäßrigen Lösungen gereinigt werden (**Dextrinum album**). Dextrin löst sich in kaltem Wasser und reagiert mit Jodlösung unter Rotfärbung. Es dient zum Einstellen des Wirkstoffgehaltes von Trockenextrakten und als Gegensprengmittel bei der Herstellung von Lutschtabletten. In der Technik verwendet man es zur Produktion von Leimen und Appreturen.

3.2.4.1.2. Cellulose

Cellulose ist ein Strukturpolysaccharid der Zellwände der meisten Pflanzen. Nur bei einigen Algen und bei der Mehrzahl der Pilze kommt keine Cellulose vor. Das Cellulosemolekül besteht aus β-glykosidisch durch 1,4-Bindungen verknüpften Glucopyranoseresten. Die Disaccharideinheit ist die Cellobiose (Abb. 9). Die Anzahl der in einem unbehandelten Cellulosemolekül gebundenen Glucosereste betrug in den untersuchten Fällen maximal etwa 14000, das entspricht einem Molekulargewicht von $2{,}3 \cdot 10^6$ und einer Länge des Moleküls von 7 μm. Während die Cellulose der sekundären Zellwände bei vielen untersuchten Pflanzenarten einen relativ konstanten, 14000 betragenden Polymerisationsgrad zu besitzen scheint, ist er in den primären Zellwänden wesentlich niedriger (durchschnittlich 1500) und sehr uneinheitlich. Bei der Verarbeitung der Cellulose sinkt das Molekulargewicht rasch. Während bei der Stärke die α-glykosidische 1,4-Verknüpfung die Ausbildung helicaler Molekülstrukturen begünstigt (OH-Gruppen am C-1 und C-4 bilden einen Winkel von 64°), führt die β-glykosidische 1,4-Verknüpfung bei der Cellulose zur Ausbildung eines gestreckten Moleküls (OH-Gruppen am C-1 und C-4 stehen antiparallel). Diese Molekülform wird stabilisiert durch Wasserstoffbrücken zwischend den OH-Gruppen am C-2 des einen und dem C-6 des nächsten Glucoserestes sowie der OH-Gruppe am C-3 des einen und dem Ringsauerstoff des anderen. Die gestreckte Gestalt ermöglicht eine parallele Lagerung benachbarter Cellulosemoleküle, die durch Wasserstoffbrücken in Wechselwirkung treten können. Auf diese Weise entsteht eine Hierarchie meistens bandförmiger Fibrillen (Elementarfibrillen, Mikrofibrillen, Cellulosefibrillen). Diese Fibrillenbündel sind der Primärwand der Zellen der Membran regellos aufgelagert (Streutextur), in Sekundärwänden verlaufen sie parallel (Paralleltextur). Zwischen den Fibrillen befinden sich amorphe Kittsubstanzen von Polysaccharidcharakter (Hemicellulosen, Pektine) oder Lignin.

Cellulose ist in Wasser praktisch unlöslich. Mit Jodlösung reagiert sie nur nach Vorbehandlung mit Zinkchloridlösung oder mit 70%iger Schwefelsäure unter Blaufärbung.

Der Begriff Hemicellulosen (auch Polyosen genannt) umfaßt eine schwer abgrenzbare Gruppe von Cellulosebegleitern. Meistens versteht man darunter amorphe, wasserunlösliche, mit Alkalien extrahierbare Homo- oder Heteropolysaccharide, die häufig Uronsäure- und Aminozuckerreste sowie die Acetylester und Methyläther dieser Verbindungen enthalten. Hemicellulosen des Laubholzes liefern bei Hydrolyse hauptsächlich Pentosen (Arabinose und Xylose), die des Nadelholzes vorwiegend Hexosen (Glucose, Mannose und Galaktose). Hemicellulosen kommen auch als Speicherstoffe von Samen vor. Pektine (s. S. 56) werden im Gegensatz zu den Hemicellulosen bereits bei Entzug von Calciumionen (durch Komplexbildner oder Oxalate) in Wasser gelöst.

Die Biogenese der Cellulose erfolgt wie die anderer

Polysaccharide mit Monosaccharidnucleotiden (vorwiegend GDPG) als Glucosyldonatoren.

Der Abbau der Cellulose kann durch das Ferment Cellulase (β-1,4-Glucan-glucanohydrolase, EC 3.2.1.4.) katalysiert werden. Primär entstehen dabei Cellodextrine, die weiter zu Cellobiose und Glucose gespalten werden können. Cellulasen kommen bei Bakterien und Pilzen, nicht aber bei höheren Tieren, vor (Nutzung der Cellulasen der Mikroflora des Darmes oder des Pansens). Auch bei höheren Pflanzen wurden Cellulasen gefunden.

Um fast reine Cellulose handelt es sich bei der Baumwolle, **Gossypium depuratum**, den bis 4 cm langen und etwa 40 μm starken Samenhaaren, vorwiegend der Kulturformen von *Gossypium arboreum* L., *G. herbaceum* L., *G. vitifolium* LAM. und *G. hirsutum* L. (*Malvaceae/Malvales*). Hauptanbauländer sind UdSSR, USA und China. Weitere nennenswerte Produktionsländer sind Indien, Pakistan, Brasilien, Türkei, Ägypten, Mexiko, Sudan und Syrien. Die krautigen oder strauchförmigen Pflanzen werden einjährig kultiviert. Für medizinische Zwecke werden die von den Samen entfernten Flughaare zur Verbesserung der Saugfähigkeit mit Alkalien oder organischen Lösungsmitteln entfettet. Danach wird mit Peroxiden oder Hypochloriten gebleicht und gut gewaschen. Anschließend wird meistens „gekrempelt“, d. h., mit Hilfe von mit Stiften versehenen Walzen werden die Fasern parallel ausgerichtet und zu einem Wattevlies vereinigt. Die Baumwolle ist, wegen des großen Wasseraufnahmevermögens und ihrer auch im nassen Zustand guten Formbeständigkeit, hervorragend als Verbandwatte geeignet. Das Wasser wird teilweise als Quellungswasser, teilweise kapillar (die Haare sind röhrenförmig) gebunden. Außerdem wird Baumwolle zur Herstellung von **Verbandmull** verwendet.

Ebenfalls ein Celluloseprodukt ist der **Verbandzellstoff** (Zellstoffwatte), der aus dem Celluloseanteil des Holzes besteht. Zu seiner Gewinnung wird zerkleinertes Holz (Celluloseanteil etwa 40–50%) zur Entfernung des Lignins und anderer Grundsubstanzen entweder mit Calciumhydrogensulfitlösungen oder mit Natronlauge, eventuell unter Zusatz von Sulfid und Sulfat, unter Druck erhitzt. Die gewonnenen Cellulosefasern werden in Wasser aufgeschwemmt. Die Suspension wird auf Siebbänder aufgebracht. Von dort wird die dünne Faserschicht auf geheizte Trommeln übertragen, auf denen mehrere Lagen der Faserschicht vereinigt und getrocknet werden.

Zur Herstellung von **Zellwolle** (Zellwollwatte) wird die aus dem Holz gewonnene Cellulose mit Natronlauge und Schwefelkohlenstoff in das Xanthogenat überführt, dessen Lösung durch feine Düsen in ein saures Fällbad gepreßt wird. Durch Rückbildung der Cellulose werden feine Fäden erhalten.

Beide Produkte finden als Verbandmaterial Verwendung. Wegen der geringen Formstabilität der Zellwolle wird diese häufig mit Baumwolle gemischt **(Mischwatte)**.

Ein weiteres Celluloseprodukt ist die **mikrokristalline Cellulose.** Sie wird aus der aus Holz gewonnenen Cellulose durch Säurebehandlung und Mahlen erhalten. Ihre Teilchengröße beträgt maximal 200 µm. Man verwendet sie als Füllmittel zur Herstellung kalorienarmer Diätetika.

Ähnlich wie Cellulose ist das Chitin aufgebaut. Es besteht aus β-glykosidisch 1,4-verknüpften N-Acetylglucosaminresten. Die Zellwände der meisten höheren Pilze sowie das Außenskelett der Insekten und der Krebse enthalten Chitin als Hauptbestandteil.

3.2.4.1.3. Dextran

Dextrane sind von Mikroorganismen aufgebaute Glucane, in denen die Glucosereste bevorzugt durch α-1,6-Bindungen verknüpft sind. 1,4-, 1,3- und 1,2-Verzweigungen der Ketten kommen vor. Zur Herstellung von Dextran werden *Leuconostoc*-Arten (*L. mesenteroides, L. dextranicum*) verwendet. Als Substrat dient Saccharose, die als Glucosyldonator für die Glucosylierung von Glucose bzw. bereits gebildeten Dextranmolekülen genutzt wird. Fructose wird dabei frei. Das Molekulargewicht der entstandenen Moleküle kann bis zu mehreren Millionen betragen. Zur klinischen Verwendung werden jedoch Dextrane mit definierten Molekulargewichten zwischen 40000 und 150000 benötigt. Deshalb hydrolysiert man das Nativdextran vorsichtig mit Salzsäure und fällt fraktioniert mit Methanol. Durch Variation der Saccharosekonzentration und durch Zugabe von niedermolekularen Starterdextranen kann die mikrobiologische Synthese jedoch auch so gelenkt werden, daß Dextrane bestimmten Molekulargewichts entstehen. Präparate mit Molekulargewichten um 40000, die in Lösung eine relativ niedrige Viskosität zeigen und ein Verklumpen der geformten Blutbestandteile verhindern, werden vorwiegend bei Mikrozirkulationsstörungen in der Initialphase des Schocksyndroms und bei Hirnödem eingesetzt. Dextrane mit Molekulargewichten um 75000 dienen besonders der Volumensubstitution bei Blutverlusten. Auf Grund ihres hohen Molekulargewichtes garantieren sie in den angewendeten Konzentrationen einen, dem der Plasmaproteine entsprechenden, kolloidosmotischen Druck.

3.2.4.2. Fructane

Fructane (Fructosane) sind aus D-Fructofuranoseresten aufgebaute Homopolysaccharide. Da sie wahrscheinlich durch Übertragung von Fructofuranosylresten von einem Donator auf Saccharose entstehen, sind sie oft durch ein Glucosemolekül terminiert. Die Verknüpfung der Fructosereste erfolgt 1,2-glykosidisch (Inulin-Typ) oder 2,6-glykosidisch (Phlein-Typ, besonders in den Speicherorganen der *Poaceae*). Verzweigte Intermediäre mit 1,2- und 2,6-Bindungen kommen vor. Der Polymerisationsgrad ist niedrig und beträgt maximal 50. Fructane vertreten bei einer Reihe von Pflanzen, insbesondere bei den *Liliatae* (*Monocotyledonae*), aber auch bei den *Magnoliatae* (*Dicotyledonae*) z. B. den *Asterales*, Stärke als Reservepolysaccharid. Wichtigstes Fructan ist das Inulin.

3.2.4.2.1. *Inulin*

Inulin ist ein Fructan, das aus 20—40 β-glykosidisch 1,2-verknüpften Fructofuranoseresten aufgebaut und durch einen 1-α-Glucoserest terminiert ist. Es ist ein wasserlösliches Speicherpolysaccharid. Besonders reichlich kommt es in den Wurzeln mehrjähriger Arten der Ordnung der *Asterales* vor. Zur Gewinnung werden besonders die Knollen des Topinambur, *Helianthus tuberosus* L., einer aus Südamerika stammenden, in weiten Teilen der Welt angebauten Kulturpflanze, genutzt. Inulin dient zur Gewinnung von Fructose und, da es nach intravenöser Applikation unverändert im Harn ausgeschieden wird, zur Bestimmung der Nierenclearence. Inulinhaltige Pflanzenteile werden als Diabetikernahrung verwendet.

3.2.4.3. *Galaktane*

Galaktane treten bisweilen neben anderen Hexosanen und Pentosanen als Reservepolysaccharide auf. Von pharmazeutischer Bedeutung sind jedoch allein die in den Rotalgen vorkommenden Galaktansulfate.

3.2.4.3.1. *Galaktansulfate*

Galaktanschwefelsäureester stellen die wasserlösliche Grundsubstanz der Zellwände der Rotalgen (*Rhodophyceae*) dar, die im Gegensatz zu den Landpflanzen, wahrscheinlich in Anpassung an die aquatische Lebensweise, den fibrillären Anteil mengenmäßig weit übertrifft. 2 Drogen gehören zu dieser Gruppe: Agar und Carrageenan.

Agar wird aus verschiedenen Arten von Rotalgen, den sogenannten Agarophyten, gewonnen. Von besonderer Bedeutung sind Vertreter der Gattungen *Gelidium* (bes. *G. amansii* LAMX., *G. cartilagineum* GAILL.), *Gracilaria* (bes. *G. confervoides* GREV.), *Pterocladia*, *Acanthopeltis* und *Ceramium*. Diese Algen können bis zu 40% Agar enthalten. Hauptproduzent ist Japan (etwa 1,5 Millionen kg jährlich). Weitere Agarerzeuger sind Korea, USA, Neuseeland, Südafrika, Spanien, UdSSR und Vietnam. Zur Gewinnung werden die Algen vom Meeresboden losgerissen, unter Begießen mit Süßwasser in der Sonne gebleicht und mit Wasser ausgekocht. Der Extrakt wird zur Entfernung von Eiweiß mit verdünnten Säuren behandelt und häufig auch mit Aktivkohle entfärbt. Nach Abkühlen wird das gebildete Gel meistens in Stränge zerlegt und durch natürliche oder künstlich erzeugte Kälte zum Gefrieren gebracht. Das Wasser trennt sich in Form von Eiskristallen vom wasserarmen Gel. Beim Auftauen tropft es mit den darin gelösten Salzen und organischen Verunreinigungen ab. Das Ausfrieren wird mehrmals wiederholt. Anschließend wird getrocknet.

Agar quillt in kaltem Wasser und löst sich beim Erhitzen auf 80—90 °C. Bereits 0,5%ige Lösungen bilden beim Abkühlen auf 35—50 °C Gele.

Agar besteht zu etwa 90% aus Polysacchariden. Außerdem enthält er Sulfat (0,3—7%) und Pyruvat (0,05 bis 3%). Rückgrat des Agarmoleküls ist eine Kette alternierender β-1,3-verbundener D-Galaktosereste und α-1,4-verbundener L-Galaktosereste, die vielfältig variiert sein können: die D-Galaktose liegt entweder unverändert vor, oder sie kann unter Beteiligung ihrer Hydroxylgruppen an C-4 und C-6 mit der Carbonylgruppe der Brenztraubensäure ein Ketal bilden bzw. am Hydroxyl am C-6 oder am C-4 eine Methylgruppe tragen. An der L-Galaktose ist entweder ein Sulfatrest (meistens am C-6) gebunden, oder sie liegt in 3,6-Anhydroform vor. Im Gegensatz zu D-Galaktose ist die L-Galaktose stets verändert (Abb. 10). Neben weitgehend neutralen Molekülen (mit wenigen Pyruvat- oder Sulfatresten) kommen sulfat- oder pyruvatreiche Moleküle vor. Übergänge sind vorhanden. Das Verhältnis variiert sehr mit der verwendeten Algenart und der Jahreszeit. Die Fähigkeit zu gelieren ist proportional dem Gehalt an 3,6-Anhydro-L-galaktose und umgekehrt proportional dem Sulfatgehalt.

Hauptverbraucher für Agar sind die Lebensmittelindustrie und die Mikrobiologie, die ihn als Gelierungsmittel verwenden. Die galenische Pharmazie nutzt ihn als Tablettensprengmittel, zur Herstellung fettfreier Salbengrundlagen und als Pseudoemulgator. Da Agar von den Verdauungsfermenten des menschlichen Organismus nicht angegriffen wird, dient er wegen seines durch die Quellung bedingten Volumenreizes auf die Darmwände als mildes Abführmittel. Auch als Füllmittel zur Herstellung kalorienarmer Diätetika wird er verwendet.

Carrageenan (Carrageenin), die Grundsubstanz der Zellwände der Rotalgen *Chondrus crispus* (L.) STACKH. und *Gigartina mamillosa* (GOODENOUGH et WOODWARD) J. AGARDH ist wesentlich sulfatreicher (Sulfatgehalt etwa 28%) als Agar. Carrageenan macht 50—90% der **Carrageen** (sog. „Irländisches Moos"), der an den Küsten des nördlichen Teiles des Atlantischen Ozeans geernteten, in der Sonne gebleichten und getrockneten Thalli der genannten Algen aus. Ein Teil des Carrageenans löst sich bereits in kaltem Wasser, der Rest wird beim Erhitzen gelöst. Die hochviskosen Lösungen bilden, wenn der Carrageenangehalt 3% übersteigt, beim Erkalten Gele, die bereits bei relativ niedrigen Temperaturen wieder verflüssigt werden (3% bei etwa 30 °C, 5% bei etwa 40 °C).

Carrageenan ist ähnlich wie Agar in seiner chemischen Zusammensetzung sehr heterogen. Rückgrat aller Komponenten ist eine Kette alternierender 1,3-β-glykosidisch verbundener und 1,4-α-glykosidisch verbundener D-Galaktosereste. Die 1,3-β-D-Galaktosereste sind am Hydroxyl des C-2- oder C-4-Atoms mit Schwefelsäure verestert.

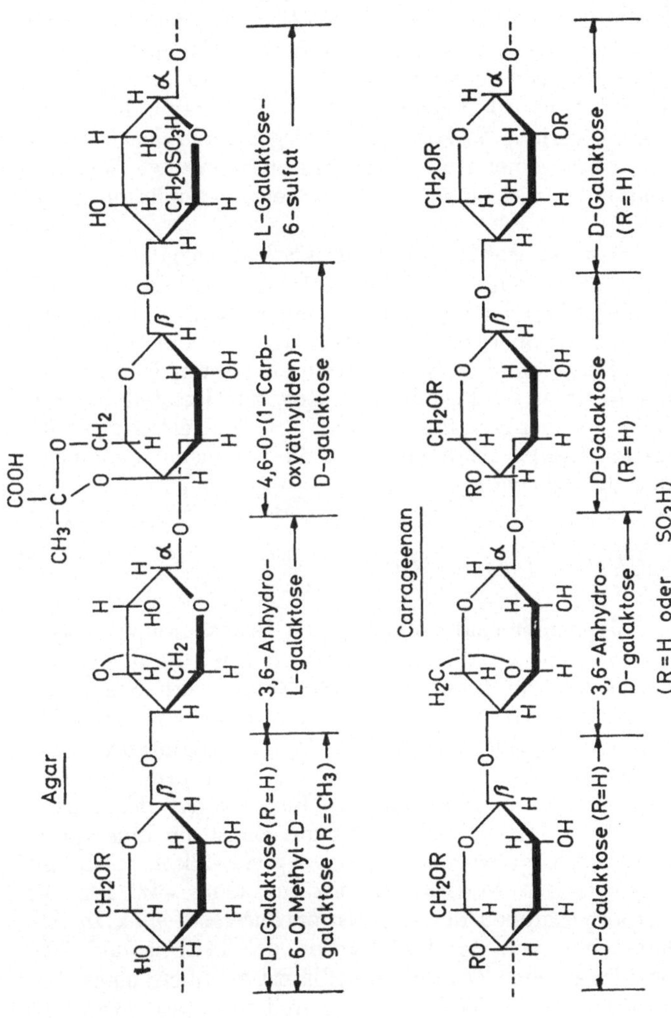

Abb. 10. Galaktanschwefelsäureester (Teilsequenzen)

und die 1,4-α-D-Galaktosereste tragen entweder am C-2-, am C-6- oder am C-2- und C-6-Atom Sulfatreste bzw. sie liegen in 3,6-Anhydroform vor (Abb. 10). Auch L-Galaktose wird bei der Hydrolyse gefunden. Hauptfraktionen des Carrageenans sind das ϰ-Carrageenan (hoher Anteil an 3,6-Anhydro-D-galaktoseresten und damit hohe Gelstärke, geringe Viskosität, vorwiegend aus den Gametophyten stammend) und λ-Carrageenan (geringe Gelstärke und hohe Viskosität, aus den Tetrasporophyten stammend).

Carrageen werden wegen ihres Schleimgehaltes in Form von Abkochungen als Mucilaginosum bei Husten und Diarrhoe verwendet. Carrageenan soll die Wirkung des Pepsins kompetitiv hemmen und wird daher zur Behandlung von Magengeschwüren eingesetzt. In der Galenik dient es als Pseudoemulgator, zur Herstellung fettfreier Salbengrundlagen und als Tablettierungshilfsmittel. Hauptverbraucher sind die Lebensmittelindustrie und die Kosmetik.

3.2.4.4. Polyuronide

Polyuronide sind Polymere von Uronsäuren. Ihre Biogenese geht wie die der Polysaccharide, durch glykosidische Verknüpfung der durch Bindung an Nucleotide aktivierten Uronsäuren, vor sich. Pharmazeutisch bedeutende Polyuronide sind Pektin und Alginsäure.

Pektin kommt als Grundsubstanz der primären Zellwände höherer Pflanzen, als Baumaterial der Mittellamelle und im Zellsaft gelöst vor. Es ist ein Linearpolymeres, das vorwiegend aus 1,4-α-glykosidisch verknüpften D-Galakturonsäureresten zusammengesetzt ist. Die Carboxylgruppen der Galakturonsäurereste sind, in Abhängigkeit von der Lokalisation des Pektins und dem physiologischen Zustand der Pflanze, zu einem mehr oder weniger großen Teil mit Methanol verestert (Abb. 11). Neben Galakturonsäureresten kommen in der Kette vereinzelt auch 1,2-α-glykosidisch gebundene L-Rhamnosereste vor. Kurze Seitenketten, die neben Galakturonsäure L-Rhamnose, D-Xylose, L-Arabinose, D-Galaktose und D-Glucuronsäure enthalten, sind ebenfalls vorhanden. Bei einigen Pflanzen trägt ein Teil der Hydroxylgruppen Acetylreste. Durch die Veresterung der Carboxylgruppen

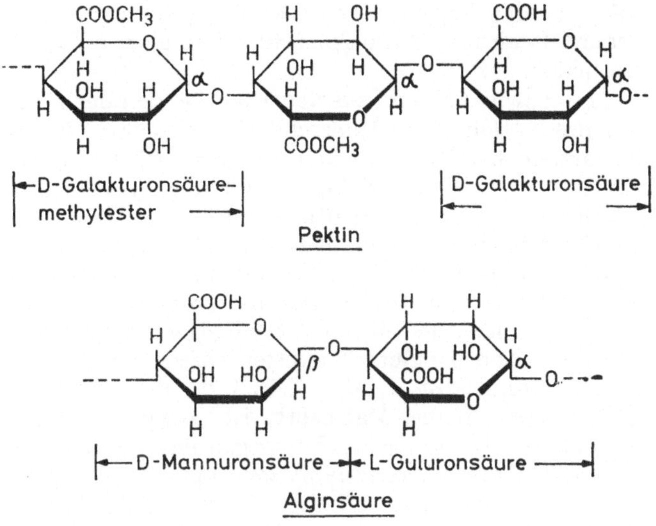

D-Galakturonsäure-methylester | D-Galakturonsäure

Pektin

D-Mannuronsäure | L-Guluronsäure

Alginsäure

Abb. 11. Polyuronide (Teilsequenzen)

wird die Assoziationstendenz der Pektinmoleküle durch Verhinderung der Parallellagerung der Molekülketten und damit der Ausbildung von Wasserstoffbrücken gehemmt, die Wasserlöslichkeit steigt. Hingegen durch Verlängerung der Moleküle und durch Vernetzung durch Bildung von Calcium- oder Magnesiumsalzen wird die Löslichkeit herabgesetzt.

Bei der Reifung fleischiger Früchte kommt es zu einem teilweisen Abbau der Pektine und damit zu einer Erweichung des Fruchtfleisches. Dieser Abbau wird durch Spaltung der Esterbindungen durch Pektinesterasen

(Pektasen, Pektin-pektyl-hydrolase, EC 3.1.1.11.) unter Bildung von Pektinsäure eingeleitet und durch Spaltung eines Teiles der Glykosidbindungen, die zur Fragmentation der Ketten führt, durch Pektinasen (Polygalakturonid-glycanohydrolasen, EC 3.2.1.15.) fortgesetzt. Die nunmehr gut wasserlöslichen Pektine sind zum großen Teil in den Fruchtsäften enthalten. Dadurch sind Fruchtsäfte in der Lage, unter bestimmten Voraussetzungen (saure Reaktion, Zuckerkonzentration über 50%) Gele zu bilden.

Man gewinnt Pektin aus den Rückständen der Fruchtsaftproduktion (bes. Äpfel und Citrusfrüchte). Es wird bevorzugt bei Diarrhoe und Gastroenteritis eingesetzt (Adsorptionswirkung, Schutzfilmbildung, physiologische Darmsäuerung nach Spaltung durch die Darmflora). Darüber hinaus benutzt man Pektinlösungen als intravenös und lokal applizierte Hämostyptika sowie als Blutersatzflüssigkeiten. In der Galenik werden sie als Tablettensprengmittel und Mittel zur Verzögerung der Arzneistoffliberation bei Retardtabletten verwendet.

Die Grundsubstanz der Zellwände der Braunalgen (*Phaeophyceae*), die **Alginsäure**, ist ebenfalls ein Polyuronid. Zur Isolierung werden wegen ihrer Größe besonders die Algen *Macrocystis pyrifera* (TURN.) J. AGARDH, *Nereocystis luetkeana* (MERT.) POSTEL et RUPRECHT, *Ecklonia maxima* (ASBECK) PAPENFUSS, *Ascophyllum nodosum* LE JOL., *Alaria esculenta* GREV., *Laminaria-Arten* und in geringem Maße auch Arten anderer Gattungen (z. B. *Fucus*, *Cystosira*, *Sargassum*) herangezogen. Ihr Gehalt, der jahreszeitlich sehr stark schwankt, beträgt etwa 12—35%. Sie werden vorwiegend an den Küsten des nördlichen Teiles des Atlantischen und Pazifischen Ozeans geerntet.

Nach dem Zerkleinern behandelt man die Algen zunächst zur Entfernung der löslichen Kohlenhydrate (Laminarin, Fucoidin, Mannitol) und der Mineralsalze mit verdünnten Säuren. Danach wird die Alginsäure, die in der intakten Alge als Calciumsalz vorliegt, mit heißer

Sodalösung als Natriumalginat extrahiert und mit verdünnter Salzsäure als freie, wasserunlösliche Alginsäure ausgefällt. Die Alkali-, Ammonium- und Magnesiumsalze sind wasserlöslich und bilden hochvisköse Lösungen. Calciumalginate sind wasserunlöslich. Die Alginsäure (Abb. 11) ist ein Linearpolymeres aus 1,4-β-glykosidisch verknüpften D-Mannuronsäure- und 1,4-α-glykosidisch verknüpften L-Guluronsäureresten (der D-Mannuronsäure 5-diastereomer). Das Verhältnis beider Säuren schwankt zwischen 2:1 bis 1:2.

In der Galenik verwendet man lösliche Alginate als Quasiemulgatoren, zur Retardierung der Arzneistoffliberation, als Tablettensprengmittel sowie zur Herstellung von Granulierflüssigkeiten und fettfreien Salbengrundlagen. Arzneilich werden Alginate vorwiegend zur lokalen Blutstillung (Bildung unlöslichen Calciumalginats) und zur Erzeugung resorbierbaren Verband- und Nahtmaterials eingesetzt. Viel Alginsäure wird in Technik, Lebensmittelindustrie und Kosmetik verbraucht.

Die Alginsäure ist auch Hauptbestandteil der Laminariastifte, **Stipites Laminariae**, die aus dem stengelartigen Anteil (Cauloid) des Thallus der Braunalge *Laminaria cloustonii* (EDM.) LE JOL. durch Entfernung der äußeren rauhen Anteile hergestellt werden. Sie quellen in wäßrigen Flüssigkeiten auf das 1,5—2,5fache ihres Durchmessers und werden in der Gynäkologie zur Erweiterung des Gebärmutterhalskanals und in der Wundbehandlung in Form von Hohlstiften als Drains benutzt.

3.2.4.5. Komplexe Pflanzenschleime

Schleimstoffe sind Polymere, die dadurch ausgezeichnet sind, daß sie mit Wasser hochvisköse Lösungen ergeben. Dieser Definition gehorchen die bereits erwähnten Galaktansulfate und Polyuronide. Daneben sind eine Reihe weiterer isolierter oder in organisierten Drogen enthaltener Schleimstoffe von pharmazeutischem Interesse. Diese in höheren Pflanzen vorkommenden Stoffgemische bestehen aus polymerhomologen Homopolysacchariden, Heteropolysacchariden und Mischpolymeren aus Monosacchariden und Uronsäuren.

Zum Teil sind sie bereits in der intakten Pflanze enthalten und dienen als Reservestoffe oder stehen auf Grund ihres großen Quellungsvermögens im Dienst der Wasserspeicherung. Daneben gibt es aber auch solche, die als pathologische Bildungen zu betrachten sind. Sie entstehen erst bei Verletzung der Pflanze und besitzen offenbar Schutzfunktion. Die letztgenannte Gruppe bezeichnet man als Gummen.

Pflanzenschleime entstammen entweder vorwiegend der Mittellamelle (z. B. Agar, Carrageenan, Alginsäure, Pektin), der sekundären Zellwand (z. B. bei Semen Lini, Semen Foenugraeci, Radix Althaeae) oder dem Zellinhalt. Als Rohmaterial für ihre Biogenese dienen oftmals andere Reserve- oder Gerüstpolysaccharide.

In der Pharmazie und Medizin werden Schleimstoffe bevorzugt wegen ihrer physikalischen Eigenschaften verwendet, hochvisköse Lösungen zu bilden, die puffernd (Uronsäuregehalt), abdeckend (Gleitwirkung), die Resorption von Stoffen verzögernd (Verringerung der Diffusionsgeschwindigkeit durch Erhöhung der Viskosität, Adsorption kleiner Moleküle) und damit reizmindernd wirken. Auch die Fähigkeit zur Quellung und unter bestimmten Bedingungen Gele zu bilden, wird ausgenutzt. Unzerlegt werden Schleimstoffe nicht resorbiert. Sie entfalten also nur lokale Wirkungen.

In der Therapie werden sie zur Behandlung von Schleimhautentzündungen des Magen-Darm-Traktes und der Atemwege eingesetzt. Im Magen wirken sie antipeptisch und im Darm durch Reizminderung und Adsorption antidiarrhoeisch. Für diese Indikation ist es wichtig zu wissen, daß einige Schleimstoffe durch die Verdauungsfermente angegriffen werden und nicht unverändert an den Wirkungsort gelangen (z. B. Gummi arabicum und die Schleimstoffe aus Radix Althaeae und Semen Foenugraeci). Die Galenik setzt sie zur Geschmackskorrektur scharf und sauer schmeckender Arzneimittel und zur Verhinderung der Schleimhautirritation durch reizende Arzneimittel ein. Darüber hinaus dienen sie als Quasiemulgatoren, als Tablettensprengmittel, zur Herstellung fettfreier Salbengrundlagen und auch als Liberationsverzögerer bei der Herstellung von flüssigen und festen Retardformen.

Drogen mit nicht löslichen, im Darm stark quellenden Polysacchariden wirken durch Volumenreiz abführend.

In gepulverter Form dienen schleimhaltige Pflanzenteile, mit Wasser verrührt, als Wärmeträger bei der Herstellung von Kataplasmen (Breiumschläge).

Fast ausschließlich aus Schleimstoffen bestehen die Drogen Gummi arabicum und Tragacantha. **Gummi arabicum**, Arabisches Gummi, wird bevorzugt von *Acacia senegal* (L.) WILLD., aber auch von anderen *Acacia*-Arten (*Mimosaceae/Fabales*), gewonnen. Erzeugerländer sind hauptsächlich der Sudan, daneben in geringem Umfange auch Senegal, Nigeria und Tansania. Zur Gewinnung werden zu Beginn der Trockenzeit schmale Rindenstreifen von den Stämmen der 10—15 Jahre alten, bis 6 m hohen Bäume abgelöst. Nach etwa 4 Wochen wird das aus der Wundfläche ausgetretene, zu kugeligen Gebilden erhärtete Gummi eingesammelt. Es handelt sich um eine pathologische Bildung. Gummi arabicum löst sich in der doppelten Menge Wasser zu einer sehr viskösen, klebrigen Flüssigkeit. Es besteht vorwiegend aus dem Calcium-, Kalium- und Magnesiumsalz der Arabinsäure. Diese Verbindung ist aus D-Galaktose (Anteil etwa 40%), L-Arabinose (30%), D-Glucuronsäure (15%), L-Rhamnose (14%) und 4-O-Methylglucuronsäure (1%) aufgebaut. Das Rückgrat des Moleküls besteht wahrscheinlich aus 1,3-β-glykosidisch verknüpften Galaktoseresten, an die sich in Stellung 6 ebensolche Ketten anschließen, die terminal in Stellung 3, 4 oder 6 kurze Ketten aus 1,3-verknüpften Arabinoseresten, Rhamnosereste oder zum Teil methylierte Glucuronsäurereste tragen. Bemerkenswert ist der Gehalt der Droge an Oxidasen und Peroxidasen. Wird Arabisches Gummi als Rezepturhilfsmittel benutzt, müssen die Fermente durch Erhitzen oder Umfällen mit Alkohol entfernt werden, da sie leicht oxydable Arzneistoffe zerstören. Gummi arabicum wird wegen seiner guten Verdaulichkeit auch als Nahrungsmittel genutzt.

Die Stammpflanzen des Tragants, **Tragacantha**, sind etwa 20 verschiedene strauchartige, selten mehr als 30 cm hohe dornige, in Gebirgsgegenden Griechenlands, der Türkei, des Iraks, des Iran und Syriens vorkommende *Astragalus*-Arten (*Fabaceae/Fabales*). In den Zellen des Markes und der Markstrahlen dieser Pflanzen findet von den Zellwänden ausgehend eine sehr starke Schleimbildung statt. Der Quellungsdruck ist so groß, daß der Schleim beim Anbringen von Längsschnitten am Stamm herausgepreßt wird. Er trocknet zu weißen, bandförmigen Fladen ein (Blättertragant). Die Droge besteht aus einem wasserunlöslichen, stark quellenden Anteil, dem Bassorin (etwa 60%) und dem wasserlöslichen Tragacanthin (etwa 40%). Bausteine des Tragants sind D-Galaktose, L-Arabinose, D-Glucose, D-Xylose, L-Fucose, D-Galakturonsäure und D-Glucuronsäure. Das Tragacanthin läßt sich in Tragantsäure, ähnlich gebaut wie Pektin (Rückgrat wahrscheinlich eine Kette 1,4-α-glykosidisch verknüpfter Galakturonsäurereste, die kurze Seitenketten, aus L-Fucose, D-Xylose, D-Glucuronsäure und D-Galaktose aufgebaut, trägt) und ein Arabinogalaktan (75% Arabinose, 12% Galaktose und 3% Galakturonsäure) zerlegen. Neben der Verwendung als Mucilaginosum wird der Bassorinanteil wegen seiner starken Nachquellung im Darm als mildes Laxans benutzt.

Indischer Tragant (Karaya-Gummi) wird von *Sterculia*-Arten (*Sterculiaceae/Malvales*) gebildet. Die Gewinnung erfolgt in Vorderindien in ähnlicher Weise wie die des Arabischen Gummis. Die Droge ist in ihren Emulgatoreigenschaften dem Tragant unterlegen. Verfälschungen werden dadurch erkannt, daß Indischer Tragant, im Gegensatz zum echten Tragant, in 55%igem Alkohol aufquillt. Indischer Tragant wird bevorzugt als Volumenabführmittel verwendet.

Etwa 10% Schleimstoffe enthält **Radix Althaeae**, Eibischwurzel. Die Stammpflanze dieser Droge, *Althaea officinalis* L. (*Malvaceae/Malvales*) ist eine in Mitteleuropa und Westasien in Steppengebieten und auf Salzböden beheimatete, 1—2 m hohe Staude. Der Anbau erfolgt besonders in den Balkanländern, in Ungarn, Belgien und Frankreich. Auch bei uns gewinnt man die Droge in geringem Umfange. Die Wurzel wird im Herbst gegraben, gereinigt, meistens geschält oder gespalten und bei etwa 40 °C getrocknet. Der Schleim ist der Membran der sogenannten Schleimzellen aufgelagert. Bestandteile des Schleimes sind ein Glucan und verschiedene Heteropolysaccharide mit den Bausteinen D-Glucuronsäure, D-Galakturonsäure, D-Galaktose, D-Glucose, L-Arabinose und L-Rhamnose. Die Droge findet besonders in Form von Kaltmazeraten (Abkochungen erstarren beim Abkühlen wegen der Verkleisterung der Stärke der Droge) oder Sirupen zur Behandlung von Bronchialkatarrhen Anwendung.

Der Leinsamen, **Semen Lini**, wird vom Saat-Lein (Flachs), *Linum usitatissimum* L. *var. macrospermum* (*Linaceae/Geraniales*), gewonnen. Lein ist eine sehr alte Kulturpflanze, die zur Faser- und Ölgewinnung in fast allen Teilen der Welt kultiviert wird. Hauptlieferanten der Droge sind Argentinien, Marokko und die UdSSR. Der Schleim, der 3—6% der Samen ausmacht, ist der Zellwand der Samenschalenepidermis aufgelagert. Er liefert als Hydrolyseprodukte D-Galaktose, L-Arabinose, D-Xylose, L-Rhamnose und D-Galakturonsäure. Neben fettem Öl und Eiweiß enthalten die Samen 0,3% cyanogene Glykoside (Linamarin und Lotaustralin, s. 24.), die bei Hydrolyse etwa 30 mg HCN/100 g Samen liefern können. Da zur Gewinnung von Leinsamenschleim und bei der Verwendung als Volumenabführmittel die unzerkleinerten Samen eingesetzt werden, dürfte nur ein Bruchteil der Glykoside gespalten werden. Leinsamenpulver oder die Preßrückstände der Leinölgewinnung, **Placenta Seminis Lini**, dienen zur Herstellung von Kataplasmen.

Reichlich Schleimstoffe sind in Zellwänden der Endospermzellen der reifen Samen vieler Arten aus der Ordnung der *Fabales* aufgelagert. Diese Schleimstoffe sind relativ einheitlich aus einer Kette 1,4-β-glykosidisch verknüpfter Mannosereste aufgebaut, an die zum Teil in Stellung 6 α-glykosidisch Galaktosereste angeknüpft sind. Verwendet werden besonders Semen Foenugraeci, Fructus und Semen Ceratoniae sowie die Guarbohnen.

Semen Foenugraeci, Bockshornsamen, wird von *Trigonella foenum-graecum* L. (*Fabaceae*) geliefert. Die einjährige, 10—50 cm hohe Pflanze, ist vom Mittelmeergebiet bis China verbreitet. Hauptanbauländer sind Marokko und Indien, auch in Mitteleuropa ist ein Anbau möglich. Der Schleimgehalt der Droge beträgt 20—30%. Neben dem Schleim sind in den Samen Eiweiße, fettes Öl, Trigonellin (N-Methylnicotinsäurebetain, 0,1—0,4%), Bitterstoffe und Steroidsaponine enthalten. Der Saponingehalt beträgt 0,8—1,5%, Aglyka sind vorwiegend Diosgenin und Yamogenin. Von Interesse ist das Foenugraecin (Diosgenin, das in Stellung 3 einen Peptidrest trägt). Es soll virostatische, antiphlogistische, hypoglykämische und cardiotonische Eigenschaften besitzen. Die Nutzung der Droge zur Diosgeningewinnung für die Produktion von Steroidhormonen wurde versucht. Die Herstellung des Schleimes erfolgt aus den gepulverten Samen. Das Pulver dient als Roborans und zur Herstellung von Kataplasmen.

Fructus Ceratoniae und **Semen Ceratoniae** stammen vom Johannisbrotbaum, *Ceratonia siliqua* L. (*Caesalpiniaceae*), einem 5—10 m hohen Baum, der im Mittelmeergebiet angebaut wird. Die 10—20 cm langen Hülsen enthalten bis zu 50% Zucker (bevorzugt Saccharose und Invertzucker), Fruchtsäuren, Gerbstoffe und 2—3%

Schleimstoffe. In den Samen, den sogenannten Karoben, sind 40% Schleimstoffe (**Carubin**, Karoben-Gummi) enthalten. Die Früchte dienen als Nahrungsmittel, zur Herstellung von Erfrischungsgetränken und in Form von Abkochungen zur Behandlung von Gastroenteritiden. Das gemahlene Endosperm der Samen, Johannisbrotkernmehl, wird bei habituellem Erbrechen der Säuglinge zur Erhöhung der Viskosität der Nahrung eingesetzt.

Die **Guarbohnen**, die Samen von *Cyamopsis tetragonoloba* (L.) TAUB. (*Fabaceae*), einer in Indien angebauten Pflanze, die im Endosperm bis zu 80% Galaktomannane enthalten, werden in gleicher Weise wie Karoben verwendet.

Schleimhaltige Samen geringerer Bedeutung sind **Semen Cydoniae**, Quittenkerne (von *Cydonia oblonga* MILL., *Rosaceae/Rosales*, amygdalinhaltig) und **Semen Psyllii**, Flohsamen (von *Plantago psyllium* L. und *P. indica* L., *Plantaginaceae/Scrophulariales*, aus Wildbeständen der Mittelmeerländer). Beide Drogen enthalten in der Epidermis Membranschleim. Sie werden als Mucilaginosa und Volumenabführmittel verwendet.

Einige weitere schleimhaltige Drogen dienen als Bestandteile von Hustentees. Dazu gehören die Malvaceen-Drogen **Folia Althaeae**, Eibischblätter, **Folia Malvae**, Malvenblätter (von *Malva neglecta* WALLR. und *M.*, *silvestris* L.) und **Flores Malvae**, Malvenblüten (von *Malva silvestris* L.), die Asteraceen-Drogen **Folia Farfarae** und **Flores Farfarae**, Huflattichblätter und Huflattichblüten (von *Tussilago farfara* L.), die Scrophulariaceen-Droge **Flores Verbasci**, Königskerzenblüten (von *Verbascum phlomoides* L. und *V. densiflorum* BERTOL., auch Saponine enthaltend) und die Thalli der Flechten *Cetraria islandica* (L.) ACH. und *C. tenuifolia* (RETZ) HOWE (*Parmeliaceae/Ascolichenes*, s. auch 11.3.1.1.) **Lichen islandicus**, Isländisches Moos.

3.2.4.6. Mucopolysaccharide

Mucopolysaccharide, auch als Glykosaminoglykane bezeichnet, kommen meistens als Seitenketten an ein Proteinrückgrat gebunden vor. Diese Verbindungen werden als Proteoglykane bezeichnet, wenn es sich bei den 40—80, aus je 100—1000 Monomeren bestehenden Polysaccharidketten pro Proteinmolekül um saure Mucopolysaccharide handelt. Im Gegensatz dazu trägt das Proteinmolekül der Glykoproteide eine unterschiedliche Zahl von Ketten neutraler Mucopolysaccharide, die jeweils nur aus 2 bis 15 Monomeren bestehen. Die Proteoglykane stellen die Grundsubstanz dar, in die die fibrillären Skleroproteine der tierischen Gewebe (Kollagen und Elastin) eingebettet sind. Die Glykoproteide bilden u. a. die Schleimstoffe der tierischen Schleimhäute, haben als Plasmaglykoproteide Transport- und Schutzfunktionen (z. B. Siderophiline, Immunglobuline), sind spezifische Erkennungsregionen der tierischen Zellen (z. B. Blutgruppensubstanzen) und üben Ferment- sowie Hormonfunktionen aus (z. B. Thrombin, gonadotrope Hormone).

Die sauren Mucopolysaccharide sind Linearpolymere, die aus alternierenden Einheiten von Aminozuckern (D-Glucosamin, D-Galaktosamin) und Uronsäuren (D-Glucuronsäure und die dieser 5-stereoisomere L-Iduronsäure), seltener auch Hexosen, aufgebaut sind. Die Aminogruppen der Aminozucker sind häufig mit Essigsäure oder Schwefelsäure amidartig verknüpft. Die Hydroxylgruppen können zum Teil mit Schwefelsäure verestert sein. Die wichtigsten sauren Mucopolysaccharide sind die Hyaluronsäure, die Chondroitinsulfate A, B, C, D und die Heparine.

Die neutralen Mucopolysaccharide sind chemisch wesentlich weniger gut charakterisiert als die sauren Mucopolysaccharide. In ihnen fehlen die Uronsäuren und Sulfatreste. Neben Aminozuckern (D-Glucosamin, D-Galaktosamin) enthalten sie Hexosen (D-Glucose, D-Galaktose, D-Mannose) und die Pentose L-Fucose, in einigen kommt auch Neuraminsäure vor.

Näher behandelt werden soll hier nur das Heparin und das Substrat der Hyaluronidase, die Hyaluronsäure.

Heparin kommt, wie fast alle Mucopolysaccharide kovalent an Proteine gebunden, in allen Organen des tierischen und menschlichen Körpers vor. In besonders hohen Konzentrationen ist es in den Mastzellen enthalten. Für die therapeutische Verwendung wird es besonders aus der für die menschliche Ernährung nicht verwerteten Rinderlunge (1000 kg liefern etwa 100 g Heparin), neuerdings auch aus der Lunge der Wale (ω-Heparin) und Därmen von Schlachttieren gewonnen. Aus seiner Proteinbindung wird es durch Autolyse der Gewebe oder durch alkalische Hydrolyse freigesetzt. Heparin ist ein Gemisch von 1,4-α-glykosidisch verknüpften Linearpolymeren, in denen D-Glucosaminreste, die am Aminostickstoff einen amidartid gebundenen Schwefelsäurerest (beim ω-Heparin auch Acetylrest) tragen, mit Uronsäureresten (D-Glucuronsäure oder L-Iduronsäure) alternieren. Auf eine Glucosaminsulfonamid-Uronsäureeinheit entfallen 2 esterartig gebundene Sulfatreste (Abb. 12). Das Molekulargewicht der Polymerhomologen liegt zwischen 8000 und 16000.

Heparin wird parenteral appliziert vorwiegend als Antikoagulans zur Behandlung des akuten Herzinfarkts, zur Behandlung und Prophylaxe von Thrombose, Thromboembolien sowie Thrombophlebitiden und äußerlich bei Phlebitiden, Unterschenkelgeschwüren, Sehnenscheidenentzündung und zur Auflockerung von Narbengewebe eingesetzt. Trotz des hohen Molekulargewichtes wird es aus hydrophilen Salbengrundlagen durch die Haut aufgenommen. Seine blutgerinnungshemmende Wirkung beruht wahrscheinlich auf der Aktivierung eines Antithrombinfaktors des Blutes (Folge ist Inaktivierung des Thrombins), auf der Hemmung der Thrombokinasebildung durch Bindung an einen Plasmafaktor, der an der Aktivierung des Thromboplastins beteiligt ist (Folge

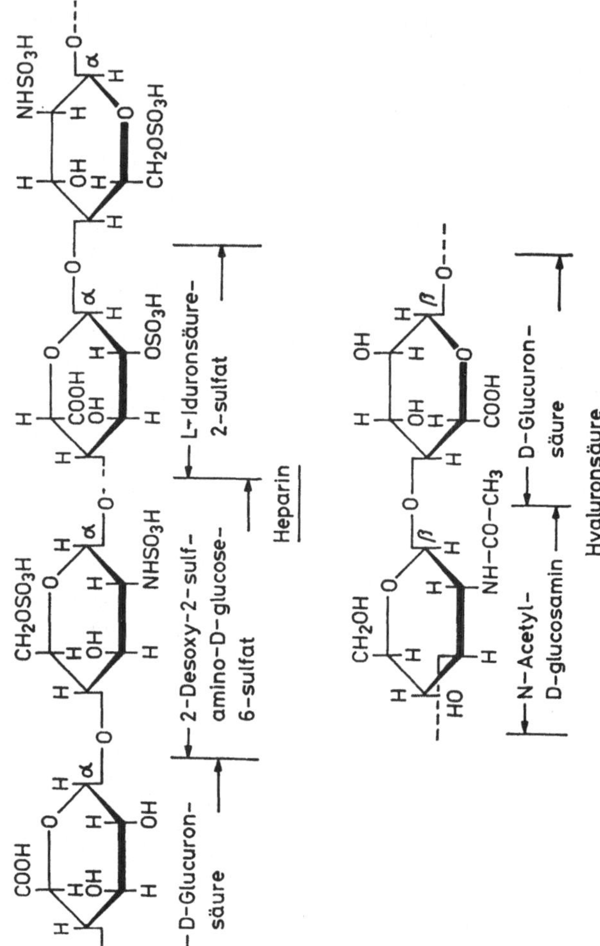

Abb. 12. **Mucopolysaccharide** (Teilsequenzen)

Hemmung der Umwandlung von Prothrombin in Thrombin) und Förderung der Fibrinolyse (wahrscheinlich durch Beschleunigung der Aktivierung des Plasminogens).

Hyaluronsäure ist ein wesentlicher Bestandteil der Grundsubstanz des Bindegewebes (mit Ausnahme von Knorpel und Kornea) und der Kapillarwände. Sie hat offenbar eine Reusenfunktion und verhindert die freie Bewegung großer Moleküle im Gewebe und deren Austritt aus der Blutbahn durch die Kapillaren. Das Molekulargewicht der Hyaluronsäure kann bis zu $3 \cdot 10^6$ betragen. Sie ist ein Linearpolymeres aus 1,4-β-glykosidisch verknüpften D-Glucuronsäureresten und 1,3-β-glykosidisch verbundenen N-Acetylglucosaminresten. Sie liegt wahrscheinlich im Körper als Doppelhelix aus 2 antiparallel angeordneten Molekülen vor. Bei ihrem Abbau kommt es zu einer erhöhten Durchlässigkeit des Bindegewebes und der Kapillaren. Damit wird die Ausbreitung von Giftstoffen, Arzneistoffen und Bakterien im Körper erleichtert (s. 20.3.4.2.).

3.3. Aminoglykosidantibiotika

3.3.1. Prinzipien der Antibiotikawirkung

Antibiotika sind biogene Stoffe bzw. auf chemosynthetischem oder auf biochemischem Wege erhaltene Derivate biogener Stoffe, die in der Lage sind, die Vermehrung von Mikroorganismen zu unterbinden (bakteriostatisch oder fungistatisch wirkend) oder Mikroorganismen abzutöten (bakterizid oder fungizid wirkend).

Sie werden vorwiegend von Mikroorganismen gebildet, kommen aber auch bei Pflanzen und Tieren vor. Die Zahl der bekannten Antibiotika beträgt etwa 2500. Nur etwa 2% davon werden in größerem Umfange therapeutisch genutzt. Dazu gehören Aminoglykosidantibiotika, Steroidantibiotika (s. 8.2.3.6.), Polyketidantibiotika (s. 11.3.1.1., 11.3.1.4., 11.4.1.), Peptidantibiotika (s. 19.3.)

und Antibiotika, die Stoffwechselprodukte einer Aminosäure darstellen (s. 22.).

Die Wirkung der Antibiotika auf Mikroorganismen kommt zustande:

— durch Hemmung der Biogenese der Bausteine, wahrscheinlich vorwiegend der Murein-Komponente, der Zellwand (Penicilline, D-Cycloserin, Vancomycin, Ristocetin, Novobiocin, Bacitracin),
— durch Beeinflussung der selektiven Permeabilität der Zellmembran für Ionen und niedermolekulare Metabolite, wodurch ein Stoffwechselzusammenbruch verursacht wird (Makrolidantibiotika mit Polyenstruktur, Tyrocidine, Polymyxine),
— durch Beeinflussung der Funktionstüchtigkeit der Ribosomen, wodurch entweder Fehlablesungen der m-RNS und damit die Produktion funktionsuntüchtiger Proteine zustande kommen (Aminoglykosidantibiotika) oder die Translation völlig unterdrückt wird (Makrolidantibiotika ohne Polyenstruktur, Tetracycline, Lincomycin, Fusidinsäure, Chloramphenicol),
— durch Eingriffe in den Nucleinsäurestoffwechsel, indem sich die Antibiotika an die DNS anlagern und die Transkription, in höheren Dosen auch die Replikation, verhindern (Actinomycine, Anthracyclinantibiotika), indem sie die DNS durch Alkylierung verändern und damit die Replikation und in geringem Maße auch die Transkription hemmen (Mitomycine), indem sie die Biogenese von Purin-Derivaten und damit Transkription und Replikation unterdrücken (Azaserin) oder indem sie an die RNS-Polymerase gebunden werden und die Transkription unmöglich machen (Rifamycine).

Jedes Antibiotikum besitzt ein ganz bestimmtes Wirkungsspektrum, das heißt, es ist zum Angriff auf ganz bestimmte Arten von Mikroorganismen in der Lage. Dieses Wirkungsspektrum wird wahrscheinlich in erster

Linie durch die Fähigkeit des Stoffes, in die Bakterien- oder Pilzzelle einzudringen, bestimmt. Die Färbung nach Gram, die bei positivem Ausfall auf eine kohlenhydratreiche und bei negativem Ausfall auf eine lipidreiche Zellwand hindeutet, gibt daher in vielen Fällen erste Hinweise auf Ansprechbarkeit oder Resistenz eines bestimmten Bakteriums für ein Antibiotikum. Antibiotika, die sowohl auf grampositive als auch auf gramnegative Bakterien wirken, bezeichnet man als Breitbandantibiotika.

Ansprechbare Mikroorganismen können bei längerem Kontakt mit subletalen Antibiotikadosen Resistenz entwickeln. Erstreckt sie sich auch auf andere verwandte Antibiotika, spricht man von Kreuzresistenz. Der Resistenzentwicklung liegen Mutationen zugrunde, die entweder zur Veränderung der Zellwandpermeabilität, zur Fähigkeit, das Antibiotikum fermentativ zu entgiften (z. B. durch Hydrolyse beim Penicillin, durch Acylierung bzw. Phosphorylierung bei den Aminoglykosidantibiotika) oder in seltenen Fällen zur Veränderung der Struktur des Angriffspunktes des Antibiotikums in der Zelle führen. Die für die Resistenz verantwortlichen Gene sind häufig nicht in der DNS des Bakterienchromosoms eingebaut, sondern in ringförmigen, extrachromosomalen DNS-Molekülen, den Plasmiden oder R-Faktoren, enthalten. Die Resistenz kann intraspezifisch, d. h. auf Bakterien der gleichen Art, und interspezifisch, d. h. auf Bakterien anderer Arten durch Übertragung des Plasmids oder von Teilen der chromosomalen DNS weitergegeben werden. Bakteriophagen können dabei die Rolle von Schleppern übernehmen. Um der Resistenzentwicklung bei langandauernder Therapie vorzubeugen, kombiniert man häufig mehrere Antibiotika.

Antibiotika, die die DNS-Replikation hemmen, werden auch als Zytostatika zur Tumortherapie eingesetzt.

3.3.2. *Prinzipien der Antibiotikagewinnung*

Die Gewinnung der Antibiotika erfolgt fast ausschließlich mit Hilfe von Mikroorganismen, nur wenige (Chloramphenicol, D-Cycloserin) werden synthetisch hergestellt. Groß ist die Zahl der halbsynthetisch gewonnenen Vertreter. Durch nachträgliche Variation des biologisch produzierten Moleküls mit chemischen Methoden versucht man, das Wirkungsspektrum zu beeinflussen, die Eigenschaft, zur Resistenzbildung zu führen, zu vermindern, die Toxizität für den Menschen zu verringern, die Stabilität, insbesondere gegen Säuren (perorale Applikation), zu erhöhen, die Löslichkeit zu verbessern (zur parenteralen Anwendung) oder zu verringern (Depotwirkung), aber auch andere pharmakokinetische Parameter wie Resorption, Elimination oder Biotransformation zu beeinflussen. Die mikrobiologische Produktion erfolgt mit Hochleistungsstämmen, die durch Mutation und Selektion erhalten wurden, submers in Großtanks bis zu 200000 l Inhalt mit oft sehr erheblichen Ausbeuten (10—15 g/l bei Penicillin und Streptomycin). Die Isolierung der ins Nährmedium ausgeschiedenen Antibiotika wird entweder durch Flüssig-flüssig-Extraktion bei bestimmten pH-Werten oder durch Adsorption an Aktivkohle bzw. Ionenaustauscher durchgeführt.

3.3.3. *Aminoglykosidantibiotika als biogene Arzneistoffe*

Aminoglykosidantibiotika sind den Kohlenhydraten eng verwandte Oligomere von Sekundärstoffcharakter, die aus einem Diaminocyclitol (1,3-Diamino-4,5,6-trihydroxycyclohexan oder 1,3-Diamino-2,4,5,6-tetrahydroxycyclohexan) und glykosidisch mit diesem Aglykon verknüpften Monosacchariden oder Aminozuckern aufgebaut sind. Die Aminogruppen der Komponenten können durch Methylierung oder Amidinierung verändert sein.

Bei den therapeutisch bedeutenden Aminoglykosidantibiotika sind die Diaminocyclitole entweder 2-Desoxystreptamin oder Streptidin. Als Zuckerkomponente kommen vor: 2-D-Glucosamin, 3-D-Glucosamin (Kanosamin), 6-D-Glucosamin, 2,6-D-Glucosediamin (Neosamin C), 2,6-L-Idosediamin (das 5-Diastereomere des Neosamins C, Paromomose = Neosamin B), 2,3,4,6-Tetradesoxy-4,6-diamino-D-glucose (Purpurosamin C), dessen 6-C-Methyl- bzw. 6-C,6-N-Dimethylderivate (Purpurosamin B bzw. A), N-Methyl-3-D-xylosamin (Gentosamin), N-Methyl-4-C-methyl-L-arabinosamin (Garosamin), L-Streptose (3-C-Formyl-5-desoxy-L-lyxose), D-Mannose und D-Ribose (Abb. 13).

Das Kohlenstoffskelett aller genannten Verbindungen geht biogenetisch aus der D-Glucose hervor. Die Diaminocyclitole werden wahrscheinlich über meso-Inositol (s. S. 27) gebildet. Bei der Biogenese der L-Streptose tritt vermutlich L-Rhamnose als Intermediat auf. Die Aminierung der Verbindungen erfolgt über die entsprechenden Ketoderivate mit Glutamin als Aminogruppendonator. Die Amidinreste stammen vom Arginin, die Methylgruppen werden vom Methionin geliefert.

Von therapeutischem Interesse sind Streptomycin, die Kanamycine, Gentamycine, Neomycine und Paromomycine. Wegen ihrer raschen Resistenz- und Kreuzresistenzbildung und der relativ großen Toxizität ist die Anwendung der Aminoglykosidantibiotika heute im wesentlichen auf Infektionen beschränkt, deren Erreger resistent gegen andere Antibiotika sind. Gut geeignet sind sie zur Behandlung von Tuberkulose (Streptomycin), Darminfektionen sowie Infektionen der Körperoberfläche oder des Auges. Peroral gegeben werden sie nicht resorbiert. Die Anwendung erfolgt also lokal oder parenteral.

Streptomycin (= Streptomycin A), ein Trimeres aus Streptidin, Streptose und N-Methylglucosamin (Abb. 14), wird neben Streptomycin B (Mannosid des Strepto-

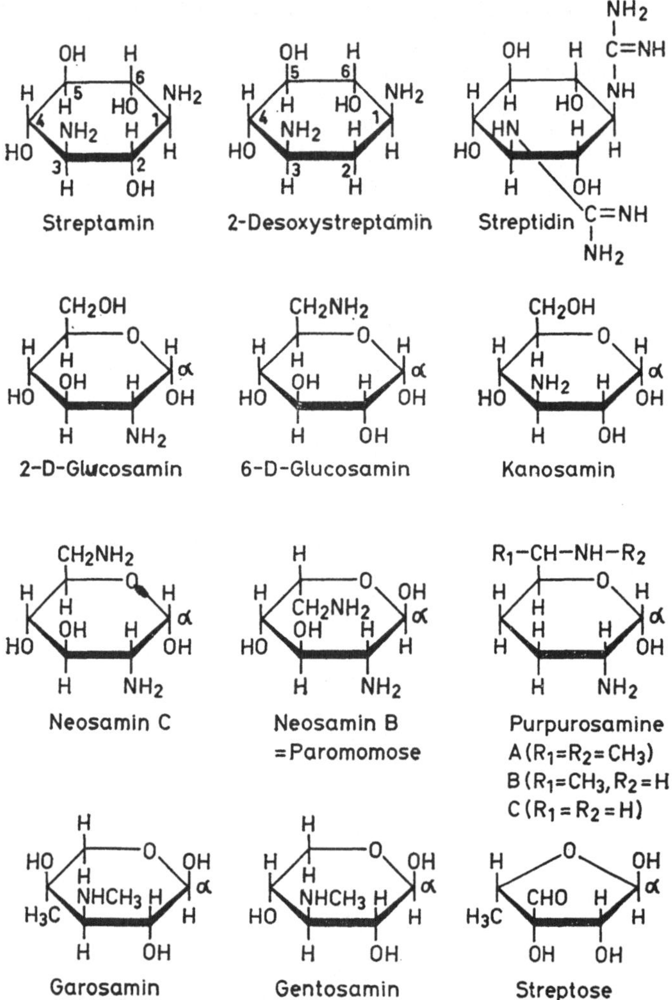

Abb. 13. Bausteine der Aminoglykosidantibiotika

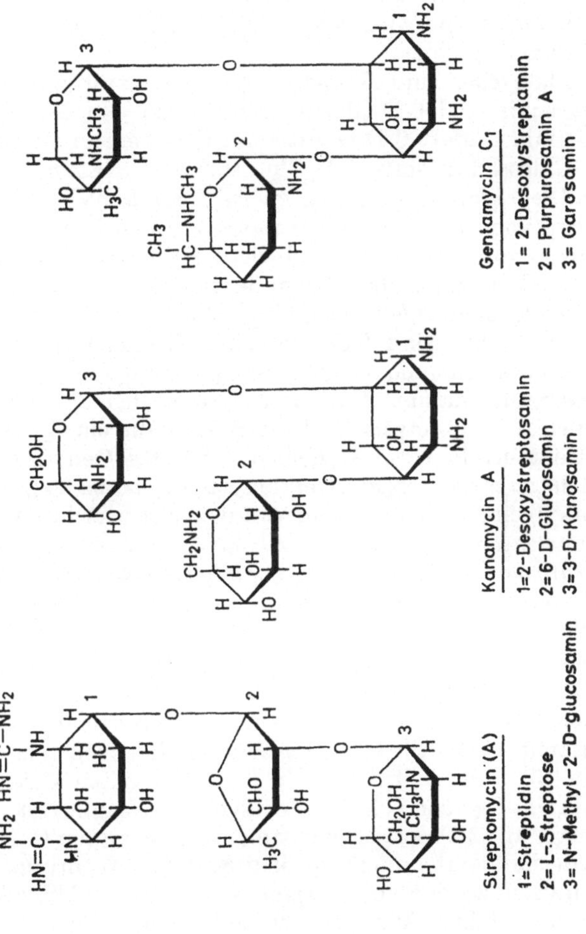

Abb. 14. Trimere Aminoglykosidantibiotika

mycin A) von *Streptomyces griseus* (*Streptomycetaceae/Actinomycetales*) gebildet. Streptomycin B wird fermentativ in Streptomycin A und Mannose gespalten, so daß nur Streptomycin A in den Handelspräparaten enthalten ist. Streptomycin wird fast ausschließlich als Tuberkulostatikum eingesetzt.

Kanamycine sind Trimere aus 2-Desoxystreptamin, Kanosamin und 6-D-Glucosamin (Kanamycin A), bzw. Neosamin C statt 6-D-Glucosamin (Kanamycin B) oder 2-D-Glucosamin statt 6-D-Glucosamin (Kanamycin C). Handelspräparate enthalten zu 95% Kanamycin A. Sie werden von *Streptomyces kanamyceticus* und *S. takakuarensis* in guter Ausbeute produziert. Kanamycin wird als Tuberkulostatikum, bei Darminfektionen und bei Haut- und Schleimhautinfektionen eingesetzt.

Gentamycine sind Trimere aus 2-Desoxystreptamin, 2-D-Glucosamin und Gentosamin (Gentamycin A) oder 2-Desoxystreptamin, Garosamin sowie den Purpurosaminen A (Gentamycin C_1) bzw. B (Gentamycin C_2) bzw. C (Gentamycin C_{1_a}). Arzneilich genutztes Gentamycin besteht zu etwa 70% aus Gentamycin C_1 und zu 30% aus Gentamycin C_2. Gentamycine werden von verschiedenen *Micromonospora-Arten* (*M. purpurea, M. echinospora, M. carbonacea, M. halophytia, Streptomycetaceae/Actinomycetales*) produziert. Sie werden zur Behandlung von Infektionen mit gramnegativen Bakterien, besonders bei Pyelonephritis und Infektionen des Respirationstraktes sowie der Augen angewendet.

Neomycine sind Tetramere aus 2-Desoxystreptosamin, Neosamin C, D-Ribose und Neosamin B (Neomycin B) (Abb. 15) bzw. statt Neosamin B einem zweiten Molekül Neosamin C (Neomycin C). Neomycin A (Neamin) ist ein Dimeres aus 2-Desoxystreptosamin und Neosamin C. Das Handelspräparat besteht zu über 80% aus Neomycin B. Neomycine werden von *Streptomyces fradiae* und *S. albogriseolus* gebildet. Man benutzt sie besonders zur lokalen Behandlung von Haut-, Schleimhaut-, Ohren- und Augeninfektionen. Darüber hinaus dienen sie zur Bekämpfung von Darminfektionen. Parenteral werden Neomycine wegen der hohen Toxizität kaum appliziert.

Paromomycine sind Tetramere aus 2-Desoxystreptosamin, 2-D-Glucosamin, D-Ribose und Neosamin B (Paromomycin I) bzw. Neosamin C (Paromomycin II). Sie

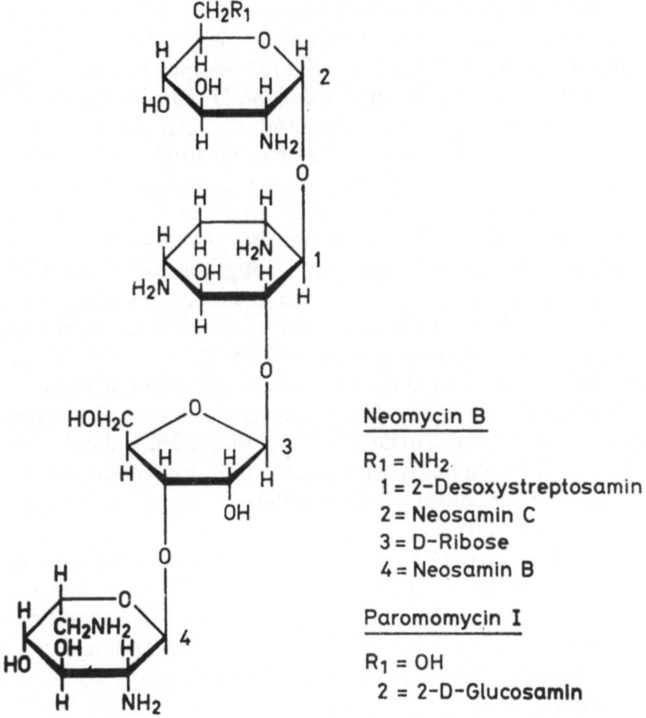

Abb. 15. Tetramere Aminoglykosidantibiotika

werden von *Streptomyces rimosus f. paromomycinus* und einigen anderen *Streptomyces*-Arten gebildet. Paromomycine werden wie Neomycine und darüber hinaus bei intestinaler Amöbiasis eingesetzt.

4. Fruchtsäuren

Unter Fruchtsäuren versteht man im Obst und in Fruchtsäften vorkommende Säuren, insbesondere Äpfelsäure, Weinsäure und Citronensäure.

Sie stehen den Kohlenhydraten biogenetisch nahe. Die Weinsäure geht, wahrscheinlich über 5-Keto-D-gluconsäure, die in Glykolaldehyd und Weinsäuresemialdehyd gespalten werden kann, direkt aus D-Glucose hervor. Für die Biogenese der Äpfelsäure und der Citronensäure liefert die Brenztraubensäure das Kohlenstoffskelett. Brenztraubensäure kann entweder zu Oxalessigsäure carboxyliert und dann zu Äpfelsäure hydriert oder aber nach oxidativer Decarboxylierung in Gegenwart von Coenzym A in Acetyl-Coenzym A umgewandelt werden, das seinen Acetatrest in den Citronensäurezyklus einspeist. In dessen Verlauf entstehen Citronensäure und Äpfelsäure (Abb. 16). Die Brenztraubensäure ihrerseits wird entweder beim Kohlenhydratabbau als Endprodukt des EMBDEN-MEYERHOF-Weges gebildet oder aber sie kann aus dem Photosynthesezyklus, via 3-Phosphoglycerinsäure, 2-Phosphoglycerinsäure und Phosphoenolbrenztraubensäure, entnommen werden.

L(—)-Äpfelsäure findet sich reichlich, begleitet von Citronensäure, im Kern- und Steinobst der *Rosaceae*, z. B. in Sauerkirschen (durchschnittlich 1,8% Äpfelsäure) und in Äpfeln (je nach Sorte 0,5—1,5%, bei den süßen Sorten neben größeren Mengen Chinasäure). Besonders reich an Äpfelsäure sind Vogelbeeren (Früchte von *Sorbus aucuparia* L., bis 3%).

Citronensäure überwiegt bei Himbeeren (etwa 1,6%) und bei Zitronen (bis 9%). Die Gewinnung dieser Säure erfolgt heute zum größten Teil auf mikrobiologischem Wege, besonders mit Hilfe von *Aspergillus niger* und *A. wentii* (*Aspergillaceae/Plectascales*). Diese Schimmelpilze sind in der Lage, den in der Zuckerrübenmelasse enthaltenen Rohrzucker mit Ausbeuten von 60% in Citronen-

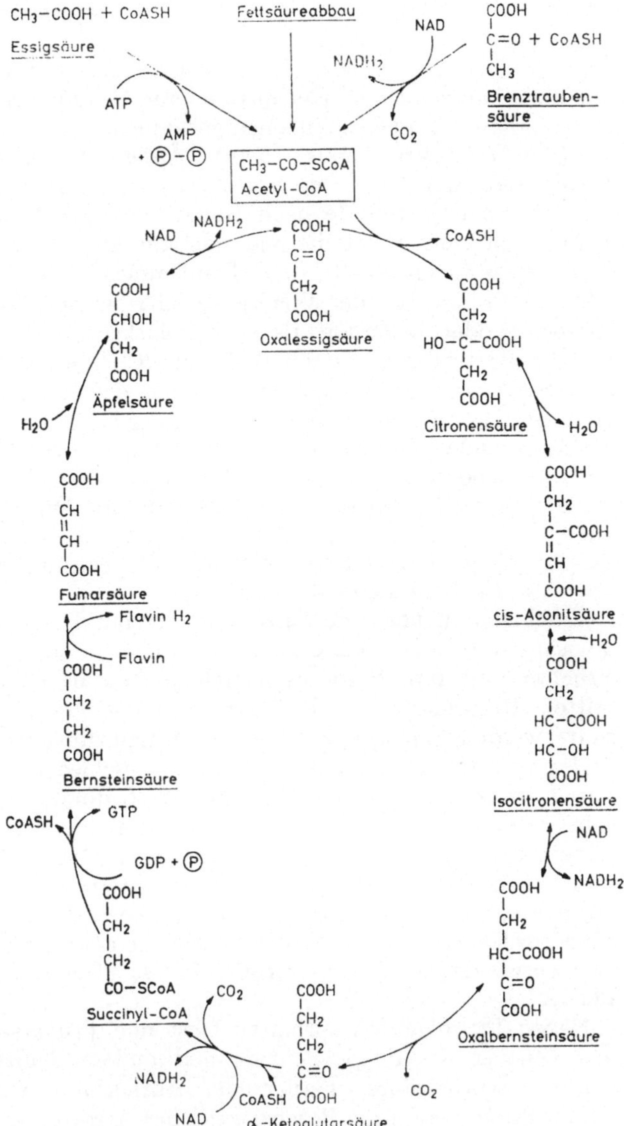

Abb. 16. Citronensäurezyklus

säure umzuwandeln. Teilweise wird Citronensäure auch aus unreif abgefallenen oder aus anderen Gründen nicht zum Verkauf geeigneten Zitronen gewonnen.

L(+)-Weinsäure kommt neben Äpfelsäure in den Weinbeeren, den Früchten von *Vitis vinifera* L. (*Vitaceae/Rhamnales*), vor. Je nach Rasse und klimatischen Bedingungen überwiegt die eine oder die andere Säure. Der Gesamtsäuregehalt des Traubenmostes beträgt 0,9–1,5‰. Ein Teil der Weinsäure fällt bei der Weinbereitung oder Lagerung als schwer lösliches Kaliumhydrogentartrat, sogenannter Weinstein (Cremor tartari), aus. Sehr reich an Weinsäure ist auch das musartige Mesocarp der Hülsenfrüchte von *Tamarindus indica* L., der Tamarinde (*Caesalpiniaceae/Fabales*), einem bis 25 m hoch werdenden Baum, der in vielen tropischen Gebieten der Erde angebaut wird. Hauptlieferant der Droge ist Indien. Tamarindenmus, **Pulpa Tamarindorum**, enthält 13–15% organische Säuren, vorwiegend Weinsäure und Tartrate. Es dient als mildes Laxans.

Fruchtsäuren und ihre Salze werden vom Darm nur langsam resorbiert. Daher sind an Fruchtsäuren reiche Früchte und ihre Säfte osmotisch wirksame Abführmittel. Resorbierte Fruchtsäuren, insbesondere Weinsäure, werden im Körper kaum abgebaut und zum größten Teil unverändert durch die Nieren ausgeschieden. Dadurch ist ihre diuretische Wirksamkeit bedingt. Obstsäfte, vor allem Traubenmost, werden wegen ihrer milden Abführwirkung bei Fettsucht, chronischer Obstipation und bei chronischen Hautkrankheiten verwendet. Einige Obstsäfte, insbesondere Kirsch- und Himbeersaft, dienen auch zur Herstellung von in der Pharmazie als Korrigenzien verwendeten Sirupen **(Sirupus Cerasi, Sirupus Rubi Idaei)**.

Neben Fruchtsäuren enthalten Obst und Fruchtsäfte u. a. Zucker (5–15%), Pektine und andere Schleimstoffe, Ascorbinsäure, Flavonoide, Anthocyane sowie Aromastoffe. Durch die Potenzierung der Ascorbinsäurewirkung durch Flavonoide sind Fruchtsäfte als Mittel zur Vorbeugung von Erkältungskrankheiten reinem Vitamin C überlegen. Die Aromastoffe sind stets Gemische vieler chemischer Verbindungen. Eine besondere Rolle spielen Ester niederer Alkohole (Methyl-, Äthyl-, Amyl-, Isoamylalkohol, Terpenalkohole wie z. B. Linalool) mit organischen Säuren, Aldehyden, Alkoholen, niedere Fettsäuren und Terpenen.

5. Fettsäuren und ihre Ester

5.1. Chemie und Terminologie

5.1.1. Fettsäuren

Fettsäuren sind aliphatische Monocarbonsäuren. Wir kennen heute etwa 200 natürlich vorkommende Vertreter dieser Gruppe. Sieht man von den nur sporadisch und in geringen Mengen vorkommenden ab, besitzt die überwiegende Zahl der Fettsäuren eine unverzweigte Kette und eine gerade Kohlenstoffzahl. Die weit verbreiteten Fettsäuren werden mit Trivialnamen bezeichnet. Die rationellen Namen werden kaum verwendet. Häufig findet man in der Literatur jedoch Kurzbezeichnungen, die nur aus Zahlen bestehen und nach folgenden Schemata zusammengesetzt werden:

- Zahl der Kohlenstoffatome : Zahl der Doppelbindungen (Positionen der Doppelbindungen), seltener werden die Positionen der Doppelbindungen auch als klein gedruckte Exponenten angegeben, z. B. für Linolsäure 18:2(9,12) oder $18:2^{9,12}$;
- Positionen der Doppelbindungen — Zahl der C-Atome: Zahl der Doppelbindungen, z. B. für Linolsäure 9,12—18:2 oder $\Delta^{9,12}$—18:2;
- Zahl der C-Atome : Zahl der Doppelbindungen (Buchstabe ω — Positionen der Doppelbindungen bei Numerierung vom Methylende der Kette her), z. B. für

Linolsäure 18:2 (ω—6,9). Die letztere Art der Darstellung dient der Verdeutlichung biogenetischer Beziehungen.

Wichtige gesättigte Fettsäuren sind:

Buttersäure (n-Butansäure, 4:0)
Capronsäure (n-Hexansäure, 6:0)
Caprylsäure (n-Octansäure, 8:0)
Caprinsäure (n-Decansäure, 10:0)
Laurinsäure (n-Dodecansäure, 12:0)
Myristicinsäure (n-Tetradecansäure, 14:0)
Palmitinsäure (n-Hexadecansäure, 16:0)
Stearinsäure (n-Octadecansäure, 18:0)
Arachinsäure (n-Eicosansäure, 20:0)
Behensäure (n-Docosansäure, 22:0)
Lignocerinsäure (n-Tetracosansäure, 24:0)
Cerotinsäure (n-Hexacosansäure, 26:0)
Montansäure (n-Octacosansäure, 28:0)
Melissinsäure (n-Triacontansäure, 30:0)

Wichtige ungesättigte Fettsäuren sind:

Palmitooleinsäure (Δ^{9}-Hexadecensäure, 16:1 (9))
Ölsäure (Δ^{9}-Octadecensäure, 18:1 (9))
α-Linolsäure ($\Delta^{9,12}$-Octadecadiensäure, 18:2 (9,12))
Linolensäure ($\Delta^{9,12,15}$-Octadecatriensäure, 18:3 (9,12,15))
Arachidonsäure ($\Delta^{5,8,11,14}$-Eicosatetraensäure, 20:4 (5,8,11,14))
Erucasäure (Δ^{13}-Docosensäure, 22:1 (13)).

Alle genannten ungesättigten Fettsäuren besitzen cis-Konfiguration.

Hinsichtlich der Häufigkeit des Vorkommens stehen die 18-C-Säuren an der Spitze, gefolgt von den 16-C-Säuren. Die 4-C-, 6-C-, 8-C- und 10-C-Säuren werden fast ausschließlich als Bestandteile des Milchfettes gefunden. Die 12-C-, 14-C-, 20-C-, 22-C- und 24-C-Säuren kommen in geringer Menge als Begleiter der 16-C- und 18-C-Säuren vor. Säuren mit mehr als 24 Kohlenstoffatomen sind in größerer Menge nur in Wachsen zu finden.

Sporadisch treten auch ungewöhnliche Fettsäuren auf: verzweigtkettige Fettsäuren (insbesondere Isofettsäuren

— eine Methylgruppe am vorletzten C-Atom des Methylendes tragend — und die Anteisofettsäuren — eine Methylgruppe am drittletzten C-Atom tragend), Alkinfettsäuren (mit C≡C-Bindungen), Hydroxyfettsäuren, Epoxyfettsäuren, Fettsäuren mit ungerader Kohlenstoffatomzahl und zyklische Fettsäuren.

5.1.2. Fettsäureester

Fettsäuren liegen in biologischem Material fast stets esterartig, seltener amidartig, gebunden vor. Nach ihren Reaktionspartnern kann man die Fettsäurederivate einteilen in:

- Fette und fette Öle (Triester des Glycerols, sog. Triglyceride)
- Esterwachse (Ester von aliphatischen Fettalkoholen und Sterolen)
- Phospholipide (Ester oder Amide phosphathaltiger Verbindungen: Glycerophosphatide, Sphingomyeline)
- Glykolipide (Ester oder Amide monosaccharid- oder oligosaccharidhaltiger Verbindungen: Cerebroside, Ganglioside).

5.1.2.1. Fette und fette Öle

Die Fette und fetten Öle sind Ester der Fettsäuren und des Glycerols. Die natürlich vorkommenden sind Triglyceride, d. h., alle 3 Hydroxylgruppen des Glycerols sind esterartig mit einem Fettsäurerest verknüpft. Sie sind stets Gemische aus vorwiegend gemischten, selten aus einfachen Triglyceriden. Bei gemischten Triglyceriden sind am Glycerinmolekül unterschiedliche Fettsäurereste gebunden (z. B. Palmitooleostearin, Abb. 17). Im Gegensatz dazu sind bei einfachen Triglyceriden die Fettsäurereste identisch (z. B. Tristearin).

Bei den gemischten Triglyceriden sind die strukturell unterschiedlichen Fettsäuren nicht statistisch auf die Hydroxylgruppen des Glycerols verteilt. Um die Stellungen 1 und 3 konkurrieren am erfolgreichsten die gesättigten und die ungesättigten langkettigen Fettsäuren (ab C_{20}), gefolgt von Ölsäure und Linolensäure. Linolsäure besetzt die frei bleibenden Plätze. So finden wir die gesättigten Fettsäuren fast stets, Ölsäure und Linolensäure weniger häufig und Linolsäure nur bei Fetten mit sehr hohem Linolsäureanteil in den Stellungen 1 und 3.

$$
\begin{array}{l}
CH_2OOC-(CH_2)_{14}-CH_3 \\
| \\
CHOOC-(CH_2)_7-CH{=}CH-(CH_2)_7-CH_3 \\
| \\
CH_2OOC-(CH_2)_{16}-CH_3
\end{array}
$$

Palmitooleostearin
(gemischtes Triglycerid)

$$
\begin{array}{l}
CH_2OOC-(CH_2)_{16}-CH_3 \\
| \\
CHOOC-(CH_2)_{16}-CH_3 \\
| \\
CH_2OOC-(CH_2)_{16}-CH_3
\end{array}
$$

Tristearin
(einfaches Triglycerid)

Abb. 17. Triglyceride

Die Fette und fetten Öle unterscheiden sich durch ihren Schmelzpunkt. Bei Zimmertemperatur sind Fette fest und Öle flüssig. Ein niedriger Schmelzpunkt wird durch den hohen Anteil an kurzkettigen (Smp. 10:0 31 °C, 12:0 44 °C, 14:0 54 °C, 16:0 63 °C, 18:0 70 °C) oder ungesättigten Fettsäuren (18:0 70 °C, 18:1 13 °C, 18:2 —6 °C, 18:3 —14 °C) bedingt, umgekehrt ein hoher Schmelzpunkt durch langkettige, gesättigte Fettsäuren.

Neben Triglyceriden enthalten Fette und fette Öle bis zu 5% anderer Substanzen. Dabei handelt es sich um Glycerophosphatide, Sterole (z. B. Sitosterol, Campesterol, Cholesterol, Stigmasterol, Stigmastenole und 4-α-Methylsterole), Triterpene (z. B. Squalen, Cycloartenol, 24-Methylencycloartenol und β-Amyrin), Carotinoide, Tocopherole, aliphatische Alkohole und Kohlenwasserstoffe.

In geringem Maße kommen in Fetten neben Triglyceriden auch Diollipide vor. Das sind Difettsäureester von Äthylenglykol, Propan-1,2-diol, Butandiolen und Pentandiolen. Nur bei einigen Meerestieren (Seesterne, Seeigel, Seegurken) übertreffen die Diollipide die Triglyceride mengenmäßig.

Fette sind relativ leicht verderblich. Unter Einfluß von Wasser und Lipasen, die aus den Rohstoffen stammen können, kommt es zu einer Verseifung (Erhöhung der Säurezahl). Besonders ungesättigte Fettsäuren werden leicht, begünstigt durch die Anwesenheit von Schwermetallspuren, Chlorophyll oder Hämin, beschleunigt durch Licht, oxidativ verändert. Dabei werden durch Lichteinfluß oder Spaltung von Hydroperoxiden (s. S. 87) Radikale gebildet, die Ausgangspunkte für eine Radikalkettenpolymerisation sein können (Verharzung, sogenanntes Trocknen der fetten Öle) oder die durch Fragmentation in Aldehyde und besonders bei kurzkettigen Fettsäuren auch in Ketone übergehen (Ranzidität). Die bei der Ranzidität auftretenden Aldehyde (Propanal, Pentanal, Hexanal, Nonanal, Hept-2-enal, Non-2-enal, Deca-2,4-dienal u. a.) und Ketone machen durch unangenehmen Geruch und Geschmack sowie durch ihre Reizwirkung Fette unbrauchbar. Fette lassen sich durch Antioxidantien (Schwermetallkomplexbildner, Sauerstoff- oder Radikalfänger) und Lichtschutz vor Verderbnis schützen.

5.1.2.2. Esterwachse

Bei Pflanzen und Tieren vorkommende Wachse sind sehr komplexer Zusammensetzung. Ihre Hauptbestandteile sind in den meisten Fällen Esterwachse, bestehend aus Estern von Fettsäuren und Fettalkoholen (sog. Wachsalkohole), mit Kettenlängen der beiden Komponenten von jeweils $C_{12}-C_{36}$. Die Fettsäuren sind zum Teil hydroxyliert (α- oder ω-OH-Gruppen bevorzugt) und zum Teil verzweigt (besonders bei tierischen Hautfetten

Iso- und Anteisosäuren). Von den Isosäuren abgesehen, haben beide Komponenten meistens eine gerade Kohlenstoffzahl. Als Alkoholkomponenten können auch Sterole und Triterpene dienen. Neben den Estern kommen in den natürlichen Wachsen freie Fettsäuren und Fettalkohole vor. Einige Kutikularwachse, besonders bei Früchten, bestehen zu einem großen Teil aus freien Triterpenen (Ursolsäure, Oleanolsäure). Weitere Wachskomponenten sind gesättigte und ungesättigte aliphatische Kohlenwasserstoffe mit meistens 25—35 Kohlenstoffatomen (da sie durch Decarboxylierung der Fettsäuren entstanden sind, haben sie ungerade Kohlenstoffatomzahl), Keto-, Diketo- und Hydroxyderivate dieser Kohlenwasserstoffe sowie ihre Diole. In Einzelfällen werden auch andere Komponenten (z. B. Flavone, polyzyklische aromatische Kohlenwasserstoffe, Ester von Phenylacrylsäuren) in Wachsen gefunden. Wachse sind im Gegensatz zu Triglyceriden sehr reaktionsträge und zum Teil praktisch unbegrenzt haltbar.

5.1.2.3. Phospholipide

Von den Phospholipiden sind nur die Glycerophosphatide von unmittelbarem pharmazeutischem Interesse. Alkoholkomponente ist das Glycerol, das in Stellung 1 und 2 je einen Fettsäurerest esterartig (bei den Plasmologenen auch einen Fettaldehydrest enol-ätherartig) und in Stellung 3 einen Phosphorsäurerest gebunden enthält. Der Phosphorsäurerest kann seinerseits mit einem Cholinrest (Lecithine), einem Äthanolaminrest (Colaminkephaline), einem Serinrest (Serinkephaline) oder einem meso-Inositolrest (Phosphatidylinosite) verestert sein. Die Glycerophosphatide sind wie die übrigen Phospholipide, die Glykolipide und die Sterole Lipidbausteine der Zellmembranen. Darüber hinaus spielen die Phospholipide eine wesentliche Rolle beim Fetttransport im tierischen und menschlichen Organismus. Pharmazeutische Bedeutung hat lediglich das Lecithin.

5.1.2.4. Cutin und Suberin

Den Fetten sehr nahe stehen Cutin und Suberin. Diese Substanzen sind den Zellwänden pflanzlicher Abschlußgewebe (Epidermis, Kork) auf- und eingelagert und dienen als Verdunstungsschutz. Sie sind aus Fettsäuren mit Kohlenstoffzahlen von 10—36 und ein, zwei oder drei Hydroxylgruppen aufgebaut. Besonders häufig kommen vor: 16-Hydroxyhexadecansäure, 10,16-Dihydroxyhexadecansäure, 9,16-Dihydroxyhexadecansäure, 9,10,18-Trihydroxyoctadecansäure und 22-Hydroxydocosansäure. Diese Säuren sind untereinander kreuzverestert. Cutin und Suberin sind von Wachsestern und Paraffinkohlenwasserstoffen durchsetzt. Technisch verwendet man Kork (Cortex Quercus suber), der von der Korkeiche, *Quercus suber* L. (*Fagaceae/Fagales*), gewonnen wird. Dieser Baum wird besonders in Algerien, Marokko, Spanien, den USA und im Süden der UdSSR angebaut. Zur Gewinnung wird von den etwa 15—20jährigen Bäumen der normale Kork entfernt und die sich danach bildende 5—10 cm starke Korkschicht nach etwa 10 Jahren geerntet. Jeweils alle 10 Jahre kann die Ernte, insgesamt bis zu 10mal, wiederholt werden.

5.2. Stoffwechsel

Fettsäuren werden im lebenden Organismus aus Acetatresten aufgebaut, die von Acetyl-Coenzym A bzw. Malonyl-Coenzym A (unter Abspaltung von CO_2) geliefert werden. Acetyl-Coenzym A (kurz Acetyl-CoA oder, da die Acetatreste an die endständige SH-Gruppe des Coenzyms A gebunden sind, auch CH_3CO-SCoA geschrieben) wird durch oxidative Decarboxylierung von Brenztraubensäure in Gegenwart von Coenzym A gebildet (Abb. 16). Auch eine direkte Reaktion von Essigsäure mit Coenzym A unter Nutzung des ATP als Energiedonator zu Acetyl-CoA ist möglich. Durch Carboxylierung des Acetyl-CoA zu Malonyl-CoA, wobei CO_2 unter Verbrauch eines weiteren Moleküls ATP gebunden wird, kann eine zusätzliche Erhöhung des Energiegehaltes des „aktivierten Acetats“ erfolgen (Abb. 18).

$$CH_3-CO-SCoA \xrightarrow[CO_2]{ATP \quad ADP + (P)} HOOC-CH_2-CO-SCoA$$

Acetyl-CoA Malonyl-CoA(MCoA)

Abb. 18

Die Biogenese der Fettsäuren wird bei Bakterien und Tieren, wahrscheinlich aber auch bei Pflanzen, durch ein Multienzymsystem katalysiert, an das zunächst der als Starter dienende Acetylrest und die für die Kettenverlängerung um jeweils 2 C-Atome notwendigen Malonylreste, vermutlich durch Transacylierung von Coenzym A auf Trägergruppen des Enzymkomplexes, gebunden werden. Erst die fertige Fettsäure wird auf CoASH rückübertragen und freigegeben.

Der erste Biosyntheseschritt (Abb. 19) besteht in der Reaktion des Acetylrestes mit dem Malonylrest, wobei unter Abspaltung von CO_2 ein enzymgebundener Acetacetylrest gebildet wird. Im zweiten Schritt wird dieser Rest zu einem β-Hydroxybutyrylrest hydriert, wobei $NADPH_2$ als Wasserstoffdonator fungiert. Im dritten Schritt wird Wasser abgespalten, ein Crotonylrest entsteht. Der vierte Schritt ist die Hydrierung dieser Gruppierung zu einem Butyrylrest. Dabei dient wiederum $NADPH_2$ als Wasserstofflieferant, das sich allerdings hier der Vermittlung von FMN bedient. Mit Hilfe eines weiteren Moleküls Malonyl-CoA kann in den folgenden 4 Reaktionsschritten aus dem Butyrylrest ein Capronylrest aufgebaut werden. Durch mehrfache Wiederholung der Reaktionsfolge werden die Fettsäuren auf ihre endgültige Kettenlänge gebracht.

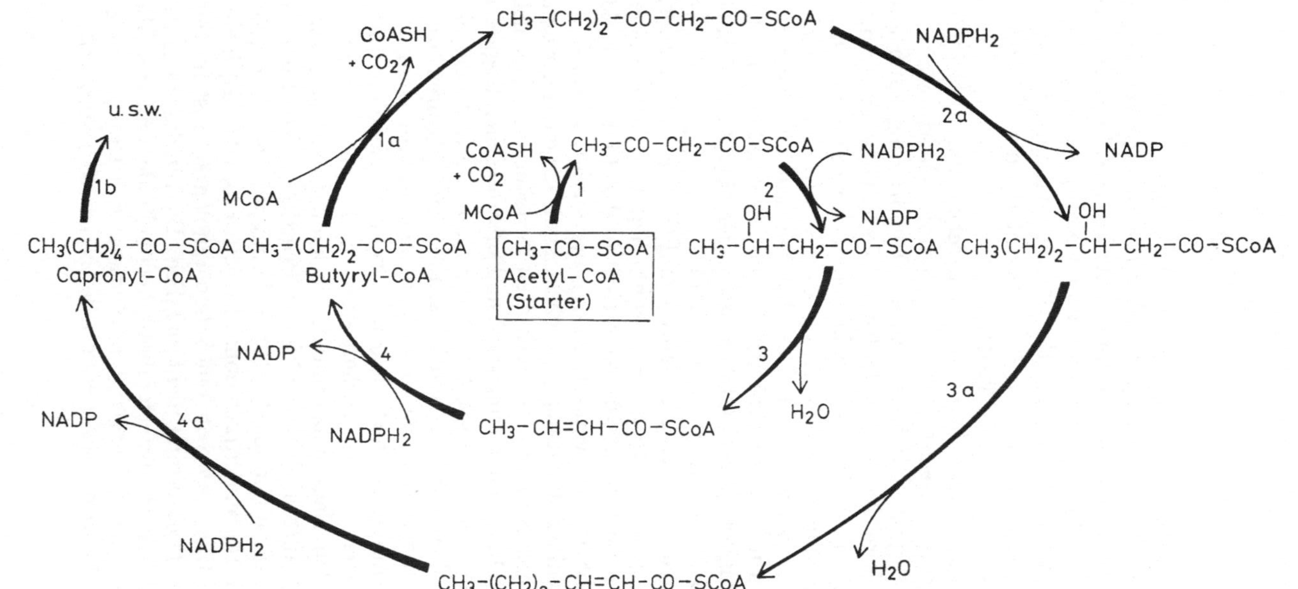

Abb. 19. Biogenese der Fettsäuren

Bei der Biogenese ungeradzahliger Fettsäuren fungiert Propionyl-CoA als Starter. Bei der Bildung von Isofettsäuren wird α-Methylpropionsäure (aus Valin stammend) und bei der von Anteisosäuren α-Methylbuttersäure (aus Isoleucin stammend) als Starter genutzt. Fettsäuren können auch nachträglich, mit Methionin als Methyldonator, methyliert werden.

Ungesättigte Fettsäuren entstehen durch Dehydrierung (katalysiert durch sogenannte Desaturasen) aus gesättigten Fettsäuren. Diese Dehydrierung kann auch vor Erreichen der endgültigen Kettenlänge erfolgen. So entstehen in Pflanzen wahrscheinlich Ölsäure und Linolsäure durch Dehydrierung der Stearinsäure, Linolensäure dagegen durch Dehydrierung auf der Stufe 12:0 (Laurinsäure) zu 12:3 (3,6,9) und anschließende Kettenverlängerung vom Carboxylende her über 14:3 (5,8,11), 16:3 (7,10,13) zu Linolensäure (18:3 (9,12,15)). Die Desaturation der Fettsäuren in Pflanzen ist bei relativ niedrigen Temperaturen, wahrscheinlich durch die erhöhte Löslichkeit von Sauerstoff in den Lipiden (H_2-Akzeptor der Desaturasen ist O_2), begünstigt. Pflanzen, die bei kühler Witterung gewachsen sind, haben daher einen höheren Anteil an ungesättigten Fettsäuren als beispielsweise Pflanzen in tropischen und subtropischen Regionen.

Tiere und Menschen vermögen nur Ölsäure oder Palmitooleinsäure zu synthetisieren, diese Säuren durch Kettenverlängerung in einfach ungesättigte langkettige Fettsäuren umzuwandeln und weitere Doppelbindungen zwischen bereits vorhandenen und dem carboxylterminalen Ende einzuführen. Sie können aus zugeführter Linolsäure nach dem gleichen Prinzip die Vorstufen der Prostaglandine (s. S. 113), Dihomo-γ-linolensäure (20:3 (8,11,14)) und Arachidonsäure (20:3 (5,8,11,14)) bilden. Eine Biogenese von Linol- und Linolensäure ist im tierischen Organismus nicht möglich. Da Linolsäure jedoch als Baustein der Membranphospholipide und zur Biogenese der Prostaglandine im tierischen Organismus gebraucht wird, ist sie essentieller Nahrungsbestandteil.

Die Hydroxylierung von Fettsäuren erfolgt entweder mit Hilfe von Monooxygenasen, durch Hydratation (z. B. bei der Biogenese der Ricinolsäure aus Linolsäure) oder durch Epoxidation von Doppelbindungen, wobei sich im letzteren Falle eine Hydratation der Epoxide zu Diolen anschließt.

Wachsalkohole entstehen aus den Fettsäuren durch Hydrierung. Die langkettigen Fettsäuren der Wachsester werden aus C_{16}- oder C_{18}-Säuren durch Kettenverlängerung mit Hilfe spezieller Enzymsysteme gebildet.

Die aus der Fettsäurebiogenese hervorgehenden Fettsäure-CoA-Verbindungen sind Ausgangsprodukte der Biogenese der Fettsäureester. Sie reagieren entweder mit Glycerin-1-phosphat zu Phosphatidsäure (Abb. 20) oder aber mit Wachsalkoholen zu Esterwachsen. Die Phosphatidsäure wird durch Abspaltung des Phosphorsäurerestes in ein Diglycerid umgewandelt, das mit einem weiteren Molekül Fettsäure-CoA zu Triglyceriden reagiert oder mit Aminoalkoholen bzw. Inosit zu den Glycerophosphatiden umgesetzt wird. Die Aminoalkohole bedürfen zu ihrer Reaktion mit Diglyceriden der Aktivierung durch Bindung an Nucleosiddiphosphat.

Der Abbau der Fette erfolgt hydrolytisch durch fettspaltende Fermente (Lipasen, s. 20.3.4.1.) zu Fettsäuren und Glycerol. Die Glycerophosphatide werden durch Phospholipasen gespalten. Dabei spaltet Phospholipase A_1 die Esterbindung in Stellung 1 des Glycerophosphatids unter Bildung sogenannter Lysophosphatide, die hämolytische Eigenschaften haben, Phospholipase A_2 die Esterbindung in Stellung 2, Phospholipase C die Esterbindung zwischen Glycerol und dem phosphorylierten Aminoalkohol unter Bildung von Diglyceriden und Phospholipase D die Esterbindung zwischen Phosphorsäure und Aminoalkohol unter Bildung von Phosphatidsäuren. Die Phospholipasen sind als Bestandteile von tierischen Giften von Bedeutung (s. 20.4.).

Über den Abbau von Wachsen, die als Exkretions-

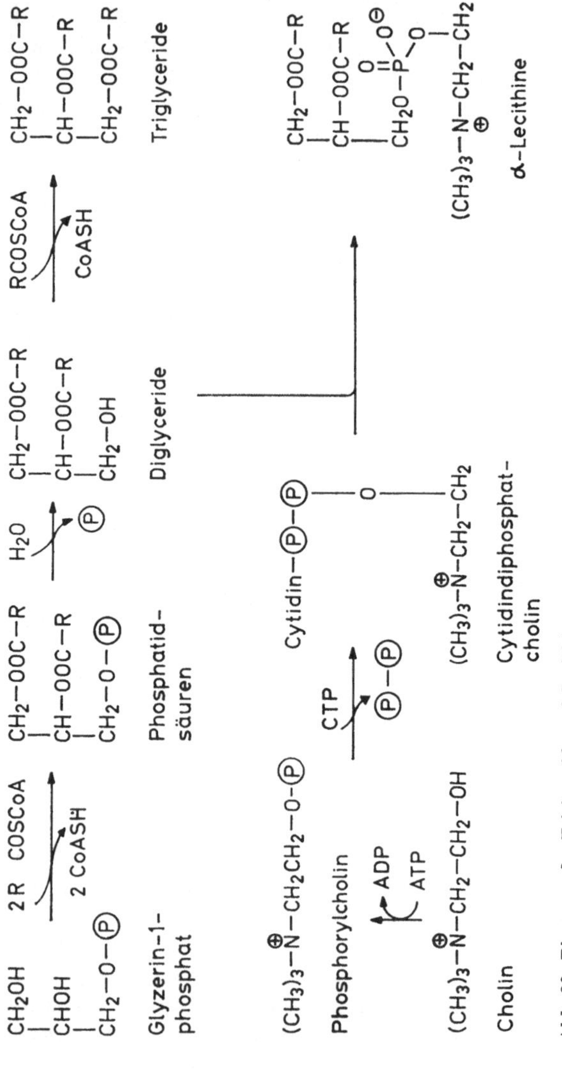

Abb. 20. Biogenese der Triglyceride und Lecithine

produkte nicht wieder in den Stoffwechsel einbezogen werden, ist nichts bekannt.

Der Abbau der Fettsäuren erfolgt durch die sogenannte β-Oxidation. Die Fettsäuren werden zunächst durch Bindung an Coenzym A aktiviert, danach zu α,β-ungesättigten Verbindungen dehydriert, durch Wasseranlagerung in β-Hydroxysäuren umgewandelt und erneut dehydriert. Die entstandenen β-Ketoacyl-CoA-Moleküle reagieren mit einem weiteren Molekül Coenzym A zu Acetyl-CoA und zu einem, gegenüber der Ausgangsfettsäure um 2 C-Atome ärmeren Acyl-CoA (thioklastische Spaltung), das durch mehrmalige Wiederholung der Reaktionsschritte bis zum Acetyl-CoA abgebaut werden kann. Bei ungesättigten Fettsäuren werden die Doppelbindungen vor dem Abbau hydriert. Obgleich der Chemismus der β-Oxidation eine Umkehrung der Fettsäurebiosynthese darstellt, wird er nicht von den gleichen Enzymen katalysiert. Auch andere Wasserstoffüberträger werden genutzt (NAD, FAD).

Das gebildete Acetyl-CoA wird entweder für synthetische Reaktionen verwendet (z. B. für die Biogenese der Terpene und Polyketide) oder im Citronensäurezyklus weiter umgesetzt.

Ein Enzym, das in sehr vielen Samen gefunden wurde und das wegen seiner wesentlichen Rolle beim Fettverderb erwähnt werden soll, ist die Lipoperoxidase (EC 1.13.11.12). Sie greift an allen Stoffen mit cis-1-cis-4-Pentadiensystemen, wie sie beispielsweise in Linol- und Linolensäure und ihren Estern vorliegen, an und wandelt sie mit Hilfe von Sauerstoff in Hydroperoxide mit konjugierten cis-trans-Diensystemen um (Abb. 21). Die Hydroperoxide, die leicht spontan Radikale bilden, können Initiatoren des Trocknens und der Ranzidität sein.

$$\overset{cis}{} \qquad \overset{cis}{}$$
$$CH_3-(CH_2)_4-CH=CH-CH_2-CH=CH-(CH_2)_7-COOH$$

Linolsäure

Lipoperoxydase → ↓ O_2

$$\overset{trans}{} \qquad \overset{cis}{}$$
$$CH_3-(CH_2)_4-\underset{\displaystyle O-O-H}{\underset{|}{CH}}-CH=HC-CH=CH-(CH_2)_7-COOH$$

n-Octadeca-9,11-diensäure-13-hydroperoxid

Abb. 21. Lipoperoxidasereaktion

5.3. *Vorkommen und Gewinnung*

Fette sind Reservestoffe von Tier und Pflanze. Bei Pflanzen kommen sie besonders in den Samen (im Endosperm oder Embryo), seltener auch im Fruchtfleisch oder in Knollen, vor. Der Gehalt der Samen an Fetten kann bis zu 60% betragen. Bei Tieren wird Fett bevorzugt im Unterhautfettgewebe, im Netzgewebe und im Bereich der Nieren gespeichert. Im tierischen Organismus haben Fette auch mechanische Aufgaben (Fixation von Organen, Gewebeschutz, Wärmeisolierung).

Glycerophosphatide sind Bausteine der Zellmembran aller Lebewesen. In hohen Konzentrationen kommen sie im Gehirn (bis 30%), in der Leber (10%), aber auch als Speicherstoffe in einigen Samen und im Eigelb vor. Für die Gewinnung des Lecithins kommen als Rohstoffe Samen, insbesondere Sojabohnen (Gehalt ca. 2%), oder das Eigelb (ca. 8%) in Betracht.

Esterwachse sind bei Pflanzen der Kutikula als zusätzlicher Verdunstungsschutz aufgelagert. In Extremfällen kann die Wachsschicht bis zu 5 mm stark sein. Bei Tieren sind sie im Hautfett enthalten. Darüber hinaus werden sie von einigen von ihnen zur Erfüllung mechanischer Aufgaben (Wabenbaumaterial bei den Bienen, Verbesserung des Auftriebes im Kopf des Wals) in größerer Menge gebildet.

Zur Gewinnung der Fette werden die Rohstoffe entweder kalt bzw. heiß ausgepreßt, ausgeschmolzen oder mit Hilfe leicht flüchtiger Lösungsmittel (z. B. Benzin, Trichloräthylen) extrahiert. Fette Öle werden für therapeutische Zwecke meistens durch kalte Pressung gewonnen. Die anschließende heiße Pressung liefert eine zweite Fraktion, die für technische Zwecke, z. B. zur Seifenherstellung, genutzt wird.

Zur Gewinnung der Glycerophosphatide werden zunächst mit Benzin oder Petroläther das Fett und mit Aceton die Sterole entfernt, dann die Glycerophosphatide mit Äthanol extrahiert und mit Aceton gefällt.

Wachse kann man mit mechanischen Methoden (Abbröckeln, Abkratzen), durch Ausschmelzen mit Wasser, durch Extraktion oder mit anderen speziellen Verfahren gewinnen.

5.4. *Fette Öle und Fette als biogene Arzneistoffe*

Während ein Teil der fetten Öle und festen Fette wegen der physikalisch-chemischen Eigenschaften der Triglyceride in Pharmazie und Medizin eingesetzt wird, nutzt man einen anderen Teil auf Grund des Gehaltes an spezifisch wirksamen Bestandteilen.

5.4.1. *Fette Öle und Fette ohne spezifische Wirksamkeit*

Fette Öle und Fette wirken, auf die Haut gebracht, abdeckend und reizmildernd. Durch ihre Fähigkeit, die Wasserverdunstung zu beschränken, erweichen sie Schorf und Krusten. Man verwendet sie äußerlich bei wunder Haut, Brandwunden, Sonnenbrand, Schuppenflechte, Ekzem und als Vehikel für lipophile Arzneistoffe bei der percutanen, subcutanen und intramuskulären Applikation. Innerlich genommen wirken sie cholekinetisch und in größerer Menge mild abführend. Feste Fette, Lipogele, bestehend aus in flüssigen Triglyceriden verteilten festen Triglyceriden, werden als hautfreundliche Salbengrundlagen verwendet. Nach dem Gehalt an mehrfach ungesättigten Fettsäuren, die für das sogenannte Trocknen verantwortlich sind, kann man fette Öle in nichttrocknende (bis etwa 20% Linolsäure und Linolensäure), in halbtrocknende (bis etwa 50%) und trocknende fette Öle (über 50%) einteilen. Die festen Fette sollen getrennt betrachtet werden.

5.4.1.1. Nichttrocknende fette Öle

Oleum Olivarum, Olivenöl, wird aus dem Fruchtfleisch der reifen grünen, roten oder violetten Steinfrüchte des Ölbaumes, *Olea europaea* L. (*Oleaceae/Oleales*), gewonnen. Der Ölbaum, ein immergrüner, bis 20 m hoch werdender Baum, der zur Erleichterung der Erntearbeiten jedoch durch Schnitt auf 5—8 m gehalten wird, ist eine der ältesten Kulturpflanzen. Heimat der Wildform ist wahrscheinlich das Mittelmeergebiet. Hauptanbauländer sind Italien, Spanien und Griechenland. Hauptexporteure sind Spanien und Tunesien. Das Öl, das etwa 40—60% des Fruchtfleisches ausmachen kann, besteht zu 65—85% aus Glyceriden der Ölsäure, daneben kommen Glyceride der Palmitinsäure (7—20%) und der Linolsäure (5—20%) vor. Da die Samen fettes Öl gleicher Zusammensetzung enthalten (20—30%), zermahlt man meistens die ganzen Früchte, preßt den Brei aus und trennt das Öl vom wäßrigen Fruchtsaft durch Zentrifugation. Der Anteil des Olivenöls an der Weltfettproduktion beträgt etwa 5%.

Oleum Amygdalarum, Mandelöl, stammt aus den Samen der Steinfrüchte der bitteren, seltener der süßen Varietät der Mandel, *Prunus amygdalus* STOKES *var. amara* DC. und *var. sativa* DC. (*Rosaceae/Rosales*). Der im Kaukasusgebiet beheimatete, 4–7 m hoch werdende Mandelbaum ist sehr anspruchslos und wird gern als Bodenbefestiger an Berghängen angebaut. Wichtige Anbaugebiete sind die Mittelmeerländer, der Iran und Californien. Die Samen enthalten etwa 30–50% fettes Öl, das vorwiegend aus Glyceriden der Ölsäure (80%) und der Linolsäure besteht. Die Preßrückstände der Ölgewinnung verwendet man wegen ihres Schleimgehaltes in der Kosmetik (Mandelkleie).

Oleum Persicarum, Pfirsichkernöl, wird aus den Samen des Pfirsichs (*Persica vulgaris* MILL.), der Aprikose (*Armeniaca vulgaris* LAM.) oder der Pflaume (*Prunus domestica* L.) hergestellt. Es ähnelt in seiner Fettsäurezusammensetzung dem Mandelöl.

Oleum Pedum Tauri, Rinderfußöl, wird aus den in den Klauen liegenden Fettpolstern und dem Mark der Unterbeinknochen (Klauen-, Kron- und Fesselbein sowie Mittelfußknochen) des Rindes, *Bos taurus* L. (*Bovidae/Artiodactyla*), durch Auskochen mit Wasser gewonnen. Es wird durch Ausfrieren von den festen Anteilen befreit und gereinigt. Es enthält hauptsächlich Glyceride der Ölsäure (65%), der Palmitinsäure (17%), der Palmitoleinsäure (9%) und der Linolsäure (2%).

Mit etwa 5% am Weltfettaufkommen beteiligt, bei steigender Tendenz, sind **Palmöl** und **Palmkernöl**, die aus dem Fruchtfleisch bzw. aus den Samen verschiedener Varietäten von *Elaeis guineensis* JAQU. (*Arecaceae/Arecales*), der Ölpalme, hergestellt werden. Hauptanbauländer sind Nigeria, Malaysia, Zaire und Indonesien. Sowohl Fruchtfleisch als auch Samen enthalten bis zu 50% fettes Öl. Im Palmöl (bereits bei 30 °C von salbenartiger Konsistenz) sind etwa 40% Ölsäure-, 45% Palmitinsäure- und 10% Linolsäureglyceride enthalten. Im Palmkernöl finden wir etwa 50% Laurinsäure-, 15% Myristicinsäure-, 10% Palmitinsäure- und Capryl- sowie Caprinsäureglyceride (zusammen 10%). Diese Öle werden selbst pharmazeutisch nicht eingesetzt. Palmkernöl und Kokosfett (s. S. 101) dienen jedoch zur Gewinnung von Capryl-

und Caprinsäure (Verseifung, Destillation), die in Triglyceride überführt, als Diätetika bei Störungen der Fettresorption und Fettverdauung angewendet werden. Die nach der Destillation zurückbleibenden Fettsäuren (besonders Laurinsäure, Myristicinsäure, Palmitinsäure) verestert man mit Glycerol zu halbsynthetischen Suppositoriengrundlagen.

5.4.1.2. Halbtrocknende fette Öle

Oleum Arachidis, Erdnußöl, wird aus den Samen der Erdnuß, *Arachis hypogaea* L. (*Fabaceae/Fabales*), einer bis 70 cm hohen, einjährigen, krautigen, in Brasilien beheimateten, heute züchterisch veränderten Kulturpflanze, gewonnen. Ihre Hülsenfrucht entwickelt sich unter der Erde, da sich nach der Befruchtung das Achseninternodium unterhalb des Fruchtknotens zum Gynophor verlängert, der nach unten wächst und den Fruchtknoten 5—8 cm tief in die Erde einbohrt. Die Ernte erfolgt durch Herausziehen oder Auspflügen der Pflanze. Hauptanbaugebiete sind Indien, China, westafrikanische Staaten und die USA. Hauptexporteure sind Senegal, Nigeria, Niger und Argentinien. Der Ölgehalt der Samen beträgt je nach den klimatischen Bedingungen 25—50%. Den Hauptanteil des Öls stellen Ölsäureglyceride (etwa 60%) dar. Daneben kommen Linolsäure- (20—40%), Palmitinsäure- (8—14%), Arachin- (1—2%), Behen- (2—4%) und Lignocerinsäureglyceride (1—2%) vor. **Oleum Arachidis hydrogenatum**, Gehärtetes Erdnußöl, mit einem Tropfpunkt von 37—42°C, kann als Suppositoriengrundlage verwendet werden. Der Anteil des Erdnußöls an der Weltfettproduktion beträgt etwa 10%.

Oleum Rapae, Rapsöl, wird aus den Samen von *Brassica napus* L. *var. napus*, dem Raps, und von *B. rapa* L. *var. silvestris* (LAM.) BRIGGS, dem Rübsen, hergestellt. Der Anbau erfolgt in Europa (Belgien, DDR, BRD, Frankreich, Niederlande, UdSSR), Südamerika und Ostasien. Der Ölgehalt der Samen beträgt 35–45%. Während man früher nur über Rassen verfügte, deren Öl etwa 40 bis 50% Erucasäure enthielt, baut man heute wegen der schweren Verdaubarkeit der Erucasäure auch Sorten an, deren Hauptbestandteile Glyceride der Ölsäure (etwa 60%), der Linolsäure (etwa 20%) und der Linolensäure (etwa 10%) sind. Rapsöl ist mit etwa 5% an der Weltfettproduktion beteiligt.

Oleum Sesami, Sesamöl, wird von *Sesamum indicum* L. (*Pedaliaceae/Scrophulariales*), einer einjährigen, 1–2 m hohen, vermutlich in Afrika beheimateten Pflanze gewonnen. Hauptanbauländer sind Indien, China und Mexiko. Der Ölgehalt der Samen beträgt 40–60%. Im Öl überwiegen die Glyceride der Öl- und Linolsäure (je 35–50%).

Oleum Helianthi, Sonnenblumenöl, aus dem Samen von *Helianthus annuus* L. (*Asteraceae/Asterales*), Gehalt 20 bis 35%, Ölsäureglyceride 14–72%, Linolsäureglyceride 20–75%; **Oleum Sojae**, Sojaöl, aus dem Samen von *Glycine max* (L.) MERR. (*Fabaceae/Fabales*), Gehalt 15 bis 25%, Ölsäureglyceride 20–50%, Linolsäureglyceride 20–75% und **Oleum Gossypii**, Baumwollöl, aus den Samen von *Gossypium*-Arten (s. S. 49), Gehalt 15–25%, Ölsäureglyceride 13–44%, Linolsäureglyceride 33–58% werden zwar in der Pharmazie nur wenig verwendet, haben aber große Bedeutung für die menschliche Ernährung. Die Anteile an der Weltfettproduktion betragen für Sonnenblumenöl etwa 10%, für Sojaöl 15% und für Baumwollöl etwa 8%.

5.4.1.3. Trocknende fette Öle

Oleum Lini, Leinöl, stammt aus den reifen Samen des Leins, *Linum usitatissimum* L. (s. S. 63). Sowohl die Samen vom Öllein, *L. usitatissimum var. macrospermum*, der wegen seiner großen Samen und seines hohen Kornertrages angebaut wird und die vom Faserlein, *L. usita-*

tissimum var. microspermum, der wegen seiner langen unverzweigten Stengel zur Fasergewinnung dient und bei geringerem Kornertrag kleinere Samen hat, können zur Leinölgewinnung verwendet werden. Leinsamen enthalten 30—45% fettes Öl, das sehr reich an Glyceriden ungesättigter Fettsäuren (bis 65% Linolensäure, bis 25% Linolsäure, bis 25% Ölsäure) ist. Deshalb setzt man Leinöl auch zur Therapie von Hautkrankheiten (Ekzeme, Milchschorf, Psoriasis, Brandwunden, Sonnenbrand) und wegen der Senkung des Cholesterinspiegels durch essentielle Fettsäuren zur Prophylaxe der Arteriosklerose ein. Da man heute jedoch annimmt, daß vorwiegend der Linolsäure, weniger jedoch der Linolensäure Bedeutung zukommt, dürften fette Öle mit einem hohen Linolsäuregehalt wie Maiskeimöl, Weizenkeimöl, Sojaöl und Sonnenblumenöl diätetisch wertvoller sein. Im Weltmaßstab spielt Leinöl beim Weltfettaufkommen keine nennenswerte Rolle. Sein Einsatz zur Herstellung von Firnissen, Ölfarben und Linoleum hat heute an Bedeutung verloren.

Für Pharmazie und Weltwirtschaft von geringer Bedeutung ist **Oleum Papaveris**, Mohnöl aus den Samen von *Papaver somniferum* L. (s. 27.6.1.2.), Gehalt 45—55%, etwa 65% Linolsäureglyceride.

5.4.1.4. *Fette*

Fette stehen in ihrer pharmazeutischen Bedeutung hinter den fetten Ölen zurück. Verwendet werden lediglich Adeps Cacao und Adeps suillus.

Adeps Cacao (Oleum Cacao), Kakaofett, ist zu etwa 50% in den Samen von *Theobroma cacao* L. (*Sterculiaceae/Malvales*) enthalten und fällt als Nebenprodukt der Trinkkakaobereitung an (s. 27.6.4.5.). Kakaofett besteht vorwiegend aus Glyceriden der Ölsäure (etwa 40%), der Stearinsäure (etwa 35%) und der Palmitinsäure (etwa 25%). Der scharfe Schmelzpunkt der stabilen β-Modifikation bei 34 °C und die relativ gute Haltbarkeit machen Kakaofett als Suppositoriengrundmasse geeignet. Halbsynthetische Zäpfchenmassen verdrängen heute jedoch Kakaofett immer mehr.

Adeps suillus, Schweinefett (Schmelzbereich 36—42°C), wird durch Ausschmelzen fettreicher Gewebe von *Sus scrofa* L. *var. domesticus* Gray (*Suidae/Artiodactyla*) gewonnen und nach AB 2/DDR durch Zusatz von 0,01% Propylgallat stabilisiert. Es enthält vorwiegend Glyceride der Palmitinsäure (durchschnittlich 25%), der Stearinsäure (15%), der Ölsäure (50%) und der Linolsäure (10%). Schweineschmalz wird als hautfreundliche, allerdings leicht verderbliche Salbengrundlage eingesetzt. Schweinefett oder auch Hammelfett (Sebum ovile), dessen Hauptfettsäuren Palmitin- und Stearinsäure sind, dienen auch zur Gewinnung von **Acidum stearinicum**, Stearinsäure, und **Acidum oleinicum**, Ölsäure, die in Form ihrer Salze als Emulgatoren verwendet werden (Stearylcremes, Linimente).

Über die Gewinnung von Fettsäuren aus **Kokosfett** wurde schon berichtet (s. S. 97). Darüber hinaus ist dieses Fett, das aus dem festen Anteil des Endosperms (Kopra) der Steinfrüchte der Kokospalme, *Cocos nucifera* L. (*Arecaceae/Arecales*), gewonnen wird, ein wichtiger Faktor für die menschliche Ernährung. Es ist mit 10% an der Weltfettproduktion beteiligt. Hauptexportländer sind die Philippinen und Sri Lanka.

5.4.2. Fette Öle mit spezifischer Wirksamkeit

Ein Teil der pharmazeutisch genutzten fetten Öle wird wegen spezifisch wirksamer Bestandteile bevorzugt innerlich angewendet. Dazu gehören die an Linolsäure reichen fetten Öle aus Weizen- oder Maiskeimen sowie das Safloröl, die an Vitamin A und D reichen Lebertrane einiger Seefische, das Hydnocarpusöl mit bakterizid wirkenden Fettsäuren und das Ricinusöl mit einer abführend wirkenden Fettsäure.

Weizenkeimöl und **Maiskeimöl** werden aus den Embryonen des Weizens und des Maises (s. S. 45), die bei der Mehlproduktion als Nebenprodukte anfallen, durch Pressung oder Extraktion gewonnen. Beide Öle sind sehr reich an Glyceriden der essentiellen Fettsäure Linolsäure (50—60%) und an Vitamin E. Ebenfalls einen hohen Anteil an Glyceriden der Linolsäure (55—80%) besitzt das Safloröl, **Oleum Carthami**, das aus den Samen der *Asteraceae Carthamus tinctorius* L., Saflor (oder Färberdistel), gewonnen wird. Die Röhrenblüten werden wegen ihres gelben Farbstoffs (p-chinoides Flavonglykosid) wie Crocus verwendet. Diese drei Öle sind Bestandteile von Vitamin F-Präparaten und werden zur Prophylaxe der Arteriosklerose empfohlen.

Oleum Jecoris, Lebertran, wird aus der Leber des Kabeljaus, *Gadus morrhua* L. und anderen Arten aus der Familie der *Gadidae* (Ordnung *Anacanthini*) durch Ausschmelzen in dampfgeheizten Kesseln (zur Vermeidung oxidativer Veränderungen möglichst unter CO_2-Atmosphäre) oder durch Ausfrieren gewonnen. Vom leicht erstarrenden Anteil wird bei Temperaturen von —5 °C befreit. Die Hauptfettsäuren der Glyceride des Lebertrans sind Ölsäure, Linolsäure, Palmitoleinsäure, Gadoleinsäure (20:1 (9)), Palmitinsäure und Myristicinsäure. Die Arzneibücher schreiben einen bestimmten Mindestgehalt an Vitamin A (AB 2/DDR 600 I. E., PH VI, DAB 7/BRD und ÖAB 9 850 I. E. pro g) und Vitamin D (AB 2/DDR 60 I. E., PH VI, DAB 7/BRD und ÖAB 85 I. E. pro g) vor. Der Gehalt im frischen Öl liegt meistens wesentlich höher.

Reicher an Vitamin A und Vitamin D ist das aus der Leber des Heilbuttes, *Hippoglossus hippoglossus* L. (*Pleuronectidae/Heterosomata*), gewonnene **Oleum Jecoris Hippoglossi** (Oleum Hippoglossi). DAB 7/BRD, PH VI und ÖAB 9 fordern einen Mindestgehalt von 30000 I.E. Vitamin A und 600 I.E. Vitamin D pro g.

Lebertran wird wegen seines Gehaltes an Vitamin A_1 (s. S. 137 f.) und Vitamin D_3 (s. S. 149 f.) eingesetzt. Äußerlich angewendet dient er in Form von 10–50%igen Salben zur Behandlung von Brandwunden, eiternden Wunden und Ekzemen.

Oleum Hydnocarpi (Oleum Chaulmoograe), Chaulmoograöl, stammt aus den Samen von *Hydnocarpus*-Arten (bes. *H. wightiana* BLUME, *H. anthelminthica* PIERRE, *H. kurzii* (KING) WARB., (*Flacourticaceae*/*Violales*). Das Öl, das butterartige Konsistenz besitzt, besteht zu über 80% aus Glyceriden der D-Hydnocarpussäure, der D-Chaulmoograsäure (Abb. 22) und der D-Gorlisäure (Δ^9-Dehydrochaulmoograsäure). Die ungewöhnlichen Fettsäuren wirken bakterizid für *Mycobacterium tuberculosis*

$(CH_2)_n-COOH$

Hydnocarpussäure ($n = C_{10}$)
Chaulmoograsäure ($n = C_{12}$)

Abb. 22

und *M. leprae*. Chaulmoograöl wird in Ostasien innerlich und äußerlich bei Lepra angewendet. Die moderne Medizin benutzt wegen der durch die Säuren verursachten Magenreizung die Äthylester bei Lepra und Hauttuberkulose. Die Erfolge sind umstritten.

Oleum Ricini, Ricinusöl, wird aus den Samen von *Ricinus communis* L. (*Euphorbiaceae*/*Euphorbiales*), einer in vielen Varietäten bekannten, monözischen Pflanze gewonnen. Ricinus, der in gemäßigten Klimaten einjährig ist, bildet in tropischen Gegenden bis zu 15 m hohe, sehr schnellwüchsige Bäume. Die Heimat der Pflanze ist Indien. Hauptproduktionsländer sind Brasilien, Indien, verschiedene afrikanische Staaten und die UdSSR. Ricinussamen enthalten unter anderem 45–55% fettes Öl, das Phytotoxin Ricin (s. 20.5.), etwa 0,2% Ricinin (ein wenig toxisches, insektizid wirksames Pyridinalkaloid, Abb. 193) und Lipasen. Bedingt durch den Ricingehalt können bereits 10 Ricinussamen für einen Menschen tödlich sein. Das Öl wird durch kalte Pressung gewonnen und zur Entfernung eventuell enthaltenen Ricins mit Wasser ausgekocht. Es besteht zu etwa 90% aus Glyceriden der Ricinolsäure (D-12-Hydroxyölsäure), ist gut haltbar, mischbar mit absolutem Äthanol, löst sich zu 30% in 90%igem Äthanol und ist im Gegensatz zu anderen fetten Ölen unlöslich in Benzin. Peroral gegeben wirkt es durch die im Dünndarm frei werdende Ricinolsäure mild darmreizend und damit abführend. Die Wirkung tritt bei einer Dosierung von 15—30 g bereits nach 2—4 Stunden ein. Ricinusöl wird wegen seiner Alkohollöslichkeit als Zusatz zu alkoholhaltigen Dermatika und Kosmetika verwendet. In der Technik (z. B. als Schmiermittel für schnellaufende Motoren) und in der Seifenindustrie wird es ebenfalls eingesetzt.

Nur noch von toxikologischem Interesse ist das **Crotonöl** (Oleum Crotonis), das aus den Samen von *Croton tiglium* L., einem südostasiatischen Baum aus der Familie der *Euphorbiaceae*, erhalten wird. Es wirkt sehr stark reizend. Die Wirkung beruht auf dem Vorkommen von Fettsäureestern des Phorbols (Abb. 23) im fetten Öl.

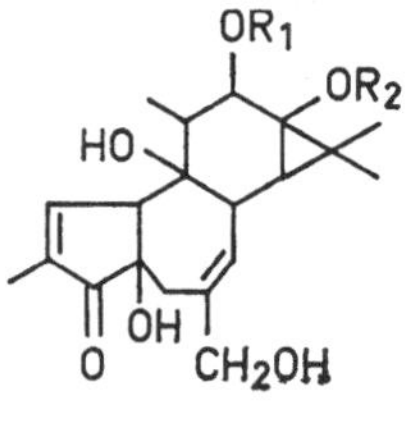

Phorbol
($R_1 = R_2 = -H$)

Phorbolester
(R_1 oder R_2 = kurzkettige Fettsäure)
(R_2 oder R_1 = langkettige Fettsäure)

Abb. 23

Phorbol ist ein tetrazyklisches Diterpen, das mit einer gesättigten Fettsäure (C_8, C_{10}, C_{12} oder C_{14}) und mit Essigsäure, 2-Methylbuttersäure oder Tiglinsäure verestert ist. Phorbolester sind sehr starke Kokarzinogene, d. h., sie können die Wirkung von Karzinogenen potenzieren. Crotonöl wurde früher in einer Dosierung von $^1/_2$—1 Tropfen, mit Ricinusöl verdünnt, als drastisches Abführmittel verwendet. 20 Tropfen sind bereits tödlich.

5.5. Wachse als biogene Arzneistoffe

Von pharmazeutischer Bedeutung sind das von Pflanzen stammende Karnaubawachs und die von Tieren stammenden Drogen Bienenwachs, Schellack, Walrat und Wollwachs. Alle diese Wachse dienen ausschließlich als galenische Hilfsstoffe.

Cera Carnauba, Karnaubawachs (Schmelzbereich 79 bis 85 °C), wird aus der bis 5 mm starken Kutikularwachsschicht der Blätter der in Brasilien, Argentinien und Paraguay gedeihenden Karnaubapalme, *Copernicia cerifera* Mart. (*Arecaceae/Arecales*), gewonnen. Die Blätter werden entweder mit Wasser gekocht oder aber das Wachs wird von den getrockneten Blättern abgeklopft und dann in kochendem Wasser umgeschmolzen. Karnaubawachs besteht zu 35—40% aus Esterwachsen, zu 30% aus Diestern (p-Hydroxyzimtsäure oder p-Methoxyzimtsäure verestert mit Estern aus ω-Hydroxysäuren und Fettalkoholen), zu 10—15% ω-Hydroxyfettsäureestern und 10% freien Fettalkoholen (Kettenlänge der Fettsäuren bzw. ω-Hydroxyfettsäuren durchschnittlich C_{26}, der Fettalkohole C_{32}). In der Pharmazie wird Karnaubawachs vorwiegend zur Herstellung von peroral applizierbaren Retardformen, zum Polieren von Dragees und als Weichmacher bei der Pflasterherstellung verwendet. Darüber hinaus hat Karnaubawachs Bedeutung für die kosmetische Industrie (Lippenstiftfabrikation) und die Technik.

Cera flava, Gelbes Wachs (Erstarrungstemperatur 61—66 °C), ist ein von der Biene, *Apis mellifica* L., durch Drüsen an der Bauchseite des Unterleibes ausgeschiedenes, zum Wabenbau benutztes Exkret. Die Bienenwaben werden nach dem Abschleudern des Honigs in heißem Wasser zusammengeschmolzen. Durch Bleichen in der

Sonne oder mit Hilfe von Oxidationsmitteln kann **Cera alba**, Weißes Wachs, gewonnen werden. Bienenwachs enthält 35% Ester aus Palmitinsäure und C_{24}-C_{34}-Fettalkoholen, 10% Diester der 15-Hydroxypalmitinsäure (neben geringen Mengen 14-Hydroxypalmitinsäure) mit Palmitinsäure und Fettalkoholen, 20% Hydroxywachsester aus 15-Hydroxypalmitinsäure und Fettalkoholen, etwa 10% freie Fettsäuren und 15—20% Paraffinkohlenwasserstoffe. Cera flava dient als Zusatz zu Salbengrundlagen und als Weichmacher bei der Pflasterherstellung.

Resina Lacca, Schellack, Schmelzbereich 73—85 °C, ist ein Produkt, das von der Lackschildlaus, *Tachardia lacca* KERR (*Coccinae/Rhynchota*), zum Schutz gegen Verfolger und Witterungseinflüsse ausgeschieden wird. Es bedeckt die Zweige der Bäume, auf denen das Tier lebt, mit einer bis zu 1 cm starken Schicht. Zur Gewinnung werden die Zweige abgebrochen, das Sekret wird entfernt und in Wasser umgeschmolzen. Schellack ist alkali- und äthanollöslich. Es besteht zu 10% aus Wachs und zu 90% aus kreuzveresterten aliphatischen (vorwiegend Aleuritinsäure = 9,10,16-Trihydroxypalmitinsäure) und alizyklischen Hydroxycarbonsäuren (vorwiegend Schellolsäure, eine trizyklische Sesquiterpendihydroxydicarbonsäure). Die gelbbraune Farbe der Droge wird durch Anthrachinone, insbesondere durch Erythrolaccin (1,2,5,7-Tetrahydroxy-3-methylanthrachinon), bedingt. Erzeugerländer sind Indien, Burma und Indonesien (Molukken). Schellack wird verwendet, um Dragees mit magensaftresistenten, dünndarmlöslichen Überzügen zu versehen. Er hat auch technische Bedeutung (Möbellackierung, Firnis usw.).

Cetaceum, Walrat (Erstarrungstemperatur 45—50 °C), stammt aus den Ölbehältern des Kopfes des Pottwales, *Physeter macrocephalus* L. (*Physeteridae/Cetacea*). Der Kopf dieses hauptsächlich im Indischen und Pazifischen Ozean vorkommenden, bis zu 25 m langen Säugetieres enthält 1500—5000 kg sogenannten Spermacetöles, das sofort nach dem Fang ausgeschöpft wird und aus dem sich beim Abkühlen etwa 10% Walrat abscheiden. Der Walrat wird mit Laugen vom Fett befreit und aus siedendem Äthanol umkristallisiert. Er besteht vorwiegend aus Cetylpalmitat (Palmitinsäureester des Cetylalkohols = n-Hexadecylalkohol), Cetyllaurat, Cetylmyristat, Cetylstearat, Stearylpalmitat und Stearylstearat. Cetaceum dient als Zusatz zu Salbengrundlagen. Es ist ein wichtiger Rohstoff zur Gewinnung des Cetylalkohols.

Cera Lanae (Adeps Lanae), Wollwachs, besteht aus wachsartigen Hautausscheidungen des Schafes, *Ovis aries* L. (*Bovidae*/*Artiodactyla*). Es fällt bei der Reinigung der Rohwolle als Nebenprodukt an und kann bis zu 50% von deren Gewicht ausmachen. Die Wolle wird nach der Schur entweder mit organischen Lösungsmitteln oder mit Alkali- bzw. Seifenlösungen behandelt. Die Lösung der Lipide wird eingedampft bzw. die wäßrige Emulsion durch Säurezusatz oder Zentrifugation zerstört. Das erhaltene Rohe Wollwachs, **Cera Lanae cruda,** wird zur Entfernung der freien Fettsäuren mit Alkalilösung behandelt oder nach Neutralisation mit Lauge in Äthanol gelöst und so von den ungelöst zurückbleibenden Alkaliseifen befreit. Mit Hilfe von Adsorptions- bzw. Oxidationsmitteln wird gereinigt, gebleicht und desodoriert.

Wollwachs ist ein komplexes Gemisch aus Wachsestern (70—90%) und freien Sterolen oder Wachsalkoholen (10–30%). Hauptkomponenten der Alkoholfraktion sind Cholesterol (etwa 40%), Lanosterol (15%) und Dihydrolanosterol (10%), daneben kommen insgesamt etwa 35% aliphatische Fettalkohole (18—30 C-Atome), Isoalkohole (20—26 C-Atome), Anteisoalkohole (9—27 C-Atome) und 1,2-Diole (16—24 C-Atome) vor. In der Fettsäurefraktion sind enthalten etwa 10% n-Fettsäuren (10—26 C-Atome), etwa 50% Iso- und Anteisofettsäuren (10—28 bzw. 9—31 C-Atome) und etwa 30% α-Hydroxysäuren (12—18 C-Atome).

Cera Lanae wird wegen seiner Eigenschaften mit Wasser Wasser-in-Öl-Emulsionen zu bilden, wegen seiner

Hautfreundlichkeit, bedingt durch die chemische Verwandtschaft mit dem menschlichen Hautfett, sowie wegen seines guten Liberationsvermögens für Arzneistoffe sehr häufig als Basis für Salbengrundlagen verwendet. Aus ihm werden durch katalytische Hydrierung (Überführung der Säurekomponenten in Alkohole) oder durch Hydrolyse und anschließende Entfernung der Fettsäuren Wollwachsalkohole, **Alcoholes Lanae**, hergestellt, die man Salbengrundlagen zur Erhöhung ihres Wasseraufnahmevermögens zusetzt.

5.6. Glycerophosphatide als biogene Arzneistoffe

Von den Glycerophosphatiden wird **Lecithinum**, Lecithin (Abb. 20), in der Pharmazie verwendet. Bei dem aus natürlichen Quellen isolierten Produkt handelt es sich um ein Gemisch, das zwar hauptsächlich aus Lecithin besteht, aber auch noch andere Phospholipide, bevorzugt Kephaline, enthält. Lecithin ist ein guter Emulgator, der je nach Mengenverhältnis der beiden Phasen zueinander Öl-in-Wasser- oder Wasser-in-Öl-Emulsionen zu bilden vermag, die auch innerlich angewendet werden können. Darüber hinaus wird es wegen seines Cholingehaltes bei Lebererkrankungen eingesetzt. Seine Wirkung als Roborans ist umstritten.

6. Polyine

Als Polyine oder Polyacetylene bezeichnet man aliphatische Verbindungen mit mehreren C≡C-Bindungen und ihre durch Zyklisierung, Addition von Sauerstoff oder Schwefel entstandenen Umsetzungsprodukte. Polyine sind vorwiegend lipophile, flüchtige Substanzen. Höhere Pflanzen enthalten sie oft in fetten oder ätherischen Ölen gelöst. Sie wurden bei Pilzen und Samenpflanzen, besonders aus den Familien *Asteraceae*, *Apia-*

ceae und *Araliaceae*, gefunden. Es sind etwa 500 Polyine bekannt. Sie kommen meistens in sehr geringen Konzentrationen vor. Ihre Biogenese geht von Ölsäure aus, nach Einführung der C≡C-Bindungen erfolgt Kettenverkürzung durch α- oder β-Oxidation auf 10–17 C-Atome. Durch Zyklisierung der Polyine werden Benzolringe, durch Anlagerung von Sauerstoff Epoxid-, Furan- oder Pyran-Ringe und durch Addition von Schwefel Thiophen-Ringe gebildet. Hydroxylgruppen und Carboxylgruppen sind häufig mit kurzkettigen Säuren bzw. Alkoholen esterartig verknüpft (Abb. 24).

Die pharmakologische Wirkung ist nur bei wenigen Polyinen untersucht. Gründe dafür sind die leichte Zersetzlichkeit in reinen Lösungen und die Schwierigkeit der Gewinnung. Von einigen Polyinen ist ein starker physiologischer Effekt bekannt. So dürfte die Giftigkeit von Vertretern der *Apiaceae* vorwiegend durch Polyine bedingt sein (z. B. von *Oenanthe*-Arten, Pferdesaat; *Aethusa cynapium* L., Hundspetersilie; *Cicuta virosa* L., Wasserschierling, Hauptwirkstoff Cicutoxin). Auch Kultur- und Arzneipflanzen aus der Familie der *Apiaceae* enthalten toxische Polyine (z. B. Falcarinol in *Daucus carota* L., der Mohrrübe), allerdings in ungefährlichen Konzentrationen. Bakteriostatisch oder fungistatisch wirksam sind die Polyine vieler Basidiomyceten (z. B. das Antibiotikum Mycomycin) oder von Pflanzen aus der Familie der *Asteraceae* (z. B. Carlinaoxid aus den Wurzeln von *Carlina acaulis* L., der Großen Eberwurz, Capillin aus den Wurzeln von *Artemisia*-Arten, das Safynol aus *Carthamus tinctorius* L., dem Färber-Saflor, oder die Polyine aus *Arnica*- oder *Echinacea*-Arten (s. 16.1.2.)). Nematizide Substanzen mit 2 oder 3 Thiophen-Ringen wurden aus *Tagetes*-Arten isoliert (z. B. Tertienyl). Ein antiphlogistischer und spasmolytischer Effekt wird für In-En-Dicycloäther aus *Matricaria chamomilla* L. postuliert (s. 16.1.2.). Es ist denkbar, daß die weit verbreiteten Polyine auch an der Wirkung einer Reihe anderer Drogen beteiligt sind.

$CH_3-CH=CH-(C\equiv C)_2-CH=CH-COOCH_3$

Matricariaester

$CH_3-CH=CH-(C\equiv C)_4-CH=CH_2$

Tridecadien (1,11)tetrain (3, 5, 7, 9)

$CH_2OH-CH_2-CH_2-(C\equiv C)_2-(CH=CH)_3-CHOH-(CH_2)_2-CH_3$

Cicutoxin

$CH\equiv C-C\equiv C-CH=C=CH-(CH=CH)_2-CH_2-COOH$

Mycomycin

$CH_2=CH-CH_2-(C\equiv C)_2-CH_2-CH=CH-(CH_2)_6-CH_3$

Falcarinol

$CH_3-CH=CH-(C\equiv C)_3-CH=CH-CH(OH)-CH_2OH$

Safynol

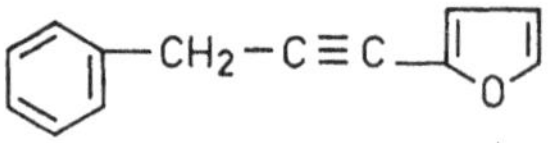

$C_6H_5-CH_2-C\equiv C-C_4H_3O$ (Phenyl–CH₂–C≡C–Furyl)

Carlinaoxyd

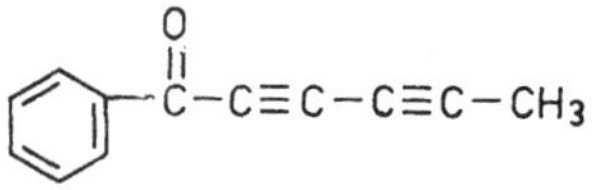

$C_6H_5-C(=O)-C\equiv C-C\equiv C-CH_3$

Capillin

(Thienyl–Thienyl–Thienyl)

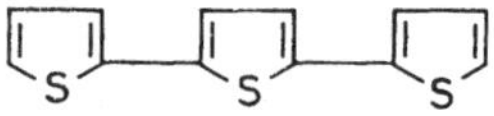

Tertienyl

Abb. 24. Polyine

7. Prostaglandine

7.1. Allgemeine Prinzipien der Hormonwirkung

Hormone sind körpereigene Wirkstoffe, die der Signalübertragung zwischen Senderzelle (Drüsenzelle) und Empfängerzelle (Zelle des Erfolgsorgans) in vielzelligen Organismen dienen. Ihr Transport erfolgt mit dem Blutstrom (Hormone endokriner Drüsen) oder durch Diffusion (Neurotransmitter, Gewebshormone). Sie tragen meistens zwei Informationen: die Fähigkeit, mit einem bestimmten Protein der Empfängerzelle eine Bindung einzugehen (Rezeptoraffinität) und dieses Protein in seiner Konformation so zu verändern, daß ein bestimmter Effekt ausgelöst wird (intrinsische Aktivität). Das Protein, mit dem das Hormon in Wechselwirkung tritt, wird als Rezeptor (Empfänger und Decoder) bezeichnet. Rezeptoren sind hormonspezifisch und befähigen die Zellen, an deren Oberfläche (Rezeptoren für Peptid- und Proteohormone sowie Neurotransmitter) bzw. in deren Cytoplasma (Rezeptoren für Steroidhormone) sie vorkommen, zum Empfang der Signale. Die Reaktion mit einem Rezeptor löst bei vorhandener intrinsischer Aktivität eine bestimmte Kette von Effekten aus.

Werden Hormone in Drüsen gebildet, spricht man von glandulären Hormonen. Entstehen sie in Zellen, die nicht zu Drüsen zusammengeschlossen sind, faßt man sie unter dem Begriff aglanduläre Hormone oder Gewebshormone zusammen. Werden sie an Nervenendigungen ausgeschüttet und vermitteln die Reizübertragung vom Nerv zum Nerv bzw. vom Nerv zur Zelle des Erfolgsorgans, nennt man sie Neurotransmitter. Hormone, die die Bildung oder Ausschüttung von anderen Hormonen in Hormondrüsen fördern, bezeichnet man als glandotrope Hormone. Faktoren, die die Freisetzung glandotroper Hormone auslösen, heißen „releasing hormones“ (Abkürzung RH), solche, die die Freisetzung hemmen,

„release inhibiting hormones“ (Abkürzung RIH). Die Regulation der Hormonproduktion und -ausschüttung erfolgt entweder auf nervalem Wege oder durch Rückkopplung zwischen Senderzellen und Empfängerzellen meistens in Form von Regelkreisen. Ein besonders gut untersuchtes Beispiel ist der Regelkreis zwischen Hypothalamus, Hypophyse und den Erfolgsorganen (s. 19.2.3.1.).

Die Wirkungen von Hormonen kann man in 3 Gruppen einteilen:

- sie induzieren in der Empfängerzelle die Bildung bestimmter Enzyme (Steroidhormone),
- sie beeinflussen die Aktivität der in der Membran lokalisierten, mit den Rezeptoren in Wechselwirkung stehenden Adenylatzyklase oder der zytoplasmatischen Phosphodiesterase und damit die Konzentration des zyklischen AMP im Zytoplasma, das zellspezifische, vom Enzymmuster der Empfängerzelle abhängige Reaktionen, meistens Änderungen der Aktivität bestimmter Enzyme, auslöst (ACTH, ICSH, TSH, Vasopressin, Oxytocin, Adrenalin, Noradrenalin, Insulin, Glucagon, Angiotensin, Prostaglandine, Histamin und Serotonin),
- sie verändern die Permeabilität der Membran der Empfängerzelle für ganz bestimmte Stoffe (Acetylcholin).

Der chemischen Natur nach sind die bekannten Hormone des Säugetierorganismus Abkömmlinge von Fettsäuren (Prostaglandine, s. 7.2.), Steroide (s. 8.2.3.4.), Aminosäuren (Thyroxin, s. 18.3.), biogene Amine (s. 21.), Peptide oder Proteine (s. 19.2.3.).

Die therapeutische Anwendung der Hormone erfolgt entweder peroral (Steroidhormone, Thyroxin), lokal (z. B. Adrenalin am Auge) oder bei Verbindungen, die im Magen-Darm-Trakt zerstört werden, auch parenteral (Adrenalin, Peptidhormone).

7.2. *Chemie und Terminologie*

Prostaglandine besitzen 20 Kohlenstoffatome. Sie leiten sich formalchemisch von der in der Natur nicht vorkommenden Prostansäure (Abb. 25) ab. Alle bio-

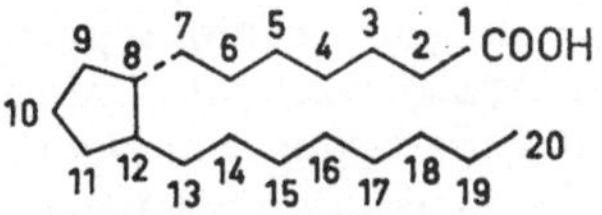

Abb. 25. Prostansäure

logisch wirksamen Vertreter haben eine 15[S]-Hydroxygruppe. Zur Kurzkennzeichnung der einzelnen Prostaglandine werden nach der Abkürzung PG verwendet: Großbuchstaben zur Charakterisierung der Substitution des Cyclopentanringes, arabische Zahlen zur Angabe der Zahl der Doppelbindungen außerhalb des Cyclopentanringes und griechische Buchstaben (α oder β) zur Angabe der Stellung des Hydroxyls am C-9 im Verhältnis zur Stellung des Hydroxyls am C-11 (α-ständig). Dabei bedeuten die Buchstaben A 9-Oxo-10-dehydro-, B 9-Oxo-8(12)-dehydro-, C 9-Oxo-11-dehydro-, D 9-Hydroxy-11-oxo-, E 9-Oxo-11-hydroxy-, F 9,11-Dihydroxy- und G sowie H 9,11-Peroxidosubstitution. Die Zahl 1 gibt an eine Doppelbindung ($\Delta^{13(\text{trans})}$), die Zahl 2 zwei Doppelbindungen ($\Delta^{5(\text{cis})13(\text{trans})}$) und die Zahl 3 drei Doppelbindungen ($\Delta^{5(\text{cis}),13(\text{trans}),17(\text{cis})}$). $PGF_{2\alpha}$ bedeutet demzufolge 9α,11α,15-trihydroxyprosta-5(cis), 13(trans)-diensäure.

7.3. *Stoffwechsel*

Vorstufen der Prostaglandine sind Dihomo-γ-linolensäure (20:3 (8,11,14)), Arachidonsäure (20:4 (5,8,11,14)) und 5,8,11,14,17-Eicosapentensäure (20:5 (5,8,11,14,17)), von denen sich die Prostaglandine der Serien 1, 2 bzw. 3 ableiten. Diese Säuren werden aus der essentiellen Fettsäure Linolsäure nach dem Schema 18:2 → 18:3 → 20:3 → 20:4 aufgebaut. Die zur Synthese benötigten Fettsäuren werden in der Zelle aus den Glycerophosphatiden durch Phospholipase A_2 freigesetzt. Die Biogenese (Abb. 26) erfolgt, katalysiert durch einen Prostaglandin-Synthetase genannten membrangebundenen Enzymkomplex, unter Anlagerung von 2 Molekülen Sauerstoff, Ringschluß und Verlagerung von Doppelbindungen unter Bildung eines Endoperoxidhydroperoxids (PGG_2). Während die Hydroperoxidgruppe durch eine Peroxidase zur Hydroxylgruppe umgewandelt wird, kann die Endoperoxidgruppierung entweder durch eine Endoperoxidisomerase gespalten, wobei PGE-Derivate entstehen, oder durch eine Hydrogenase zu PGF-Derivaten hydriert werden. Die anderen Reihen leiten sich davon ab (Sekundäre Prostaglandine: A und B-Reihe).

Die Inaktivierung der Prostaglandine erfolgt durch Dehydrierung der Hydroxylgruppe am C-15 zur Ketogruppe. Diese Ketoderivate sind biologisch kaum aktiv. Danach wird die Doppelbindung zwischen C-13 und C-14 hydriert und die entstandene Verbindung durch β-Oxidation und ω-Oxidation weiter abgebaut. Die Inaktivierung der A-Reihe erfolgt rascher durch Isomerisierung zu den wenig wirksamen B-Prostaglandinen.

7.4. Vorkommen und Gewinnung

Prostaglandine kommen in Tieren ubiquitär, jedoch lediglich in sehr geringen Mengen (Tagesproduktion eines Menschen etwa 0,5 mg), vor. Bei Pflanzen wurden sie noch nicht gefunden. Besonders hohe Konzentrationen (bis 1,5%) enthält die im Karibischen Meer heimische Hornkoralle, *Plexaura homomalla.* Die Gewinnung für therapeutische Zwecke erfolgt durch Synthese, bei der einige Teilschritte mit Hilfe von Mikroorganismen durchgeführt werden.

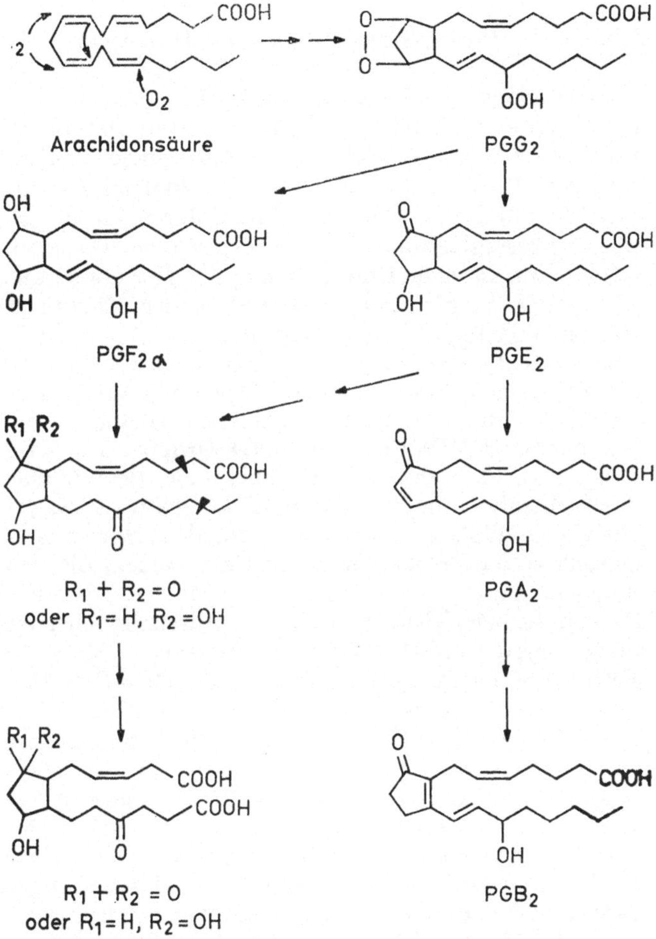
COOH
2
O2
Arachidonsäure
O
O
COOH
OOH
PGG2
OH
COOH
OH
OH
PGF2α
O
COOH
OH
OH
PGE2
R1 R2
COOH
OH
O
R1 + R2 = O
oder R1 = H, R2 = OH
O
COOH
OH
PGA2
R1 R2
COOH
COOH
OH
O
R1 + R2 = O
oder R1 = H, R2 = OH
O
COOH
OH
PGB2

Abb. 26. Metabolismus der Prostaglandine

7.5. *Prostaglandine als biogene Arzneistoffe*

Prostaglandine sind pharmakologisch äußerst aktive Stoffe mit einem großen Wirkungsspektrum. Ihre physiologische Funktion besteht in der Modulation der Hormonwirkung. Darüber hinaus haben Prostaglandine selbst den Charakter von Hormonen. Rezeptoren für E-, $F_{2\alpha}$- und A-Prostaglandine wurden nachgewiesen. Die Modulation kann in einer Unterstützung der Hormonwirkung oder einer Verhinderung überschießender Effekte bestehen. Angriffspunkt der Prostaglandine ist eine direkte oder indirekte Förderung oder Hemmung der Biosynthese des zyklischen Adenosinmonophosphats (cAMP) durch die PGE-Gruppe und des zyklischen Guanosinmonophosphats (cGMP) durch die PGF-Gruppe. Die PGA-Gruppe wirkt wahrscheinlich über eine Beeinflussung des Elektrolyttransports durch Wirkung auf die $Na^{\cdot}/K^{\cdot}$-aktivierte ATPase. Man nimmt an, daß Hormone die Biogenese der Prostaglandine in Gang setzen, die dann ihrerseits die Hormonwirkung potenzieren oder hemmen. So könnte beispielsweise die durch Adrenalin über eine Steigerung der cAMP-Produktion ausgelöste Lipolyse im Fettgewebe bei Anhäufung freier essentieller Fettsäuren zu einer Stimulierung der Biogenese von PGE_2 führen. PGE_2 ist ein Hemmstoff der cAMP-Bildung und würde damit die Adrenalinwirkung im Sinne einer negativen Rückkopplung durchbrechen. Eine Freisetzung von mehr Fettsäuren als sie die an der β-Oxidation beteiligten Fermente umsetzen können, wird dadurch verhindert. Selbst als Hormon wirkt beispielsweise $PGF_{2\alpha}$, das bei einigen Tieren nach der Ovulation bei Ausbleiben der Einnistung eines Eies in der Uterusschleimhaut gebildet wird und zur Einstellung der Progesteronsynthese und zur Rückbildung des Gelbkörpers führt.

Die therapeutische Nutzung steht erst am Anfang und ist durch die Vielfältigkeit der Angriffspunkte und Wirkungen sehr erschwert. PGE_2 und $PGF_{2\alpha}$ sind als einzige

Stoffe in der Lage, den schwangeren Uterus vor der normalen Geburt zur Kontraktion anzuregen. Sie werden deshalb zur Schwangerschaftsunterbrechung eingesetzt. Weiterhin werden sie zur Geburtseinleitung benutzt. Die Applikation erfolgt, wegen der zahlreichen Nebenwirkungen bei systemischer Anwendung, durch Instillation in den Uterus. Lokal kann man PGE_1 in Form von Nasentropfen wegen seiner vasokonstriktorischen Wirkung zur Abschwellung der Nasenschleimhaut einsetzen. Inhalationen von PGE_2 wirken bronchodilatatorisch und sind als Antiasthmatika geeignet. PGE_2 wird wegen seines die Magensaftsekretion hemmenden Effektes zur Ulcustherapie genutzt. Blutdrucksenkung wird durch PGA_1- und PGA_2-Infusionen erzielt. Vielfach werden statt der natürlichen Prostaglandine auch synthetische Analoga angewendet (besonders 15-Methyl-derivate), die nicht so rasch abgebaut werden.

8. Substanzen, die aus „aktiviertem Isopren“ aufgebaut werden

Dieser Gruppe gehören an:

— Terpene (Zahl der C-Atome des Grundkörpers 5 oder ein Vielfaches von 5)

— Steroide (Steran-Derivate, die durch sekundäre Veränderungen aus C_{30}-Terpenen hervorgegangen sind; bei ihnen ist die Zahl der C-Atome in der Regel nicht durch 5 teilbar).

8.1. Terpene

8.1.1. Chemie und Terminologie

Terpene sind Naturstoffe, deren Kohlenstoffgrundgerüst aus Einheiten mit dem Kohlenstoffskelett des Isoprens aufgebaut ist (Abb. 27). Durch Molekülumlagerungen (Methylgruppenwanderung, Ringöffnung, Ringerweiterung und Ringverengung) sind bei vielen polyzyklischen Terpenen die Isoprenbausteine nicht mehr oder nur noch teilweise erkennbar.

Je nach der Zahl der am Aufbau beteiligten Isoprenreste teilt man ein in:

— Hemiterpene (1 Isoprenrest = 5 C-Atome)
— Monoterpene (2 Isoprenreste = 10 C-Atome)
— Sesquiterpene (3 Isoprenreste = 15 C-Atome)
— Diterpene (4 Isoprenreste = 20 C-Atome)
— Sesterterpene (5 Isoprenreste = 25 C-Atome)
— Triterpene (6 Isoprenreste = 30 C-Atome)
— Tetraterpene (8 Isoprenreste = 40 C-Atome)
— Polyterpene (mehr als 8 Isoprenreste).

Bisher sind etwa 5000 Terpene bekannt.

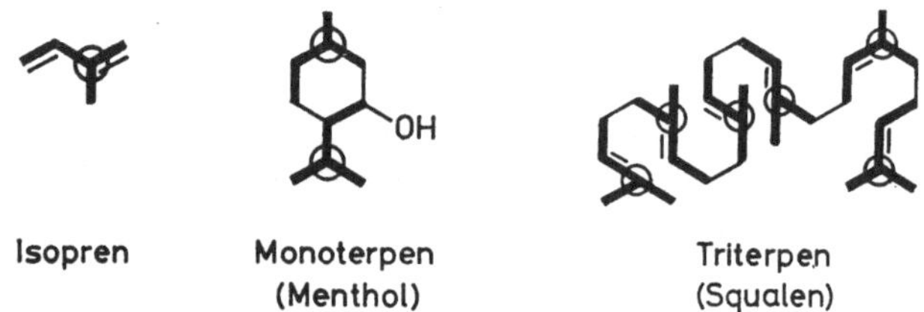

Abb. 27. Bauprinzip der Terpene

8.1.2. *Stoffwechsel*

Ausgangsprodukt der Biogenese der Terpene ist das Acetyl-Coenzym A. Aus 2 Molekülen Acetyl-CoA wird zunächst Acetacetyl-CoA gebildet (Abb. 28). Letzteres tritt mit einem weiteren Molekül Acetyl-CoA zu β-Hydroxy-β-methylglutaryl-CoA zusammen. Diese Verbindung, die auch als Zwischenprodukt beim Abbau der Aminosäure Leucin entstehen kann, wird nach Abspaltung des CoA-Restes zu Mevalonsäure hydriert. Letztere wird nun mit Hilfe von 2 Molekülen ATP in Mevalonsäure-

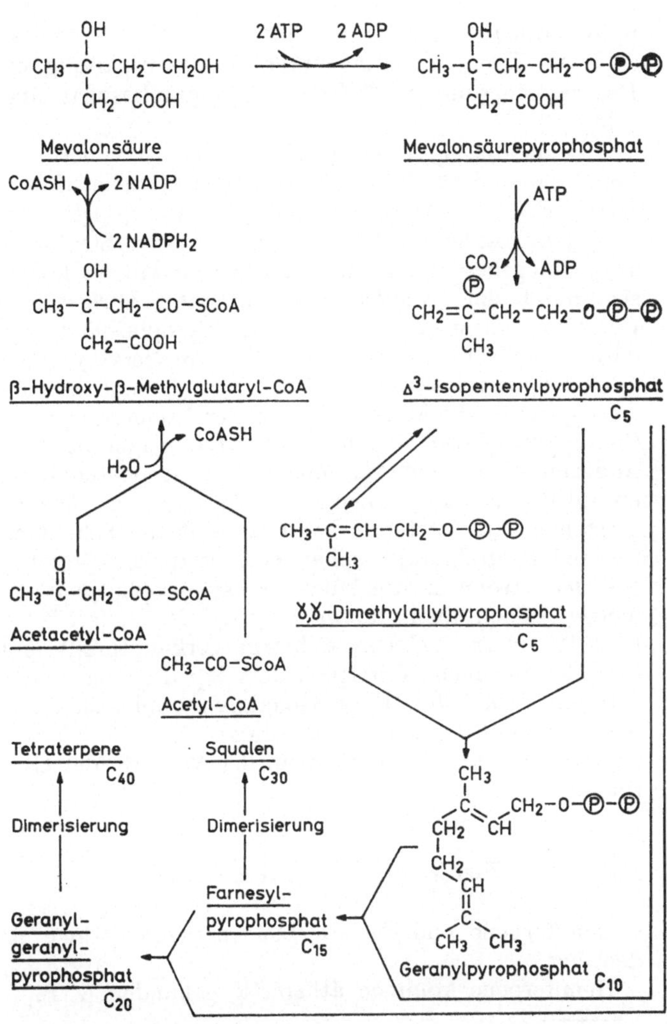

Abb. 28. Biogenese der Terpene

pyrophosphat überführt, das mit einem weiteren Molekül ATP als Energielieferant unter Wasserabspaltung und Decarboxylierung in Δ^3-Isopentenylpyrophosphat übergeht.

Δ^3-Isopentenylpyrophosphat stellt das „aktivierte Isopren“ dar und ist der C_5-Baustein der Terpene. Katalysiert durch eine Isomerase steht es mit γ,γ-Dimethylallylpyrophosphat im Gleichgewicht, das als Starter der Terpenbiogenese fungiert. Beide Verbindungen können sich durch eine Additionsreaktion unter Verlust eines Pyrophosphatmoleküls zu Geranylpyrophosphat, das durch eine Isomerase in das cis-Isomere Nerylpyrophosphat umgewandelt werden kann, vereinigen. Dieses Isomerenpaar ist die Muttersubstanz der Monoterpene. Aus Geranylpyrophosphat kann nach Allylumlagerung durch Addition eines weiteren Moleküls Δ^3-Isopentenylpyrophosphat das Sesquiterpenderivat Farnesylpyrophosphat entstehen. Aus letzterem kann im nächsten Schritt das Geranyl-geranylpyrophosphat, ein Diterpenabkömmling, gebildet werden. 2 Moleküle Farnesylpyrophosphat vermögen jedoch auch durch hydrierende Dimerisierung (+ 2 H) unter Schwanz-Schwanz-Verknüpfung[1]) miteinander zu einem Triterpen, dem Squalen, zusammenzutreten. 2 Moleküle Geranyl-geranylpyrophosphat können auf ähnliche Weise (allerdings ohne Hydrierung) zu Phytoen, einem Tetraterpen, der Vorstufe der Carotinoide, vereinigt werden.

8.1.3. Terpene als biogene Arzneistoffe

Hemiterpene und Sesterterpene besitzen geringe Bedeutung.

Hemiterpene kommen ätherartig gebunden (z. B. im

[1]) Der Begriff Kopf bzw. Schwanz wird in der Literatur über Terpene sehr unterschiedlich gebraucht. Wir wollen unter Kopf eines der beiden terminalen, der äußeren Verzweigungsstelle benachbarten primären C-Atome, unter Schwanz das am weitesten davon entfernte C-Atom verstehen.

Foeniculin) oder mit anderen Verbindungen kondensiert (z. B. in den Hopfenbitterstoffen, einigen Cumarinen oder Flavonoiden) vor.

Die Zahl der bisher bekannten Sesterterpene ist gering. Sie wurden bevorzugt bei phytopathogenen Pilzen, bei Schwämmen und Insekten gefunden, kommen aber auch bei höheren Pflanzen vor. Über ihre Wirkung auf den Menschen ist nichts bekannt.

Große Bedeutung für die Therapie besitzen Monoterpene, Sesquiterpene, Diterpene und Triterpene, in geringem Umfange auch Tetraterpene und Polyterpene.

8.1.3.1. Monoterpene

Monoterpene kann man ihrer Struktur nach in aliphatische Monoterpene, Monoterpene mit Cyclohexanring und Monoterpene mit Cyclopentanring als Grundkörper unterteilen.

8.1.3.1.1. Aliphatische und cyclohexanoide Monoterpene

Monoterpene entstehen bevorzugt durch Kopf-Schwanz-Kondensation von 2 Einheiten „aktivierten Isoprens“. Aber auch andere Verknüpfungsmöglichkeiten scheinen vom lebenden Organismus genutzt zu werden (s. z. B. Chrysanthemummonocarbonsäure, Abb. 30). Durch Knüpfung zusätzlicher C—C-Bindungen wird das gebildete Kohlenstoffgerüst weiter verändert (Abb. 29). Durch Hydrierungs- oder Dehydrierungsreaktionen, durch Einführung oder Abspaltung von Sauerstoffatomen werden die primär gebildeten Produkte abgewandelt. Das Vorkommen stereoisomerer oder cis-trans-isomerer Formen vergrößert die Mannigfaltigkeit der Monoterpene. Die flüchtigen aliphatischen Monoterpene vom 2,6-Dimethyloctan-Typ und die cyclohexanoiden Monoterpene vom Menthan-, Thujan-, Camphan-, Pinan- und Caran-Typ

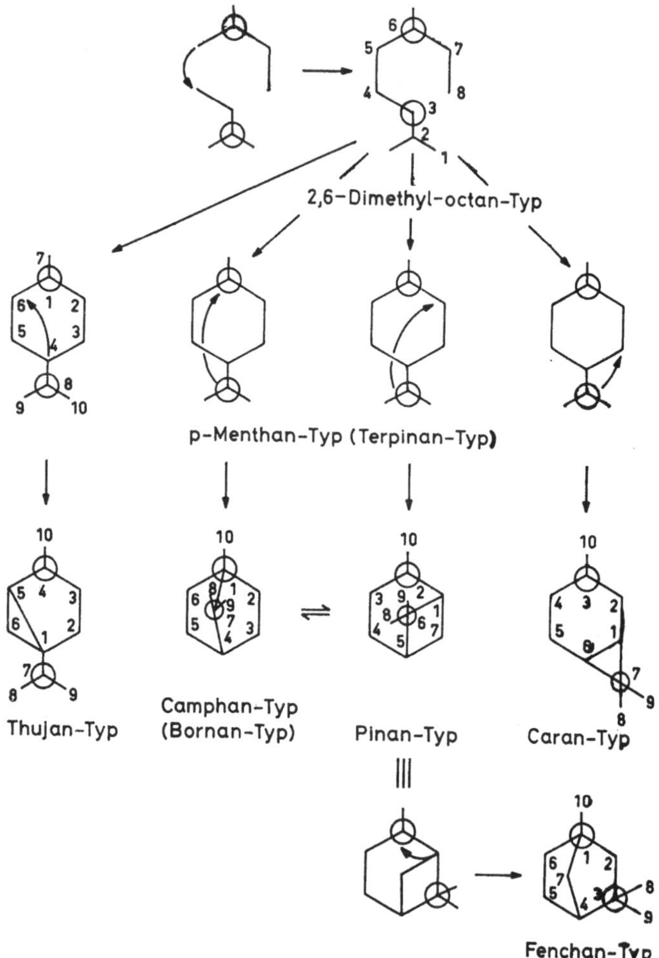

Abb. 29. Grundkörper aliphatischer und cyclohexanoider Monoterpene und ihre biogenetischen Beziehungen

(Abbn. 117, 118, 119) sind Hauptkomponenten vieler ätherischer Öle. Von den nichtflüchtigen Monoterpensäuren haben Cantharidin, das biogenetisch möglicherweise aus einem Sesquiterpen hervorgeht, und die Chrysanthemummonocarbonsäure als Drogenbestandteile arzneiliche Bedeutung.

Cantharides, die Kanthariden oder „Spanischen Fliegen“, sind getrocknete schwarze Käfer mit gelb-braunen Querstreifen, *Mylabris cichorii* Fabr. (AB 2/DDR), oder smaragdgrüne Käfer, *Lytta vesicatoria* L. (PH VI, ÖAB 9), die zur Familie der Ölkäfer (*Meloidae/Coleoptera*) gehören. *Mylabris cichorii* ist in Südostasien verbreitet, *Lytta vesicatoria* kommt in Südeuropa vor. Die Käfer enthalten das Monoterpen Cantharidin (0,7–1,3% bzw. 0,5–1,0%). Es wird nur von den männlichen Käfern in bestimmten Drüsen gebildet und bei der Kopulation auf das weibliche Tier übertragen. Cantharidin (Abb. 30) be-

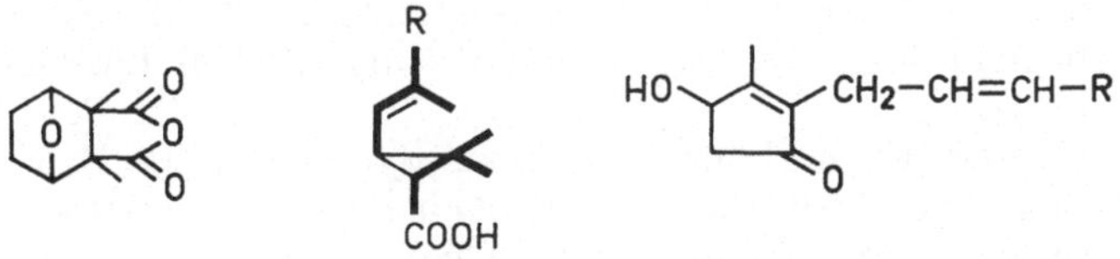

Cantharidin

Chrysanthemummonocarbonsäure ($R = -CH_3$)
Pyrethrinsäure ($R = -COO-CH_3$)

Pyrethrolon ($R = -CH{=}CH_2$)
Cinerolon ($R = -CH_3$)

Abb. 30

sitzt eine sehr starke Reizwirkung auf Haut und Schleimhaut. Peroral gegeben, können bereits 30 mg tödlich sein. Drogenextrakte oder reines Cantharidin dienen äußerlich, meistens in Form von Pflastern angewendet, als Vesikans in der Hautreiztherapie.

Chrysanthemummonocarbonsäure und Pyrethrinsäure, Monoterpene, die durch irreguläre Verknüpfung der Isoprenreste entstanden zu sein scheinen (Abb. 30), sind die Säurekomponenten der esterartigen **Pyrethrine** und **Cinerine**, der Wirkstoffe von **Flores Pyrethri**, der Insektenblüten. Bei dieser Droge handelt es sich um die getrockneten Blütenkörbchen verschiedener *Chrysanthemum*-Arten (insbesondere *Ch. cinerariifolium* (TREV.) VIS. und *Ch. coccineum* WILLD., *Asteraceae/Asterales*). *Ch. cinerariifolium* ist an der Adriaküste und *Ch. coccineum* im Kaukasusgebiet beheimatet. Der Anbau erfolgt in Japan, Kenia, den Kongorepubliken und Ekuador. Flores Pyrethri enthalten, vorwiegend in den jungen Fruchtknoten lokalisiert, 1,2–1,8% insektizide Verbindungen, hauptsächlich Pyrethrine und Cinerine. Bei den Pyrethrinen handelt es sich um Ester des Pyrethrolons mit Chrysanthemummonocarbonsäure (Pyrethrin I, Hauptwirkstoff) oder Pyrethrinsäure (Pyrethrin II). Die Cinerine sind analoge Ester des Cinerolons. Pyrethrine und Cinerine stellen sehr wirksame, für Warmblüter ungiftige, heute viel benutzte Kontaktinsektizide dar. Zur Insektenbekämpfung verwendet man mit organischen Lösungsmitteln gewonnene Extrakte aus der Droge. Zur Potenzierung der Wirkung kann man Synergisten (z. B. Sesamin) zusetzen. Die Droge dient auch als Anthelmintikum (insbesondere zur Bekämpfung von Oxyuren) und Antiskabiesmittel.

8.1.3.1.2. Cyclopentanoide Monoterpene (Iridoide)

Iridoide sind Monoterpene mit einem 4,8-Dimethylcyclopentano(c)pyrangrundkörper und sich davon ableitende 4-Nor- oder 4,8-Di-Norderivate bzw. seco-Verbindungen (Abb. 31).

Der Struktur des Grundkörpers nach kann man einteilen in:

— 8-C-Iridoide
— 9-C-Iridoide

— 10-C-Iridoide
— Seco-Iridoide.

Iridoide sind im Pflanzenreich, und zwar in der Klasse der *Magnoliatae*, verbreitet. Gehäuft treten sie bei den

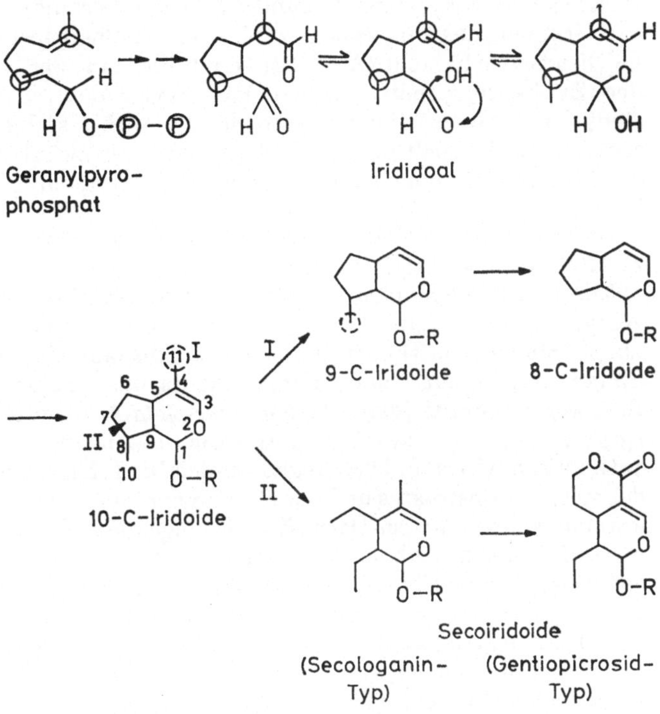

Abb. 31. Grundkörper der Iridoide und ihre Biogenese

Loganiaceae, *Rubiaceae*, *Apocynaceae*, *Gentianaceae*, *Menyanthaceae*, *Scrophulariaceae*, *Plantaginaceae*, *Verbenaceae* und *Lamiaceae* auf. Sie kommen besonders in Form von Glucosiden vor und besitzen fast ausnahmslos eine Doppelbindung zwischen C-3 und C-4. Eine weitere Doppelbindung im Cyclopentanring kann vorhanden sein.

Iridoide gehen bei Säurebehandlung zum Teil in blaue oder schwarze Verbindungen unbekannter Struktur über.

Ihre Biogenese erfolgt ausgehend von einem aliphatischen Monoterpen (Geranylpyrophosphat) über das Iridodial (im Abwehrsekret von Ameisen der Gattung *Iridomyrmex* vorkommend, namensgebende Verbindung der Gruppe), das mit seinem zyklischen Enolhalbacetal im Gleichgewicht steht (Abb. 31). Durch Blockade der bei der Zyklisierung entstandenen Hydroxylgruppe, meistens durch Glucosidierung, wird der Pyranring stabilisiert, durch Aufspaltung des Cyclopentanringes zwischen den Kohlenstoffatomen 7 und 8 werden Secoiridoide gebildet.

Die 8-C-Iridoide sind bisher nur durch das pharmazeutisch nicht wichtige Unedosid vertreten.

Von den 9-C-Iridoiden ist das relativ weit verbreitete Aucubin (Abb. 32) als Bestandteil der in der Volksmedizin gebräuchlichen Drogen **Herba Plantaginis lanceolatae**, Spitzwegerichkraut, und **Herba Plantaginis majoris**, Breitwegerichkraut (von *Plantago lanceolata* L. bzw. *P. major* L.), erwähnenswert. Das Aglykon des Aucubins ist antibiotisch wirksam. Die Drogen werden bei Infektionen des Respirationstraktes und der Harnorgane sowie bei Erkrankungen des Magen-Darm-Kanals eingesetzt. Weiterhin soll Agnusid (Abb. 32) genannt werden, das in geringen Dosen luteinisierend und laktagog, in hohen Dosen als Antaphrodisiakum wirkt. Es kommt in den Blättern von *Vitex agnus-castus* L. (*Verbenaceae*/*Lamiales*), dem Mönchspfeffer, einem vom Mittelmeergebiet bis Indien verbreiteten Strauch, vor.

Von den 10-C-Iridoiden sind Loganin und die Valepotriate als biogene Arzneistoffe zu nennen.

Das relativ weit verbreitete Loganin kommt in einigen Bitterstoffdrogen (s. 15.) vor. Darüber hinaus besitzt es große Bedeutung als Baustein der monoterpenoiden Indolalkaloide, der Isochinolin-Alkaloide vom Emetin-Typ und anderer sekundärer Naturstoffe.

Die Valepotriate sind die wirksamen Bestandteile von

Radix Valerianae, der Baldrianwurzel. Bei der Droge handelt es sich um das getrocknete Rhizom und die Wurzeln von *Valeriana officinalis* L. (*Valerianaceae/Dipsacales*), des Echten Baldrians, einer mehrjährigen, bis 170 cm hoch werdenden krautigen Pflanze, die in Europa und

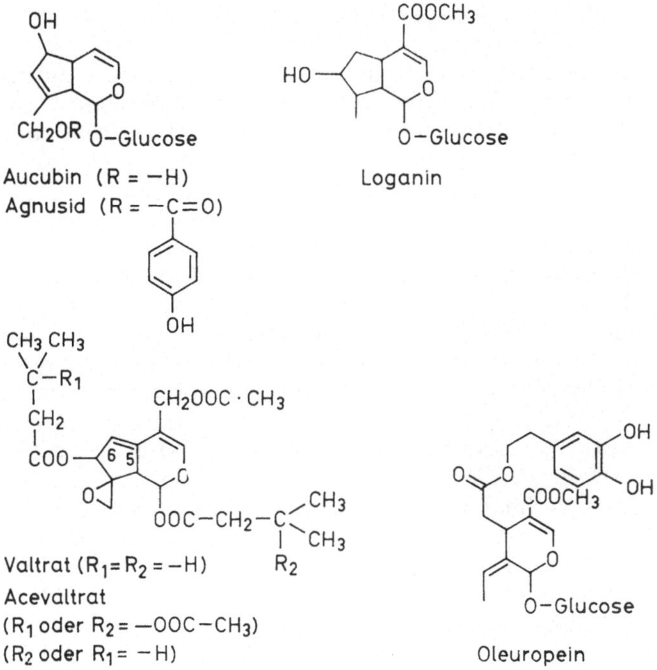
OH
CH2OR
O-Glucose
Aucubin (R = −H)
Agnusid (R = −C=O)
OH
COOCH3
HO
O-Glucose
Loganin
CH3 CH3
C−R1
CH2
COO
6
5
CH2OOC · CH3
OOC−CH2−C
CH3
CH3
R2
Valtrat (R1 = R2 = −H)
Acevaltrat
(R1 oder R2 = −OOC−CH3)
(R2 oder R1 = −H)
OH
OH
COOCH3
O-Glucose
Oleuropein

Abb. 32. Iridoide

Nordamerika an feuchten Standorten verbreitet ist. Radix Valerianae stammt vorwiegend aus dem Anbau. *V. officinalis* L. ist eine Sammelart, die in eine Reihe von diploiden, tetraploiden und octoploiden Kleinarten zerfällt.

Die Droge enthält 0,2—2,0% ätherisches Öl, das in den Zellen der Hypodermis lokalisiert ist und sich aus einer

Vielzahl von Monoterpenen (α- und β-Pinen, (—)-Camphen, (—)-Limonen, α-Fenchen, β-Phellandren, γ-Terpinen, Terpinolen u. a.), Sesquiterpenen (Caryophyllen, γ-Selinen, γ-Cadinen, Kessan, Kessylalkohol, β-Elemen, ar-Curcumen, β-Bisabolen, Valerenal, Maaliol u. a.) sowie Borneol- und Myrtenolestern (besonders Acetate, Formiate, Isovalerianate) zusammensetzt. Der charakteristische Geruch, der erst beim Trocknen auftritt, ist auf Borneylisovalerianat und freie Isovaleriansäure zurückzuführen. Bemerkenswert ist das Vorkommen von Pyridinalkaloiden (Abb. 204). Die Alkaloide sind wahrscheinlich für die erregende Wirkung des Baldrians auf Katzen verantwortlich. Die sedative Wirkung des Baldrians ist durch die Valepotriate (*Val*eriana-*E*poxy-*tri*-ester), die bis zu 5% der Droge ausmachen können, bedingt (AB 2/DDR fordert 1,0—2,0%). Es handelt sich bei diesen Stoffen um 8,10-Epoxyiridoide, die 3 mit Essigsäure, Isovaleriansäure, Isocapronsäure oder α- bzw. β-Isovaleroxy- bzw. Acetoxy-isovaleriansäure veresterte Hydroxygruppen besitzen. Die Hauptkomponenten der Baldrianwurzel sind Valtrat, Didrovaltrat (5,6-Dihydrovaltrat), Acevaltrat und α-Isovaleroxy-5-hydroxydidrovaltrat (IVHD-Valtrat). Weitere Valepotriate und ähnliche Verbindungen kommen vor. In anderen Arten der Gattung *Valeriana*, aber auch in anderen Gattungen der Familie der *Valerianaceae*, z. B. in den Wurzeln der in Italien und Frankreich heimischen Roten Spornblume, *Kentranthus ruber* DC., und der als Salat genutzten, auch bei uns vorkommenden *Valerianella*-Arten (Rapünzchen) wurden sie nachgewiesen. Valepotriate werden wegen der sich bei Säurebehandlung bildenden Blaufärbung auch als Halazuchrome bezeichnet.

Radix Valeriana wird als Sedativum und Spasmolytikum verwendet.

Durch Öffnung des Cyclopentanringes zwischen den Kohlenstoffatomen 7 und 8 entstehen die Seco-Iridoide. Sie können sekundär, z. B. durch Ausbildung eines Lactonringes zwischen einer Hydroxylgruppe am C-7 und einer Carboxylgruppe am C-4 (z. B. Gentiopicrosid, Swertiamarin, Foliamethin, Swerosid, Amarogentin) oder durch esterartige Verknüpfung mit anderen Verbindungen, z. B. 3,4-Dihydroxyphenyläthanol (im Oleuropein), verändert sein.

Die Seco-Iridoide vom Typ des Gentiopicrosids sind die wirksamen Bestandteile der Bitterstoffdrogen der *Gentianaceae* (s. 15.). Das ebenfalls bittere Oleuropein kommt in allen Teilen des Ölbaumes, *Olea europaea* L. (s. S. 96), vor, besonders reichlich in den Blättern und unreifen Früchten. Es wirkt spasmolytisch und gefäßdilatierend, damit also hypotensiv. Extrakte aus Olivenblättern, **Folia Oleae**, werden deshalb bei Hypertonie eingesetzt.

8.1.3.2. Sesquiterpene

Die Sesquiterpene sind mit über 1000 Vertretern die umfangreichste Gruppe der Terpene. Ihre Muttersubstanz ist das Farnesol, das zu Stoffen mit mono-, bi-, tri- oder tetrazyklischem Grundgerüst umgewandelt werden kann. Besonders häufig kommen in der Natur monozyklische Sesquiterpene vom Typ des Bisabolans und Germacrans, sowie bizyklische vom Typ des Cadinans, des Eudesmans (= Selinans) und Guajans vor (Abb. 33). Flüchtige Sesquiterpene sind in sehr vielen ätherischen Ölen (s. 16.) enthalten. Unter den nichtflüchtigen Terpenen finden wir eine Reihe biologisch hochaktiver Vertreter wie z. B. die Abcisinsäure, ein Phytohormon, das wahrscheinlich ein Abbauprodukt von Carotinoiden ist und Zellteilung und Wachstum bei Blütenpflanzen hemmt, das Juvabion, ein Insektenjuvenilhormon, das die Metamorphose der Insekten unterdrückt und Sirenin, einen Sexuallockstoff der weiblichen Gameten vieler Pilze. Von den biogenen Arzneistoffen sind die bevorzugt bei *Asteraceae* vorkommenden Bitterstoffe vom Guajan- oder Germacran-Typ (s. 15.) und das Santonin erwähnenswert.

Santonin (ein Sesquiterpenlacton vom Eudesman-Typ, Abb. 34) kommt, begleitet von verwandten Lactonen, im Kraut einer Reihe von *Artemisia*-Arten vor. Zu seiner Gewinnung werden insbesondere *A. maritima* L. und *A. cina* BERG (*Asteraceae/Asterales*) verwendet. *A. maritima* ist eine bis 60 cm hohe, ausdauernde, in mehreren Unterarten in weiten Teilen Europas und Asiens auf Salzböden verbreitete Pflanze, von der Zuchtformen mit hohem Santoningehalt (etwa 1%) angebaut werden. *A. cina* ist ein in den Steppengebieten östlich des Kaspischen Meeres verbreiteter Halbstrauch. Seine vor dem Aufblühen gesammelten, getrockneten Blütenkörbchen

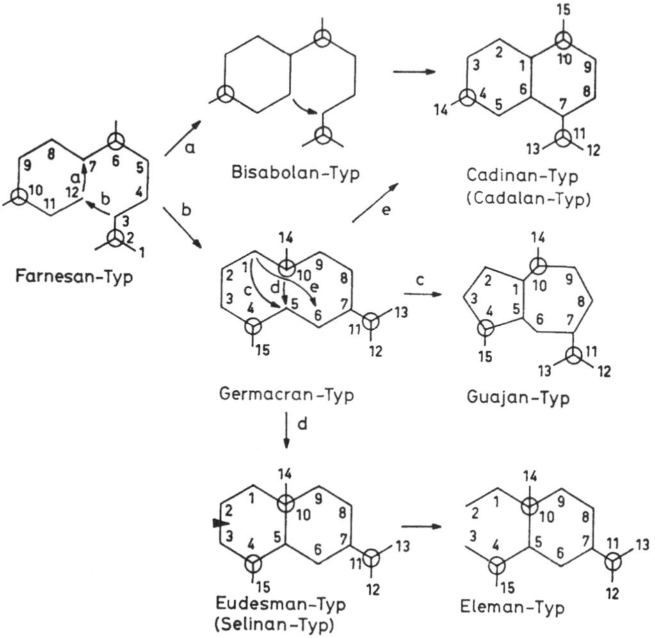

Abb. 33. Grundkörper der Sesquiterpene und ihre biogenetischen Beziehungen

sind in einigen Arzneibüchern als **Flores Cinae**, Zitwerblüten (ÖAB 9), offizinell. Zitwerblüten enthalten neben 2,0–3,5% Santonin 2–3% ätherisches Öl mit Cineol (Name!) als Hauptbestandteil. Santonin dient in Kombination mit Abführmitteln zur Bekämpfung von Spulwürmern (Ascariden). Seine therapeutische Breite ist gering.

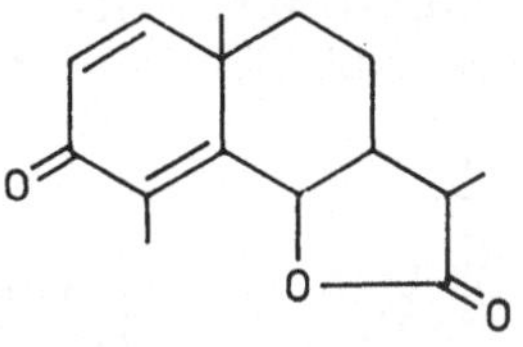

Santonin

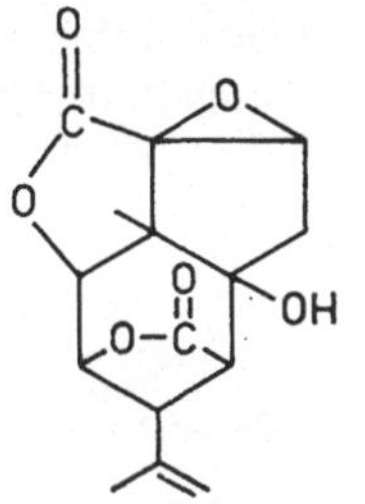

Pikrotoxinin

Abb. 34

Pikrotoxin ist ein Gemisch aus Pikrotoxinin (Abb. 34) und seinem Hydratationsprodukt Pikrotin (Anlagerung von H_2O an die Doppelbindung in der Isopropylseitenkette). Diese Sesquiterpene besitzen ein ungewöhnliches Kohlenstoffgerüst, das wahrscheinlich aus einem Sesquiterpen vom Cadinan-Typ durch Spaltung der C–C-Bindung zwischen den Kohlenstoffatomen 4 und 5 und Knüpfung einer Bindung zwischen C-4 und C-10 hervorgegangen ist. Pikrotoxinin kommt zu etwa 1,5% neben Pikrotin in den Kokkelskörnern, den Samen von *Anamirta cocculus* (L.) Wight et Arn. (*Menispermaceae/Ranunculales*), vor. Die Stammpflanze ist eine Liane, die in den Bergwäldern Sri Lankas, Vorderindiens und Indonesiens gedeiht. Pikrotoxinin hemmt die präsynaptischen Hemmungsmechanismen, insbesondere die der Medulla oblongata. Es wird als Analeptikum, bevorzugt bei Barbituratvergiftungen, eingesetzt. Pikrotin ist kaum wirksam.

8.1.3.3. Diterpene

Die Muttersubstanz der Diterpene ist das Geranylgeraniol. Jedoch besitzen insbesondere die zyklischen Vertreter nur zum Teil (z. B. seco-Pimaran- und Pimaran-Typ) das Methylgruppenmuster der Muttersubstanz. Man nimmt an, daß bei den irregulär gebauten Typen Methylgruppenwanderungen (z. B. Abietan-Typ), Ringschlüsse und Ringspaltungen (z. B. Kauran-Typ und Andromedotoxin-Typ) stattgefunden haben (Abb. 35). Im Gegensatz

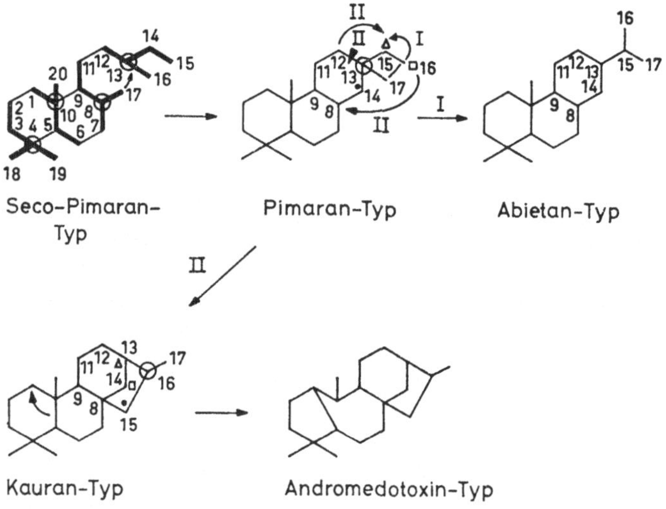

Abb. 35. Grundkörper der Diterpene und ihre biogenetischen Beziehungen

zu den Triterpenen existieren hier keine strengen Zusammenhänge zwischen der Struktur des gebildeten Kohlenstoffskeletts und dessen Stereochemie.

Die Zahl der flüchtigen Diterpene ist klein. Als Bestandteile ätherischer Öle haben sie nur untergeordnete Bedeutung. Von pflanzenphysiologischem Interesse sind die Gibberelline, die als Phytohormone die Zellteilung und das Streckungswachstum höherer Pflanzen stimulieren. Als Bestandteile biogener Arzneimittel zu nennen sind Diterpen-Lactone, insbesondere vom Abietan- und seco-Pimaran-Typ, die die typischen Bitterstoffe der *Lamiaceae* darstellen (s. 15.), und diterpenische Harzsäuren (s. 17.). Weiterhin ist das **Steviosid**, ein Glykosid der Hydroxyditerpensäure Steviol (Abb. 36), Hauptinhaltsstoff der Blätter der in Paraguay heimischen

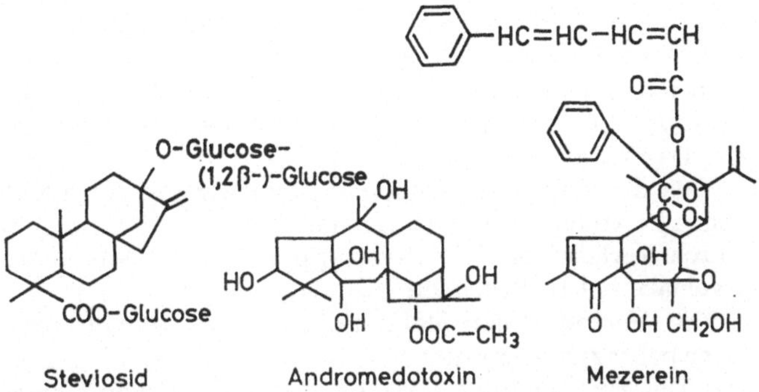

Abb. 36. Diterpene

strauchartigen Asteracee *Stevia rebaudiana* BERTONI erwähnenswert. Es zeichnet sich durch seinen intensiv süßen Geschmack aus (300mal süßer als Saccharose). Von toxikologischem Interesse sind die Diterpene Andromedotoxin, Mezerein und die Phorbolester. **Andromedotoxin** kommt bei einigen Gattungen (z. B. *Andromeda* und *Rhododendron*) der *Ericaceae* vor. Es erhöht die Natrium-Ionen-Permeabilität der Zellmembran. Wegen seiner langanhaltenden blutdrucksenkenden Wirkung kann es auch therapeutisch genutzt werden. **Mezerein** ist in allen Teilen von *Daphne mezereum* L. und verwandten *Thymelaeaceae* enthalten. Es stellt das hautreizende Prinzip der früher offizinellen Rinde des Seidelbastes, Cortex Mezerei, dar. Ähnlich wie die strukturell verwandten, in

Euphorbia-Arten vorkommenden Phorbol-Ester (s. S. 110) wirkt es kokarzinogen. Im Tierversuch zeigt Mezerein antileukämische Effekte.

8.1.3.4. Triterpene

Muttersubstanz der Triterpene ist das Squalen. Es kann durch Zyklisierung in tetra- oder pentazyklische Verbindungen übergehen. Je nach Art der Faltung des Squalens bei der Zyklisierung (SWSW oder SSSW) kommen wir zu 2 unterschiedlichen Produkten, die in der Verknüpfung der Ringe B/C und C/D voneinander abweichen. Von jedem dieser Produkte leitet sich eine biogenetische Gruppe von Triterpenen ab: die Lanostan-Gruppe und die Dammaran-Gruppe.

Aus der Lanostan-Gruppe kennen wir nur tetrazyklische Vertreter. Die wichtigsten sind die Steroide, die durch Verlust von 3 Methylgruppen aus Lanosterol bzw. Cycloartenol hervorgehen (Abb. 43).

Die Vertreter der Dammaran-Gruppe können tetra- oder pentazyklisch sein (Abb. 37). Sie besitzen als Aglyka der Triterpensaponine sowie als Bestandteile von Harzen, Milchsäften und pflanzlichen Abschlußgeweben unser Interesse. Die pentazyklischen Triterpene gehen wahrscheinlich aus tetrazyklischen Vorstufen vom Dammaran-Typ durch Erweiterung des 5-C-Ringes zum 6-C-Ring und anschließende Bildung eines 5-C-Ringes aus der Seitenkette (Lupan-Typ) und Erweiterung dieses Ringes zum 6-C-Ring (Oleanan-Typ) hervor. Durch Wanderung einer Methylgruppe des Ringes E des Oleanans kann man sich den Ursan-Typ entstanden denken.

8.1.3.5. Tetraterpene

Durch Schwanz-Schwanz-Verknüpfung von 2 Molekülen Geranyl-geranyl-pyrophosphat ensteht das Phytoen, das 9 Doppelbindungen besitzt. Es wird schrittweise über Phytofluen (10 C=C), ζ-Carotin (11 C=C), Neurosporin (12 C=C) zum Lycopin (13 C=C, all-trans-Konfiguration) dehydriert. Durch Zyklisierung des einen Kettenendes des Lycopins entsteht das γ-Carotin, das

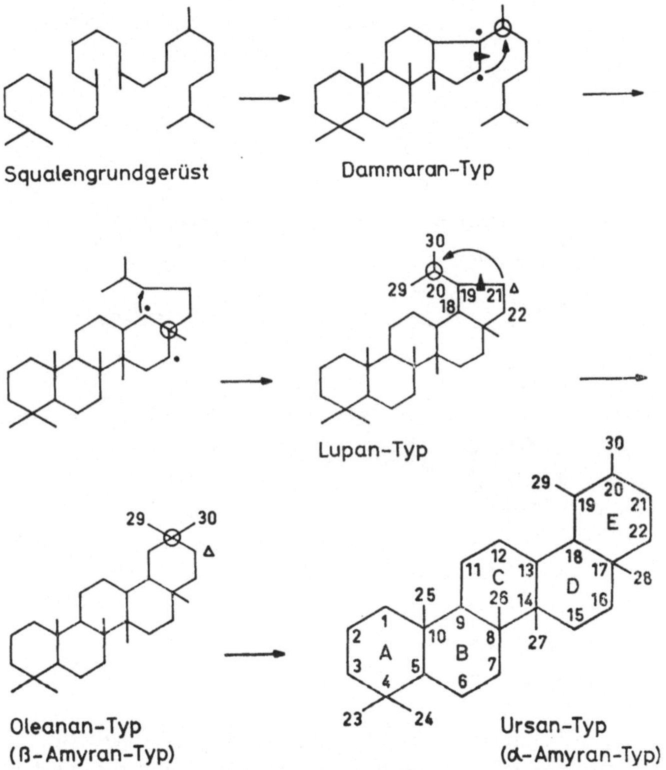

Squalengrundgerüst

Dammaran-Typ

Lupan-Typ

Oleanan-Typ
(β-Amyran-Typ)

Ursan-Typ
(α-Amyran-Typ)

Abb. 37. Grundkörper der Triterpene und ihre biogenetischen Beziehungen

durch Zyklisierung des 2. Kettenendes in das β-Carotin umgewandelt werden kann (Abb. 38). Die beiden terminalen 6-C-Ringe können sekundär durch Hydroxylierung, Epoxidierung, Kontraktion zu 5-C-Ringen oder Ausbildung O-heterozyklischer Ringe weiter verändert werden. Eine Bildung von Polyzyklen, wie beim Squalen beschrieben, wurde bei den Tetraterpenen bisher nicht beobachtet.

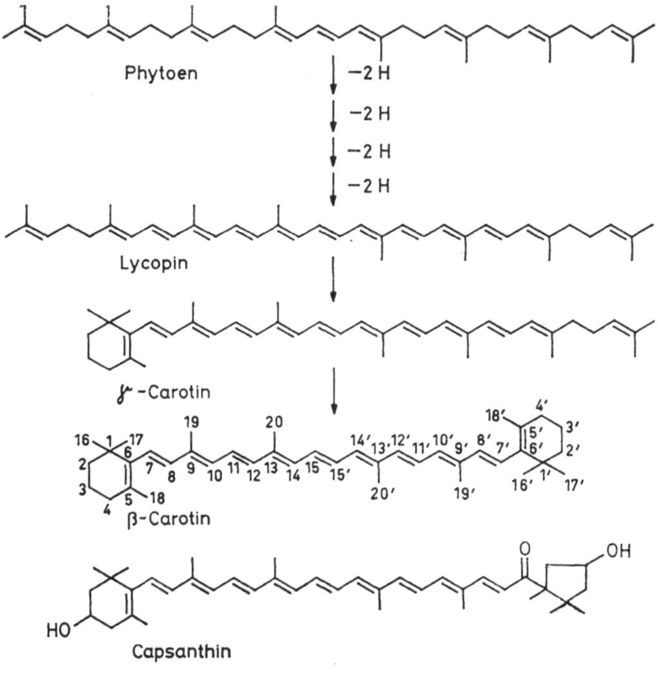

Abb. 38. Carotinoide und ihre Biogenese

Die bekannten Tetraterpene kann man insgesamt zur Gruppe der Carotinoide rechnen. Diese sind definiert als Kohlenwasserstoffe (Carotine) und ihre sauerstoffhaltigen Derivate (Xanthophylle), die aus 8 isoprenoiden Einheiten so aufgebaut sind, daß die Anordnung der Einheiten im Zentrum des Moleküls eine Umkehrung erfährt und damit 2 zentrale Methylgruppen vorhanden sind, die sich in 1,6 Position befinden, während alle anderen Methylgruppen, außer den terminalen, in 1,5 Position stehen. Umwandlungsprodukte dieser Verbindungen, bei denen die zentralen Methylgruppen erhalten bleiben, werden ebenfalls zu den Carotinoiden gerechnet. Die meisten Carotinoide sind auf Grund des Vorhandenseins zahlreicher konjugierter Doppelbindungen rot, gelb, braun oder violett gefärbt. Neben 40-C-Carotinoiden und deren Abbauprodukten (Apocarotinoide) kommen auch 45-C- und 50-C-Carotinoide vor (isoprenoide Reste an 40-C-Carotinoiden an 2 bzw. 2′ angeheftet).

Carotinoide werden von Mikroorganismen und Pflanzen gebildet, Tiere sind nur zu ihrer Transformation fähig. Sie kommen bei den Pflanzen in Chloroplasten und in Chromoplasten vor. Die Farbe vieler Blüten, Früchte und Samen ist durch Carotinoide bedingt. Auch bei einigen tierischen Pigmenten (z. B. beim Farbstoff des Gefieders des Rosenflamingos und des Außenskeletts des Hummers) handelt es sich um Carotinoide. In den Chloroplasten sind sie als akzessorische Pigmente an der Vergrößerung des für die Photosynthese nutzbaren Wellenlängenbereiches des Lichtes beteiligt. Für den Menschen sind einige von ihnen, insbesondere β-Carotin, als Provitamine A nutzbar (s. 8.1.3.6.). Obwohl in vielen Drogen enthalten, sind sie, abgesehen von ihrem Provitamincharakter, als Wirkstoffe ohne Bedeutung.

8.1.3.6. Vitamin A

Carotinoide, die einen (α- und γ-Carotin, β-Cryptoxanthin u. a.) oder zwei β-Ionon-Ringe (β-Carotin) tragen, können durch eine im tierischen Organismus vorkommende 15,15′-Dioxygenase über ihre Peroxide in zwei 20-C-Aldehyde gespalten werden. Der den β-Ionon-Ring tragende Aldehyd wird als Retinal bezeichnet. Er wird nach Reduktion zum entsprechenden Alkohol, dem Retinol (Vitamin A_1, Axerophthol, Abb. 39), gebunden an ein spezifisches Transportprotein im Blut oder nach Veresterung mit Fettsäuren, in den Lymphgefäßen transportiert. Vitamin A_2 (3-Dehydroretinol) vertritt Vitamin A_1 bei Süßwasserfischen und Amphibien ganz oder teilweise. Für den Menschen besitzt es etwa 50% der Wirksamkeit des Vitamins A_1.

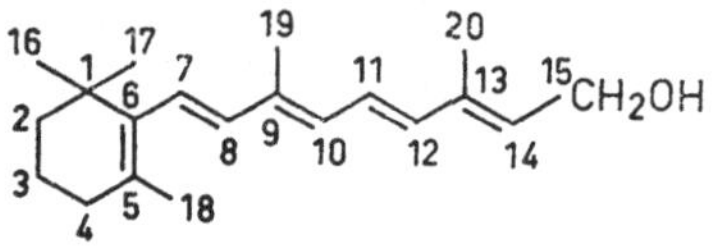

Retinol (Vitamin A_1)

Abb. 39

Während Retinol die Transport- und Speicherform darstellt, sind Retinal und Retinsäure die Wirkformen. Retinal kann nach seiner Isomerisierung zu 11-cis-Retinal mit Opsin und opsinähnlichen Proteinen des Auges zu Verbindungen reagieren (z. B. Rhodopsin in den Stäbchen der Netzhaut, die für das Dämmerungssehen verantwortlich sind), die unter Einfluß des Lichtes in all-trans-Retinal und das Protein zerfallen. Dieser Zerfall, der mit einer Konformationsänderung des Proteins verbunden ist, löst auf noch unbekanntem Wege einen Reiz auf den Sehnerv aus. Darüber hinaus hat Vitamin A noch systemische Wirkungen, bei denen möglicherweise Retinsäure als Wirkstoff fungiert. Der primäre Angriffspunkt ist noch unklar. Als Folgen von Vitamin-A-Mangel treten, neben der Hemeralopie Hyperkeratosen der Haut, Schleimhaut und auch der Kornea, Aborte, Störungen bei der Entwicklung der Knochen und Zähne und als Folge der Veränderungen der Schleimhäute, gehäuft Infektionen auf.

Der Bedarf des Menschen an Vitamin A (den man auf 1500–8000 IE pro Tag, 1 IE = 0,3 μg Retinol, schätzt) wird vorwiegend aus tierischen Quellen, aber auch mit Hilfe von Carotinoiden gedeckt (100 g Leber enthalten etwa 5 mg Retinolpalmitat, 100 g Karotten 6–7 mg und

100 g Grünkohl 2 mg β-Carotin). In der Therapie werden Lebertran (s. S. 102) oder aus Lebertran bzw. halbsynthetisch gewonnenes Retinol, frei oder verestert (z. B. Retinolpalmitat), eingesetzt.

8.1.3.7. Polyterpene

Die bisher bekannten Polyterpene sind azyklische, ungesättigte Kohlenwasserstoffe von sehr hohem Molekulargewicht. Sie werden schrittweise aus „aktiviertem Isopren" aufgebaut, wobei ein Polymerisationsgrad von 500–5000 erreicht wird. Sie liegen entweder in cis- (im Kautschuk) oder trans-Form (in Guttapercha) vor (Abb. 40).

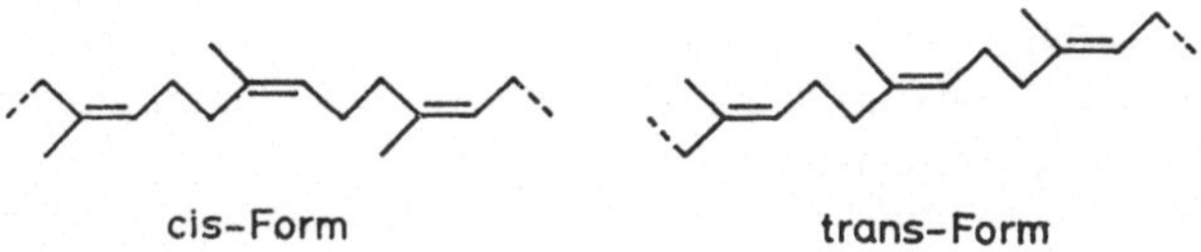

cis-Form trans-Form

Abb. 40. Polyterpene (Teilstrukturen)

Polyterpene kommen vorwiegend in Milchsäften der gegliederten und ungegliederten Milchröhren bzw. der Milchsaftzellen vor, seltener sind sie in normalen Parenchymzellen anzutreffen. Sie sind auch am Aufbau der Sporen- oder Pollenmembran (Sporopollenine, vermutlich durch Polymerisation von Carotinen entstanden) beteiligt.

Das bedeutendste Polyterpen ist der **Kautschuk.** Auch heute noch wird ein Drittel des technisch verwendeten Gummis aus Naturkautschuk gewonnen. Die Jahresweltproduktion an natürlichem Kautschuk betrug 1970 2,9 Millionen t (Synthesekautschuk etwa 4,5 Millionen t). Zur Gewinnung können eine Vielzahl von Pflanzen aus den Familien der *Euphorbiaceae, Moraceae, Apocynaceae* und *Asteraceae* herangezogen werden. Andere Lieferanten treten jedoch gegenüber dem Parakautschukbaum, *Hevea brasiliensis* (H.B.K.) MUELL. ARG. (*Euphorbiaceae/Euphorbiales*), völlig in den Hintergrund. Der Anbau dieses im Amazonasgebiet heimischen, monözischen, bis 30 m hoch werdenden Baumes erfolgt vorwiegend in Malaysia, Indonesien, Thailand und Sri Lanka. Durch alle 2–3 Tage erfolgende spiralförmige Einschnitte in die Rinde des Baumes wird der in gegliederten Milchröhren befindliche Milchsaft zum Austreten gebracht. Ein Baum liefert etwa 7 kg Latex (mit ca. 30% Kautschuk) im Jahr. Der gesammelte Latex wird verdünnt, die Emulsion durch verdünnte Essig- oder Ameisensäure gebrochen und der ausgefällte Kautschuk durch Auswalzen zu „Fellen" vom Wasser befreit. Die Felle werden oft zur Vermeidung von Bakterienbefall geräuchert.

Kautschuk ist elastisch deformierbar. Er löst sich in lipophilen Lösungsmitteln (Chloroform, Äther, Benzin). Durch Vulkanisation (Vernetzung der Fadenmoleküle durch Schwefelatome) kann er gehärtet werden. Vulkanisiert ist er unlöslich. Offizinell ist nur der nichtvulkanisierte (schwefelfreie) Kautschuk von *Hevea brasiliensis* (sog. Para-Kautschuk). Er dient zur Herstellung von Heftpflastern.

Von geringerer Bedeutung sind Guttapercha und Chicle. **Guttapercha** wird aus dem im Stamm und in den Blättern enthaltenen Milchsaft verschiedener *Sapotaceae* (*Ebenales*), besonders *Palaquium gutta* (HOOK.) BAILLON und *Payena leerii* (TEYSM. et BINN.) KURZ, in Südostasien beheimateten, z. T. dort auch angebauten, Bäumen gewonnen. Sie enthält neben Polyterpenen 10–30% Harze. Guttapercha ist bei Zimmertemperatur hart und bei 60 bis 70 °C plastisch verformbar. Zum Schutz vor dem Sprödewerden durch Sauerstoffeinfluß wird sie unter Wasser aufbewahrt. Guttapercha dient als Zahnkitt, in Chloroform gelöst (Traumaticinum) als Wundverschluß oder in der Dermatologie als Arzneiträger. **Chicle** ist der eingetrocknete Latex von *Achras sapota* L. (*Sapotaceae*), eines in Mittelamerika heimischen und angebauten Baumes. Nach Reinigung mit Alkalien dient Chicle als Grundsubstanz für Kaugummi.

8.2. *Steroide*

8.2.1. *Chemie und Terminologie*

Steroide sind Verbindungen, die sich formalchemisch vom Gonan (Steran, Cyclopentano-perhydrophenanthren) durch Dehydrierung, Substitution, Ringerweiterungen bzw. Ringverengungen oder Ringaufspaltungen ableiten lassen. Zur Vereinfachung der rationellen Nomenklatur werden eine Reihe von Alkylderivaten des Gonans, wie z. B. Östran, Androstan, Pregnan, Cholan und Cholestan (Abb. 41) als hypothetische Grundkörper angenommen.

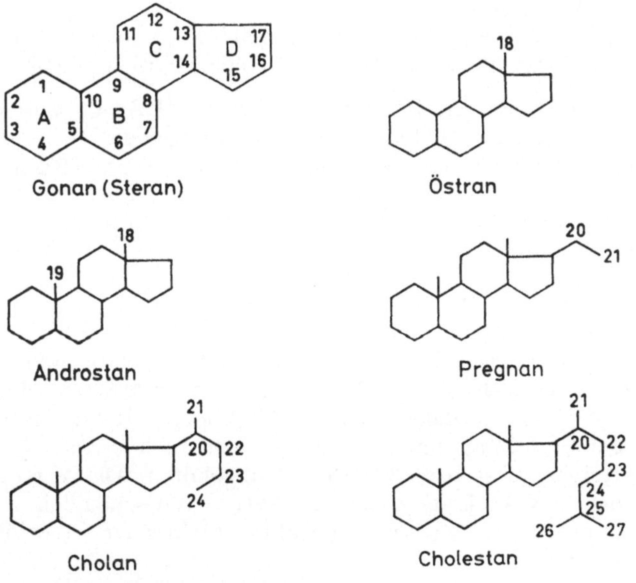

Gonan (Steran) Östran

Androstan Pregnan

Cholan Cholestan

Abb. 41. Grundkörper der Steroide

Durch Ringerweiterung aus diesen Grundkörpern entstandene Ringsysteme werden durch die Silbe -homo- in Verbindung mit dem Buchstabenzeichen des veränderten Ringes, durch Ringverengung gebildete durch die Silbe -nor- beschrieben. Geöffnete Ringe erhalten den Zusatz -seco-. Zusätzliche Ringbildungen werden durch -cyclo- beschrieben.

Die Konfiguration der C-Atome spielt bei der Chemie der Steroide eine große Rolle. Als Bezugspunkt wird der Substituent am C-10 gewählt, der willkürlich oberhalb der Ebene des tetrazyklischen Systems, also dem Betrachter zugekehrt, angenommen wird. Alle Substituenten, die ebenfalls oberhalb dieser Ebene liegen, erhalten den Zusatz β (der Valenzstrich wird ausgezogen, verstärkt oder als Keil dargestellt), die übrigen den Zusatz α (der Valenzstrich wird gestrichelt dargestellt). Unbekannte Konfiguration wird durch ξ gekennzeichnet (Valenzstrich als Schlangenlinie ausgeführt).

Der Verknüpfung der Ringe nach kann man die natürlich vorkommenden Steroide in Reihen einteilen (Abb. 42):

— 5α-Reihe (A/B trans-verknüpft, H-Atom am C 5 α-ständig, B/C und C/D trans-verbunden)
— 5β-Reihe (A/B cis-verknüpft, H-Atom am C-5 β-ständig, B/C und C/D trans-verbunden)
— Cardenolid-Reihe (A/B und C/D cis-, B/C trans-verbunden).

Die Seitenkette am C-17 ist stets β-ständig.

Zur 5α-Reihe gehören die Cholestan- und Androstan-Derivate, zur 5β-Reihe die Cholan-Derivate und zur Cardenolid-Reihe die Aglyka der herzwirksamen Glykoside. Verbindungen einer Stoffgruppe, z. B. die Aglyka der Steroidsaponine, können jedoch auch verschiedenen Reihen (5-α- bzw. 5-β-Reihe) angehören. Die Vertreter der Reihen können in der Natur wahrscheinlich über ungesättigte Zwischenprodukte ineinander überführt werden.

Von Interesse als biogene Arzneimittel sind aus der

Gruppe der Steroide die

- Sterole (Sterine)
- Vitamin D
- Gallensäuren
- Nebennierenrindenhormone
- Sexualhormone
- herzwirksame Glykoside
- Steroidsaponine
- Steroidalkaloide

Die Steroidalkaloide werden zusammen mit den Alkaloiden abgehandelt (s. 27.6.5.2.).

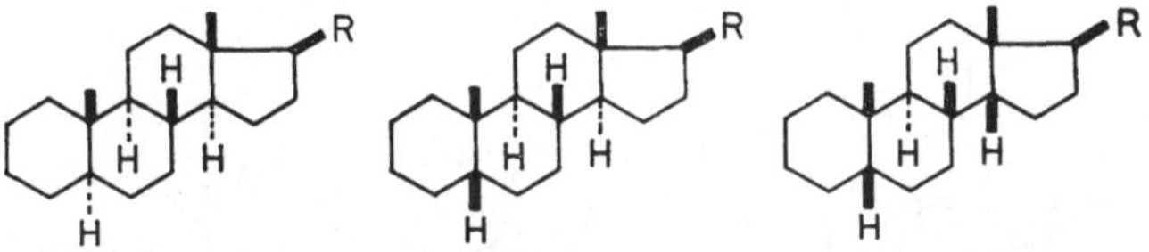

5-α-Reihe (trans-trans-trans) | 5-β-Reihe (cis-trans-trans) | Cardenolid-Reihe (cis-trans-cis)

Abb. 42. Stereochemische Reihen natürlich vorkommender Steroide

8.2.2. *Stoffwechsel*

Die Biogenese der Steroide erfolgt, ausgehend vom aliphatischen Triterpenkohlenwasserstoff Squalen, durch Zyklisierung (Abb. 43), wobei zunächst als hypothetisches Zwischenprodukt ein tetrazyklisches Triterpen-Kation vom α-Protostan-Typ entsteht, das durch synchrone Wanderung von 2-Methylgruppen und H-Atomen in Verbindungen vom Lanostan-Typ, Lanosterol bei Tieren und Cycloartenol bei Pflanzen, übergeht. Durch Elimination von 3 Methylgruppen werden Cholestan-Derivate gebildet. Pflanzen können die Seitenkette der Cholestan-Derivate durch Methylierung am C-24 zu Campesterol-Derivaten erweitern, die durch erneute Methylierung am C-28 zu Abkömmlingen des Sitosterols

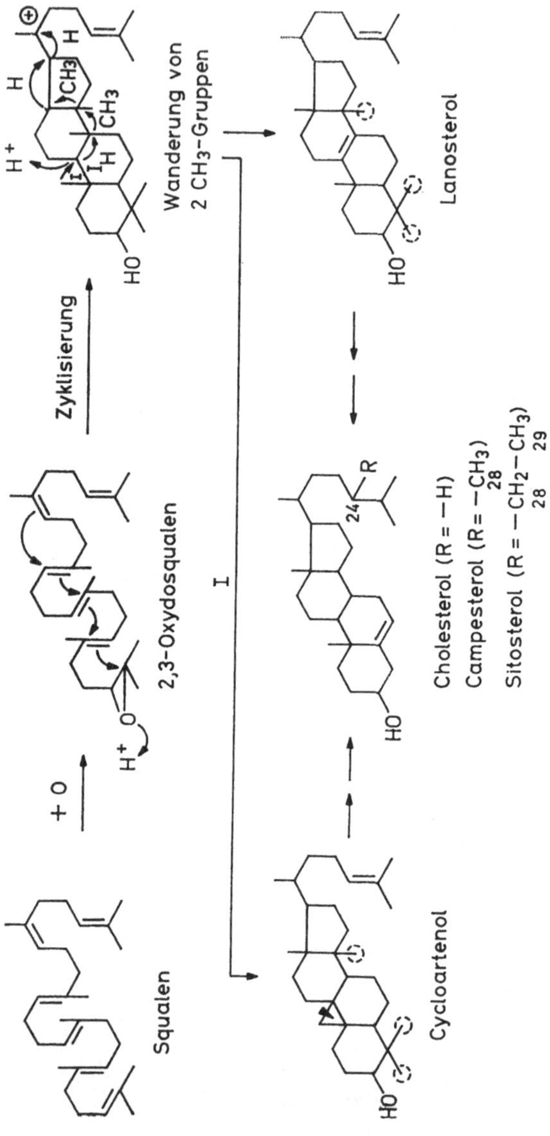

Squalen

+ O

2,3-Oxydosqualen

Zyklisierung

Wanderung von 2 CH_3-Gruppen

Lanosterol

I

Cycloartenol

Cholesterol (R = —H)

Campesterol (R = $-\underset{28}{CH_3}$)

Sitosterol (R = $-\underset{28}{CH_2}-\underset{29}{CH_3}$)

Abb. 43. Biogenese der Sterole

bzw. Stigmasterols umgewandelt werden können. Die fast stets vorhandene β-ständige Hydroxylgruppe am C-3 kann frei vorliegen, kann bei Tieren oder Pflanzen mit Fettsäuren verestert (Acyl-Sterole) und bei Pflanzen mit Mono- oder Oligosaccharidresten verknüpft werden (Steroidglykoside). Durch Acylierung am C-6 eines Monosaccharidrestes werden die Steroidglykoside in Acyl-Steroidglykoside umgewandelt.

Cholesterol fungiert bei Pflanze und Tier als Muttersubstanz der übrigen Steroide. Seine Umwandlung kann unter Erhaltung der Seitenkette zu Vitamin D_3 oder Steroidsaponinen bzw. durch Verkürzung der Seitenkette zu Cholan-Derivaten (Gallensäuren), Pregnan-Derivaten (Bufadienolide, Cardenolide, Digitanole, Nebennierenrindenhormone, gestagene Hormone), Androstan-Derivaten (männliche Sexualhormone) oder Östran-Derivaten (östrogene Sexualhormone) erfolgen (Abb. 44).

Die Bildung des Vitamins D_3 wird durch Dehydrierung des Cholesterols zum 7-Dehydrocholesterol, bevorzugt in der Leber, vorbereitet. Diese Verbindung wird in der Haut bei Einwirkung kurzwelligen Lichts (260—285 nm) nichtenzymatisch zu Vitamin D_3 gespalten.

Die in Pflanzen vorkommenden Steroidsapogenine, bei denen die Seitenkette des Cholesterols ebenfalls erhalten bleibt, entstehen wahrscheinlich durch Einführung einer Ketogruppe am C-22 und von Hydroxylgruppen an C-16 und C-26. Durch spontane Bildung eines Ketals kommt es zur Entstehung des Spirostan-Grundkörpers. Ist die Hydroxylgruppe am C-26 durch einen Zuckerrest blokkiert, wird ein Halbketal (Furostan-Derivate) gebildet.

Die Biogenese der Gallensäuren erfolgt in der Leber höherer Tiere. Sie beginnt mit einer Hydroxylierung des Cholesterols zum 7-α-Hydroxycholesterol, das entweder nach Hydrierung der Doppelbindung sofort oder nach einem weiteren Hydroxylierungsschritt am C-12, eine Verkürzung der Seitenkette erfährt. Im ersteren Fall entsteht Chenodesoxycholsäure, im zweiten Falle Cholsäure. Die Gallensäuren können amidartig mit Glycin

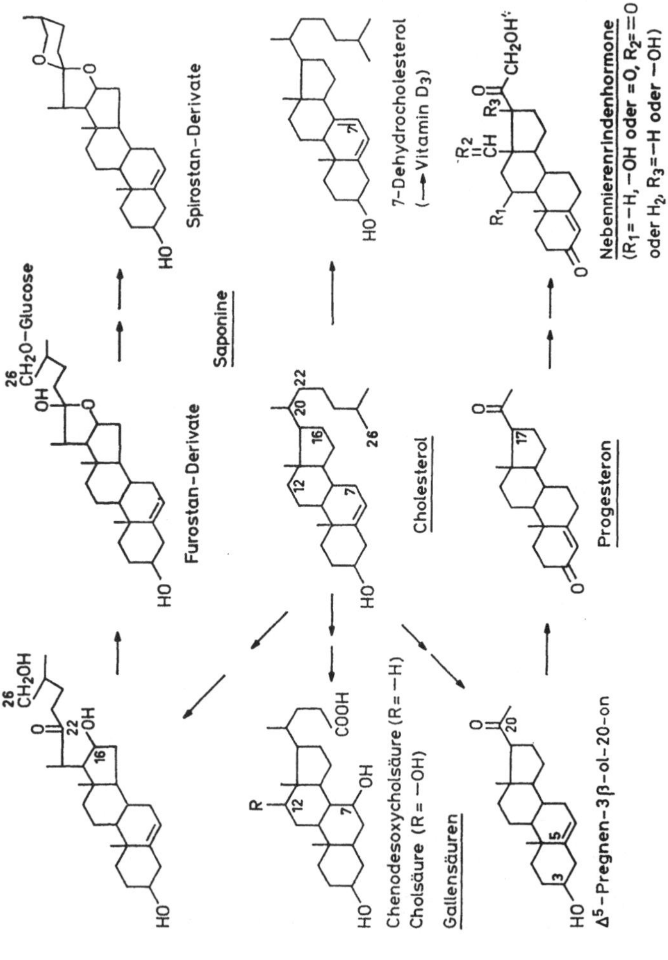

Furostan-Derivate

Spirostan-Derivate

Saponine

Cholesterol

7-Dehydrocholesterol (→ Vitamin D_3)

Chenodesoxycholsäure (R = –H)
Cholsäure (R = –OH)

Gallensäuren

Δ^5-Pregnen-3β-ol-20-on

Progesteron

Nebennierenrindenhormone
(R_1 = –H, –OH oder =O, R_2 = =O oder H_2, R_3 = –H oder –OH)

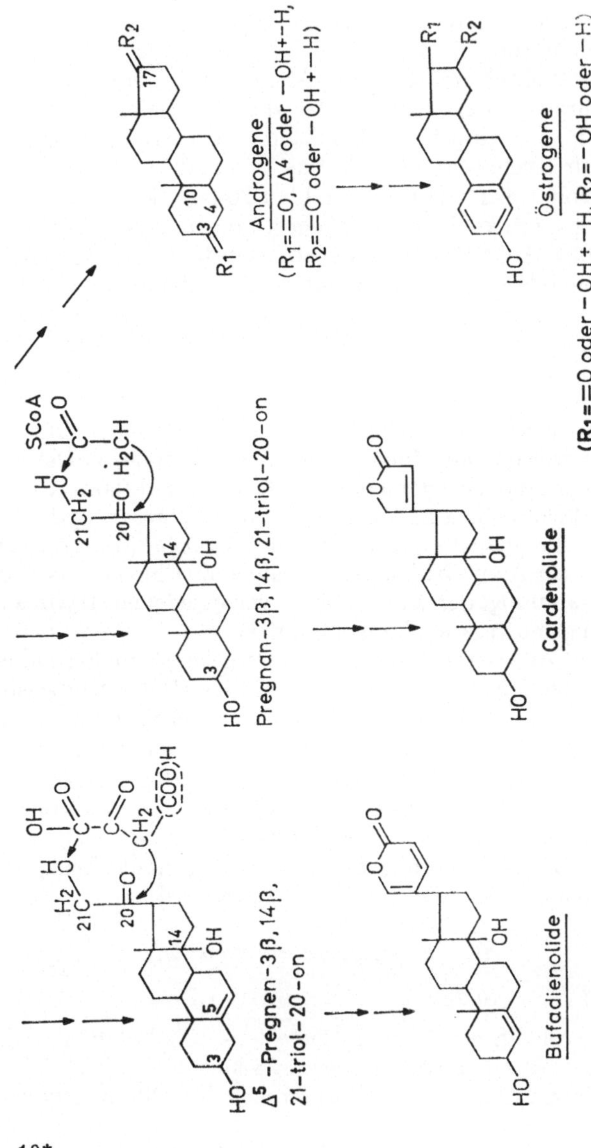

Abb. 44. Stoffwechsel der Steroide

(Glykocholsäuren) oder Taurin (Taurocholsäuren) verknüpft werden.

Die Bildung der Pregnan-Abkömmlinge erfolgt durch Verkürzung der Seitenkette des Cholesterols auf 2 C-Atome. Wahrscheinlich tritt dabei intermediär 20,22-Dihydroxycholesterol auf. Das Produkt der Spaltungsreaktion, das Δ^5-Pregnen-3β-ol-20-on, kann in das gestagene Sexualhormon Progesteron umgewandelt werden bzw. bei Pflanzen als Muttersubstanz der Digitanole dienen oder über ein Pregnen-3,14,21-triol-20-on durch Reaktion mit einem 3-C-Körper (möglicherweise Oxalessigsäure unter Verlust von CO_2) in die Bufadienolide übergehen. Progesteron seinerseits kann im tierischen Organismus entweder durch sukzessive Hydroxylierungsschritte in Nebennierenrindenhormone transformiert werden, als Vorstufe der Androstan- bzw. Östran-Derivate dienen oder bei einer Reihe von Pflanzen über ein Pregnan-3,14,21-triol-20-on (bzw. stärker hydroxylierte Pregnan-Derivate) durch Reaktion mit Acetyl-Coenzym A zu Cardenoliden reagieren. Eine gegenseitige Umwandlung der Cardenolide verschiedenen Hydroxylierungsmusters wird angenommen.

Die Androstan-Derivate (männliche Sexualhormone) entstehen aus Progesteron über 17-α-Hydroxyprogesteron, unter Bildung von Δ^4-Androsten-3,17-dion, das in Testosteron oder Androsteron umgewandelt werden kann.

Die Östran-Derivate (östrogene Hormone) gehen aus dem Zwischenprodukt der Biogenese der männlichen Sexualhormone, dem Δ^4-Androsten-3,17-dion, hervor, das durch Demethylierung am C-10 und Aromatisierung des Ringes A in die Östrogene überführt wird.

8.2.3. Steroide als biogene Arzneistoffe

8.2.3.1. Sterole

Sterole (Sterine) sind Cholesten-, Cholestadien- oder Cholestatrien-3β-ole und deren 24-Methyl- oder 24-Äthyl-Derivate. Nach ihrem Vorkommen bei Pilzen, Pflanzen und Tieren kann man sie auch in Mycosterole, Phytosterole und Zoosterole einteilen. Bei Pilzen finden wir bevorzugt Ergosterol (24-Methyl-$\Delta^{5,7,22}$-cholestatrien-3β-ol). Es hat als Rohstoff für die Halbsynthese des Ergocalciferols (Vitamin D_2) Bedeutung und wird aus Hefen isoliert. In Pflanzen kommen bevorzugt Sitosterol (24-Äthyl-Δ^5-cholesten-3β-ol), Campesterol (24-Methyl-Δ^5-cholesten-3β-ol), Stigmasterol (24-Äthyl-$\Delta^{5,22}$-cholestadien-3β-ol) und Cholesterol (Δ^5-Cholesten-3β-ol) vor. Sie sind in fetten Ölen enthalten. **Sitosterol** kann, therapeutisch in hohen Dosen angewendet (etwa 5 g/d), den Cholesterinspiegel des Blutes senken. **Cholesterol** überwiegt in der Steroidfraktion der Tiere. Es liegt frei und an Fettsäuren gebunden vor. Man gewinnt es hauptsächlich aus Rinder- und Schafshirn bzw. Rückenmark. Es findet als W/O-Emulgator in der Galenik und als Rohstoff bei der Halbsynthese der Nebennierenrindenhormone Verwendung.

Die physiologische Aufgabe der Sterole besteht in ihrer Rolle als Membranbausteine und Hormonvorstufen.

8.2.3.2. Vitamin D

Sterole, die im Ring B zwei Doppelbindungen aufweisen, können durch Aufspaltung dieses Ringes unter Einfluß von UV-Licht in 9,10-seco-Sterole mit einem System aus 3 konjugierten Doppelbindungen übergehen, die als Calciferole bezeichnet werden und für den Menschen Vitaminfunktion besitzen. Im menschlichen Körper fungiert als Provitamin das 7-Dehydrocholesterol, das aus Cholesterol in der Leber gebildet werden kann und das bei UV-Bestrahlung in das Cholecalciferol, Vitamin D_3, umgewandelt wird. Das therapeutisch verwendete **Cholecalciferolum** (9,10-seco-$\Delta^{5,7,10(19)}$-Cholestatrien-3β-ol) (Abb. 45) wird halbsynthetisch aus Cholesterol gewonnen. Wegen der Schwierigkeit der Synthese des 7-Dehydrocholesterols bevorzugt man für therapeutische Zwecke das **Ergocalciferolum** (Vitamin D_2, (9,10-seco-$\Delta^{5,7,10(19),22}$-Ergostatetraen-3β-ol), das durch UV-Bestrahlung aus Ergosterol erhalten wird. Es kann das Cholecalciferol beim Menschen vertreten. Im menschlichen Organismus werden beide in die Wirkformen, ihre 1,25-Dihydroxyderivate, überführt.

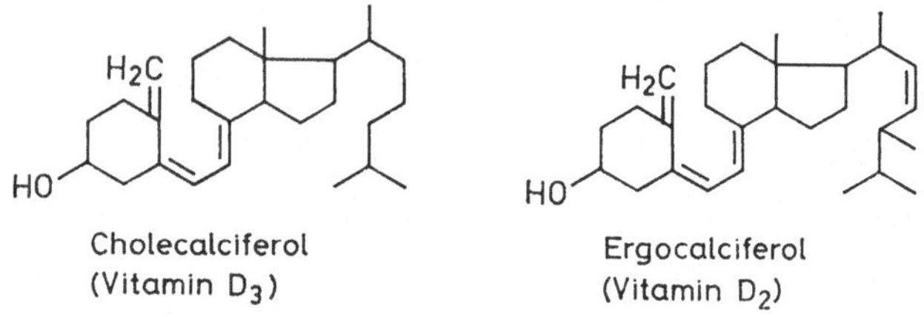

Cholecalciferol (Vitamin D_3)

Ergocalciferol (Vitamin D_2)

Abb. 45. Vitamin D

Calciferole sind für den Calciumstoffwechsel des Menschen von großer Bedeutung. Sie wirken wie Steroidhormone und erhöhen durch Induktion der Bildung eines calciumbindenden Proteins (CaBP) in den Epithelzellen des Dünndarms die Calciumresorption, stimulieren auf gleiche Weise die Reabsorption des Calciums in den Nierentubuli und führen zu einer Calciummobilisation aus den Knochen durch Aktivierung der Osteoklasten. Parathormon (s. 19.2.3.6.) ist für die Umwandlung der in der Leber gebildeten 25-Hydroxycalciferole in die 1,25-Dihydroxycalciferole in der Niere notwendig, reguliert somit die Aktivität der Calciferole.

Mangel an Vitamin D, der besonders bei Säuglingen, Kleinkindern und Schwangeren in der lichtarmen Jahreszeit auftreten kann, führt zu Rachitis (Verzögerung der Verknöcherung der Knorpelsubstanz der Knochen) bzw. Osteomalazie (Erweichung der Knochen). Der Tagesbedarf dieser Personengruppe wird auf 800—1000 IE (1 IE = 0,025 μg) geschätzt. Bei Erwachsenen ohne besondere Belastung dürfte er 400 IE kaum übersteigen. Bei Säuglingen wird eine Stoßprophylaxe mit 15 mg/

Dosis im 2., 4., 7., 11., 15. und 20. Monat durchgeführt. An Vitamin D reiche Nahrungsmittel sind Fisch (10 bis 20 μg/100 g), Pilze (8 μg/100 g), Hühnerei (etwa 5 μg/100 g) und Leber (etwa 3 μg/100 g).

8.2.3.3. Gallensäuren

Als Abbauprodukte des Cholesterols im Organismus höherer Tiere und des Menschen treten Gallensäuren auf. Diese Cholan-Derivate (Abb. 44) werden in der Leber gebildet, mit der Gallenflüssigkeit in den Darm ausgeschieden und zum Teil wieder rückresorbiert, um den Kreislauf erneut zu beginnen. Ihre Aufgabe ist die Emulgierung der Nahrungsfette zur Erleichterung des Angriffes der Lipasen. Gallenflüssigkeit enthält etwa 30 g Gallensäuren/l. In der menschlichen Gallenflüssigkeit finden wir die mit Glycin oder Taurin (2-Aminoäthansulfonsäure) amidartig verknüpften Säuren Cholsäure (3α-,7α-,12α-Trihydroxy-5β-cholansäure), Chenodesoxycholsäure (3α-,7α-Dihydroxy-5β-cholansäure), Desoxycholsäure (3α-,12α-Dihydroxy-5β-cholansäure) und geringe Mengen Lithocholsäure (3α-Hydroxy-5β-cholansäure). Die beiden letzteren entstehen wahrscheinlich durch bakterielle Einwirkung auf die ersteren im Darm. In der Therapie werden eingesetzt **Fel Bovis depuratum**, Gereinigte Rindergalle (Fel Tauri depuratum, Natrium choleinicum), die aus den alkohollöslichen Anteilen der Ochsengalle (vorwiegend Glyko- und Taurocholsäure bzw. deren Natriumsalzen) besteht, **Acidum cholicum**, Cholsäure, und **Acidum dehydrocholicum**, Dehydrocholsäure (3,7,12-Triketocholansäure), die durch Oxidation der Cholsäure erhalten wird. Diese Präparate dienen peroral gegeben zur Substitutionstherapie und wirken nach Resorption im Darm und Ausscheidung über die Gallenflüssigkeit choleretisch.

8.2.3.4. *Steroidhormone*

Steroidhormone kann man ihrer chemischen Struktur nach einteilen in:

— Pregnan-Derivate (C_{21}-Steroide), dazu gehören die Nebennierenrindenhormone und die weiblichen gestagenen Sexualhormone;
— Androstan-Derivate (C_{19}-Steroide), dazu gehören die männlichen Sexualhormone;
— Östran-Derivate (C_{18}-Steroide), dazu gehören die weiblichen östrogenen Sexualhormone.

Den Steroidhormonen ist gemeinsam, daß sie mit zytoplasmatischen Rezeptorproteinen, die nur in den Empfängerzellen vorhanden sind, reagieren. Das Reaktionsprodukt Steroidhormon/Rezeptorprotein wandert in den Zellkern und kann dort sehr spezifisch mit bestimmten chromosomalen Proteinen in Wechselwirkung treten. Dadurch werden gewisse Genabschnitte der DNS zur Transkription freigegeben und die Synthese der von diesen Abschnitten kodierten Proteine eingeleitet.

Ihre Herstellung erfolgt mit mikrobiologischen Methoden aus biogenen Rohstoffen (Steroidsapogenine wie Diosgenin bzw. Hecogenin; Steroid-Alkaloide wie Solasodin; Cholesterol; Gallensäuren; Phytosterine wie Stigmasterol). Diese Steroide werden zunächst auf chemischem Wege in Progesteron überführt. Mit Hilfe verschiedener Mikroorganismenstämme lassen sich danach an bestimmten C-Atomen stereospezifisch Hydroxylgruppen einführen, bestimmte Doppelbindungen einfügen, die Seitenkette von Pregnan-Derivaten eliminieren oder Hydrierungen von Doppelbindungen vornehmen.

8.2.3.4.1. *Nebennierenrindenhormone*

Die Nebennieren des Menschen haben ein Gewicht von 10—18 g. Ihr Markanteil, in dem die Catecholamine Noradrenalin und Adrenalin (s. 21.) erzeugt werden, macht etwa 10% der Masse aus. Die Nebennierenrinde (90% der Masse) produziert die Nebennierenrindenhormone (Corticosteroide).

Bisher wurden über 40 verschiedene Steroide (davon über 30 Pregnan-Derivate) aus der Nebennierenrinde isoliert. Die meisten dieser Stoffe sind jedoch Zwischenprodukte der Biogenese der 5 Verbindungen, die als Hormone nennenswerte Bedeutung besitzen. Man teilt sie gewöhnlich nach ihrer vorherrschenden Wirkung ein in:

- Mineralcorticoide (ohne freie Sauerstoffunktion am C-11: Aldosteron, 11-Desoxycorticosteron) und
- Glucocorticoide (mit freier Sauerstoffunktion — Hydroxyl- oder Ketogruppe — am C-11: Hydrocortison, Cortison, Corticosteron) (Abb. 46).

Die Biogeneseintensität der Nebennierenrinde wird durch den Regelkreis ACTH-Corticosteroide bzw. CRH-ACTH-Corticosteroide (s. 19.2.3.2.) gesteuert.

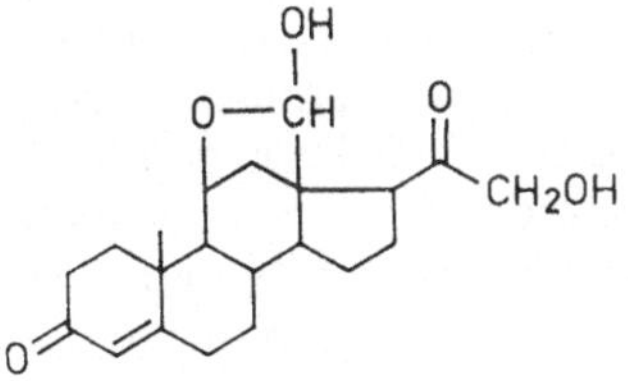

OH
O—CH
O
CH₂OH
O
Aldosteron

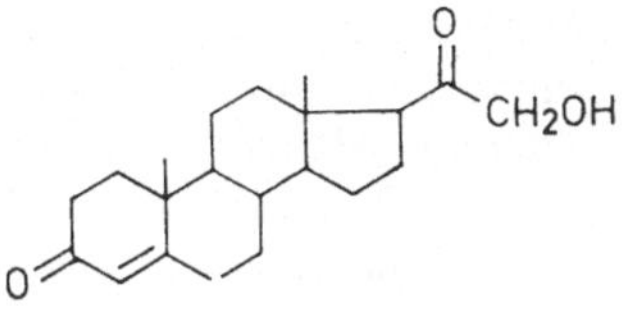

O
CH₂OH
O
11-Desoxycorticosteron

O
R₂
R₁
CH₂OH
O

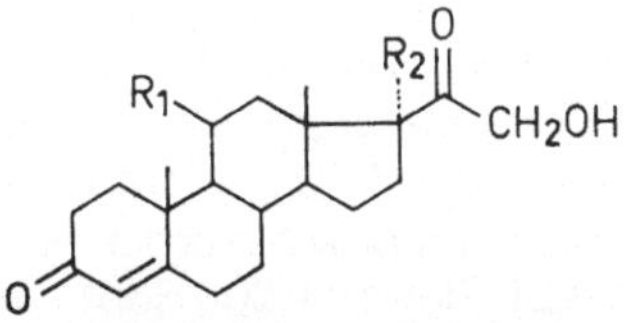

Hydrocortison ($R_1 = R_2 = -OH$)
Cortison ($R_1 = {=O}$, $R_2 = -OH$)
Corticosteron ($R_1 = -OH$, $R_2 = -H$)

Abb. 46. Nebennierenrindenhormone

Das Mineralcorticoid Aldosteron (11-Desoxycorticosteron besitzt nur $^1/_{30}$ der Wirksamkeit) ist für die Aufrechterhaltung des Konzentrationsgefälles der Natriumionen zwischen Zelläußerem und Zellinnerem und der Kaliumionen zwischen Zellinnerem und Zelläußerem von Bedeutung. Fehlen Mineralcorticoide kommt es zu einem erhöhten $Na^{\cdot}$-Einstrom in die Zelle und einem erhöhten $K^{\cdot}$-Ausstrom aus der Zelle, die $Na^{\cdot}$-Rückresorption in den Nierentubuli wird bei Mangel an Mineralcorticoiden verringert, die $K^{\cdot}$-Ausscheidung gehemmt. **11-Desoxycorticosteronacetat** (21-Acetoxy-Δ^4-pregnen-3,20-dion), seltener **Aldosteron** (11,18-Halbacetal des Δ^4-Pregnen-11β,21-diol-3,20-dion-18-ol), werden zur Substitutionstherapie (Nebennierenrindeninsuffiziens), bei Verbrennungen, Intoxikationen, Infektionen und zur Schockbehandlung eingesetzt.

Hydrocortison (Cortisol) ist die Wirkform der Glucocorticoide. Durch Variation dieser Verbindung (z. B. Einführung einer 2. Doppelbindung in Ring A, Hydroxylierung an C-16, Fluorierung an C-9, usw.) konnten halbsynthetische Derivate erhalten werden, die bis zu 800mal wirksamer sind als Cortisol. Durch Induktion zahlreicher Enzyme steigern Glucocorticoide die Gluconeogenese, fördern den Protein- und Aminosäureabbau und setzen Fettsäuren aus den Triglyceriden frei. Neben diesen katabolischen Effekten besitzen sie entzündungshemmende, antiexsudative und antiallergische Eigenschaften (durch Verringerung der Kapillarwandpermeabilität, Hemmung der Einwanderung von Leukocyten in das Gewebe, Vasokonstriktion, Verhinderung der Zellzerstörung durch Substanzen, die bei der Antigen-Antikörper-Reaktion gebildet werden). Therapeutisch werden eingesetzt: **Cortison** (Δ^4-Pregnen-17α,21-diol-3,11,20-trion), **Hydrocortison** (Δ^4-Pregnen-11β,17α-,21-triol-3,20-dion) und synthetische Analoga wie Prednison, Prednisolon u. a.. Sie werden als Antiphlogistika (lokal oder peroral), Antirheumatika und Antiallergika sowie zur Substitutionstherapie benutzt.

8.2.3.4.2. Sexualhormone

Die Sexualhormone stehen in enger biogenetischer Beziehung untereinander und mit den Nebennierenrindenhormonen (Abb. 44). So ist es nicht verwunderlich, daß in der Nebennierenrinde auch Sexualhormone auftreten und daß im männlichen Organismus weibliche und im weiblichen männliche Sexualhormone gefunden werden. Entscheidend sind jedoch die Konzentrationsverhältnisse. So beträgt beispielsweise die Plasmakonzentration an androgenen Hormonen beim Mann 0,6 μg/100 ml, bei der Frau 0,05 μg/ml und beim Kind 0,01 μg/ml.

Die weiblichen Sexualhormone teilt man ihrer Wirkung nach in 2 Gruppen ein: die Östrogene und die Gestagene.

Die Östrogene (Follikelhormone) Östron ($\Delta^{1,3,5(10)}$-Östratrien-3-ol-17-on), Östradiol ($\Delta^{1,3,5(10)}$-Östratrien-3,17β-diol) und Östriol ($\Delta^{1,3,5(10)}$-Östratrien-3,16α,17β-triol) sind Derivate des Östrans (Abb. 47). Ihre Wirk-

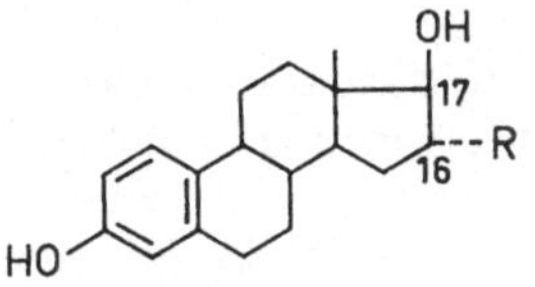

Östradiol (R= —H)
Östriol (R= —OH)

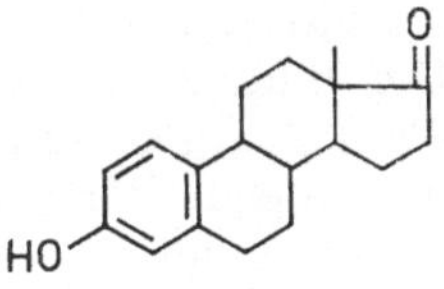

Oestron

Östrogene

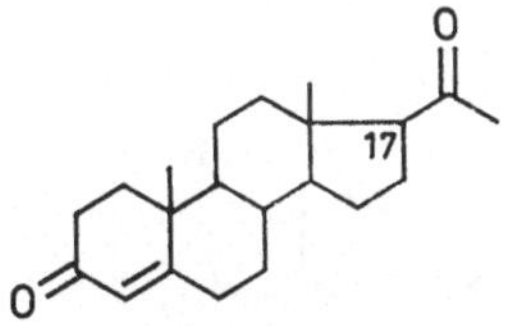

Progesteron

Gestagen

Abb. 47. Weibliche Sexualhormone

form ist das Östradiol. Östrogene werden bei der Frau vorwiegend im Ovarium (im Follikelepithel) und vom 4. Schwangerschaftsmonat ab in der Placenta gebildet. Sie führen im weiblichen Organismus zu einer Vergrößerung des Uterus, zur Proliferation des Endometriums, Veränderungen des Vaginalepithels, Steigerung der Ansprechbarkeit des Uterus auf Kontraktionsreize und zur Ausbildung und Erhaltung der sekundären weiblichen Geschlechtsmerkmale. Beim Mann, wo sie in geringer Menge in den Hoden produziert werden, verursachen sie ein Wachstum der Prostata und der Samenbläschen.

Gestagene (Gelbkörperhormone, Progestine) sind Pregnan-Derivate. Wirksamstes Gestagen ist das Progesteron (Δ^4-Pregnen-3,20-dion). Es wird bei der Frau vorwiegend im Ovarium (im Gelbkörper), vom 4. Schwangerschaftsmonat an in der Placenta, gebildet. Es löst die sekretorische Phase des Endometriums aus und bereitet damit die Implantation des Eies vor, fördert im Zusammenwirken mit den Östrogenen das Wachstum der Uterusmuskulatur und hemmt die Ansprechbarkeit des Uterus für Kontraktionsreize.

Die Bildung der weiblichen Sexualhormone wird in einem Regelkreis durch Wechselwirkung zwischen ihnen, glandotropen Hormonen, „releasing hormones" und „release inhibiting hormones" (s. 19.2.3.2.) gesteuert.

Die Androgene (männliche Sexualhormone) Testosteron (Δ^4-Androsten-17β-ol-3-on) und Androsteron (5α-Androstan-3α-ol-17-on) sind Androstan-Derivate (Abb. 48). Ihre Wirkform ist wahrscheinlich das Dihydrotesto-

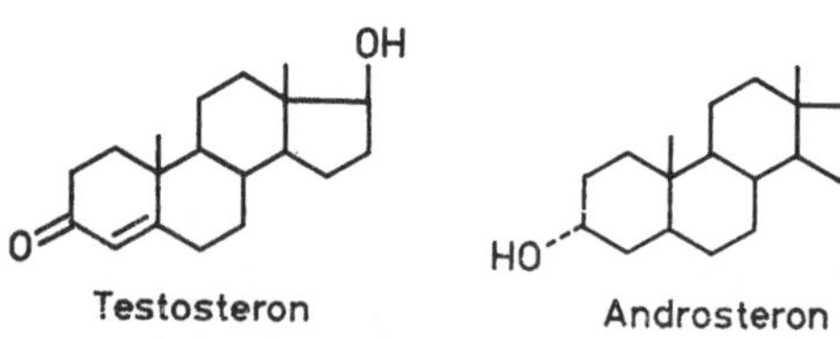

OH O
O HO
Testosteron Androsteron

Abb. 48. Männliche Sexualhormone

steron. Sie werden bevorzugt in den Hoden (in den LEYDIGschen Zwischenzellen) gebildet, fördern die Spermiogenese, haben anabole Wirkung (Förderung der Eiweißsynthese, Zunahme der Muskelmasse, Begünstigung des Knochenwachstums) und sind für die Ausbildung der sekundären männlichen Geschlechtsmerkmale und deren Erhaltung verantwortlich.

Die weiblichen Sexualhormone werden vorwiegend zur Substitutionstherapie bei Amenorrhoe, Dysmenorrhoe, funktionellen Blutungen, drohendem Abort und zur Störung des Regelkreises Ovarium/Hypophyse, d. h. zur Unterdrückung der Bildung gonadotroper Hormone und damit der Ovulation, als Kontrazeptiva eingesetzt. Wegen der raschen Biotransformation der natürlichen Hormone werden neben ihnen **Ester des Östradiols bzw. des 17α-Hydroxyprogesterons** mit Fettsäuren oder aromatischen Säuren und synthetische Analoga verwendet.

Die männlichen Sexualhormone stehen ebenfalls im Dienste der Substitutionstherapie, werden aber auch bei Mamma-Carcinomen und wegen ihrer anabolen Wirkung benutzt. Auch hier gelangen neben **Testosteron** dessen Ester und, besonders zur Erzielung des anabolen Effektes, synthetische Analoga zur Anwendung.

8.2.3.5. Herzwirksame Glykoside

Aglyka der herzwirksamen Glykoside sind Steroide, die durch einen β-ständigen, 5gliedrigen, einfach ungesättigten (Butenolidring) oder einen β-ständigen, 6gliedrigen, 2fach ungesättigten Lactonring (Cumalinring), der in Stellung 17 des Gonan-Grundkörpers angeknüpft ist, ausgezeichnet sind. Je nach der Struktur des Lactonringes rechnet man die Aglyka zum Cardenolid-Typ (23 C-Atome, Butenolidring, Cardanolid-Grundkörper) oder zum Bufadienolid-Typ (24 C-Atome, Cumalinring, Bufanolid-Grundkörper). Darüber hinaus besitzen die

Aglyka herzwirksamer Glykoside fast stets eine β-ständige Hydroxylgruppe am C-3 und eine ebenfalls β-ständige Hydroxylgruppe am C-14. Es sind bisher über 90 derartige Steroidkörper bekannt. Ihre Biogenese erfolgt aus Cholesterin (Abbn. 44 und 49).

Neben D-Glucose, L-Rhamnose und D-Xylose kommen eine Reihe ungewöhnlicher Monosaccharide, besonders 6-Desoxyzucker (Pentosen), 2,6-Desoxyzucker (Tetrosen) und deren Methyläther als Zuckerkomponenten vor. Die Zahl der Monosaccharideinheiten pro Molekül schwankt zwischen 1 und 5. Sie sind zu einer unverzweigten, 1,4-verknüpften Kette zusammengeschlossen, die fast stets an der OH-Gruppe am C-3 angeheftet ist. Dabei sind D-Monosaccharide meistens β-glykosidisch und L-Monosaccharide meistens α-glykosidisch gebunden. Vorhandene Desoxyzucker sind dem Aglykon benachbart, Glucosereste befinden sich am Kettenende (Abb. 50). Bisher sind etwa 40 verschiedene Monosaccharide als Bausteine herzwirksamer Glykoside bekannt. Eine Auswahl wichtiger Vertreter zeigt Abb. 51. Die Zahl der gefundenen Glykoside beträgt über 400. Herzwirksame Glykoside werden bisweilen, z. B. bei den *Digitalis*-Arten, von Pregnanglykosiden (Digitanolglykosiden) begleitet, die keine Herzwirksamkeit besitzen (Abb. 52).

Herzwirksame Glykoside wurden in einer großen Anzahl von Pflanzen gefunden. Einige wesentliche Vorkommen seien im folgenden genannt:

Ranunculaceae: Adonis vernalis L., *Helleborus*-Arten
Moraceae: Antiaris toxicaria LESCH.
Fabaceae: Coronilla-Arten
Celastraceae: Euonymus europaea L.
Euphorbiaceae: Mallotus phillipinensis MÜLL. ARG.
Brassicaceae: Cheiranthus-Arten, *Erysimum*-Arten
Tiliaceae: Corchorus-Arten
Apocynaceae: Acocanthera-Arten, *Apocynum cannabium* L., *Nerium oleander* L., *Strophanthus*-Arten, *Thevetia neriifolia* JUSS.

Asclepiadaceae: Marsdenia-Arten, *Periploca*-Arten, *Xysmalobium*-Arten
Scrophulariaceae: Digitalis-Arten
Liliaceae: Convallaria majalis L., *Urginea maritima* (L.) Baker, *Ornithogalum umbellatum* L., *Scilla*-Arten.

Im Hautsekret der Kröten (*Bufo*-Arten) wurden nichtglykosidische Verbindungen nachgewiesen, die den Aglyka der herzwirksamen Glykoside strukturell sehr ähneln oder ihnen gleich sind (z. B. Hellebrigenin). Es handelt sich dabei um sogenannte Bufogenine (freie oder acetylierte Steroide vom Bufadienolid-Typ) und Bufotoxine (am C-3 mit Suberylarginin veresterte Bufogenine). Diese Stoffe werden in Ostasien wegen ihrer Herzwirksamkeit therapeutisch genutzt (Ch'an-su). Einige Insekten (z. B. die Raupen des Monarchs, *Danaus plexippus* L., eines tropischen Schmetterlings) nehmen aus ihren Nahrungspflanzen herzwirksame Glykoside auf, speichern sie in ihrem Körper und werden damit zu passiv giftigen Tieren (bitterer Geschmack, starke emetische Wirkung auf Vögel).

Zur Standardisierung der Drogen bedient man sich biologischer oder chemischer Verfahren. Die biologischen Methoden beruhen darauf, die Menge an Tieren (meistens in g oder kg angegeben) zu ermitteln, deren Herzstillstand durch 1 g eines parenteral applizierten Präparates verursacht wird. Benutzt man Frösche als Versuchstiere, bedeutet eine Zahl von 2000 F.D. (Froschdosen), daß 1 g Droge 2000 g Frösche zu töten vermag. Werden Katzen oder Meerschweinchen verwendet, bezieht man auf kg Tiere. Die erhaltenen Werte sind wegen der abweichenden Reaktionsfähigkeit verschiedener Arten von Lebewesen, ja selbst verschiedener Individuen der gleichen Art und wegen der unterschiedlichen Form der Applikation bei Versuchstier (parenteral) und Mensch (vorwiegend peroral) keine Maßzahl für die Dosierung. Die therapeutische Dosis für Digitoxin beträgt z. B. 100—150 F.D. und die für Strophanthin 1000 F.D. Die chemischen Methoden erfassen, meistens mit Hilfe kolori-

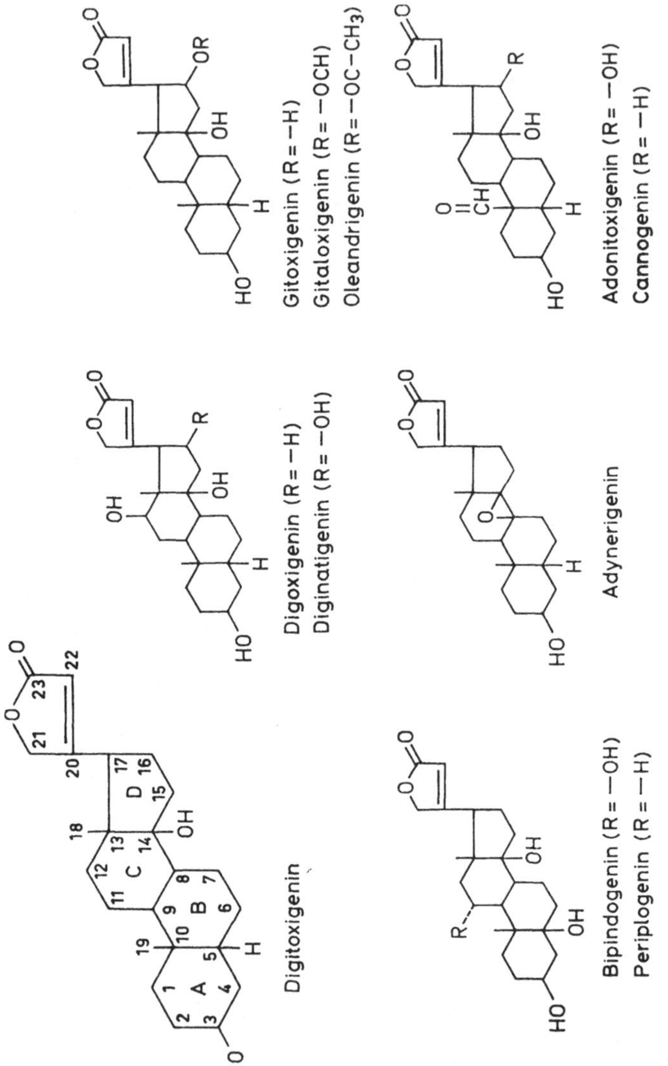

Digitoxigenin

Digoxigenin (R = —H)
Diginatigenin (R = —OH)

Gitoxigenin (R = —H)
Gitaloxigenin (R = —OCH)
Oleandrigenin (R = —OC—CH_3)

Bipindogenin (R = —OH)
Periplogenin (R = —H)

Adynerigenin

Adonitoxigenin (R = —OH)
Cannogenin (R = —H)

Strophanthidin (R = —H)
Strophadogenin (R = —OH)

Strophanthidol (R_1 = —OH, R_2 = —H)
Adonitoxologenin (R_1 = —H, R_2 = —OH)

Ouabagenin

Cardenolid-Typ

Scillarenin (R_1 = R_2 = —H)
Scillirosidin (R_1 = —OH,
R_2 = —OOC—CH_3)

Scilliglaucogenin

Hellebrigenin

Bufadienolid-Typ

Abb. 49. Aglyka herzwirksamer Glykoside

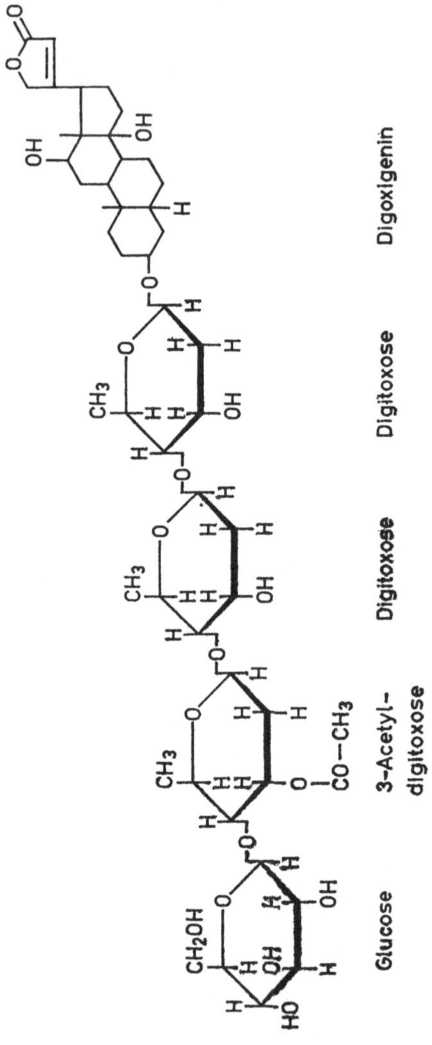

Glucose — 3-Acetyl-digitoxose — Digitoxose — Digitoxose — Digoxigenin

Abb. 50. Lanatosid C

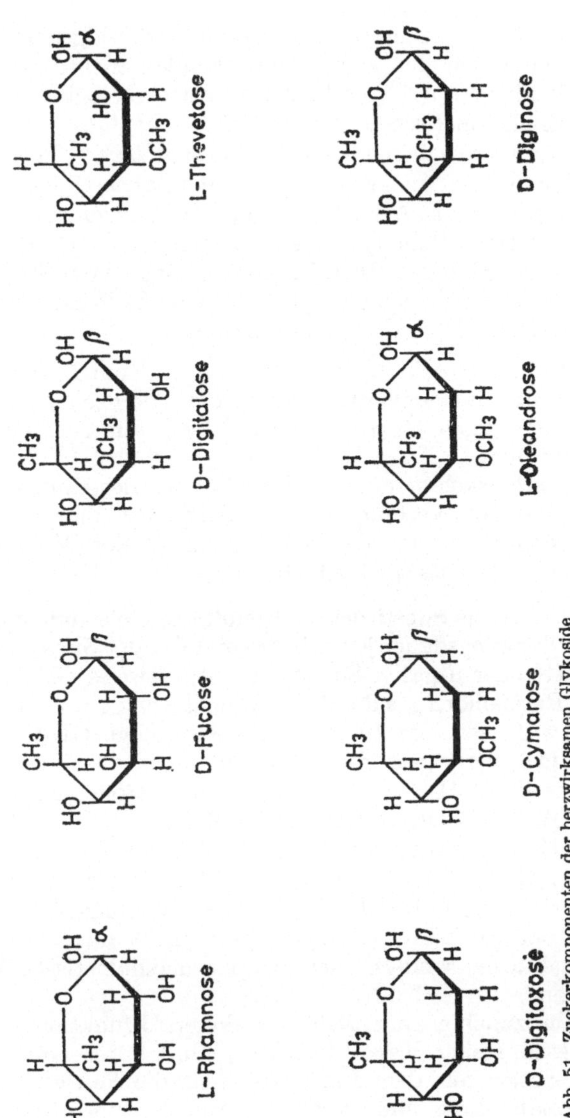

Abb. 51. Zuckerkomponenten der herzwirksamen Glykoside

metrischer Verfahren, den Gesamtglykosidgehalt, der jedoch wegen des stark schwankenden Spektrums von Verbindungen mit verschiedenen pharmakologischen und pharmakokinetischen Eigenschaften ebenfalls nur sehr ungenaue Angaben über die Wirkungsstärke der Droge zuläßt. Wegen dieser Schwierigkeiten haben einige Pharmakopoen (z. B. AB 2/DDR) ganz auf Drogen zugunsten der isolierten Reinglykoside verzichtet.

Untersuchungen über Zusammenhänge von Struktur und Wirkung haben gezeigt, daß folgende Voraussetzungen für eine Herzwirksamkeit bestehen:

— Vorhandensein einer O=C-Gruppe, deren Doppelbindung mit einer C=C-Bindung konjugiert sein muß, am β-ständigen (!) 5-C- oder 6-C-Ring am C-17 (Wirkgruppe);
— Steroidskelett mit cis-Verknüpfung der Ringe C/D (die trans-Verknüpfung der Ringe B/C darf vorausgesetzt werden, die Verknüpfungsart der Ringe A/B ist nicht entscheidend, Haftgruppe).

Zusätzliche Substituenten beeinflussen Wirkungsstärke und Wirkungsdauer je nach Art und Ort der Substitution positiv oder negativ. So erhöht beispielsweise der Ersatz des Butenolidringes durch den Cumalinring die Wirksamkeit auf etwa das 10fache, eine α-ständige OH-Gruppe am C-3 verringert die Wirkung ganz erheblich, eine β-ständige OH-Gruppe am gleichen C-Atom vergrößert sie. Weitere Sauerstoffatome im Molekül, z. B. in Form von Hydroxylsauerstoff am C-1, C-2, C-5, C-8, C-11, C-12, C-14, C-15, C-16, C-18 oder C-19 oder als Carbonylsauerstoff an C-18 oder C-19, Doppelbindungen und die Art der Zuckerkette, modifizieren nicht nur die Wirkungsstärke, sondern auch das pharmakokinetische Verhalten.

Mit zunehmender Zahl an Sauerstoffunktionen im Molekül steigt dessen Polarität, nimmt der Grad der Resorption aus dem Darm ab, sinkt die Festigkeit der Plasmabindung und steigt die Ausscheidungsgeschwindigkeit, verkürzt sich also die Wirkungsdauer. So betragen beispielsweise nach peroraler Applikation die resorbierten Mengen für Digitoxin, Lanatosid A, Digoxin, Lanatosid C und g-Strophanthin (bzw. Convallatoxin) 100%, 80%, 60%, 40% und 3% der verabreichten Mengen, die Abklingquoten (täglicher Verlust der resorbierten Menge) dagegen 7%, 13%, 18%, 20% und 50%. Die polaren Glykoside (geringe Plasmabindung) kommen bei parenteraler Applikation rascher zur Wirkung als die apolaren (starke Plasmabindung). Ein maximaler Effekt wird erreicht bei Digitoxin nach 5 h, bei Ouabain dagegen schon nach 1 h. Die Wirkungsdauer wird nicht nur durch die Ausscheidungsgeschwindigkeit, sondern auch durch den Abbau (eingeleitet durch Epimerisierung der 3β-Hydroxylgruppe) bestimmt. Aglyka mit ungeschützter 3β-OH-Gruppe wirken nur kurzfristig. Monoside sind zwar am stärksten wirksam, werden aber im Vergleich zu Biosiden und Triosiden sehr rasch umgesetzt. Die apolaren Vertreter, besonders die freien Aglyka, passieren die Blut-Hirn-Schranke und führen zu zentralnervösen Nebenwirkungen.

Durch chemische Variation der herzwirksamen Glykoside ist versucht worden, die pharmakokinetischen Eigenschaften zu verbessern. Pentaacetylierung des (wegen intramolekularer Kaschierung der OH-Gruppen) schlecht wasserlöslichen und kaum resorbierbaren Gitoxins führt zu guter Löslichkeit und guter Resorption. Die Acetylgruppen werden im Organismus abgespalten und damit wird das Gitoxin wieder frei.

Der Angriffspunkt der herzwirksamen Glykoside ist die $Na^{\cdot}/K^{\cdot}$-ATPase des Herzmuskels. Durch Hemmung dieses, für den Transport von $Na^{\cdot}$-Ionen aus der Zelle verantwortlichen Enzyms durch die herzwirksamen Glykoside, kommt es zeitweilig zu einer erhöhten $Na^{\cdot}$-Konzentration in der Zelle, die, wahrscheinlich durch Ionenaustausch am Zellprotein, die Menge der für die Kontraktion zur Verfügung stehenden $Ca^{\cdot\cdot}$-Ionen vergrößert. Dadurch kommt eine Erhöhung der Kontraktionskraft des insuffizienten Herzens (positiv inotroper Effekt) zustande. Die Ökonomie der Herzarbeit verbessert sich: die systolische Kraft des Herzens wird verstärkt, es kommt, ohne Erhöhung des Sauertoffverbrauchs, zur Vermehrung des Schlagvolumens, die diastolische Füllung des Herzens wird verbessert, der venöse Druck nimmt ab und die Schlagfrequenz sinkt. Die eintretende Diurese ist die Folge der Ausschwemmung von Ödemen durch Abnahme des venösen Druckes.

Herzwirksame Glykoside haben in hohen Dosen auch zytostatische Effekte.

8.2.3.5.1. Cardenolidglykoside als biogene Arzneistoffe

Die wichtigsten Drogen dieser Gruppe sind Folia Digitalis purpureae, Folia Digitalis lanatae, Semen Strophanthi und Herba Convallariae. Sie werden heute zwar nur noch wenig als Arzneidrogen verwendet, ihr Bedarf als Industriedrogen zur Herstellung von Reinglykosiden steigt jedoch ständig.

Bei **Folia Digitalis purpureae** handelt es sich um die Blätter des Roten Fingerhuts, *Digitalis purpurea* L. (*Scrophulariaceae/Scrophulariales*), einer 2jährigen oder ausdauernden, bis 2 m hoch werdenden krautigen Pflanze, die in Westeuropa vorwiegend auf kalkarmen Böden der Waldlichtungen der Mittelgebirge vorkommt. Im 1. Jahr wird eine grundständige Blattrosette gebildet, die Blüte entwickelt sich im 2. Jahr. Man verwendet aus ökonomischen Gründen die Blätter der einjährigen, kultivierten Pflanzen. Es existieren zahlreiche biochemische Rassen mit unterschiedlichem Glykosidspektrum. Angebaut werden meistens züchterisch erhaltene Formen mit hohem Digitoxinanteil. Neben genetischen Faktoren bestimmen ökologische Faktoren und vor allem die Art der Trocknung die Glykosidzusammensetzung erheblich. Bei langsamer Trocknung beispielsweise kann je nach gewählten Bedingungen eine Umwandlung der Primärglykoside in

Sekundärglykoside durch Glucoseabspaltung, aber auch umgekehrt der Sekundärglykoside durch Glucosylierung zu den Primärglykosiden stattfinden. Im Handel befindliche Drogen werden meistens auf 2000 F.D./g eingestellt.

Folia Digitalis purpureae enthalten 0,2–0,6% herzwirksame Glykoside, etwa 1% Digitanolglykoside (Abb. 52, z. B. Diginin, Digipurpurin, Digitalonin), Steroidsaponine vom Spirostanol-Typ (z. B. Digitonin, Gitonin, Tigonin), Flavonglykoside bzw. -glucuronide und Anthrachinonderivate. Bei den Wirkstoffen handelt es sich

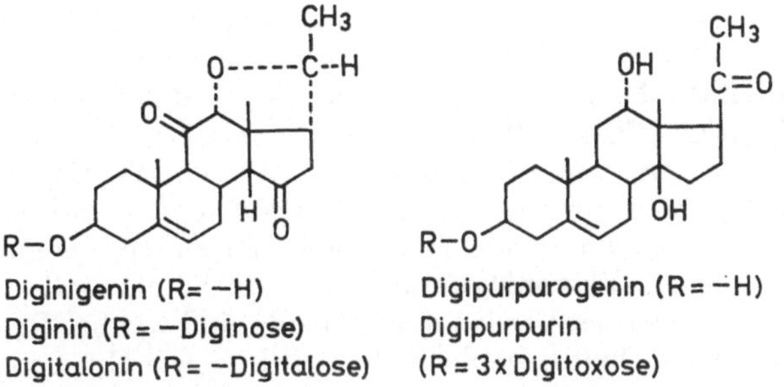

Diginigenin (R= –H)
Diginin (R= –Diginose)
Digitalonin (R= –Digitalose)

Digipurpurogenin (R= –H)
Digipurpurin
(R = 3 x Digitoxose)

Abb. 52: Digitanolglykoside

um ein Gemisch, bestehend aus etwa 30 Glykosiden mit den Aglyka Digitoxigenin, Gitoxigenin und Gitaloxigenin. Die Zahl der Zuckerreste kann 1–5 betragen. Zuckerkomponenten sind Digitoxose, Digitalose, Fucose, 6-Desoxyglucose und Glucose. Die Hauptglykoside sind Purpureaglykosid A (Aglykon Digitoxigenin) und Purpureaglykosid B (Aglykon Gitoxigenin), die leicht unter Abspaltung eines Glucoserestes in die Sekundärglykoside Digitoxin bzw. Gitoxin übergehen. Das analoge Primärglykosid mit Gitaloxigenin als Aglykon ist das Glucogitaloxin. Eine Reihe weiterer Glykoside mit anderen Zuckerkomponenten sind in geringer Menge enthalten (siehe Übersicht).

Die Digitalisglykoside sind relativ labil. Trockene Lagerung der Droge und Verwendung frisch hergestellter wäßriger oder alkoholischer Extrakte ist unbedingt erforderlich. Reinglykoside haben in wäßriger Lösung eine ausreichende Haltbarkeit.

Angewendet werden in erster Linie **Digitoxin**, seltener auch **Digitalis-purpurea-Gesamtglykoside**. Drogenpulver oder Drogenextrakte werden kaum noch eingesetzt. Wegen der guten Resorbierbarkeit des Digitoxins und seiner geringen Abklingquote eignet es sich gut zur peroralen Dauerbehandlung der Herzinsuffiziens.

Wegen des hohen Gehaltes an Wirkstoffen und deren leichter Kristallisierbarkeit hat in den letzten Jahren *Digitalis lanata* Ehrh., der Wollige Fingerhut, der **Folia Digitalis lanatae** liefert, große Bedeutung erlangt. Die 2jährige Pflanze ist in Südeuropa, besonders in den Balkanländern, auf kalkreichen Böden heimisch. Ein Anbau ist in Mitteleuropa gut möglich. Die Droge enthält 0,4 bis 1,0% herzwirksame Glykoside, Saponine, Digitanolglykoside, Flavonglykoside und Anthrachinonderivate. Die Aglyka der Cardenolidglykoside sind wie bei *Digitalis purpurea* Digitoxigenin, Gitoxigenin sowie Gitaloxigenin und zusätzlich Digoxigenin und Diginatigenin. Die Hauptglykoside sind Lanatosid A und Lanatosid C, daneben kommen auch die Lanatoside B, D und E vor. Diese Primärglykoside gehen ähnlich wie die von *Digitalis purpurea* unter Einfluß eines in der Droge enthaltenen Enzyms durch Abspaltung des endständigen Glucoserestes leicht in die Sekundärglykoside über. Dabei entstehen zunächst die α-Isomere, z. B. α-Acetyldigitoxin (aus Lanatosid A) und α-Acetyldigoxin (aus Lanatosid C), bei denen sich der Acetylrest an der Hydroxylgruppe in Stellung 3 des terminalen Digitoxoserestes befindet. Begünstigt durch die cis-Stellung der Hydroxylgruppen an C-3 und C-4 wandert der Acetylrest an die OH-Gruppe am C-4 (β-Isomere). Durch alkalische Verseifung, der die Glykosidbindungen widerstehen, kann man die acetylierten Digitalis-lanata-Glykoside in Desacetylverbindungen überführen (von besonderer Bedeutung Desacetyllanatosid C=Deslanosid und Digoxin). Die wesentlichsten der über 60 bekannten, natürlich vorkommenden Glykoside von *Digitalis lanata* sind in der Übersicht angegeben. Die in *Digitalis purpurea* vorkommenden Glykoside Digitalinum verum und Glucoverodoxin sind auch als Digitalis-lanata-Bestandteile erwähnenswert.

Für therapeutische Zwecke werden bevorzugt eingesetzt: **Lanatosid A, Lanatosid C, Deslanosid, Lanatosid-Gemische, Acetyldigitoxin, Acetyldigoxin** und **Digoxin.** Die Lanatoside und ihre Abkömmlinge liegen hinsichtlich der Resorbierbarkeit (für A 75%, C 40%, Digoxin 65% und β-Acetyldigoxin 80%) und der Abklingquote (für A 15%, C 20%, Digoxin 18%, β-Acetyldigoxin 19%) zwischen Digitoxin und g-Strophanthin.

Ebenfalls sehr bedeutende Drogen sind die Samen von *Strophantus gratus* [WALL. et HOOK.) FRANCHET und *S. kombé* OLIV. (*Apocynaceae/Gentianales*).

S. gratus ist eine in den Küstenwäldern des tropischen Westafrika (zwischen Sierra Leone und Angola) verbreitete Liane, die in Kultur strauchförmig gehalten wird. *S. kombé* ist ein Strauch, der im südostafrikanischen Seengebiet (Malawi, Sambia, Mocambique) vorkommt. **Semen Strophanthi grati** enthält etwa 3,5—8% g-Strophanthin (im angelsächsischen Sprachbereich Ouabain genannt) und etwa 0,5% andere Cardenolidglykoside (insgesamt sind 30 Glykoside bekannt). g-Strophanthin ist Ouabagenin-3-α-L-rhamnosid. **Semen Strophanthi kombé** enthalten 8—10% Cardenolidglykoside (das Gemisch der Glykoside wird als k-Strophanthin bezeichnet). Hauptbestandteile sind k-Strophantosid (etwa 75%, Strophanthidin-β-D-Cymarose-β-D-Glucose-α-D-Glucose) und dessen Spaltprodukte k-Strophanthosid-β (Strophanthidin-β-D-Cymarose-β-D-Glucose) und Cymarin (h-Strophanthin, Strophanthidin-β-D-Cymarose). Insgesamt sind 12 Glykoside bekannt.

Andere *Strophanthus*-Arten (*S. hispidus* P. DC., *S. sar-*

Zusammensetzung einiger Digitalis-Glykoside

Digitalis-purpurea-Glykosid	Aglykon	Zuckerkomponente
Purpureaglykosid A	Digitoxigenin	-Dox-Dox-Dox-Glc
Digitoxin	Digitoxigenin	-Dox-Dox-Dox
Odorosid H	Digitoxigenin	-Digitalose
Purpureaglykosid B	Gitoxigenin	-Dox-Dox-Dox-Glc
Gitoxin	Gitoxigenin	-Dox-Dox-Dox
Digitalinum verum	Gitoxigenin	-Digitalose-Glc
Strospesid	Gitoxigenin	-Digitalose
Glucogitaloxin	Gitaloxigenin	-Dox-Dox-Dox-Glc
Gitaloxin	Gitaloxigenin	-Dox-Dox-Dox
Glucoverodoxin	Gitaloxigenin	-Digitalose-Glc

Digitalis-lanata-Glykosid	Aglykon	Zuckerkomponente
Lanatosid A	Digitoxigenin	-Dox-Dox-Ac.Dox-Glc
Acetyldigitoxin	Digitoxigenin	-Dox-Dox-Ac.Dox
Lanatosid B	Gitoxigenin	-Dox-Dox-Ac.Dox-Glc
Acetylgitoxin	Gitoxigenin	-Dox-Dox-Ac.Dox
Gitorosid	Gitoxigenin	-Dox-Glc
Lanatosid C	Digoxigenin	-Dox-Dox-Ac.Dox-Glc
Acetyldigoxin	Digoxigenin	-Dox-Dox-Ac.Dox
Digoxin	Digoxigenin	-Dox-Dox-Dox
Lanatosid E	Gitaloxigenin	-Dox-Dox-Ac.Dox-Glc
Glucolanodoxin	Gitaloxigenin	-Dox-Glc
Lanotosid D	Diginatigenin	-Dox-Dox-Ac.Dox-Glc
Diginatin	Diginatigenin	-Dox-Dox-Dox

Dox = Digitoxose, Ac.Dox = 3-Acetyl-digitoxose, Glc = Glucose

mentosus P. DC. u. a.) werden nur selten zur Gewinnung herzwirksamer Glykoside herangezogen.

Therapeutisch verwendet werden **g-Strophanthin** und **k-Strophanthin.** Sie wirken rasch, kumulieren nur wenig und sind auch in Lösung gut haltbar. Peroral gegeben, werden sie kaum resorbiert. Sie sind besonders für akute Fälle geeignet.

Glykoside mit ähnlichen pharmakokinetischen Eigenschaften wie die *Strophanthus*-Glykoside enthalten die Drogen Herba Convallariae und Herba Adonidis.

Bei **Herba Convallariae**, dem Maiglöckchenkraut, handelt es sich um die zur Blütezeit gesammelten oberirdischen Teile von *Convallaria majalis* L. (*Liliaceae*/*Liliales*), dem Maiglöckchen, einer krautigen Pflanze mit ausdauerndem Rhizom, die in Europa und im gemäßigten Asien in Laubwäldern verbreitet ist. Die Droge enthält 0,2 bis 0,6% herzwirksame Glykoside. Insgesamt sind etwa 30 Glykoside bekannt. Die Hauptglykoside sind je nach Herkunft der Pflanze verschieden. In West- und Nordwesteuropa finden wir vorwiegend Convallatoxol (Strophanthidol-3-α-L-rhamnosid), in Osteuropa Convallosid (Strophanthidin-3-(D-gluco)-α-L-rhamnosid) sowie Lokundjosid (Bipindogenin-3-α-L-rhamnosid) und in Mitteleuropa etwa gleiche Mengen der 3 genannten Glykoside. Beim Trocknen entsteht aus Convallosid unter Glucoseabspaltung Convallatoxin (Strophanthidin-3-α-L-rhamnosid). Weitere in größeren Mengen in der Droge enthaltene Glykoside sind Convallatoxolosid (Strophanthidol-3-(β-D-gluco)-α-L-rhamnosid) und Desglucocheirotoxin (Strophanthidin-3-β-D-6-desoxygulosid). Auch Steroidsaponine (darunter das tridesmosidische Convallamarosid) kommen in Herba Convallariae vor.

Für therapeutische Zwecke werden reines **Convallatoxin** oder **Convallatoxol** bzw. standardisierte Drogenextrakte verwendet.

Herba Adonidis, Adoniskraut, stammt von *Adonis vernalis* L. (*Ranunculaceae*/*Ranunculales*), dem Frühlingsadonisröschen. Die krautige, etwa 30 cm hohe Stammpflanze ist ausdauernd und kommt auf kalkhaltigen Böden Südost- und Mitteleuropas vor. Als Wirkstoffe wurden u. a. nachgewiesen: Adonitoxin (Adonitoxigenin-3-L-rhamnosid), Adinotoxol (Adonitoxologenin-3-L-rhamnosid), k-Strophanthidin, Cymarin, k-Strophanthin-β, Vernadigin (Strophadogenin-3-L-rhamnosid) und Acetyladonitoxin. Verwendet werden standardisierte Drogenextrakte.

Wegen der guten Resorbierbarkeit (50%) bei gleichzeitiger rascher Elimination (Abklingquote 40%) wird das Reinglykosid **Peruvosid** (Cannogenin-3-α-L-thevetosid) verwendet. Es wird aus Samen und Blättern von *Thevetia neriifolia* JUSS. (*Apocynaceae/Gentianales*), einem immergrünen Strauch Mittelamerikas, der als Zierpflanze auch angebaut wird, gewonnen. Die Pflanze enthält in allen Teilen Cardenolidglykoside, insbesondere Thevetin A, Thevetin B und Neriifolin. Aus Thevetin A kann durch Abspaltung der 2 endständigen Glucosereste auf fermentativem Wege Peruvosid erhalten werden.

Seltener benutzt werden die Glykoside der Apocynaceen-Drogen Folia Neri und Radix Apocyni cannabini. **Folia Neri** stammen von *Nerium oleander* L., dem Oleander, einem im Mittelmeergebiet verbreiteten kleinen Baum. Die Blätter enthalten etwa 0,5% herzwirksame Glykoside. Wesentliche Inhaltsstoffe sind Oleandrinmonoglucosid, Oleandrindiglucosid, Oleandrin (16-Acetyl-gitoxigenin-3-α-L-oleandrosid), Desacetyloleandrin, Adynerin (Adynerigenin-3-β-D-diginosid) und Digitalinum verum. Benutzt werden **Oleandrin** (Folinerin) oder Drogenextrakte.

Radix Apocyni cannabini ist die Wurzel von *Apocynum cannabinum* L., einer bis 1 m hohen Staude, die in Nordamerika besonders auf Ödland verbreitet ist. Hauptglykosid ist das Cymarin. Daneben kommt Apocannosid (Cannogenin-3-β-D-cymarosid) in größeren Mengen vor. Therapeutisch eingesetzt werden das **Cymarin** oder Drogenextrakte.

Auch **Periplocin** (Periplogenin-3-(β-D-gluco)-β-D-cymarosid, aus *Periploca graeca* L.) und **Helveticosid** (= **Erysimin**, Strophanthidin-3-β-D-digitoxosid, aus *Erysimum diffusum* EHRH. und anderen *Erysimum*-Arten) werden in einigen Ländern als Arzneimittel verwendet.

8.2.3.5.2. Bufadienolidglykoside als biogene Arzneistoffe

Die einzige therapeutisch verwendete Droge mit herzwirksamen Glykosiden vom Bufadienolid-Typ ist **Bulbus Scillae**, Meerzwiebel. Stammpflanze dieser Droge ist *Urginea maritima* (L.) BAKER, eine im Mittelmeergebiet besonders auf Sandböden verbreitete Liliacee, die in 2 Varietäten, mit weißer (besonders auf Sardinien, Malta, Cypern, in Griechenland und Spanien) oder mit roter Zwiebel (Algier, Marokko) vorkommt. Die Pharmakopoen lassen als Arzneidroge meistens nur die weiße Varietät zu. Die Zwiebeln können bis 3 kg (bei der roten Form wurden Exemplare bis 8 kg gefunden) wiegen. Man verwendet die mittleren getrockneten Zwiebelschuppen.

Die weiße und die rote Varietät der Meerzwiebel unterscheiden sich in der Zusammensetzung der Wirkstoffe. Hauptwirkstoff der weißen Form ist das Scillaren A (0,06%), das leicht aus dem Primärglykosid Glucoscillaren A (Scillarenin-Rhamnose-Glucose-Glucose) entsteht und durch weitere Glucoseabspaltung in das Proscillaridin (= Proscillaridin A, Scillarenin-3-α-L-rhamnosid) übergeht. Weitere Glykoside, darunter Scilliglaucosid (Scilliglaukogenin-5-β-D-glucosid) kommen in geringen Mengen vor. Die rote Form, die etwa die gleiche Herzwirksamkeit wie die weiße Varietät besitzt, enthält als Hauptwirkstoff vor allem Scillirosid (Scillirosidin-3-β-D-glucosid). Daneben werden Scillaren A, Proscillaridin und andere Glykoside gefunden. Scillirosid ist in der Lage, die gegen andere herzwirksame Glykoside sehr unempfindlichen Ratten durch Angriff auf das Zentralnervensystem zu töten. Rote Meerzwiebel wird deshalb auch als Rattengift verwendet.

In der Therapie nutzt man Extrakte aus der weißen, seltener aus der roten Varietät, **Scillaren A**, am häufigsten jedoch **Proscillaridin.** Scilla-Glykoside werden in ausreichender Menge vom Darm resorbiert, wirken rasch und kumulieren wenig. So beträgt die Resorptionsquote bei Proscillaridin 33%, die Abklingquote 50%.

Ebenfalls Bufadienolidglykoside sind in verschiedenen *Helleborus*-Arten (*Ranunculaceae/Ranunculales*) enthalten. Am bekanntesten ist die bei uns als Zierpflanze kultivierte Schneerose, *Helleborus niger* L. In sehr geringem Umfange wird **Hellebrin** (Hellebrigenin-3-(β-gluco)-α-L-rhamnosid) verwendet, das aus *H. viridis*, L. *H. odorus* WALDST. et KIT., *H. purpurascens* WALDST. et KIT. u. a. isoliert werden kann.

8.2.3.6. Steroidantibiotika

Von den Steroidantibiotika nutzt man bisher nur **Fusidinsäure** therapeutisch (Abb. 53). Sie wird von dem Pilz *Fusidium coccineum* neben ähnlichen Verbindungen gebildet. Ihr Natriumsalz (Fucidin) dient bei Bestehen von Penicillinresistenz oder Penicillinallergie zur Bekämpfung von Staphylokokkeninfektionen oder Gonorrhoe.

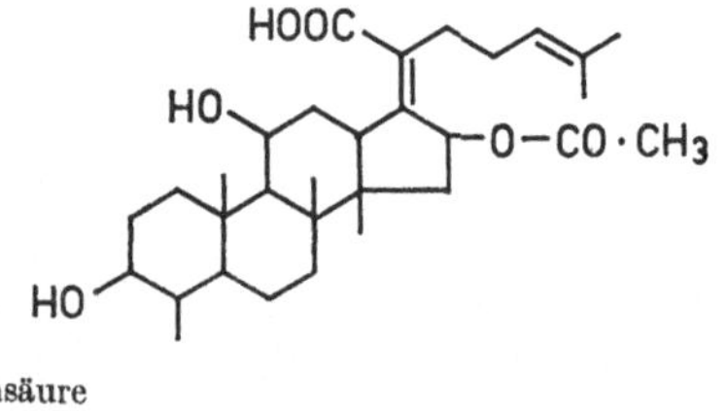

HOOC
HO
$-O-CO \cdot CH_3$
HO

Abb. 53. Fusidinsäure

8.3. Saponine

Saponine sind gut wasserlösliche Verbindungen, die durch glykosidische Verknüpfung von Steroiden bzw. polyzyklischen Triterpenen mit allgemein verbreiteten Monosacchariden oder Uronsäuren entstanden sind und die sich durch Oberflächenaktivität und die Fähigkeit auszeichnen, selbst oder nach Abspaltung von Zuckerresten, hämolytisch wirksam zu sein.

Saponine wurden bisher bei Vertretern von über 90 Pflanzenfamilien gefunden. Aber auch beim Tierstamm *Echinodermata* (Stachelhäuter), z. B. bei Seesternen und Seewalzen, sind Verbindungen, die der Saponindefinition entsprechen, nachgewiesen worden.

Der Struktur der Aglyka nach (im Falle der Saponine Sapogenine genannt) teilt man ein in:

— Steroidsaponine
— Steroidalkaloidsaponine
— Triterpensaponine.

Die Sapogenine der Steroidsaponine gehören fast ausschließlich dem Furostan- oder Spirostan-Typ an (Abbn. 54, 55). Bei den Furostanderivaten bildet die an C-17 angeschlossene, für die Cholestanderivate charakteristi-

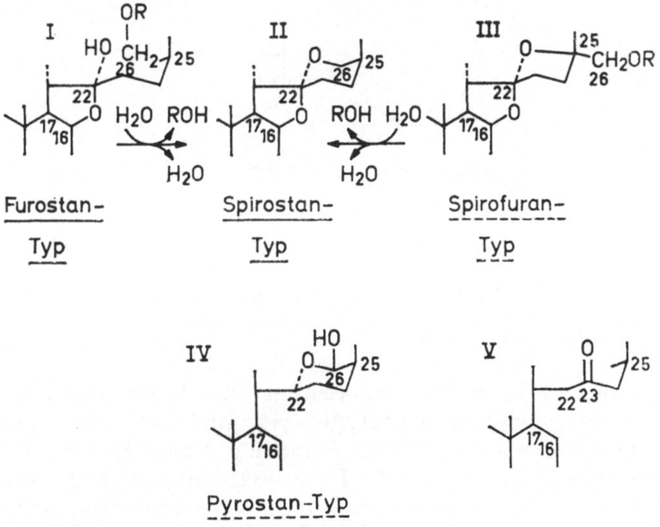

Abb. 54. Gestaltung der Seitenkette bei Steroidsaponinen

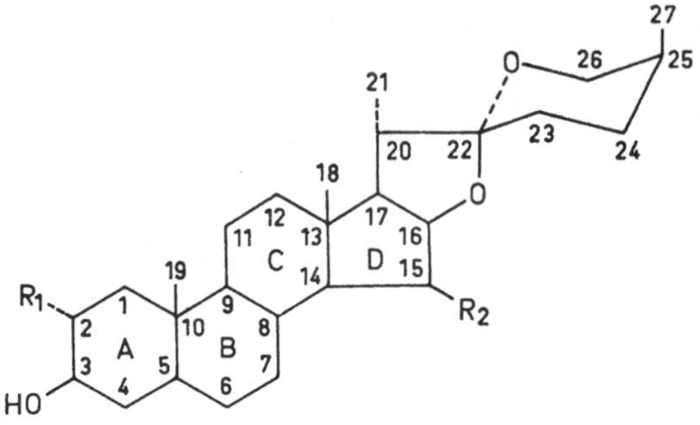

Sarsapogenin (R_1 = –H R_2 = –H 5β 25β)
Smilagenin (R_1 = –H R_2 = –H 5β 25α)
Tigogenin (R_1 = –H R_2 = –H 5α 25α)
Digitogenin (R_1 = –OH R_2 = –OH 5α 25α)
Gitogenin (R_1 = –OH R_2 = –H 5α 25α)

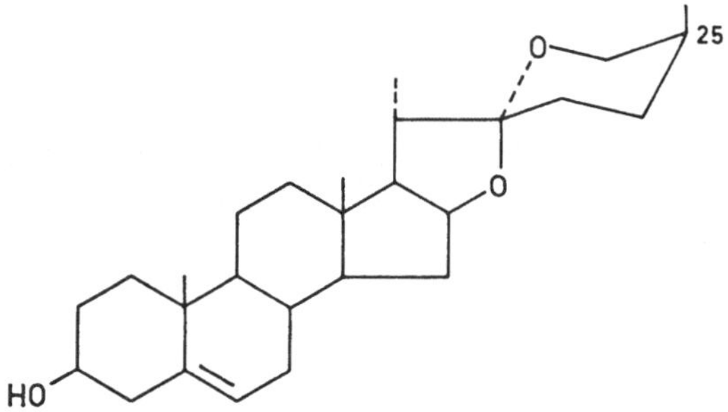

Diosgenin (25α) Yamogenin (25β)

Abb. 55. Steroidsapogenine

sche 1,5-Dimethylhexan-Seitenkette durch Halbketalbildung zwischen einer Hydroxylgruppe am C-16 und einer Oxogruppe am C-22 einen Furanring. Dieses Halbketal ist nur beständig, wenn die Hydroxylgruppe am C-26 blokkiert ist. Wird der bei den natürlichen Steroidsaponinen vom Furostan-Typ dort gebundene Glucoserest abgespalten, bildet sich spontan ein Ketal, das im vorliegenden Falle wegen seiner Spiro-Struktur als Spiroketal bezeichnet wird, d. h., ein Saponin oder Sapogenin vom Spirostan-Typ entsteht.

Befindet sich am C-25 eine Hydroxylgruppe, kann ein Ketal vom Spirofuran-Typ (Furanofurostanol-Typ) entstehen (z. B. beim Avenacosid A, einem Saponin aus den Karyopsen des Hafers). Spirofuranderivate lagern sich in 25-Hydroxyspirostanderivate um, sobald eine freie Hydroxylgruppe am C-26 vorhanden ist.

Fehlt eine Hydroxylgruppe am C-16, können Pyrostan-Derivate entstehen, die man als Lactole eines 22-Hydroxy-26-oxo-cholestanabkömmlings auffassen kann (z. B. das Polypodosaponin aus *Polypodium vulgare* L., dem Engelsüß).

Bei Seesternen kommen sehr toxische Steroidsaponine vor, bei denen die Seitenkette nur an C-23 eine Oxogruppe trägt, ein Ringschluß ist hier nicht möglich.

Die Steroidsapogenine vom Spirostan-Typ unterscheiden sich durch die unterschiedliche Konfiguration des C-Atoms 25. Bei axialer Stellung der Methylgruppe spricht man von normalen Saponinen oder Neosaponinen (25β-Reihe), bei äquatorialer Stellung von Isosaponinen (25α-Reihe). Beide isomere Formen kommen meistens nebeneinander in den Pflanzen vor.

Die Ringe A/B können trans- oder cis-verknüpft sein.

Steroidsaponine treten gehäuft in der Ordnung *Liliales* auf. In der Klasse der *Magnoliatae* (*Dicotyledonae*) wurden sie nur sporadisch gefunden (z. B. *Digitalis* und *Trigonella*).

Die Sapogenine der Steroidalkaloidsaponine sind stickstoffhaltige Abkömmlinge des Cholestans. Sie werden zusammen mit den Steroid-Alkaloiden behandelt (s. 27.6.5.2.).

Die Sapogenine der Triterpensaponine gehören bevorzugt dem Oleanan-Typ (β-Amyran-Typ) an, weniger häufig werden Vertreter des Ursan-Typs (α-Amyran-Typ), Lupan-Typs und des Dammaran-Typs gefunden (Abb. 56). Die Ringe A/B, B/C und C/D weisen trans-Verknüpfung

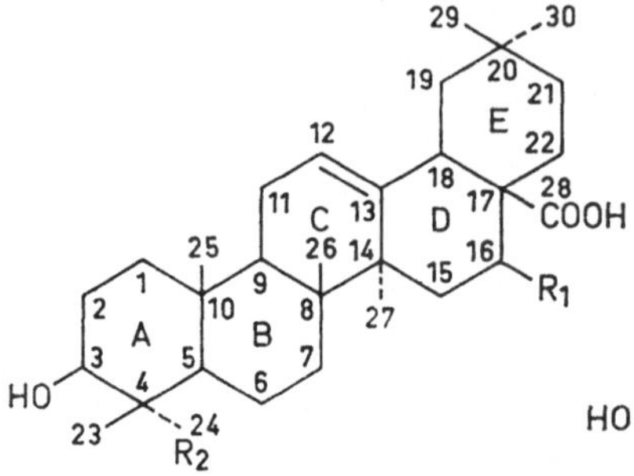

Oleanolsäure ($R_1 = -H$, $R_2 = -CH_3$)
Echinocystsäure ($R_1 = -OH$, $R_2 = -CH_3$)
Hederagenin ($R_1 = -H$, $R_2 = -CH_2OH$)
Gypsogenin ($R_1 = -H$, $R_2 = -CHO$)
Quillajasäure ($R_1 = -OH$, $R_2 = -CHO$)

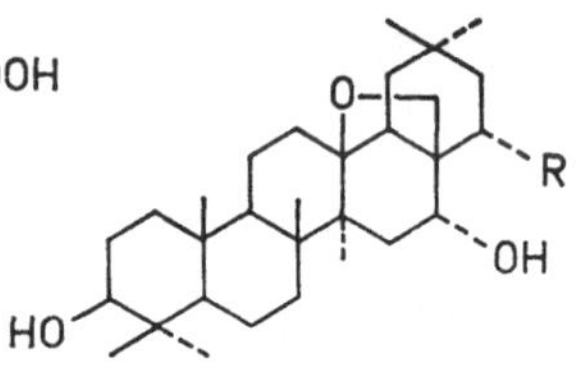

Protoprimulagenin A
($R = -H$)
Priverogenin B
($R = -OH$)

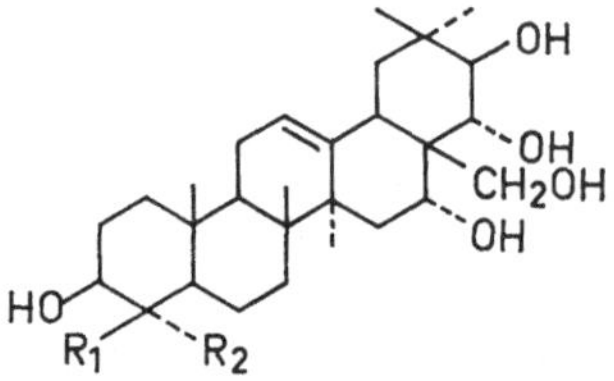

Protoaescigenin ($R_1 = -CH_2OH$, $R_2 = -CH_3$)
Barringtogenol C ($R_1 = -CH_3$, $R_2 = -CH_3$)
Theasapogenol A ($R_1 = -CH_3$, $R_2 = -CH_2OH$)

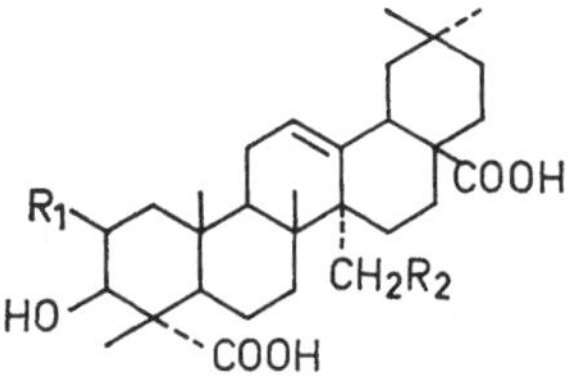

Presenegin ($R_1 = R_2 = -OH$)
Gypsogensäure
($R_1 = R_2 = -H$)
Medicagensäure
($R_1 = -OH$, $R_2 = -H$)

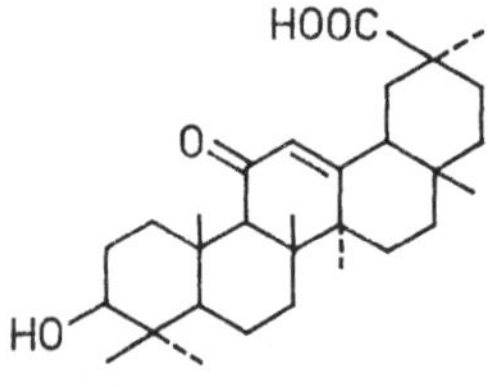

Glycyrrhetinsäure

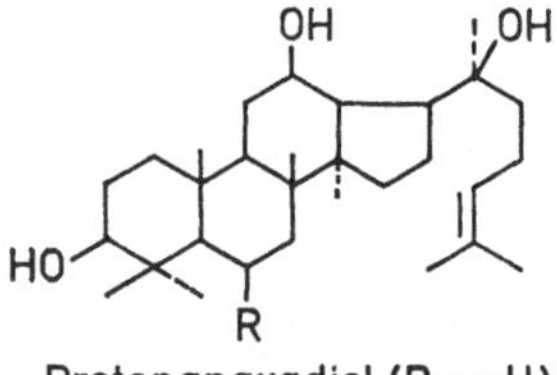

Protopanaxadiol ($R = -H$)
Protopanaxatriol ($R = -OH$)

Abb. 56. Triterpensapogenine

auf, die Ringe D/E sind beim Oleanan- und Ursan-Typ cis- und beim Lupan-Typ trans-verbunden. Im Gegensatz zu den Steroidsapogeninen können bei den Triterpensapogeninen die ringständigen Methylgruppen (bevorzugt die geminalen und die am C-17) zu Hydroxymethyl-, Aldehyd- oder Carboxylgruppen oxidiert sein. Die Hydroxylgruppen der Triterpensapogenine sind oft acyliert. Eine Doppelbindung bei Oleananabkömmlingen zwischen C-12 und C-13 wird häufig beobachtet. Triterpensaponine sind in der Klasse der *Magnoliatae* (*Dicotyledonae*) weit verbreitet.

Als Zuckerkomponenten der Saponine wurden die ubiquitären Monosaccharide D-Glucose, D-Galaktose, D-Fructose, D-Xylose, L-Arabinose, L-Rhamnose und L-Fucose, die Uronsäuren D-Glucuronsäure und D-Galakturonsäure und die nur sporadisch auftretende 6-Desoxy-D-glucose gefunden. Um die typischen Saponinmerkmale aufzuweisen, müssen Verbindungen mit sauren oder basischen Eigenschaften mindestens 3, neutrale Glykoside mindestens 2 Zuckerreste enthalten. Steroid- oder Triterpenglykoside mit weniger Zuckern bezeichnet man, da sie auf Grund ihrer geringen Wasserlöslichkeit der gegebenen Definition der Saponine nicht gehorchen, als Prosaponine. Oligoside, Saponine mit mehr als 4 Zuckerresten, sind häufig. Bis zu 11 Zuckerreste pro Saponin wurden gefunden. Tragen die Sapogenine 2 oder 3 Zuckerketten, spricht man im Gegensatz zu den „Einkettern" (Monodesmoside) von Bisdesmosiden („Zweiketter") oder Tridesmosiden („Dreiketter"). Die Zuckerketten sind häufig verzweigt und oft durch Pentosen terminiert. Eine Kette ist stets am Hydroxyl am C-3 angeheftet. Ein einzelner Zuckerrest findet sich bei den Steroidsapogeninen vom Furostan-Typ am C-26. Beim einzigen bisher bekannten Trisdesmosid Convallomarosid (aus *Convallaria majalis* L.) ist ein weiteres Disaccharid an einer Hydroxylgruppe am C-1 gebunden. Bei den Triterpensaponinen finden wir die 2. Zuckerkette fast stets acylglykosidisch an der Carboxylgruppe am C-28 angeknüpft (Abb. 57).

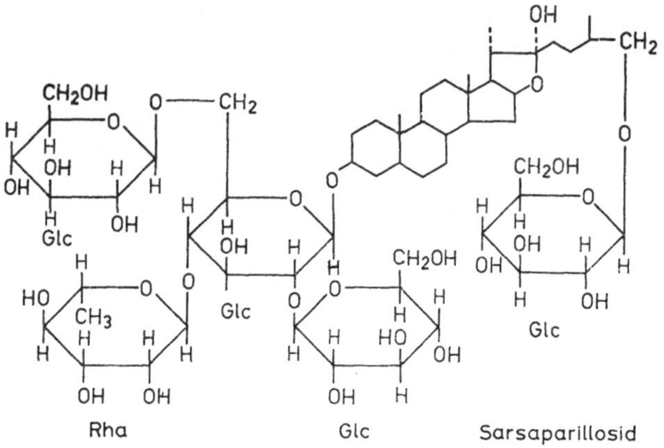

Sarsaparillosid
(bidesmosidisches
Steroidsaponin)

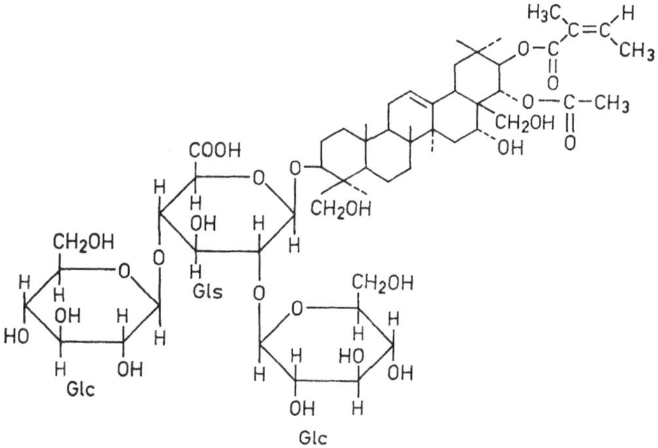

Hauptglykosid des ß-Aescins
(monodesmosidisches Triterpensaponin)

Abb. 57. Saponine

Saponine lösen sich in Wasser unter Mizellbildung. Mit abnehmender Polarität des Lösungsmittels nimmt ihre Löslichkeit ab. Sie bilden mit Sterolen und Proteinen Komplexe. Auf dieser Wechselwirkung beruht wahrscheinlich ihre Eigenschaft, Zellmembranen zu zerstören, die insbesondere in ihrer Fähigkeit zur Hämolyse sichtbar wird. Am stärksten hämolytisch wirksam sind Monodesmoside. Neutrale Bisdesmoside sind hämolytisch unwirksam, saure besitzen eine geringe Wirksamkeit. Verzweigungen in der Zuckerkette erhöhen die hämolytische Aktivität. Die wasserunlöslichen Sapogenine zeigen, wenn man sie durch Solubilisatoren in Lösung bringt, ebenfalls erhebliche hämolytische Wirkung. Die gleichen Mechanismen wie bei der Hämolyse dürften bei der hohen Toxizität der Saponine für Fische wirksam werden (Erhöhung der Permeabilität des Kiemenepithels und damit Ausschwemmung kleinmolekularer Blutbestandteile).

Zur Wertbestimmung der Drogen wird hauptsächlich die durch die Saponine bedingte Hämolyse ausgenutzt. Der Hämolytische Index (H.I.) einer Droge gibt die Zahl der ml einer Rinderblutverdünnung (meistens 1:50) an, die von 1 g Droge vollständig hämolysiert werden. Da die Empfindlichkeit der Erythrozyten gegenüber hämolytisch wirkenden Stoffen von sehr vielen Bedingungen abhängt, wird die Wirksamkeit des Drogenextraktes mit der der Lösung eines Standards verglichen (z. B. PH VI: Wirkung von 10 mg eines aus *Gypsophila paniculata* L. gewonnenen Standards = 1 Einheit). Den höchsten gemessenen H.I. hat mit 390000 das Cyclamin (aus den Knollen des Alpenveilchens, *Cyclamen europaeum* L., einer Primulacee). Seltener wird die Beeinflussung der Oberflächenspannung des Wassers durch Saponine oder die Toxizität für Fische zur Standardisierung herangezogen. Parallelität zwischen hämolytischer Aktivität, Oberflächenaktivität und Toxizität besteht nicht.

Saponine rufen auf der Schleimhaut des Menschen Reizerscheinungen hervor, die je nach Stärke und Ort der Einwirkung zu verstärkter Schleimabsonderung, Niesen,

Erbrechen, Diarrhoe usw. führen können. Die Reizung der Magenschleimhaut und die dadurch bedingte reflektorische Sekretionssteigerung der Bronchien ist wahrscheinlich neben einer direkten Verflüssigung von zähem Schleim in den oberen Bronchienabschnitten durch die oberflächenaktiven Saponine an der expektorierenden Wirkung der Saponindrogen beteiligt.

Die Resorption von erheblichen Saponinmengen nach peroraler Applikation ist nachgewiesen worden. Ob die diuretische Wirkung einiger Saponindrogen jedoch durch die resorbierten Saponine und die durch sie gehemmte $Na^{\cdot}$-Reabsorption (Aldosteronantagonismus?) in den Nierentubuli erzeugt wird oder ob die in den Drogen vorhandenen Flavonoide die Diurese bedingen, ist unklar.

Saponine besitzen zum Teil auch spezifische pharmakologische Eigenschaften. Aescin, Primulasaponine, α-Hederin, Theasaponin und einige andere sind antiexsudativ und antiphlogistisch wirksam. Diese Wirkung ist an die Intaktheit der Nebennierenrinde gebunden und besteht offenbar in einer Steigerung der Wirkung der Glucocorticoide (Hemmung des Abbaus der Corticosteroide in der Leber?), andere Autoren schreiben einigen Saponinen selbst den Nebennierenrindenhormonen ähnliche Effekte zu. Antiphlogistische Wirkung besitzen auch die Saponine des Süßholzes.

Bedeutend ist die antibiotische, sich auf Bakterien und besonders stark auf Pilze erstreckende Wirkung sehr vieler Saponine, die therapeutisch genutzt werden kann. Die fungistatische Wirkung, die auf Komplexbildung mit den Mycosterolen der Pilzzellmembran beruhen soll, dürfte ökologische Bedeutung besitzen (Infektionsabwehr der Pflanze). Von einigen Saponindrogen, z. B. Radix Sarsaparillae, Lignum Guajaci und Radix Ginseng wird angenommen, daß sie über eine Stoffwechselanregung zur Aktivierung von Heilungsprozessen und zur Leistungssteigerung führen.

Die therapeutische Anwendung erfolgt vorwiegend innerlich in Form von Extrakten oder Spezialitäten mit gereinigten Auszügen. Auch in der Galenik spielen Saponine als Emulgatoren oder zur Herstellung von Mundwässern oder Zahnpasten eine allerdings geringe Rolle. Die Aglyka einiger Steroidsaponine und Steroidalkaloidsaponine dienen als Rohstoffe bei der Halbsynthese von Steroidhormonen (besonders Diosgenin, aus *Dioscorea*-Arten, in Mexiko beheimatete Dioscoreaceen, Hecogenin (12-Oxotigogenin) aus *Agave sisalana* PERRINE, im tropischen Amerika beheimatete Agavacee, und Solasodin aus *Solanum xanthocarpum* SCHRAD. et WENDL., in Südostasien beheimatete, in Europa angebaute Solanacee).

8.3.1. Saponine als biogene Arzneistoffe

8.3.1.1. Saponindrogen als Expektorantia und Antitussiva

Die wesentlichsten Saponindrogen, die als Expektorantia benutzt werden, sind Radix Primulae, Radix Senegae und Radix Liquiritiae. Seltener werden Cortex Quillaiae und Radix Saponariae verwendet. Expektorierende und antitussive Wirkung wird Folia Hederae zugeschrieben.

Bei **Radix Primulae**, Primelwurzel, handelt es sich um die getrockneten Rhizome und Wurzeln der in Europa und Asien auf Wiesen vorkommenden Primulacee *Primula veris* L., Wiesenschlüsselblume, und der besonders in Wäldern und im Gebüsch wachsenden *Primula elatior* (L.) HILL., Waldschlüsselblume. Die Droge enthält 3—6% Saponine. Ihr hämolytischer Index liegt zwischen 1500 und 3000. Hauptaglykon ist das Protoprimulagenin A. Daneben wurden u. a. folgende Aglyka isoliert: Priverogenin A, Priverogenin A-16- oder -22-monoacetat, Priverogenin B, Priverogenin B-16- oder -22-monoacetat und Echinocystsäure. Neben den Saponinen kommen in den Wurzeln beider Arten Phenolglykoside (bevorzugt Primulaverin: 2-Hydroxy-5-methoxybenzoesäuremethylester-2-(6β-xylosido)-β-glucosid) in Konzentrationen bis zu 3% vor. Auch in den Kelchen der Blüten von *Primula veris*, **Flores Primulae**, die bisweilen ebenfalls als Expektorans eingesetzt werden, ist etwa 2% Saponin enthalten.

Radix Senegae, Senegawurzel (H.I. 2000—4000), stammt von der in lichten Wäldern Nordamerikas heimischen, annähernd 40 cm hoch werdenden Staude *Polygala senega* L. (*Polygalaceae/Polygalales*). Die Droge enthält 10% Saponine mit dem Aglykon Presenegenin.

Eine sehr vielseitig verwendete und interessante Droge ist **Radix Liquiritiae,** Süßholzwurzel. Es handelt sich um die getrockneten Wurzeln und die unterirdischen, oft viele Meter lang werdenden Ausläufer von *Glycyrrhiza glabra* L. (*Fabaceae/Fabales*), einer 1—1,7 m hohen Staude. Von der Art existieren mehrere Varietäten: *var. glandulifera* Reg. et Herd. (auch als eigene Art *G. glandulifera* W. et K. beschrieben), Heimat Südosteuropa und Kleinasien, besonders in der UdSSR aus Wildvorkommen gesammelt (Uralgebiet) oder angebaut (Wolgadelta), geschält im Handel; *var. typica* Reg. et Herd., Heimat Südeuropa und Kaukasusgebiet bis Nordiran, Anbau in Spanien, Italien, Griechenland, Frankreich, ungeschält im Handel; *var. pallida* Boiss. und *var. violacea* Boiss., beide im Euphratgebiet heimisch, von geringer Bedeutung.

Der wichtigste Inhaltsstoff der Droge ist die stark süß schmeckende, kaum hämolytisch wirksame Glycyrrhizinsäure. Der Gehalt beträgt etwa 3—9% (AB 2/DDR fordert 3,0—5,5%). Aglykon dieses Saponins ist die Glycyrrhetinsäure, Zuckerkomponenten sind 2 Mol Glucuronsäure. Daneben kommen in geringen Mengen auch andere Saponine vor (17 weitere sind bekannt). Andere bemerkenswerte Inhaltsstoffe sind die die gelbe Farbe der Droge bedingenden Flavon- (mit den Aglyka Liquiritigenin, dessen Chalkon Isoliquiritigenin, Glabranin) und Isoflavonglykoside (Aglykon Formononetin), sowie Oxycumarine (Umbelliferon, Herniarin). Die östrogene Wirksamkeit von Radix Liquiritiae wird dem Stigmasterol und β-Sitosterol zugeschrieben. Für die adrenocorticomimetische Wirkung wird die Glycyrrhizinsäure verantwortlich gemacht.

Zur Bereitung von **Extractum Liquiritiae**, Süßholztrockenextrakt (nach AB 2/DDR 9,0–12,0% Glycyrrhizinsäuregehalt), oder **Extractum Liquiritiae spissum** (Succus Liquiritiae), Dickflüssiger Süßholzextrakt (nach AB 2/DDR 9,0–12,0% Glycyrrhizinsäure im Trockengewicht), wird die Droge am günstigsten bei 40 °C mit Wasser extrahiert und der erhaltene Extrakt im Vakuum eingedampft bzw. eingeengt.

Süßholz dient als Expektorans, Geschmackskorrigens, Spasmolytikum bei Spasmen des Magen-Darm-Traktes und als Mittel zur Behandlung von Magengeschwüren. Für die spasmolytische Wirkung sollen das freie Isoliquiritigenin und Liquiritigenin (bei der Extraktion gebildet) verantwortlich sein. Die günstige Wirkung auf Magengeschwüre ist auf den adrenocorticomimetischen Effekt der Glycyrrhizinsäure zurückzuführen. Als Nebenwirkung treten, wie bei Überdosierung von Mineralcorticoiden, Natriumionenretention, erhöhte Kaliumionenausscheidung und Ödeme auf.

Cortex Quillaiae, Seifenrinde, Panamaholz (H.I. 2500 bis 6000), ist die von Kork und der Außenrinde befreite Rinde von Stämmen und Ästen von *Quillaia saponaria* Mol. (*Rosaceae*/*Rosales*), einem in Südamerika (Chile, Peru, Bolivien) heimischen, bis 18 m hohen, immergrünen Baum. Die Seifenrinde enthält bis 10% Saponine, aus denen das Aglykon Quillaiasäure isoliert wurde, weitere Aglyka unbekannter Struktur kommen vor. Sie wird heute kaum noch als Expektorans, sondern vorwiegend als Emulgator für äußerlich anzuwendende Arzneimittel sowie als Zusatz zu Zahnpasten, Mundwässern und Kopfwaschmitteln verwendet.

Auch die Wurzeln sehr vieler *Caryophyllaceae* sind saponinhaltig. Aglyka dieser Saponine sind vor allem Gypsogenin und Gypsogensäure. Die Wurzel des bei uns heimischen Echten Seifenkrautes, *Saponaria officinalis* L., **Radix Saponariae** (rubrae), wird noch bisweilen als

Expektorans verwendet. Die Weiße Seifenwurzel, **Radix Saponariae albae**, die von verschiedenen *Gypsophila*-Arten (*G. paniculata* L., *G. arrostii* Guss.) gewonnen wird, enthält bis zu 20% Saponine und dient zur Herstellung von Saponinpräparaten (Saponinum album) für technische Zwecke.

Folia Hederae, Efeublätter, vom Efeu, *Hedera helix* L. (*Araliaceae/Araliales*) stammend, enthalten etwa 5% Saponine, hauptsächlich aus Hederasaponin C (bis 4%) und Hederasaponin B bestehend. Das bisdesmosidische Triterpensaponin Hederasaponin C (H.I. 400) kann leicht in das monodesmosidische α-Hederin (H.I. 150000, Aglykon Hederagenin) übergehen. Hederasaponin B (Aglykon Oleanolsäure) liefert das monodesmosidische β-Hederin. Efeublätter wirken nicht nur expektorierend, sondern auch antispasmodisch. Sie werden deshalb bevorzugt bei Reiz- und Keuchhusten angewendet. α-Hederin (nicht das Hederasaponin C) besitzt antiödematische Wirkung.

8.3.1.2. Saponindrogen als Diuretika

Diuretisch wirksame Saponindrogen sind häufig Bestandteile von Blasen- und Nieren- sowie harntreibenden Teespezialitäten. Insbesondere werden für diese Zwecke eingesetzt Folia Betulae, Herba Equiseti, Herba Herniariae, seltener auch Herba Virgaureae, Herba Violae tricoloris und Rhizoma Graminis.

Folia Betulae, Birkenblätter, stammen von *Betula pendula* Foth., der Hängebirke, die trockene Standorte bevorzugt, und *Betula pubescens* Ehrh. (*Betulaceae/Fagales*), der Moorbirke, die besonders an feuchten Standorten vorkommt. Die Droge enthält Saponine (?), etwa 2% Flavonylglykoside (besonders Hyperosid, 1,6%, daneben u. a. Myricetin-3-galaktosid) sowie geringe Mengen ätherischen Öls.

Bei **Herba Equiseti**, Schachtelhalmkraut (H.I. etwa 200), handelt es sich um die sterilen Sprosse des auf Äckern und Ödland häufigen Ackerschachtelhalms, *Equisetum arvense* L. (*Equisetaceae/Equisetales*). Die Droge enthält bis zu 10% z. T. lösliche Kieselsäure, 5% eines nur sehr wenig hämolytisch aktiven Saponins unbekannter Struktur (Equisetonin, H.I. 660), Flavonglykoside (Aglyka Quercetin, Luteolin, Kämpferol) und Spuren von Alkaloiden (u. a. Nicotin).

Herba Herniariae, Bruchkraut (H.I. 2000–3000), ist das getrocknete Kraut von *Herniaria glabra* L. (*Caryophyllaceae/Caryophyllales*), einer in Europa, Nordafrika und Vorderasien verbreiteten, kleinen, niederliegenden Pflanze. Seltener wird die Droge auch von *Herniaria hirsuta* L., einer Pflanze des Mittelmeergebietes, die im Norden Mitteleuropas nur vereinzelt vorkommt, gewonnen. Sie enthält etwa 3% Saponin (Aglykon Medicagensäure), Oxycumarine (Herniarin, Umbelliferon) sowie etwa 1,8% Flavonglykoside (1,4% Hyperosid, daneben weitere Quercetin- und Isorhamnetinglykoside).

Nur noch sehr selten werden verwendet **Herba Virgaureae**, Goldrutenkraut (H.I. 3000, von der bei uns heimischen Gemeinen Goldrute, *Solidago virgaurea* L., *Asteraceae/Asterales*, Aglyka Oleanolsäure, Polygalasäure, Bayogenin), **Herba Violae tricoloris**, Stiefmütterchenkraut (von dem bei uns häufigen Ackerstiefmütterchen, *Viola tricolor* L., *Violaceae/Violales*), und **Rhizoma Graminis**, Queckenwurzelstock, Schließgraswurzel (von der bei uns weit verbreiteten Gemeinen Quecke, *Agropyron repens* (L.) P. B., *Poaceae/Poales*).

8.3.1.3. Saponindrogen als Antiexsudative

Antiexsudative Wirksamkeit ist in mehr oder weniger starkem Maße bei allen Saponinen vorhanden. Therapeutisch eingesetzt werden können jedoch nur solche, die bei guter antiexsudativer Wirksamkeit nur geringe Toxizität besitzen. Das sind Aescin aus den Samen der Roßkastanie und das Theasaponin aus den Samen von *Camellia sinensis* (L.) O. Kuntze, dem Teestrauch (Aglyka Barringtogenol C, Theasapogenol A, Camelliagenin C, Dihydropriverogenin A und Theasapogenol E). In der Praxis wird bisher nur das erstere verwendet.

Aescin ist ein Saponingemisch (Aglyka Protoaescigenin und Barringtogenol C), das in **Semen Hippocastani**, Roßkastaniensamen, in Konzentrationen von 2,0—10,0% (AB 2/DDR fordert 4,5—6,5% Triterpenglykoside) enthalten ist. Die Roßkastanie, *Aesculus hippocastanum* L. (*Hippocastanaceae/Sapindales*), ist ein in den Balkanländern und im vorderen Orient heimischer und bei uns durch Anbau verbreiteter Baum. Die Chemie des Aescins ist gut untersucht. Die Saponine sind Monodesmoside. Die beiden Aglyka tragen am Hydroxyl am C-3 einen β-Glucuronsäurerest, an dem in Stellung 2 und 4 je ein Glucoserest bzw. ein Glucose- und ein Xylose- oder Galaktoserest gebunden sein kann. Die Hydroxylgruppe am C-21 ist mit Tiglin-, Angelica-, α-Methylbutter- oder Isobuttersäure verestert. Die Saponine der schwer löslichen, stark hämolytisch wirksamen β-Aescinfraktion tragen am Hydroxyl am C-22, die der gut wasserlöslichen, wenig hämolytisch wirksamen Kryptoaescinfraktion am Hydroxyl am C-28, einen Essigsäurerest. Durch Transacylierung stehen sie im Gleichgewicht. Das gut wasserlösliche, mäßig hämolytisch wirksame Gleichgewichtsgemisch wird als α-Aescinfraktion bezeichnet. Insgesamt sind etwa 30 Einzelsaponine in den Samen enthalten. Geringe Mengen Flavonglykoside (etwa 0,15%, Aglyka Quercetin und Kämpferol) kommen ebenfalls vor. Therapeutisch werden Extrakte aus der Droge oder Aescin eingesetzt. Indikationen sind Ödeme und Hämatome, Varizen, Hämorrhoiden, Thrombophlebitiden und Ulcus cruris.

8.3.1.4. *Saponindrogen mit stoffwechselstimulierenden Effekten*

Zu dieser Gruppe muß in erster Linie Radix Ginseng gerechnet werden. Radix Sarsaparillae, Sarsaparille, von *Smilax*-Arten Mittelamerikas (*Liliaceae/Liliales*) stammend, die ein Steroidsaponingemisch (Aglyka Sarsapogenin und Smilagenin) enthält und Lignum Guajaci, Guajakholz, von *Guajacum sanctum* L. und *G. officinale* L. (*Zygophyllaceae/Geraniales*), an der Nordküste Südamerikas und auf den Westindischen Inseln beheimateten Bäumen, in dem Triterpensaponine (Aglykon Oleanolsäure) vorkommen, wurden früher zur Stoffwechselanregung mit dem Ziel der Aktivierung von Heilungsprozessen, z. B. bei chronischen Hautkrankheiten oder rheumatischen Leiden, verwendet. Heute werden sie nur noch selten eingesetzt.

Radix Ginseng, Ginsengwurzel, stammt von *Panax ginseng* C. A. Meyer (*Araliaceae/Araliales*), einer an schattigen Standorten in Nordkorea und Nordostchina vorkommenden, kleinen Staude. Dort, in Südkorea und in der UdSSR, wird sie auch angebaut. Eine Ernte der Wurzel ist erst nach 6—8 Jahren möglich. Aus Japan und Kanada kommen auch andere *Panax*-Arten in den Handel, die als Verfälschungen zu betrachten sind. Bisher sind 8 Aglyka der Saponine bekannt, die durchweg zu den Triterpenen vom Dammaran-Typ gehören (z. B. Protopanaxadiol und Protopanaxatriol). Die Saponine (Panaxoside oder Ginsenoside genannt) sind vorwiegend Bisdesmoside. Sie führen im Tierversuch nach einer Latenzzeit von einigen Tagen zu einer langanhaltenden Steigerung der physischen und psychischen Leistung, gleichzeitig haben sie Antistreß-Wirkung. Als Angriffspunkt wird eine Stimulierung der Proteinsynthese (Erhöhung der Zahl der membrangebundenen Ribosomen und der RNS-Synthese in der Leber beobachtet) vermutet. Ginseng-Präparate werden als Geriatrikum und Sexualtonikum benutzt.

9. Phenylpropanderivate und ihre Abbauprodukte

9.1. *Chemie und Terminologie*

Unter Phenylpropankörpern versteht man eine Gruppe von Stoffen, deren Kohlenstoffskelett aus einem Benzolring, der mit einem n-Propylrest substituiert ist, besteht. Die Phenylpropankörper kann man nach der Struktur der Propanseitenkette einteilen in (Abb. 58):

- Phenylaminopropionsäuren
- Phenylacrylsäuren
- Cumarine (Lactone von o-Hydroxyphenylacrylsäuren)
- Phenylacroleine
- Phenylallylalkohole
- Phenylpropene
- Lignane (Dimere aus β,β'-verknüpften Phenylpropanderivaten)
- Lignine (Polymere von Phenylallylalkoholen).

Die Phenylaminopropionsäuren L-Phenylalanin und L-Tyrosin sind als proteinogene Aminosäuren (s. 18.1.), als Präkursoren der Hormone vom Catecholamin-Typ (s. 21.), als Bausteine einer großen Anzahl von Alkaloiden (s. 27.6.1.) und als Vorstufen der stickstofffreien Phenylpropanderivate von Bedeutung. Wirksame Bestandteile von Arzneimitteln (wenn man von Aminosäuregemischen in Infusionslösungen absieht) sind sie jedoch nicht. Sie werden daher an dieser Stelle nicht behandelt.

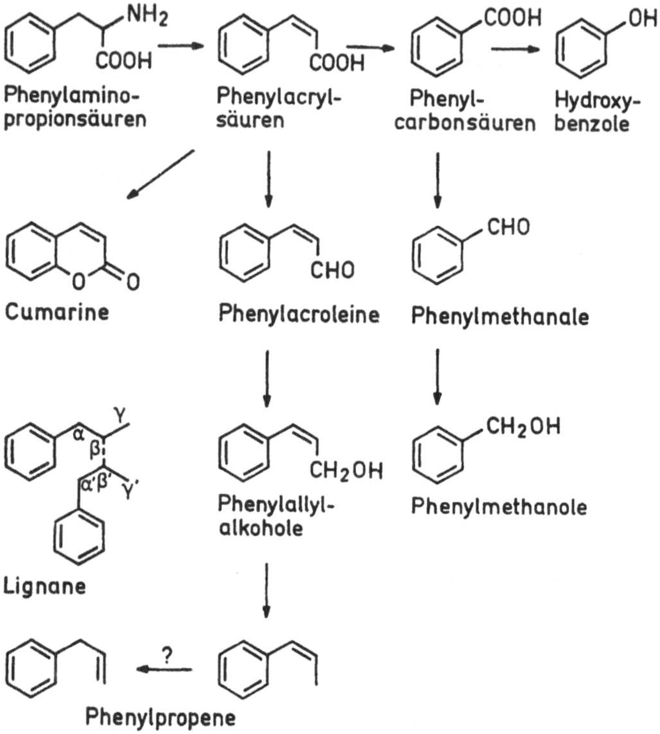

Abb. 58. Biogenetische Beziehungen der Phenylpropanderivate und ihrer Abbauprodukte

9.2. *Stoffwechsel*

Die Biogenese der Phenylpropanderivate (Abb. 59) erfolgt aus D-Erythrose-4-phosphat und 2 Molekülen Phosphoenolpyruvat. Die Bausteine entstammen dem Kohlenhydratabbau oder dem Photosynthesezyklus. Durch Kondensation der Tetrose mit einem Molekül Phosphoenolpyruvat entsteht zunächst ein 7-C-Körper, aus dem durch Ringschluß eine hydroaromatische Ver-

D-Erythrose-4-phosphat + Phosphoenolpyruvat → ($-$ Ⓟ) 3-Desoxy-D-arabino-heptulonsäure-7-phosphat → ($-$ Ⓟ) 5-Dehydrochinasäure → ($-H_2O$) 5-Dehydroshikimisäure → ($+2H$)

Shikimisäure → ($+ATP$, $-ADP$) Shikimisäure-5-phosphat → (+ Phosphoenolpyruvat) 3-Enolpyruvylshikimisäure-5-phosphat → ($-$ Ⓟ)

Chorisminsäure → Prephensäure → ($-CO_2$, $-2H$) p-Hydroxyphenylbrenztraubensäure

Chorisminsäure → ($+R-NH_2$, $-R$) → ($-$ Pyruvat) → Anthranilsäure; p-Aminobenzoesäure

Prephensäure → ($-CO_2$, $-H_2O$) Phenylbrenztraubensäure → ($+R-NH_2$, $-R$) Phenylalanin → ($+O$) Tyrosin

p-Hydroxyphenylbrenztraubensäure → ($-R$, $+R-NH_2$) Tyrosin

Phenylalanin → ($-NH_3$) Zimtsäure

Tyrosin → ($-NH_3$) p-Cumarsäure

Abb. 59. Biogenese der Phenylpropankörper

bindung hervorgeht. Durch weitere Reaktionsschritte, wobei ein zweites Molekül Phosphoenolbrenztraubensäure angelagert wird, kommt es zur Entstehung der Chorisminsäure. Diese Verbindung kann je nach Stoffwechselsteuerung u. a. in Prephensäure, in Anthranilsäure oder p-Aminobenzoesäure übergehen. Prephensäure ist der Ausgangspunkt für die Biogenese von L-Phenylalanin und L-Tyrosin; Anthranilsäure ist ein Baustein des L-Tryptophans und einer Reihe von Chinolinalkaloiden; p-Aminobenzoesäure ist Bestandteil der Folsäure. Die intermediär auftretende Shikimisäure kann als Präkursor einer Anzahl von Naphthalin- und Anthracenderivaten dienen. L-Phenylalanin und L-Tyrosin sind Muttersubstanzen aller stickstofffreien Phenylpropanderivate. L-Phenylalanin kann mit Hilfe des in Pflanzen vorkommenden Enzyms Phenylalanin-ammonium-lyase (EC 4.3.1.5.) in Zimtsäure und Ammoniak zerlegt werden. Einige Pflanzen können L-Tyrosin zu p-Cumarsäure desaminieren.

Zimtsäure und p-Cumarsäure können zu Kaffeesäure hydroxyliert werden. Diese wiederum kann zu Ferulasäure methyliert und weiter über 5-Hydroxyferulasäure in Sinapinsäure umgewandelt werden (Abb. 60). Durch Hydroxylierung der trans-Zimtsäure und ihrer Derivate in ortho-Stellung entsteht trans-o-Hydroxyzimtsäure (o-Cumarsäure), aus der weitere trans-o-Hydroxyzimtsäurederivate gebildet werden. Nach Isomerisierung zu den entsprechenden cis-Zimtsäureabkömmlingen gehen diese spontan in Lactone, die sogenannten Cumarine, über (Abb. 61).

Die Phenylacrylsäuren können über die Phenylacroleinderivate zu Phenylallylalkoholen reduziert werden. Dabei entsteht aus p-Cumarsäure der p-Cumarylalkohol, aus Ferulasäure der Coniferylalkohol und aus Sinapinsäure der Sinapylalkohol (Abb. 67).

Über die Biogenese der Phenylpropene ist wenig bekannt. Es ist jedoch wahrscheinlich, daß sie aus den Phenylallylalkoholen durch Reduktion gebildet werden.

Nach neueren Untersuchungen wird dieser Weg nur bei den Phenylpropenylderivaten beschritten. Bei den Phenylallylabkömmlingen soll die Carboxylgruppe der Phenylacrylsäuren durch ein Extrakohlenstoffatom ersetzt werden.

Aus den Phenylacrylsäuren können durch Kettenverkürzung durch β-Oxidation Phenylcarbonsäuren entstehen. So wird beispielsweise aus Zimtsäure Benzoesäure, aus p-Cumarsäure p-Hydroxybenzoesäure, aus o-Cumarsäure Salicylsäure, aus Kaffeesäure Protocatechusäure, aus Ferulasäure Vanillinsäure, aus Sinapinsäure Syringinsäure und aus 3,4,5-Trihydroxyzimtsäure Gallussäure gebildet (Abb. 70). Einige Phenylcarbonsäuren können auch aus Vorläufern der Phenylpropankörper hervorgehen. So entsteht p-Hydroxybenzoesäure auch aus Chorisminsäure, Gallussäure durch Dehydrierung und Protocatechusäure durch Dehydratisierung aus Dehydroshikimisäure.

Die Phenylcarbonsäuren können durch Reduktion in die entsprechenden Aldehyde oder Alkohole umgewandelt werden.

Beim Abbau der Phenylcarbonsäuren durch oxidative Decarboxylierung treten Phenole als Reaktionsprodukte auf. Aus p-Hydroxybenzoesäure wird beispielsweise Hydrochinon gebildet, das mit Hilfe von UDPG in das Hydrochinon-β-D-glucopyranosid, das Arbutin, umgewandelt wird.

9.3. Phenylpropanderivate als biogene Arzneistoffe

9.3.1. Phenylacrylsäuren

Phenylacrylsäuren sind im Pflanzenreich weit verbreitet (Abb. 60). Sie kommen frei, vorwiegend jedoch in Form ihrer Ester, Glykoside oder Acylglykoside vor. Größere Mengen von Phenylacrylsäureestern enthalten die Harze (s. 17.).

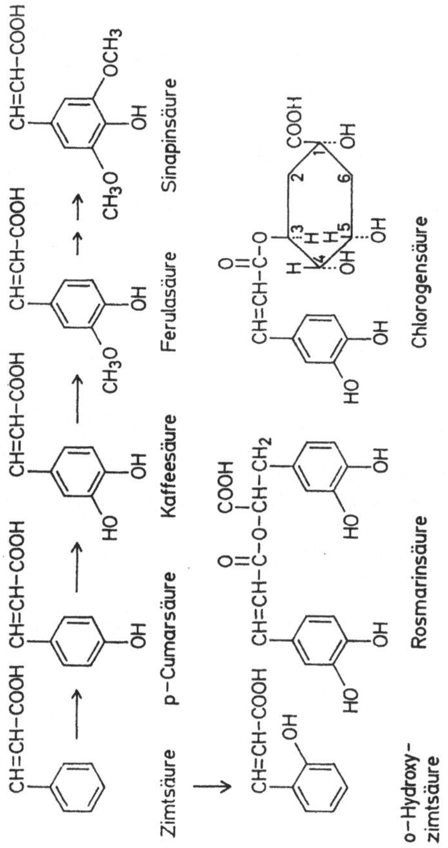

Zimtsäure → p-Cumarsäure → Kaffeesäure → Ferulasäure → Sinapinsäure

Zimtsäure → o-Hydroxyzimtsäure

Rosmarinsäure

Chlorogensäure

Abb. 60. Phenylacrylsäuren

Häufig gefunden werden Ester von Phenylacrylsäuren mit Chinasäure. Hier ist an erster Stelle die Chlorogensäure (3-Coffeoylchinasäure) zu nennen, die allein oder begleitet von Isomeren (4-Coffeoylchinasäure, 5-Coffeoylchinasäure = Neochlorogensäure) und Dicoffeoylchinasäuren (3,4-, 3,5- und 4,5-Dicoffeoylchinasäure = „Isochlorogensäuren") in pflanzlichem Material enthalten sein kann. 1,4-Dicoffeoylchinasäure (Cynarin) und 2,3-Dicoffeoylweinsäure (Chicoréesäure) sind Bestandteile einiger Asteraceen. Da Coffeoylchinasäuren eine choleretische Wirksamkeit zugeschrieben wird, ist Cynarin vermutlich an der choleretischen Wirkung von **Folia Cynarae** beteiligt (s. S. 281).

Auch esterartig verknüpfte Dimere von Phenylacrylsäuren kommen bei Pflanzen vor. Rosmarinsäure (Coffeoyl-2-hydroxydihydrokaffeesäure) ist ein Inhaltsstoff sehr vieler *Lamiaceae* (Labiatengerbstoff). Sie ist ein gutes Antioxydans und ist vermutlich neben der Carnosolsäure für die konservierenden Eigenschaften von Gewürzdrogen aus der Familie der *Lamiaceae* für Fleisch und Fett verantwortlich.

9.3.2. *Cumarinderivate*

Cumarinderivate (Lactone der cis-o-Hydroxyzimtsäure und ihrer Abkömmlinge) sind im Pflanzenreich weit verbreitet. Neben dem unsubstituierten Cumarin sind Hydroxycumarine, Furanocumarine und Pyranocumarine von Interesse.

9.3.2.1. *Cumarin*

Cumarin kommt frei in einigen ätherischen Ölen vor. Hauptsächlich wird es jedoch durch postmortale Spaltung von Melilotosid, einem β-Glucosid der o-Hydroxyzimtsäure, gebildet (Abb. 61). Melilotosid ist im Pflanzenreich weit verbreitet. Besonders gehäuft tritt es bei *Poaceae* und

Fabaceae auf. Reich an Cumarin sind daher z. B. die getrockneten Pflanzenteile des Gemeinen Ruchgrases (*Anthoxanthum odoratum* L.), des Duft-Mariengrases (*Hierochloe odorata* (L.) P.B.), vieler Klee-Arten (z. B. *Trifolium pratense* L.) sowie des Echten und des Weißen Steinklees (*Melilotus officinalis* (L.) PALLAS und *M. alba* MED.). Bis zu 10% ist in den Tonkabohnen, den fermentierten Samen der Fabaceen *Dipterix odorata* WILLD. und *D. oppositifolia* WILLD. (in Nordbrasilien beheimatete Bäume), enthalten. Auch im getrockneten Kraut des Waldmeister, *Galium odoratum* (L.) SCOP., einer Rubiacee, kommt es vor.

Abb. 61. Bildung des Cumarins

Cumarin besitzt spasmolytische, zentral-sedative und narkotische Wirkung. Auch antiphlogistische, antiödematische und lymphokinetische Effekte werden ihm zugeschrieben. Wegen der relativ hohen Toxizität werden diese Eigenschaften jedoch nicht für therapeutische Zwecke genutzt. Man verwendet es lediglich als Geruchskorrigens, z. B. in Arzneibädern. Für diese Zwecke wird es synthetisch hergestellt. Darüber hinaus ist es von toxikologischem Interesse. Nach reichlichem Genuß cumarinhaltiger Getränke oder bei längerem Aufenthalt in der Nähe von stark duftendem Heu kommt es zu Benommenheit und Kopfschmerzen. Große Dosen sollen bei Dauergebrauch zu Leberschäden führen. In einigen Ländern ist daher sein Einsatz als Geschmackskorrigens verboten.

Eine pharmakologisch sehr interessante Verbindung ist das **Dicumarol** (Abb. 62). Es entsteht, vermutlich durch bakterielle Einwirkung, in feucht gelagertem Heu.

Es ist ein kompetetiver Antagonist des Vitamin K in der Leber, hemmt damit die Synthese des Prothrombins und einiger weiterer Gerinnungsfaktoren, wirkt somit als Antikoagulans. Hämorrhagien bei Weidetieren führten zu seiner Entdeckung.

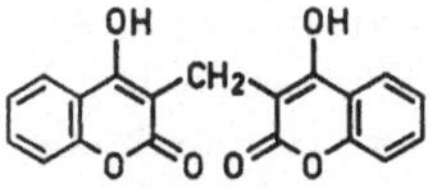

OH OH
CH_2
O O O O
Dicumarol

Abb. 62

9.3.2.2. *Hydroxycumarine*

Hydroxycumarine, Methoxycumarine, andere Alkoxycumarine und ihre Glykoside (Abb. 63) kommen in einer großen Anzahl von Drogen vor.

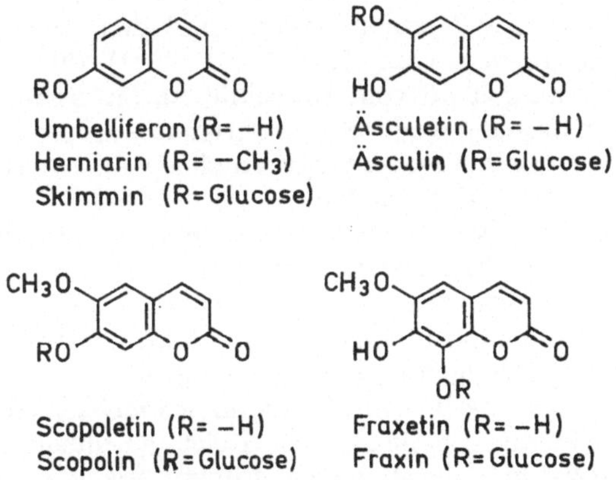

RO O O
Umbelliferon (R= –H)
Herniarin (R= $-CH_3$)
Skimmin (R=Glucose)

RO
HO O O
Äsculetin (R= –H)
Äsculin (R=Glucose)

CH_3O
RO O O
Scopoletin (R= –H)
Scopolin (R=Glucose)

CH_3O
HO O O
OR
Fraxetin (R= –H)
Fraxin (R=Glucose)

Abb. 63. Hydroxycumarine

Einige von ihnen sollen spasmolytisch (Scopoletin, Umbelliferon), diuretisch (Fraxin) oder antibiotisch (Herniarin, Aesculin, Daphnetin = 7,8-Dihydroxycumarin) wirksam sein. Da Hydroxycumarine in infizierten Pflanzen verstärkt gebildet werden, stehen sie möglicherweise im Dienste der Infektionsabwehr.

Aesculin, das in der Zweigrinde der Roßkastanie (*Aesculus hippocastanum* L., *Hippocastanaceae/Sapindales*) enthalten ist, steigert die Resistenz der Wände der Blutgefäße und setzt die pathologisch erhöhte Durchlässigkeit der Kapillarwände herab (Vitamin-P-Effekt). Es wird bei Varizen, Hämorrhoiden, Hämorrhagie und ähnlichen Erkrankungen angewendet. Wegen seiner Eigenschaft, die hautschädigenden UV-Strahlen zu absorbieren, dient es als Zusatz zu Lichtschutzsalben.

9.3.2.3. Furanocumarine

Furanocumarine (Furocumarine) sind Cumarinderivate mit einem ankondensierten Furanring. Je nach Lage des Ringes unterscheidet man den Psoralen-Typ (Furanring in Stellung 6,7 ankondensiert) und den Angelicin-Typ (Furanring in Stellung 7,8 ankondensiert). Ihre Biogenese erfolgt ausgehend vom Umbelliferon, an dessen Benzolring in Stellung 6 oder 8 ein „aktiviertes Isoprenmolekül" (vermutlich Δ^3-Isopentenylpyrophosphat = IPP), angefügt wird. Das gebildete Zwischenprodukt kann entweder in Pyranocumarine oder Furanocumarine übergehen (Abb. 64). Der von der Biogenese stammende, dem Sauerstoffatom des Furanringes benachbarte Isopropylrest wird nachträglich abgespalten, dann erfolgen weitere Hydroxylierungen und Methylierungen.

Furanocumarine (Abb. 65) kommen meistens frei, nicht glykosidisch gebunden, vor. Reich an ihnen sind die *Apiaceae* und die *Rutaceae*. Einige, besonders **Psoralen** (aus den Samen von *Psoralea coryfolia* L. und *Coronilla glauca* L., *Fabaceae/Fabales*), **Xanthotoxin** (aus den Früchten von *Ammi maius* L. und *Pastinaca sativa* L. *Apiaceae/Araliales*) oder **Bergapten** (aus den Fruchtschalen der Bergamotte, *Citrus aurantium* L. *subspec.*

bergamia (RISSO et POIT.) ENGL., *Rutaceae/Rutales*), sind percutan oder peroral appliziert in der Lage, die Empfindlichkeit der Haut gegenüber dem UV-Anteil des Sonnenlichts stark zu erhöhen. Sie werden deshalb zur Behandlung von Vitiligo verwendet. Furanocumarine sind auch

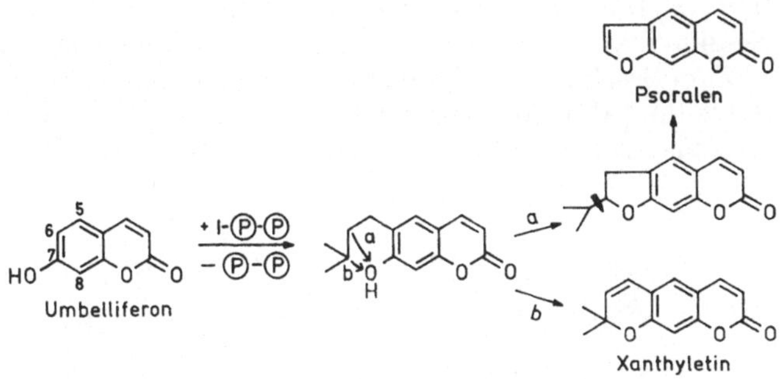

Abb. 64. Biogenese von Furanocumarinen und Pyranocumarinen

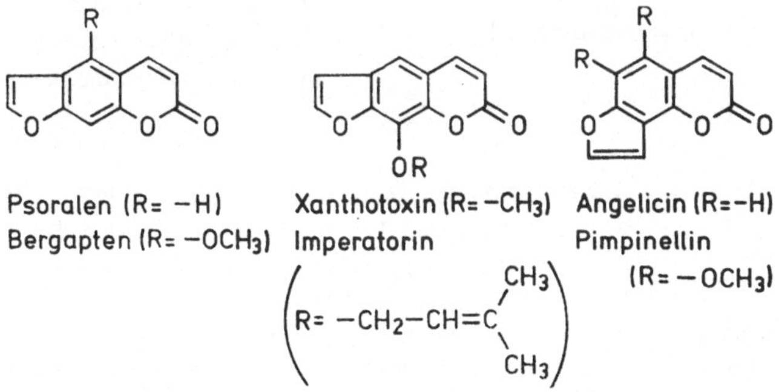

Abb. 65. Furanocumarine

für die sogenannte Wiesendermatitis (Erythembildung nach Sonnenbestrahlung an Hautpartien, die mit furocumarinhaltigen Pflanzen in Berührung gekommen sind) verantwortlich.

9.3.2.4. Pyranocumarine

Pyranocumarine sind Cumarinderivate mit einem ankondensierten Pyranring. Je nach Lage dieses Pyranringes unterscheidet man den Xanthyletin-Typ (Pyranring in Stellung 6,7 ankondensiert), den Alloxanthyletin-Typ (Pyranring in Stellung 5,6 ankondensiert) und den Seselin-Typ (Pyranring in Stellung 7,8 ankondensiert).

Zum Seselin-Typ gehören die Visnagane (Khellalactone) **Visnadin** (Abb. 66), Samidin und Dihydrosamidin, die in **Fructus Ammi visnagae**, den Früchten des Echten

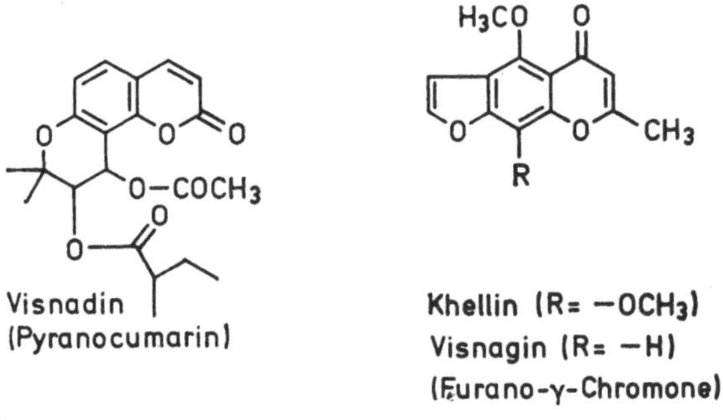

Abb. 66.

Ammei, *Ammi visnaga* (L.) LAM., vorkommen. Diese Pflanze ist eine am östlichen Mittelmeer heimische, im Nildelta häufige und in Ägypten und den USA angebaute Apiacee. Die Visnagane, insbesondere Visnadin, wirken spasmolytisch, koronarerweiternd und die Kontraktionskraft des Herzens steigernd. Visnadin wird bei Angina pectoris und Myocardschäden angewendet. Neben den Visnaganen sind in der Droge die Furano-γ-chromone **Khellin** (0,5–1,0%), Visnagin (0,05–0,1%), Khellolglucosid (0,3–1,0%) und ähnliche Stoffe (Abb. 66) enthalten. Die Furano-γ-chromone sind keine Phenylpropanderivate, sondern Polyketide (Abb. 75). Khellin, in geringem Maße auch Visnagin, führen zur Erschlaffung der glatten Muskulatur der Bronchien, des Magen-Darm-Traktes und der Gallenwege, besonders aber der Herzkranzgefäße. Sie wirken demzufolge wie Visnadin broncholytisch, spasmolytisch bei Nieren-, Gallen- und Darmkolik. Verwendet wird Khellin.

9.3.3. Phenylacroleine, Phenylallylalkohole, Phenylpropene

Im Gegensatz zu den Phenylacrylsäuren sind die Phenylacroleine, Phenylallylalkohole und Phenylpropene flüchtige Körper. Sie kommen bevorzugt in ätherischen Ölen vor. Von den Phenylacroleinen tritt nur Zimtaldehyd in nennenswerten Mengen in Pflanzen auf; von den Phenylallylalkoholen sind p-Cumarylalkohol, Coniferylalkohol und Sinapylalkohol in Form der Glucoside Gluco-p-cumarylalkohol, Coniferin und Syringin als Vorstufen des Lignins bei den höheren Pflanzen weit verbreitet. Zimtalkohol ist Bestandteil einer Reihe ätherischer Öle (Abb. 67). Am größten ist jedoch die Zahl und Verbreitung der Phenylpropene (Abb. 121), die Bestandteile einer Vielzahl ätherischer Öle sind.

9.3.4. Lignane

Lignane sind Dimere aus Phenylpropanderivaten, die durch Verknüpfung der β-Atome der Seitenketten entstanden sind. Neben diesen β,β'-Verknüpfungen können noch weitere C—C-Bindungen und Ätherbrücken vorhanden sein. Lignane sind bei höheren Pflanzen weit verbreitet. Für unsere Belange sind erwähnenswert das Lignangemisch Podophyllin, Nordihydroguajaretsäure (Abb. 68), die Lignane des Guajakholzes (Abb. 132), das Cubebin (aus dem Schwarzen Pfeffer und dem Cubebenpfeffer) und das bis zu 1,2% im Sesamöl vorkommende Sesamin.

Podophyllinum wird durch Extraktion des Rhizoms von *Podophyllum peltatum* L. (*Berberidaceae/Ranunculales*) mit Äthanol und Fällen mit Wasser erhalten. Die Stammpflanze ist eine kleine, schattenliebende, in Laubwäldern der USA und Kanadas heimische Staude. Die Droge enthält etwa 20% Podophyllotoxin, 10% β-Peltatin, 5% α-Peltatin (Abb. 68), geringe Mengen ähnlicher Lignane und etwa 5% Quercetin. Während in der Pflanze erhebliche Mengen wasserlösliche Lignanglykoside vorkommen, ist deren Anteil im Podophyllinum, bedingt durch die Herstellungsart, gering. Physiologisch aktiv sind nur die 2,3-trans-Verbindungen, die leicht in die unwirksamen cis-Verbindungen übergehen. Podophyllin, isoliertes **Podophyllotoxin und halbsynthetische Abwandlungsprodukte** sind stark wirksame Mitosegifte. Die nichtglykosidischen Verbindungen verhindern durch Re-

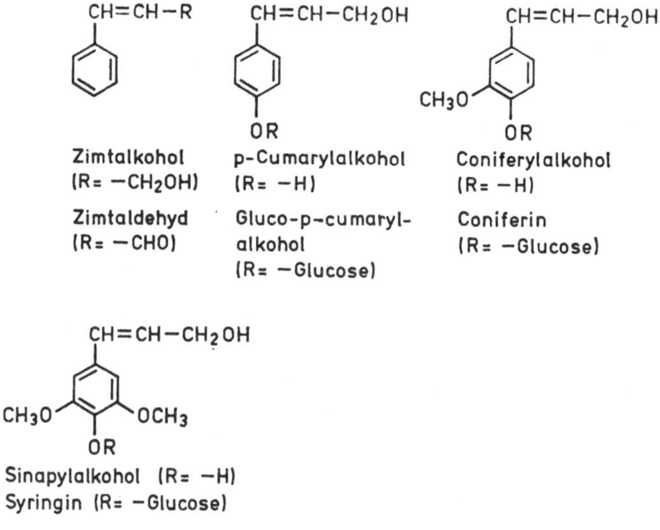

$CH{=}CH{-}R$

Zimtalkohol ($R = -CH_2OH$)
Zimtaldehyd ($R = -CHO$)

$CH{=}CH{-}CH_2OH$ … OR

p-Cumarylalkohol ($R = -H$)
Gluco-p-cumarylalkohol ($R = -Glucose$)

$CH{=}CH{-}CH_2OH$ … CH_3O … OR

Coniferylalkohol ($R = -H$)
Coniferin ($R = -Glucose$)

$CH{=}CH{-}CH_2OH$ … CH_3O … OCH_3 … OR

Sinapylalkohol ($R = -H$)
Syringin ($R = -Glucose$)

Abb. 67. Phenylacroleine, Phenylallylalkohole

aktion mit dem Tubulin, dem Baustein der Mikrotubuli, die Ausbildung des Spindelapparates. Die halbsynthetischen Glykoside hemmen die DNS-Synthese. Diese Substanzen werden als Zytostatika zur Nachbehandlung bei Strahlentherapie von Tumoren und bei Leukämie angewendet. Darüber hinaus dient Podophyllinum auch als Abführmittel und, äußerlich angewendet, zur Behandlung von Warzen, Ekzemen und Psoriasis.

Nordihydroguajaretsäure

Podophyllotoxin
($R_1 = -H$, $R_2 = -OH$, $R_3 = -CH_3$)
α-Peltatin
($R_1 = -OH$, $R_2 = -H$, $R_3 = -H$)
β-Peltatin
($R_1 = -OH$, $R_2 = -H$, $R_3 = -CH_3$)

Abb. 68. Lignane

Nordihydroguajaretsäure ist zu 9–15% aus den Blättern des in heißen, trockenen Gegenden des Südens der USA und in Mexiko vorkommenden Kreosotstrauches, *Larrea divaricata* Cav. (*Zygophyllaceae/Geraniales*), zu gewinnen. Diese Blätter sind mit einem Harz überzogen, das aus der Epidermis hervorgeht. Hauptbestandteil dieses Harzes ist Nordihydroguajaretsäure. Sie ist ein sehr gutes Antioxydans, das besonders zur Stabilisierung von Fetten und anderen lipophilen Stoffen eingesetzt wird.

9.3.5. Lignin

Ein weit verbreitetes, in großen Mengen bei höheren Pflanzen vorkommendes Polymeres von Phenylpropankörpern ist das Lignin. Es ist neben Cellulose (40—50%) und Hemicellulosen (20—30%) ein Hauptbestandteil (15—30%) verholzter Zellwände. Beim Verholzungsvorgang füllt es die interfibrillären Räume der Zellwand aus und verkittet damit die Cellulosefibrillen zu einem mechanisch sehr widerstandsfähigen, nur wenig wasser- und luftdurchlässigen Verband.

Die Ligninbildung wird dadurch eingeleitet, daß die im Kambialsaft enthaltenen Glucoside des Coniferylalkohols (Coniferin), des p-Cumarylalkohols (Gluco-p-Cumarylalkohol) und des Sinapylalkohols (Syringin, fehlt bei Gymnospermen) in der Verholzungszone durch eine β-Glucosidase in Glucose und den entsprechenden freien Phenylallylalkohol gespalten werden. Diese Alkohole werden durch eine Phenoldehydrogenase an der freien phenolischen OH-Gruppe dehydriert (Abb. 69). Dadurch wird eine Reihe von Radikalen, die miteinander im Gleichgewicht stehen, gebildet. Je zwei dieser Radikale können sich durch Verknüpfung der radikalischen C- bzw. O-Atome stabilisieren oder aber mit einem nichtradikalischen p-Hydroxyallylalkoholmolekül reagieren, so neue, dimere Radikale bilden und Ausgangspunkt für eine Radikalkettenpolymerisation sein. Die bei Reaktion von zwei Radikalen bevorzugt auftretenden Chinonmethide können durch Wanderung eines H-Atoms des Reaktionsproduktes und damit Ausbildung einer weiteren Verknüpfung in stabile Dimere (sogenannte Dilignole) umgewandelt werden. Diese Dilignole werden erneut dehydriert und nehmen als dimere Radikale am Polymerisationsprozeß teil. Die nichtenzymatisch erfolgende Polymerisation der Radikale kann zu über 10 verschiedenen Verknüpfungstypen zwischen den Phenylpropankörpern führen. Auch Additionsreaktionen von Wasser, Alkoholen (z. B. Coniferylalkohol) oder von OH-Gruppen der Cellulose an die intermediär entstehenden Chinonmethide kommen vor. Auf diese Weise werden hochpolymere, 3dimensionale, komplizierte, mit der Cellulose der Zellwand verbundene Ligninmoleküle aufgebaut. Je nach

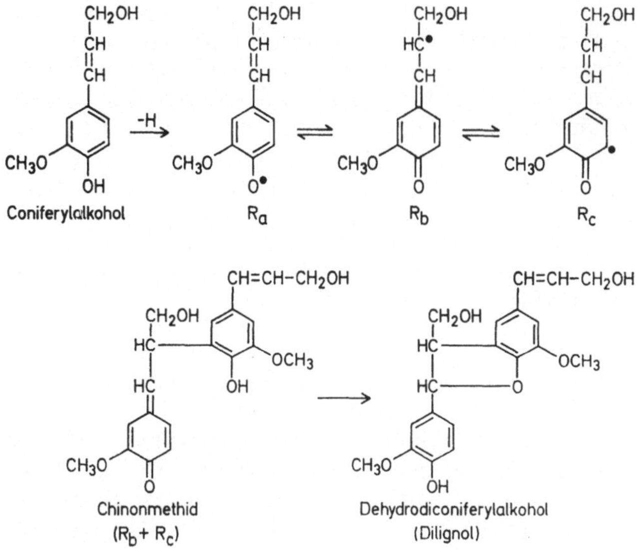

Abb. 69. Biogenese des Lignins

systematischer Stellung der Pflanzen überwiegt beim Aufbau des Lignins der Anteil des Coniferylalkohols (bei Gymnospermen), des Sinapylalkohols (bei dikotylen Angiospermen) oder des p-Cumarylalkohols (bei einigen monokotylen Angiospermen und bei Moosen).

Lignin wird zur Herstellung von Vanillin verwendet.

9.4. *Abbauprodukte der Phenylpropanderivate als biogene Arzneistoffe*

9.4.1. *Phenylcarbonsäuren*

Phenylcarbonsäuren (Abb. 70) sind im Pflanzenreich weit verbreitet. Benzoesäure, Salicylsäure, p-Hydroxybenzoesäure, Protocatechusäure, Vanillinsäure, Syringinsäure und Gallussäure sind in Form der Ester oder frei zu finden. Besonders in ätherischen Ölen anzutreffen ist der Salicylsäuremethylester (Methylsalicylat), der aber auch glykosidisch gebunden (Monotropitosid = Salicylsäuremethylester-2-β-(6-β-xylo)glucosid) vorkommt. Gallussäure ist, glykosidisch oder acylglykosidisch mit Glucose verknüpft, Baustein der Gerbstoffe vom Gallotannin-Typ.

9.4.2. *Phenylmethanale, Phenylmethanole*

Von den Phenylmethanalen treten häufig im Pflanzenreich auf: Benzaldehyd, Salicylaldehyd, Piperonal, Anisaldehyd und Vanillin. Sie sind meistens Bestandteile ätherischer Öle. Vanillin und Salicylaldehyd kommen auch glykosidisch gebunden vor.

Von den Phenylmethanolen sind Salicylalkohol (Saligenin) und Vanillylalkohol von Bedeutung (Abb. 71). Das Saligenin ist das Aglykon einer Vielzahl von Glykosiden, z. B. des Salicins (Saligenin-2-β-D-glucosid) und des Salicortins (1-Hydroxy-6-oxo-cyclohex-2-en-1-carbonsäureester des Salicins, leicht in Salicoyl-salicin übergehend), die bis zu 10% der Rinde der verschiedenen Weiden-Arten und bis zu 18% der Rinde einiger Pappel-Arten ausmachen können. Diese Verbindungen, die im Körper in Salicylsäure übergehen, haben heute nur noch historisches Interesse. Vanillylalkohol kommt als Vanillolosid (Vanillylalkohol-4-β-D-glucosid) neben Vanillosid (Vanillin-4-β-D-glucosid) in **Fructus Vanillae**, Vanille,

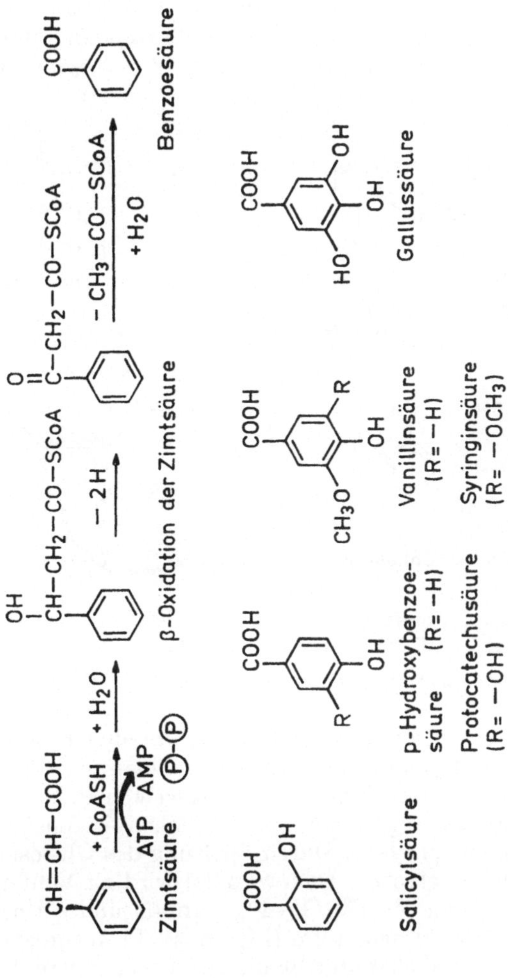

$CH=CH-COOH$ (Zimtsäure) $\xrightarrow[\text{ATP} \to \text{AMP} + Ⓟ\text{-}Ⓟ]{+\text{CoASH}}$ $\xrightarrow{+H_2O}$ $CH(OH)-CH_2-CO-SCoA$ $\xrightarrow{-2H}$ $C(=O)-CH_2-CO-SCoA$ $\xrightarrow[+H_2O]{-CH_3-CO-SCoA}$ $COOH$ (Benzoesäure)

Zimtsäure

β-Oxidation der Zimtsäure

Benzoesäure

Salicylsäure

p-Hydroxybenzoesäure (R= –H)

Protocatechusäure (R= –OH)

Vanillinsäure (R= –H)

Syringinsäure (R= $-OCH_3$)

Gallussäure

Abb. 70. Phenylcarbonsäuren und ihre Biogenese

den Früchten von *Vanilla planifolia* ANDR. (*Orchidaceae/Orchidales*), vor. *Vanilla planifolia* ist eine Schlingpflanze, die in Mexiko, Mittelamerika und den nördlichen Teilen Südamerikas beheimatet ist, aber auch in anderen tropischen Regionen (z. B. auf den Inseln Reunion, Mauritius und Madagaskar) angebaut wird. Zur Gewinnung

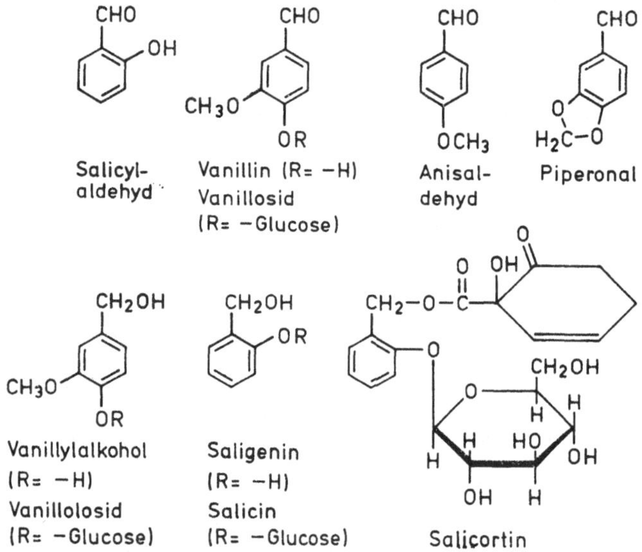

Abb. 71. Phenylmethanale, Phenylmethanole

der Droge werden die ausgewachsenen, unreifen Früchte einer Fermentation unterworfen, indem man sie durch Eintauchen in heißes Wasser oder Anwelkenlassen abtötet und danach längere Zeit (1—2 Wochen) in feuchter Wärme „schwitzen" läßt. Durch Spaltung des Glucosids wird Vanillin freigesetzt. Auch Vanillol wird zu Vanillin oxidiert. Die Droge enthält 1—4% Vanillin und geringe Mengen anderer Geruchsstoffe (Piperonal, Protocatechualdehyd, Ester unbekannter Struktur). Fructus Vanillae dient als Korrigens. Vanillin kann auch aus dem im Holz gebundenen Coniferylalkohol durch Ozonisierung gewonnen werden, 100 kg Holzmehl liefern 2 kg Vanillin. Es dient als Geschmacks- und Geruchskorrigens.

9.4.3. Hydroxybenzole

Glykoside des Hydrochinons kommen bei Vertretern verschiedener Pflanzenfamilien vor. Am verbreitetsten ist das **Arbutin**, besser Arbutosid (Hydrochinon-β-D-glucosid), das besonders bei Ericaceen gefunden wird, z. B. aber auch zu etwa 5% in den Blättern des Birnbaumes und zu 12—18% in den Blättern der Saxifragacee *Bergenia crassifolia* (L.) ENGL. enthalten ist.

Angewendet werden die Arbutindrogen Folia Uvae-ursi und Folia Vitis-ideae.

Folia Uvae-ursi, Bärentraubenblätter, stammen von *Arctostaphylos uva-ursi* (L.) SPR. (*Ericaceae/Ericales*). Die Echte Bärentraube ist ein immergrüner Halbstrauch, der in Nordeuropa im Flachland auf Heiden und in Mittel- und Südeuropa in Gebirgsgegenden vorkommt. Die Handelsware stammt aus Wildvorkommen Spaniens, Italiens, der Balkanländer und Skandinaviens. Der Gehalt der Droge an Arbutin beträgt 5—14% (DAB 7/BRD und PH VI fordern 6,0%, ÖAB 9 5,0%), ein Teil des Arbutins (bis 40%) kann als Methylarbutin (Methylhydrochinon-β-D-glucosid) vorliegen. Daneben kommen Gallussäureester des Arbutins in geringen Mengen vor. Als Begleitstoffe sind 6—19% Gerbstoffe (Hexa-O-galloyl-D-glucose, kondensierte Gerbstoffe), Indolalkaloide und etwa 1,5% Flavonoide (Aglyka Quercetin und Myricetin) zu erwähnen. Nach peroraler Anwendung von Kaltwassermazeraten (sie sind wegen des geringeren Gerbstoffgehaltes den Abkochungen vorzuziehen) kommt es zur Ausscheidung von Hydrochinonglucuronid und Hydrochinonsulfat im Harn. Beide Substanzen werden im Körper aus dem bei der Arbutinspaltung frei werdenden Hydrochinon gebildet. Im alkalisch reagierenden Harn ($NaHCO_3$-Gabe!) wird aus diesen Verbindungen Hydrochinon frei, das bakterizid wirkt. Folia Uvae-ursi sind daher bei Alkalisierung des Harns als Harndesinfiziens geeignet. Spezialitäten mit Extrakten aus der Droge sind wegen des geringen Arbutingehaltes kaum wirksam.

5—7% Arbutin, 2,5—3,5% Pyrosid (6-O-Acetylarbutin), etwa 0,5% Salidrosid (2(4-Hydroxyphenyl)äthanol-1-β-D-glucosid) und geringe Mengen Hydrochinongentiobiosid enthalten Preißelbeerblätter, **Folia Vitis-ideae.** Die Stammpflanze dieser Droge, *Vaccinium vitis-idaea* L. (*Ericaceae/Ericales*), ist bei uns in Kiefernwäldern, auf Heiden und Mooren verbreitet. Der Gerbstoffgehalt der Droge ist geringer als der der Bärentraubenblätter. Preißelbeerblätter werden wie Bärentraubenblätter als Harndesinfiziens angewendet.

Frei von Arbutin sind die Blätter der Heidelbeere, Folia Myrtilli (von *Vaccinium myrtillus* L.).

10. Tocopherole

Tocopherole sind Derivate des 2-Methyl-2-(4′,8′,12′-trimethyltridecyl)-6-hydroxychromans, des hypothetischen Tocols. Daneben kommen Tocotrienole vor, die in der Seitenkette 3 Doppelbindungen (in den Stellungen 3′, 7′ und 11′) besitzen. Es sind die Tocopherole α, β, γ und δ sowie die entsprechenden Tocotrienole bekannt. Sie unterscheiden sich durch das Methylierungsmuster (5, 7, 8; 5, 8; 7, 8; 8) des aromatischen Ringes. Ubiquitär bei höheren Pflanzen ist das α-Tocopherol.

Die Biogenese der Tocopherole (Abb. 72) bzw. Tocotrienole erfolgt in den Chloroplasten aller höheren Pflanzen. Präkursor ist die p-Hydroxyphenylbrenztraubensäure. Sie wird zunächst in Homogentisinsäure umgewandelt, die glucosyliert und zu Toluhydrochinonglucosid (2-Hydroxy-5-glucosyloxy-toluol) decarboxyliert wird. Durch Methylierung und Alkylierung mit einem Diterpenrest werden die Tocochinone gebildet, aus denen die Toco-

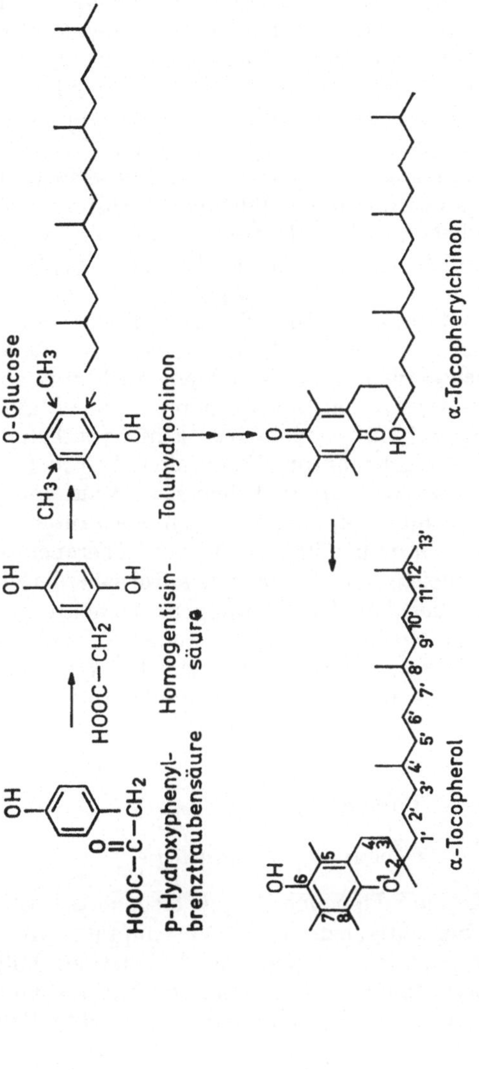
HOOC—C—CH2
p-Hydroxyphenyl-brenztraubensäure
HOOC—CH2
Homogentisinsäure
O-Glucose
CH3
Toluhydrochinon
HO
α-Tocopherylchinon
α-Tocopherol

Abb. 72. Biogenese der Tocopherole

pherole bzw. Tocotrienole hervorgehen. Biogenetisch eng verwandt mit ihnen sind die Plastochinone, die zusammen mit den Tocopherolen und dem Phyllochinon (s. 12.) Glieder der Elektronentransportkette bei der Photosynthese bilden. Reichlich sind Tocopherole in allen grünen Pflanzenteilen, aber auch auf Grund ihres lipophilen Charakters in fetten Ölen (besonders im Weizenkeimöl, bis 0,5%, und im Lebertran, bis 0,1%) enthalten.

Da Mangel an Tocopherolen im Tierversuch zu pathologischen Veränderungen führt (z. B. Absterben der Föten bei weiblichen Ratten, Unterdrückung der Spermiogenese bei männlichen Ratten, Muskeldystrophie bei Kaninchen), schreibt man ihnen Vitaminfunktion zu und bezeichnet sie als Vitamine E. Ihr Wirkungsmechanismus besteht möglicherweise im Schutz der tierischen Zellen vor im Stoffwechsel gebildeten Peroxiden. Auch in vitro sind sie gute Antioxydantien, die besonders an der Stabilisierung fetter Öle gegenüber oxidativen Einflüssen beteiligt sind. Obwohl Mangelsymptome beim Menschen nicht bekannt sind, schätzt man den täglichen Bedarf auf 5 mg. Bei erhöhtem Genuß von ungesättigten Fettsäuren (Peroxidbildner!) soll er bis 30 mg betragen. Therapeutisch werden sie meistens in Form von **α-Tocopherolacetat** (1 IE = 1 mg) bei Fertilitätsstörungen, klimakterischen Beschwerden, Muskeldystrophie, Bindegewebsschwäche und Kreislauferkrankungen eingesetzt. Ihre Wirkung ist umstritten. Tocopherylchinon wird als Antihypertonikum verwendet.

11. Polyketide

11.1. Chemie und Terminologie

Polyketide bilden eine Gruppe biogenetisch verwandter Stoffe. Sie entstehen durch Verknüpfung von Acetat- oder Propionatresten (einfache Polyketide: Polyacetate oder Polypropionate) oder eines beliebigen Acylrestes mit Acetat- oder Propionateinheiten (gemischte Polyketide) und anschließende Zyklisierung der intermediär entstandenen Polyketosäure.

Auf diese Weise können strukturell sehr unterschiedliche Verbindungen gebildet werden. Sie sind, da vor der Zyklisierung keine reduktiven Schritte stattfinden, durch eine Vielzahl nicht benachbarter, meistens alternierender Sauerstoffunktionen (Oxo-, Hydroxy- oder Äthergruppen) oder bei Makrozyklen auch durch konjugierte Doppelbindungen ausgezeichnet, die durch Reduktion der Oxogruppen nach der Ringbildung und Wasserabspaltung entstanden sind. Bei den Polyacetaten führt die Zyklisierung je nach Länge der gebildeten Polyketosäure zu Benzol-, Naphthalin-, Anthracen- oder Tetracenderivaten. Makrozyklische Systeme sind meistens Polypropionate oder Polyketide aus Acetyl- oder Propionylresten. Die entstandenen Ringe können intramolekular oder intermolekular sekundär, z. B. durch O- oder C-Brükken, verknüpft werden. Bei gemischten Polyketiden können auch die Ringe, die das Startermolekül enthält oder die aus ihm hervorgehen, an der Bildung des polyzyklischen Grundkörpers beteiligt werden. Wegen der Vielzahl der Strukturen der Polyketide verbietet sich eine einheitliche Nomenklatur.

Die Einteilung der Polyketide soll nach folgender Gliederung versucht werden:

Einfache Polyketide
- Polyacetate mit Benzolring
- Polyacetate mit Naphthalinring
- Polyacetate mit Anthracenring
- Polyacetate mit Tetracenring
- Polypropionate

Gemischte Polyketide
- Polyketide aus 2-C-, 3-C- und 4-C-Säuren
- Polyketide mit Fettsäuren als Startermoleküle
- Polyketide mit Phenylacrylsäuren als Startermoleküle
- Polyketide mit Phenylcarbonsäuren als Startermoleküle.

11.2. Stoffwechsel

Bei der Biogenese der Polyketide tritt eine organische Säure, die durch Bindung an Coenzym A aktiviert worden ist (Startermolekül), mit Malonyl-CoA- („aktivierte Essigsäure“) oder Methylmalonyl-CoA-Molekülen („aktivierte Propionsäure“) in Reaktion. Auf diese Weise werden unter Abspaltung von CO_2 und CoASH sukzessiv Acetat- oder Propionatreste an die wachsende Polyketosäure angelagert (Abb. 73). Die Zyklisierung erfolgt ent-

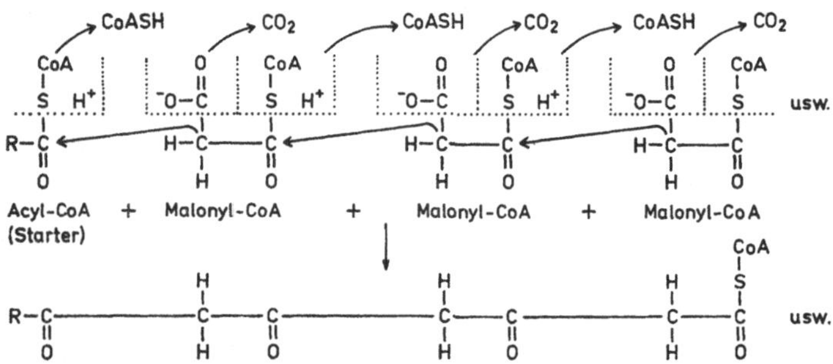

Abb. 73. Bildung der Polyketosäuren

weder durch Aldolkondensation (Reaktion einer Carbonylgruppe mit einer aziden CH_2-Gruppe), durch C-Acylierung (Claisenkondensation: Reaktion einer veresterten Carboxylgruppe (CoA-Ester!) mit einer aziden CH_2-Gruppe) oder, bei den Makroliden, durch Lactonbildung (Abb. 74). Der Charakter des gebildeten Polyketids hängt von der Struktur der Polyketosäure, von dem die Ringbildung katalysierenden Fermentsystem und von den nach der Zyklisierung erfolgenden sekundären Veränderungen (z. B. C-Methylierung, C-Isoprenylierung, Hydroxylierung, Reduktion, Ausbildung von C- oder O-Brücken) ab. Es wird angenommen, daß die Bildung der Polyketide an der Oberfläche von sehr spezifischen Multienzymkomplexen erfolgt, die durch nebenvalente Bindungen die wachsende Polyketosäure in einer ganz bestimmten räumlichen Anordnungen fixiert und damit Kettenlänge und Art des Ringschlusses bestimmt.

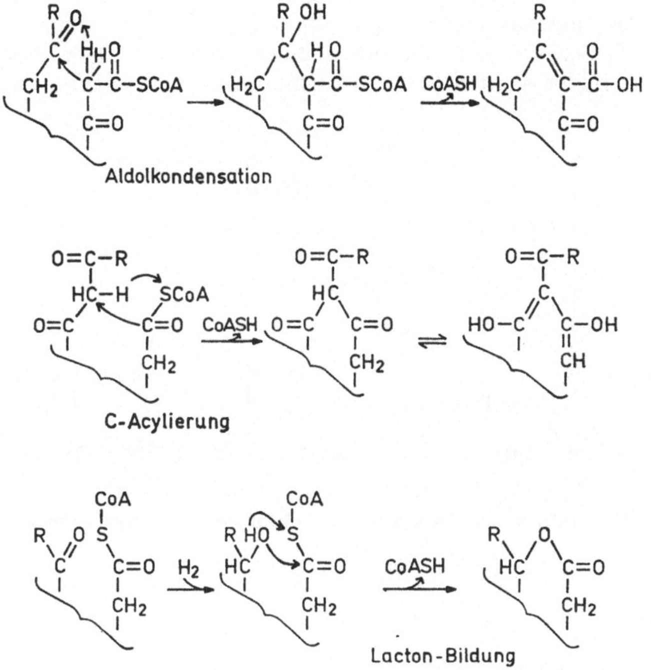
Aldolkondensation
CoASH
C-Acylierung
CoASH
H2
CoASH
Lacton-Bildung

Abb. 74. Ringschluß der Polyketosäuren

11.3. *Einfache Polyketide als biogene Arzneistoffe*

An der Biogenese einfacher Polyketide sind entweder nur Essigsäurereste (Polyacetate) oder nur Propionsäurereste (Polypropionate) beteiligt.

11.3.1. Polyacetate

11.3.1.1. Polyacetate mit Benzolring

Je nach Art des Ringschlusses — Aldolkondensation oder C-Acylierung — entstehen entweder Polyketide vom Orsellinsäure- oder vom Acylphloroglucin-Typ. Bei langen Ketten können mehrere nicht kondensierte Benzolringe gebildet werden (Abb. 75). Eine sekundäre Verknüpfung

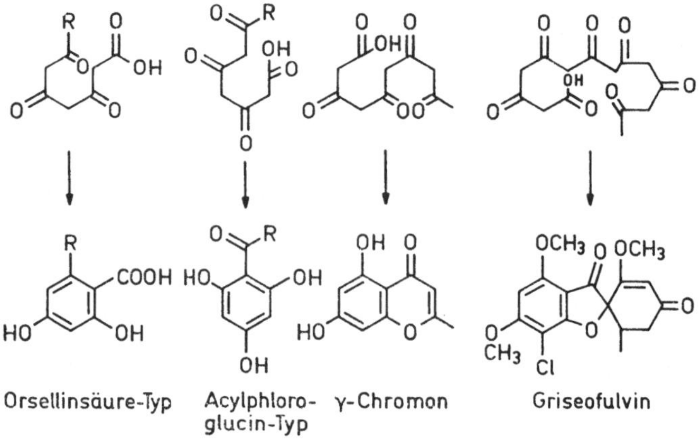

Orsellinsäure-Typ   Acylphloro-glucin-Typ   γ-Chromon   Griseofulvin

Abb. 75. Bildung von Polyacetaten mit Benzolringsystemen

von Benzolringen durch C—C-Brücken (z. B. bei der Biogenese der Usninsäure, Abb. 76) oder Estergruppen (z. B. bei der Biogenese der Depside, das sind esterartig verknüpfte Phenolcarbonsäuren, wie Lecanorsäure, Abb. 76) ist möglich. Darüber hinaus können auch Ätherbrücken und damit O-heterozyklische Ringe vom Typ des Xanthons (Abb. 100), Grisans, Chromans, (Abb. 75) Dibenzofurans (Abb. 76) oder der Depsidone (ester- und ätherartig verknüpfte Phenolcarbonsäuren, z. B. Cetrarsäure, Abb. 76) gebildet werden.

Von pharmakognostischem Interesse sind aus dieser Gruppe die Flechtensäuren und das Antibiotikum Griseofulvin.

Bei den Bausteinen der **Flechtensäuren** handelt es sich vorwiegend um Polyacetate mit einem Benzolring, die durch Depsid- bzw. Depsidonbildung oder durch C—C-Verknüpfung und eine zusätzliche Ätherbrücke (Dibenzofurane) zusammengeschlossen sind. Vertreter der 3 Typen sind in Abb. 76 wiedergegeben. Ihre Biogenese erfolgt

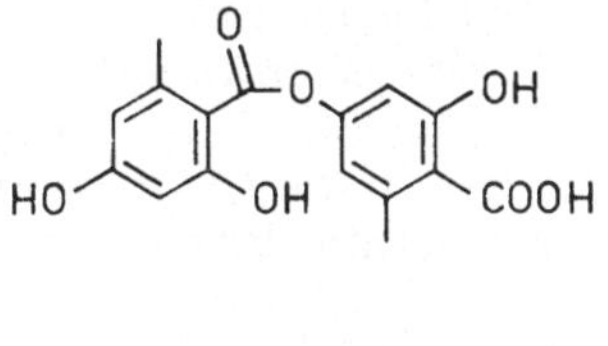

Lecanorsäure

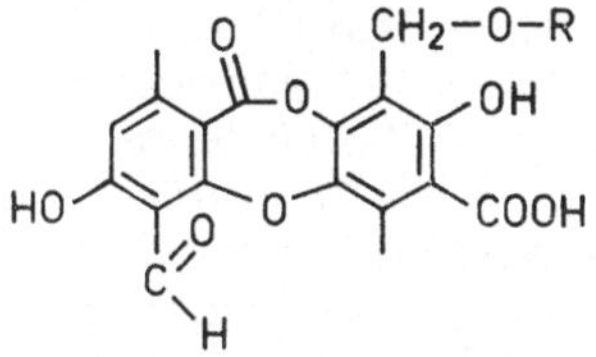

Cetrarsäure (R= $-C_2H_5$)
Fumarprotocetrarsäure
(R = $-CO-CH=CH-COOH$)

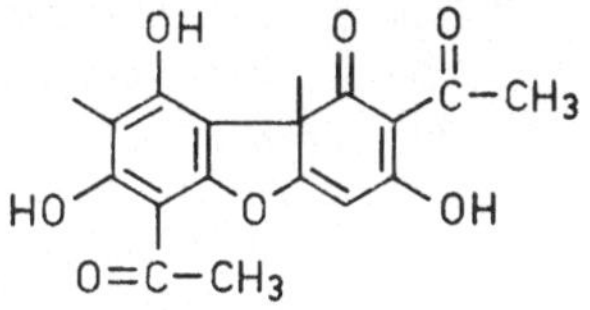

Usninsäure

Abb. 76. Flechtensäuren

durch die Pilzkomponente des Flechtenthallus. Sie sind Antibiotika mit großem Wirkungsspektrum. Ihre therapeutische Breite ist allerdings gering. Man benutzt sie vorwiegend äußerlich in Form von Salben und Pudern bei Furunkeln und infizierten Wunden, aber auch in Form von Lutschtabletten bei Infektionen von Mund und Rachen. Einer Anwendung in größerem Umfange steht der Mangel an den langsam wachsenden Flechten als Rohmaterial zur Gewinnung dieser Verbindungen entgegen. Zum Einsatz gelangen meistens Gesamtextrakte aus *Usnea-Arten* (*Usneaceae*), *Parmelia furfuracea* (L.) ACH. (*Parmeliaceae*) oder anderen Flechten.

Die einzige Droge, die Eingang in die Arzneibücher gefunden hat, ist **Lichen islandicus**, Isländisch Moos. Dabei handelt es sich um den getrockneten Thallus von *Cetraria islandica* (L.) ACH. und *C. tenuifolia* (RETZ) HOWE (*Parmeliaceae*), Flechten, die in Europa, Nordamerika, Nordasien und in der Arktis verbreitet sind. Sie enthalten neben den Glucanen Lichenin und Isolichenin etwa 2% der bitter schmeckenden Fumarprotocetrarsäure, 0,1 bis 1,5% Protolichesterinsäure und Usninsäure. Die Droge wird als Mucilaginosum bei Husten sowie Gastroenteritiden (Licheninwirkung) und als Amarum (Bitterwirkung der Flechtensäuren) angewendet.

Griseofulvin gehört zu den Vertretern der Gruppe der antibiotisch wirksamen Derivate des Grisan (Cumaran-2-spirocyclohexan), von denen es allein therapeutische Anwendung findet. Es wird von einer Reihe von *Penicillium*-Arten gebildet, von denen *Penicillium nigricans* und *P. griseofulvum* (*Aspergillaceae/Plectascales*) besondere Bedeutung besitzen. Seine Biogenese erfolgt wahrscheinlich aus 7 Acetateinheiten nach dem in Abb. 75 angegebenen Verlauf. Griseofulvin entfaltet seine antibiotische Wirksamkeit nur gegen Fadenpilze. Bei peroraler Applikation wird es in die sich neu bildenden Keratinschichten des menschlichen Körpers eingelagert und wirkt dort fungistatisch. Es wird besonders zur Bekämpfung von Trichophytie, Favus, Mikrosporie und Nagelmykosen eingesetzt. Bei Hautpilzerkrankungen ist es wegen der häufigen Mischinfektionen mit Hefen weniger wirksam. Die Behandlung muß bis zur Abstoßung der äußeren infizierten Keratinschichten durchgeführt werden, bei Hautmykosen bis zu 4 Wochen, bei Nagelmykosen bis zu 5 Monaten. Kokarzinogenität des Griseofulvins wird vermutet.

11.3.1.2. Polyacetate mit Naphthalinringsystem

Die Bildung des Naphthalinringes aus Essigsäureresten ist bei Bakterien, Pilzen und höheren Pflanzen beobachtet worden. Nur die Naphthalinderivate einiger Pflanzen haben therapeutisches Interesse. Sie sollen an anderer Stelle (s. 12., Abb. 101) zusammen mit Naphthalinderivaten behandelt werden, die nicht auf dem Polyketidwege entstanden sind.

11.3.1.3. Polyacetate mit Anthracenringsystem

Ebenso wie das Naphthalinringsystem kann das Anthracenringsystem bei Mikroorganismen und höheren Pflanzen aus Essigsäureeinheiten aufgebaut werden. Auch bei den Anthracenderivaten sind nur die höheren Pflanzen für therapeutische Zwecke bedeutsam. Sie werden zusammen mit den auf andere Weise gebildeten Vertretern dieser Gruppe besprochen (s. 13., Abb. 103).

Während die Anthracenderivate der Pilze selbst ohne Bedeutung sind, besitzen die wahrscheinlich aus ihnen nach Elimination der C-Atome 4 und 10 hervorgegangenen Cyclopentanocumarine (bzw. α-Pyranocumarine), an die ein acetogener Furanrest angelagert wird, die sogenannten **Aflatoxine** (Abb. 77), als Mycotoxine großes toxikologisches Interesse. Unter Mycotoxinen versteht man sekundäre Stoffwechselprodukte von Pilzen (mei-

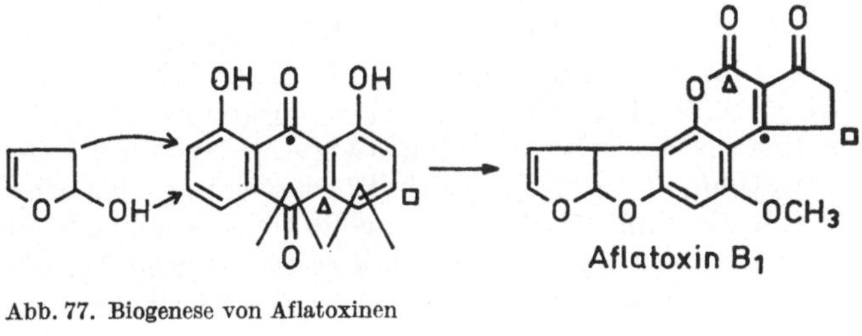

OH O OH
OH
O
O
O O
OCH_3
Aflatoxin B_1

Abb. 77. Biogenese von Aflatoxinen

stens nur von Schimmelpilzen), die in der Lage sind, Mensch und Tier zu schädigen. Von den Aflatoxinen sind 13 Vertreter bekannt. Am besten untersucht ist das Aflatoxin B_1 (LD_{50} beim Affen 2,2 mg/kg). Sie werden von *Aspergillus flavus* und *A. parasiticus*, Ascomyceten, die z. B. auf Erdnußsamen, Erdnußprodukten, Getreidekörnern, aber auch anderen Nahrungsmitteln vorkommen können, gebildet. Sie sind sehr toxisch und können bei akuten Vergiftungen zur Degeneration von Leber und Nieren sowie zu Hirnödemen und Schäden des Nervensystems führen. Todesfälle nach Genuß von mit diesen Pilzen kontaminierten Nahrungsmitteln sind wiederholt bekannt geworden. Bei chronischen Vergiftungen kommt es zu Leberkrebs. Im Tierversuch wurden teratogene Effekte gefunden. Da zahlreiche andere Schimmelpilze ebenfalls Mycotoxine (bisher etwa 70 bekannt) bilden, die rasch an das Substrat abgegeben werden, sind verschimmelte Lebensmittel und Drogen, auch nach Entfernung des Pilzmycels, für den Gebrauch ungeeignet.

11.3.1.4. Polyacetate mit Tetracenringsystem

Von den Tetracenderivaten verdienen die von *Streptomyces*-Arten, insbesondere *S. aureofaciens* und *S. rimosus* (*Streptomycetaceae/Actinomycetales*) gebildeten **Tetracyclinantibiotika** großes Interesse. Ihre Biogenese erfolgt aus 9 Acetateinheiten, wobei wahrscheinlich aus Malonyl-CoA gebildetes Malonamoyl-CoA („aktiviertes Malonsäureamid") als Starter wirkt und 6-Methylpretetramid als erstes Tetracenderivat in der Biogenesekette auftritt. Die Dimethylaminogruppe wird sekundär eingefügt (Abb. 78). Bisher sind 6 natürlich vorkommende Tetracycline bekannt: Tetracyclin, 5-Oxytetracyclin, 7-Chlortetracyclin, 7-Chlor-6-demethyltetracyclin, 6-Demethyltetracyclin und 7-Bromtetracyclin. Therapeutisch angewendet werden jedoch nur die 4 erstgenannten. Darüber hinaus werden einige halbsynthetische Derivate eingesetzt, die günstigere pharmakokinetische Eigenschaften besitzen. Tetracycline sind Breitbandantibiotika, die auf fast alle grampositiven und gramnegativen Stäbchen und Kokken, auf Rickettsien, große Viren und Mykoplasmen wirken. Die Gattungen *Pseudomonas* und *Proteus* sind

6-Methyl-pretetramid

Tetracyclin ($R_1 = -H_2$, $R_2 = -CH_3$, $R_3 = -H$)

7-Chlortetracyclin (R_1 $-H_2$, $R_2 = -CH_3$, $R_3 = -Cl$)

5-Oxytetracyclin ($R_1 = -OH + H$, $R_2 = -CH_3$, $R_3 = -H$)

7-Chlor-6-demethyltetracyclin ($R_1 = -H_2$, $R_2 = -H$, $R_3 = -Cl$)

Abb. 78. Tetracycline und ihre Biogenese

resistent. Mykobakterien werden kaum beeinflußt. Die Anwendung erfolgt peroral, parenteral und lokal. Es besteht Kreuzresistenz aller Tetracycline.

Biogenetisch eng verwandt mit den Tetracyclinen sind die **Anthracyclinantibiotika.** Sie sind Glykoside der sogenannten Mycinone (Hydrotetracen- oder Secohydrotetracenderivate). Alle bisher untersuchten Vertreter: Daunorubicin, Doxorubicin, Olivomycine, Chromomycine und Mithramycine sind Zytostatika und werden zur Tumorbehandlung eingesetzt. Ihre Wirkung beruht auf ihrer Affinität zur DNS und der dadurch bedingten Hemmung der RNS- aber auch DNS-Synthese.

Daunorubicin (Rubomycin, Rubidomycin, Daunomycin) wird von *Streptomyces coeruleo-rubidus* und *S. peuceticus* gebildet. Das ihm strukturell sehr ähnliche **Doxorubicin** (Adriamycin) ist das Produkt von *Streptomyces peuceticus var. caesius.* Das Aglykon des Daunorubicins ist das Daunomycinon, das Aglykon des Doxorubicins ist ein Hydroxyderivat des Daunomycinons (Abb. 79). Beide Verbindungen werden bei akuter und chronischer myeloischer Leukämie und Lymphomen eingesetzt.

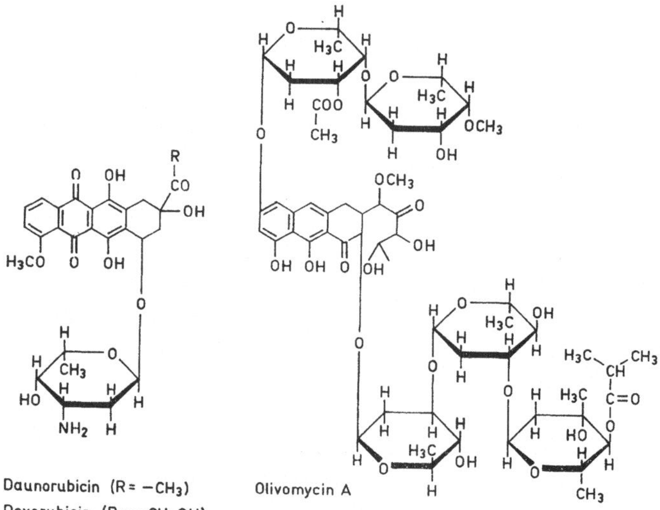

Daunorubicin (R= $-CH_3$)
Doxorubicin (R= $-CH_2OH$)

Olivomycin A

Abb. 79. Anthracyclinantibiotika

Olivomycine werden von *Streptomyces olivoreticuli* erzeugt. Der aktivste Vertreter dieses Antibiotikakomplexes ist das Olivomycin A mit dem Aglykon Olivin und 5 Zuckerkomponenten. Hauptanwendungsgebiet sind Hodentumore, Melanome, Tonsillargeschwülste, Eierstockgeschwülste, Chorionepithelome und Lymphogranulomatose. **Chromomycin** A_3 (Toyomycin), **Mithramycine** und die **Pillaromycine**, die zu diesem Komplex gehören, werden wegen ihrer großen Toxizität (Störung der Blutgerinnung) seltener angewendet.

11.3.2. Polypropionate

Zu den Polypropionaten gehören die Erythromycine, die aus 7 Propionsäureresten aufgebaut werden (Abb. 81). Wegen ihrer engen Verwandtschaft mit den Makrolidantibiotika werden sie mit diesen zusammen besprochen.

11.4. Gemischte Polyketide als biogene Arzneistoffe

Bei den gemischten Polyketiden werden neben Essigsäure andere kurzkettige aliphatische Säuren (z. B. Propionsäure, Malonsäure oder Bernsteinsäure) in die wachsende Polyketosäure eingebaut oder Fettsäuren, Phenylacrylsäuren bzw. Phenylcarbonsäuren dienen als Starter der weiterhin aus Essigsäureresten aufgebauten Polyketosäure.

11.4.1. Polyketide aus 2-C-, 3-C- und 4-C-Säuren

Zu dieser Gruppe gehören die Makrolidantibiotika, denen man auch die Polyenantibiotika zuordnen kann. Auch das Antibiotikum Rifamycin wird wahrscheinlich vorwiegend aus Essigsäure- und Propionsäureresten aufgebaut.

Makrolidantibiotika sind durch einen vielgliedrigen Lactonring mit einer geraden Zahl der Ringglieder und die glykosidische Verknüpfung des Grundkörpers mit einem oder mehreren Zuckern bzw. Aminozuckern, die zum Teil verzweigt und relativ sauerstoffarm sind, gekennzeichnet. Als Zuckerkomponenten kommen u. a. vor: L-Oleandrose, L-Mycarose, L-Cladinose, D-Mycaminose, D-Desosamin und D-Forosamin (Abb. 80).

Makrolidantibiotika sind bei den *Actinomycetales* weit verbreitet. Wichtige Vertreter sind Erythromycine (14gliedriger Ring), Oleandomycin (14gliedriger Ring), Spiramycine (16gliedriger Ring), Natamycin (26gliedriger Ring), Amphotericin B (38gliedriger Ring) und Nystatin (38gliedriger Ring).

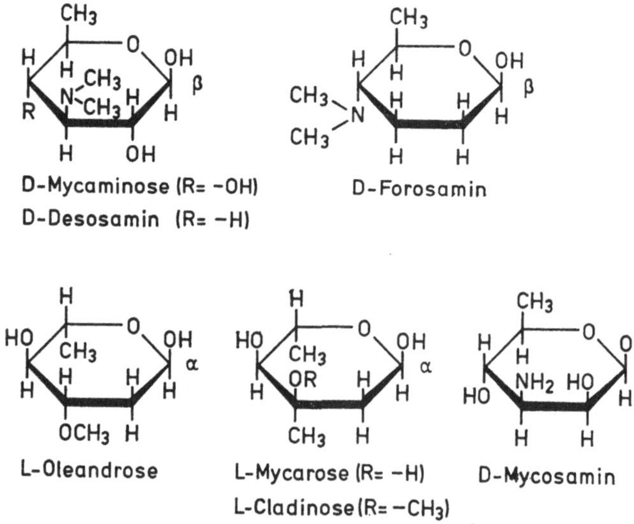

D-Mycaminose (R= –OH)
D-Desosamin (R= –H)

D-Forosamin

L-Oleandrose

L-Mycarose (R= –H)
L-Cladinose (R= –CH_3)

D-Mycosamin

Abb. 80. Zuckerkomponenten der Makrolidantibiotika

Erythromycine werden von *Streptomyces erythreus* gebildet. Der Ring wird ausschließlich aus Propionateinheiten aufgebaut (Abb. 81). Bekannt sind die Erythromycine A, B und C. Erythromycin A macht den Hauptanteil der Handelspräparate aus. Ähnlich gebaut ist das **Oleandomycin**, das von *Streptomyces antibioticus* erzeugt wird. Am Aufbau seines Ringes ist wahrscheinlich neben 6 Propionatresten ein Acetatrest beteiligt. Der Grundkörper der **Spiramycine**, die Produkte von *Streptomyces ambofaciens* sind, ist wahrscheinlich aus 6 Acetatresten, einem Propionat- und einem Succinatrest gebildet wor-

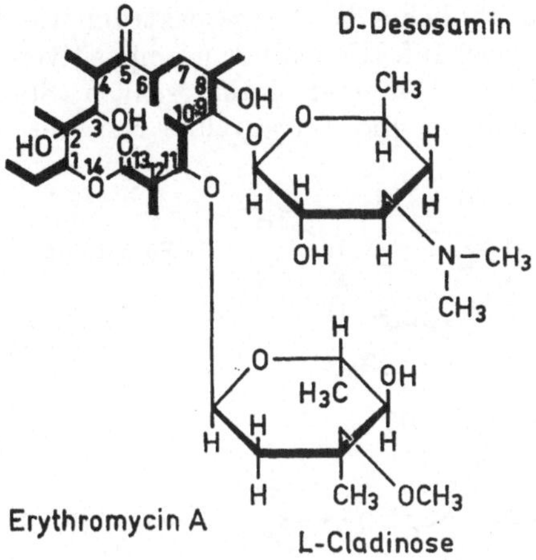

D-Desosamin

Erythromycin A

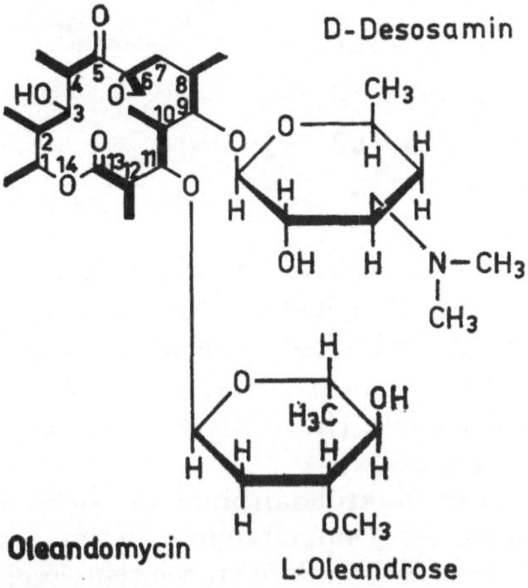

L-Cladinose

D-Desosamin

Oleandomycin

L-Oleandrose

Abb. 81. Makrolidantibiotika

den (Abb. 82). Die drei genannten Antibiotikakomplexe haben ein ähnliches Wirkungsspektrum wie Penicilline. Sie werden bei Infektionen mit grampositiven und gramnegativen Kokken und grampositiven Stäbchen, die gegen Penicilline und Tetracycline resistent sind, ange-

D-Forosamin

D-Mycaminose

L-Mycarose

Spiramycin I (R= –H)

Spiramycin II (R= –CO–CH_3)

Spiramycin III (R= –CO–CH_2–CH_3)

Abb. 82. Makrolidantibiotika

wendet. Sie können als säureunlösliche Salze oder in magensaftresistenten Kapseln peroral appliziert werden. Gegen diese Antibiotikagruppe wird Kreuzresistenz entwickelt. Ein in Struktur und Wirkung ähnliches Präparat ist das **Kitasamycin** (Leucomycin), gebildet von *Streptomyces kitasatoensis.*

Ein Teil der Makrolidantibiotika ist durch eine Vielzahl konjugierter Doppelbindungen im Molekül ausgezeichnet. Diese Verbindungen werden auch als **Polyenantibiotika** bezeichnet. Zu ihnen gehören Natamycin, Amphotericin B, Nystatin und Levorin. Die Zahl der konjugierten Doppelbindungen beträgt 4—7. Es ist meistens nur ein Zuckerrest (fast stets D-Mycosamin) am

Ring gebunden. Alle Polyenantibiotika werden zur Bekämpfung von Pilzinfektionen eingesetzt. Die Anwendung erfolgt wegen der hohen Toxizität fast ausschließlich lokal.

Natamycin (Pimaricin, Abb. 83) wird von *Streptomyces natalensis* und *S. gilvosporeus* gebildet. An seinem Aufbau sind 13 Acetatreste beteiligt, wobei wahrscheinlich ein

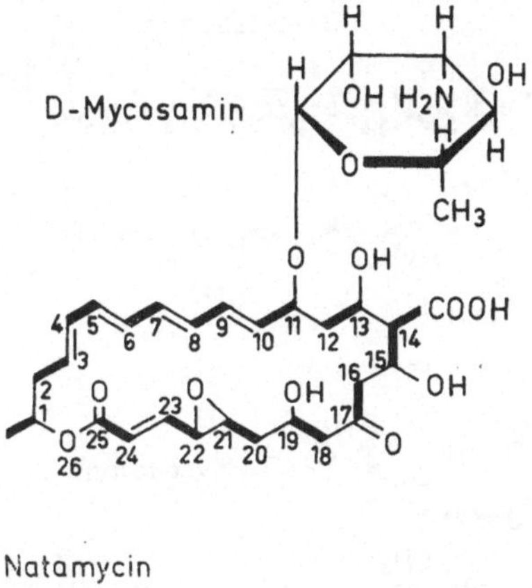

D-Mycosamin

Natamycin

Abb. 83. Polyenantibiotika

Molekül des intermediär entstandenen Malonyl-Coenzyms A seinen Acylrest ohne den Verlust der 2. Carboxylgruppe beigesteuert hat. Natamycin wird lokal bei Dermatophytien, Trichomonaden- und Candidainfektionen verordnet. **Amphotericin B** (Abb. 84), das von einer *Streptomyces-nodosus*-Varietät erzeugt wird, dürfte aus 17 Acetatresten und zwei Propionatresten hervorgegangen sein. Ein Acetatrest ist auch hier wahrscheinlich nach Carboxylierung als Malonatrest inkorporiert worden. Amphotericin B, gegen sehr viele pilzliche Erreger wirksam, kann im Gegensatz zu den übrigen Polyenantibiotika auch parenteral appliziert werden. Es wird bevorzugt bei Blastomykosen, Kryptokokkosen, Aspergillosen und Candidainfektionen angewendet. **Nystatin**, aus *Streptomyces noursei* gewonnen, ist ein Hexaen mit einem 38gliedrigen Lactonring, das sich strukturell nur wenig vom Amphotericin B unterscheidet. Es wird besonders bei Candidosen der Haut und der Schleimhaut, die nach Behandlung mit Breitband-

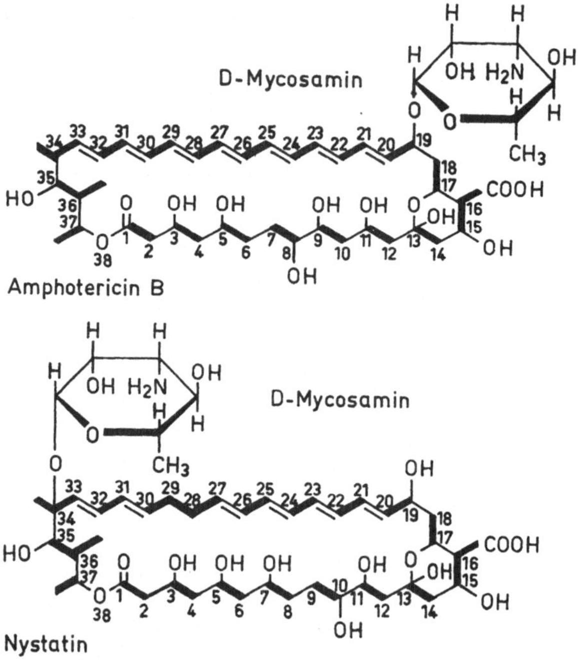

Abb. 84. Polyenantibiotika

antibiotika auftreten, verordnet. Einen ähnlichen Einsatz erfährt das **Levorin**, ein Polyenantibiotikum aus *Streptomyces levoris*.

Ein den Makrolidantibiotika biosynthetisch verwandtes stickstoffhaltiges Antibiotikum ist das **Rifamycin**. Produzent des Rifamycins B (Abb. 85) ist *Streptomyces mediterranei*. Verwendet wird meistens chemisch verändertes Rifamycin, das Rifamycin SV und Rifampicin. Rifamycin ist gegen grampositive Keime und Mycobakterien wirksam. Nach peroraler Applikation findet kaum eine Resorption statt. Da es nach parenteraler Anwendung vorwiegend durch die Galle ausgeschieden wird, setzt man es besonders bei Cholangitis ein. Außerdem dient es als Tuberkulostatikum und als Lepramittel.

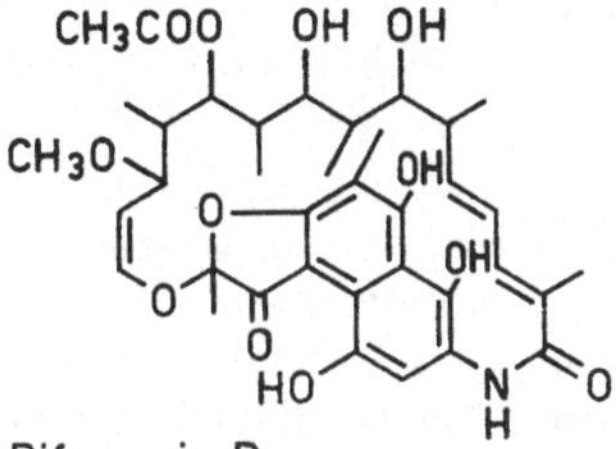

Rifamycin B

Abb. 85

11.4.2. Polyketide mit Fettsäuren als Startermoleküle

Bei der Biogenese einer Reihe von Polyketiden vom Acylphloroglucin-Typ, die im Hopfen und in Farnen vorkommen, und vom Orsellinsäure-Typ, die die Bausteine der Hanfwirkstoffe bilden, fungieren aktivierte Fettsäuren (Buttersäure, Isobuttersäure, Valeriansäure, Isovaleriansäure, 2-Methylbuttersäure oder Capronsäure) als Startermoleküle. Sie werden darüber hinaus durch C-Alkylierung (Methylierung und Prenylierung) weiter abgewandelt.

Die Polyketide des Hopfens, die **Hopfenbitterstoffe**, die die wirksamen Bestandteile der Hopfendrüsen (Glandulae Lupuli) bilden, spielen heute in der Therapie nur eine untergeordnete Rolle. Sie sind aber als Bestandteile des Bieres von Interesse. Hopfendrüsen befinden sich am Grunde der Deckblätter des weiblichen Blütenstandes von *Humulus lupulus* L. (*Cannabaceae*/*Urticales*), dem

Hopfen, einer diözischen, windenden Kletterpflanze, die in Mitteleuropa und Mittelasien an Zäunen und Hecken vorkommt. Sie wird in gemäßigten Breiten häufig angebaut, z. B. in der ČSSR, der BRD (Bayern), den USA, England und Australien. Die Vermehrung der weiblichen Pflanzen erfolgt vegetativ. Sie werden 8—20 Jahre alt. Im Frühjahr werden sie zurückgeschnitten.

Die Hopfendrüsen enthalten 1—3% ätherisches Öl, das in seiner Zusammensetzung je nach Hopfenvarietät sehr stark schwankt. Es enthält unter anderem Myrcen, Farnesen, α- und β-Caryophyllen, 2-Methylbutylisobutyrat, 2-Methylpropylisobutyrat, Methylnonylketon, 2-Tridecanon, Decen- und Decadiensäuremethylester und eine Reihe sauerstoffhaltiger Monoterpene ungewöhnlicher Struktur (zyklische Äther, Ketone, Spiroketale usw.). Etwa 80% der Hopfendrüsen macht die Harzfraktion aus. Sie enthält über 50% Hopfenbitterstoffe. Diese Verbindungen lassen sich in die α-Bittersäuren (Acylphloroglucide mit 2 Dimethylallylseitenketten) und die β-Bittersäuren (Acylphloroglucide mit 3 Dimethylallylseitenketten, Abb. 86) einteilen. Das quantitative Verhältnis der einzelnen Hopfenbitterstoffe ist sehr von der Hopfenvarietät abhängig. Hauptbestandteile sind Humulon, Cohumulon, Lupulon und Colupulon. Ein weiterer bemerkenswerter Inhaltsstoff (etwa 10%) des Harzes ist das Xanthohumol, das Chalkon des 5-O-Methyl-8-dimethylallylnaringenins.

Hopfenbitterstoffe haben antibiotische, sedative und östrogene Eigenschaften. Extrakte aus Hopfendrüsen werden als Sedativa, milde Hypnotika und, seltener wegen des bitteren Geschmacks, auch als Stomachika verwendet. Zur Aromatisierung und zur Haltbarmachung des Bieres werden die gesamten weiblichen Blütenstände des Hopfens benutzt. Beim Kochen der Würze im Verlaufe des Brauprozesses, teilweise auch bei der Extraktion der Droge, gehen die Phloroglucide durch Ringverengung in die stark bitteren Isosäuren mit 5gliedrigem Ring über.

Die Hopfenbitterstoffe sind sehr labil und werden beim Lagern der Droge rasch zerstört.

Eine Reihe von Acylphloregluciden ist anthelmintisch wirksam. Dazu gehören die Inhaltsstoffe einer Vielzahl von Farnen der Gattung *Dryopteris*, von *Hagenia abys-*

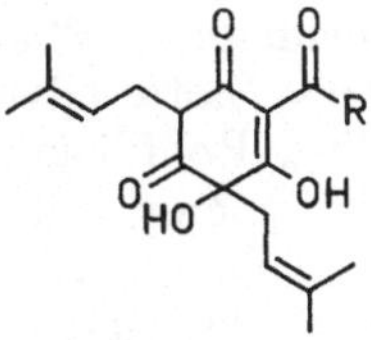

α-Bittersäuren

Humulon (R = $-CH_2-HC(CH_3)_2$)

Cohumulon (R = $-HC(CH_3)_2$)

Adhumulon (R = $-CH(CH_3)-CH_2-CH_3$)

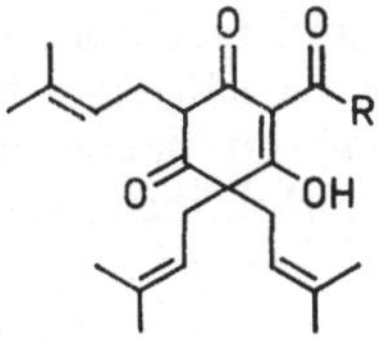

β-Bittersäuren

Lupulon (R = $-CH_2-HC(CH_3)_2$)

Colupulon (R = $-HC(CH_3)_2$)

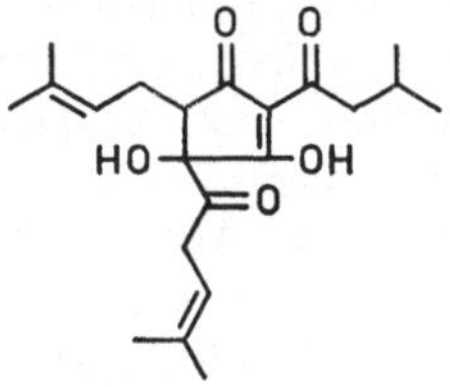

Isohumulon A

Abb. 86. Hopfenbitterstoffe

sinica (Bruce) Gmelin (einer in Ostafrika heimischen baumartigen Rosacee, die heute in Europa kaum noch genutzte Droge Flores Koso liefernd) und von *Mallotus philippinensis* Müller-Arg. (einer im tropischen Asien und Australien vorkommenden baumartigen Euphorbiacee, deren Drüsen- und Büschelhaare der Früchte die heute obsolete Droge Kamala bilden).

Die anthelmintische Wirksamkeit der Farn-Phloroglucide wird in Form der Droge **Rhizoma Filicis**, Wurmfarn, genutzt. Dabei handelt es sich um das von den abgestorbenen Teilen befreite Rhizom mit den Wedelbasen von *Dryopteris filix-mas* (L.) Schott, des Gemeinen Wurmfarnes, einer auf der nördlichen Erdhalbkugel in Wäldern und feuchten Schluchten verbreiteten Pflanze. Die Droge enthält etwa 8% ätherlösliche Stoffe (**Extractum Filicis**), in denen mindestens 25% Rohfilicin enthalten ist. Rohfilicin ist ein Gemisch dimerer, trimerer und tetramerer Phloroglucinderivate (Abb. 87). Im Extrakt vorkommende monomere Phloroglucide sind wahrscheinlich Artefakte. Die Inhaltsstoffe unterscheiden sich außer durch ihren Polymerisationsgrad durch die Zahl der sekundär an die Ringe angefügten Methylgruppen, den Grad der Verätherung mit Methanol, den Oxidationsgrad und durch den Acylrest (Acetyl-, Propionyl-, Butyrylrest). Hauptbestandteile des Rohfilicins sind dimere (31—49%) und trimere (14—18%) Phloroglucinderivate. Beide Fraktionen sind Gemische von Homologen mit Acetyl-, Propionyl- oder Butyrylseitenketten. Die Phloroglucinderivate sind sehr labil, die Droge deshalb auch bei trockener Lagerung nur kurze Zeit haltbar. Für therapeutische Zwecke verwendet man ätherische Extrakte oder Lösungen der Phloroglucide im fetten Öl. Die Präparate dienen, zusammen mit Abführmitteln gegeben, zur Bekämpfung von Bandwürmern. Wegen der geringen therapeutischen Breite der Phloroglucide ist Rhizoma Filicis heute weitgehend durch synthetische Mittel verdrängt worden.

Herba Cannabis indicae sind die kurz vor der Samenreife geernteten Triebspitzen der weiblichen Exemplare von *Cannabis sativa* L., dem Hanf (*Cannabaceae*/*Urticales*). Hanf ist eine sehr alte Kulturpflanze, die in zahlreichen Varietäten, die sich auch im Wirkstoffgehalt stark unterscheiden, angebaut wird. In tropischen Gebieten kann diese diözische Pflanze, die in Zentralasien beheimatet ist, mehrere Meter hoch werden. Sie wird in

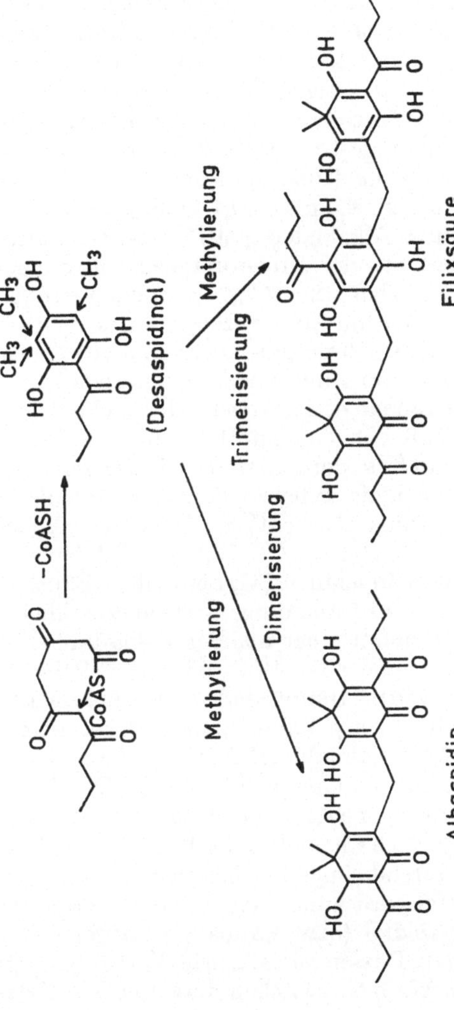

Abb. 87. Farn-Phloroglucide und ihre Biogenese

vielen Teilen der Welt, auch in unseren Breiten, als Faser- und Ölpflanze kultiviert. Die weiblichen Blütenstände, in geringerem Maße auch die männlichen, tragen auf der Unterseite der Laubblätter zahlreiche Drüsenköpfchen, die ein harzartiges Exkret produzieren. Die Triebspitzen der Pflanze werden als Marihuana, Ganja oder Kif und das abgestreifte Harz als Haschisch (in Indien Charas) bezeichnet und als Rauschdroge genutzt.

Neben wenig ätherischem Öl (0,1—0,3%, Mono- und Sesquiterpene) und Alkaloiden (0,01%, β-Phenyläthylamin-Typ) können aus der Droge unterschiedliche Mengen an Cannabinoiden (2—20%) gewonnen werden. Dabei handelt es sich um Substanzen, die aus 2,4-Dihydroxy-6-methyl- (bzw. -6-propyl- oder -6-amyl-) benzoesäure durch Verknüpfung mit einem Monoterpen hervorgegangen und sekundär enzymatisch oder nichtenzymatisch unter Einfluß von Sauerstoff, Licht und Temperatur weiter verändert worden sind. Die Grundkörper, die substituierten Dihydroxybenzoesäuren, sind gemischte Polyketide, bei denen Acetyl-CoA, Butyryl-CoA oder Capronyl-CoA als Starter und 3 Malonyl-CoA-Moleküle unter Verlust von 3 Molekülen CO_2 als weitere Bausteine reagieren (Abb. 88, es ist allerdings nicht auszuschließen, daß alle C-Atome unmittelbar aus der Essigsäure stammen und zunächst eine 8-C-, 10-C- oder 12-C-Polyketosäure aufgebaut wird). Hauptinhaltsstoffe der meisten Varietäten sind die n-Amyl-Cannabinoide Δ^9-Tetrahydrocannabinol (bis 5%), Cannabidiol (bis 4%), Cannabidiolsäure (bis 3%) und Cannabinol (bis 1,5%). Die Anteile der einzelnen Komponenten am Cannabinoidgesamtgehalt variieren je nach Chemotyp der Pflanze und Erntebedingungen. Während einige biochemische Rassen weniger als 0,1% Tetrahydrocannabinol enthalten, dafür aber bis zu 4% Cannabidiol (bzw. Cannabidiolsäure) liefern, werden in anderen Rassen umgekehrte Verhältnisse gefunden. Übergangsformen zwischen diesen beiden Extremen sind vorhanden.

Die Droge wird nur selten als Sedativum genutzt.

Wesentlich größer ist jedoch die toxikologische Bedeutung als Rauschdroge. Die Zahl der Cannabis-Liebhaber wird auf 300 Millionen geschätzt. Marihuana oder Haschisch wird, mit Tabak gemischt, meistens geraucht. Der Hauptwirkstoff ist Δ^9-Tetrahydrocannabinol (in

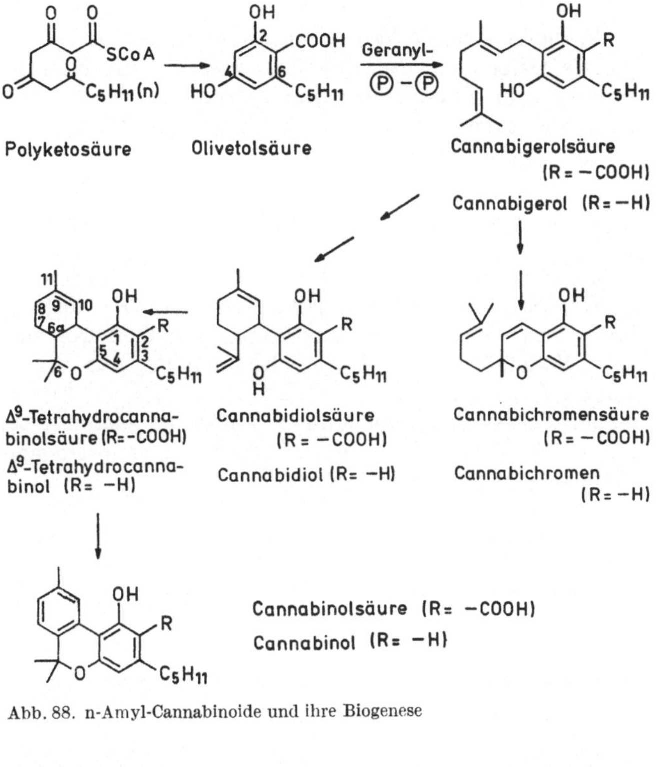

Polyketosäure — Olivetolsäure — Geranyl-Ⓟ-Ⓟ → Cannabigerolsäure (R = —COOH), Cannabigerol (R = —H)

Δ^9-Tetrahydrocannabinolsäure (R = -COOH), Δ^9-Tetrahydrocannabinol (R = —H)

Cannabidiolsäure (R = —COOH), Cannabidiol (R = —H)

Cannabichromensäure (R = —COOH), Cannabichromen (R = —H)

Cannabinolsäure (R = —COOH), Cannabinol (R = —H)

Abb. 88. n-Amyl-Cannabinoide und ihre Biogenese

einigen Chemotypen auch sein n-Propylhomologes, das Δ^9-Tetrahydrocannabivarin). Es wirkt euphorisierend, psychotomimetisch (Übersteigerung der Sinneseindrücke und des Körpergefühls, Halluzinationen, Wahnvorstellungen, Abnahme der geistigen und körperlichen Leistungsfähigkeit), gleichzeitig aber auch sedativ-hypnotisch. Cannabidiol, Cannabinol, Cannabichromen und Cannabivarin haben nur geringe psychoaktive Wirksamkeit.

11.4.3. Polyketide mit Phenylacrylsäuren als Startermoleküle

Zu dieser Gruppe kann man einige natürlich vorkommende Stilbenderivate, die Curcuminoide, die Kawalactone und die Phenylchromanderivate rechnen. Bei ihrer Biogenese fungieren CoA-Verbindungen von Phenylacrylsäuren als Starter.

11.4.3.1. Stilbenderivate

Die Stilbenderivate bilden eine kleine Gruppe von sporadisch vorkommenden Pflanzenstoffen. Zu ihnen gehört beispielsweise das Pinosylvin aus dem Kernholz von Nadelhölzern oder das **Rhaponticin** aus einigen *Rheum*-Arten. Ihre Biogenese erfolgt aus Zimtsäure oder einem Zimtsäurederivat und 3 Molekülen Malonyl-CoA (Abb. 89). Rhaponticin wird wegen seiner östrogenen Wirksamkeit therapeutisch eingesetzt.

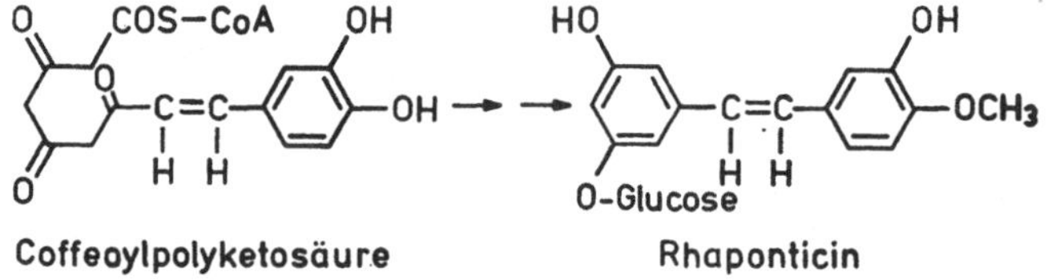

Abb. 89. Biogenese von Stilbenderivaten

11.4.3.2. Curcuminoide

Auch zu dieser Verbindungsgruppe gehören nur wenige Vertreter, die bisher lediglich in *Curcuma*-Arten (*Zingiberaceae/Zingiberales*) gefunden wurden (Abb. 90). Ihre

Curcumin ($R_1 = R_2 = -OCH_3$)

Desmethoxycurcumin ($R_1 = -OCH_3$, $R_2 = -H$)

Bidesmethoxycurcumin ($R_1 = R_2 = -H$)

Abb. 90 Curcuminoide und ihre Biogenese

Biogenese erfolgt wahrscheinlich aus 2 Molekülen eines Phenylacryloyl-CoA-Derivates und einem Molekül Malonyl-CoA, dessen Carboxylgruppen beide eliminiert werden.

Curcumin und Desmethoxycurcumine kommen in den Drogen Rhizoma Curcumae longae und Rhizoma Curcumae xanthorrhizae vor.

Rhizoma Curcumae longae, Langer Gelbwurzelstock, ist das gebrühte oder gekochte Rhizom von *Curcuma longa* L., einer vor allem in Südostasien (besonders Indien und Südchina) kultivierten Staude. Die Droge enthält 1,5—5,5% ätherisches Öl, das unter anderem aus Turmeron, ar-Turmeron (mit aromatischem Ring) und Zingiberen besteht. Curcumin und Desmethoxy- bzw. Didesmethoxycurcumin sind zu 2,5—4,5% enthalten. Die Droge dient als Choleretikum und Cholekinetikum sowie als Stomachikum und Gewürz (Hauptbestandteil des Curry). Curcumin besitzt gute antiphlogistische Wirksamkeit. Es wird auch als gelber Lebensmittel- und Textilfarbstoff benutzt.

Ein Rhizoma Curcumae longae überlegenes Cholagogum ist **Rhizoma Curcumae xanthorrhizae,** Javanisches Gelbwurzrhizom. Die Stammpflanze *Curcuma xanthorrhiza* Roxb. wird besonders auf Java und in Südchina angebaut. Die Droge enthält 6—10% ätherisches Öl umstrittener Zusammensetzung. Weiterhin sind 1—2% Curcumin und Desmethoxycurcumin enthalten.

11.4.3.3. Kawa-Lactone

Kawa-Lactone sind Derivate des Lactons der 7-Phenyl-5-hydroxyheptansäure-(1). Ihre Biogenese erfolgt vermutlich aus einer Phenylacrylsäure und 2 Essigsäureresten (Abb. 91). Sie kommen im **Rhizoma Kawa-Kawa,** Rauschpfefferrhizom, vor. Stammpflanze dieser Droge ist *Piper methysticum* Forst. (*Piperaceae*/*Piperales*), der in

Polynesien beheimatete Rauschpfeffer. Das Rhizom enthält etwa 5—12% Kawa-Lactone (etwa je 1% Kawain, Yangonin und Methysticin sowie eine Reihe weiterer Kawain-, 7,8-Dihydrokawain- und 5,6-Dehydrokawainderivate), Zimtsäurepyrrolidide, flüchtige aliphatische und aromatische Säuren sowie Flavokawine (Chalkone). Die Kawalactone wirken spasmolytisch, zentral angreifend muskelrelaxierend und psychostabilisierend. Dihydrokawain wirkt antimykotisch. Ihre Anwendung wird bei momentaner und chronischer psychischer bzw. physischer Belastung und bei Neurosen empfohlen.

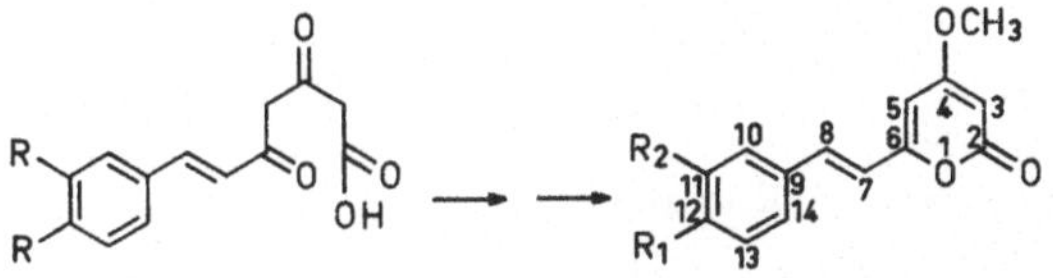

Dehydrokawain ($R_1 = R_2 = -H$)
Yangonin ($R_1 = -OCH_3$, $R_2 = -H$)
Kawain ($R_1 = R_2 = -H$, 5,6-dihydro)
Methysticin ($R_1 + R_2 = -O-CH_2-O-$, 5,6-dihydro)

Abb. 91. Kawa-Lactone und ihre Biogenese

11.4.3.4. Phenylchromanderivate

Phenylchromanderivate besitzen als Grundkörper ein Chromanringsystem, das in Stellung 2 (Flavanderivate) oder in Stellung 3 (Isoflavanderivate) einen Phenylrest bzw. in Stellung 3 einen Benzylrest (Homoisoflavanderivate) trägt. Die Flavanderivate sind bei Gefäßpflanzen ubiquitär, bei Mikroorganismen treten sie ganz vereinzelt auf und bei Thallophyten werden sporadisch nur sehr einfache Vertreter gefunden. Die Isoflavane haben eine geringere Verbreitung. Ihr Hauptvorkommen liegt bei den *Fabaceae*. Homoisoflavane wurden bisher nur in einigen *Liliaceae* nachgewiesen.

Die Biogenese der Phenylchromanderivate (Abb. 92) erfolgt ausgehend von einem Molekül eines aktivierten Phenylacrylsäurederivates (Phenylacryloyl-CoA) als Starter. Durch Reaktion mit 3 Molekülen Malonyl-CoA ent-

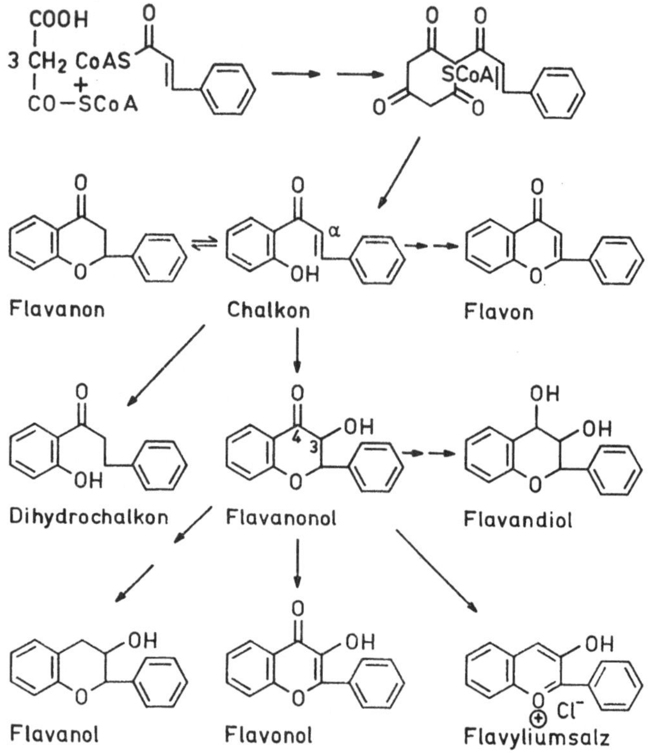

Abb. 92. Struktur und biogenetische Verwandtschaft der Flavane

steht unter Verlust von 3 Molekülen CO_2 eine Polyketosäure, die unter Ringschluß zu einem Chalkon reagiert. Das Chalkon steht mit dem entsprechenden Flavanon im Gleichgewicht. Durch Hydrierung der Doppelbindung in Stellung α, β kann es in ein Dihydrochalkon übergehen.

Wahrscheinlich unter Einfluß einer Phenoloxidase kommt es unter Dehydrierung zur Umwandlung der Chalkone in die Flavone (Bildung eines O-heterozyklischen 6-Ringes). Ein weiterer Weg führt von den Chalkonen zu den in Stellung 3 oder 3 und 4 Sauerstoffatome tragenden Flavanderivaten. Der Reaktionsmechanismus ist noch ungewiß. α-Hydroxychalkone (entstanden mit Phenylbrenztraubensäure als Starter) als Intermediate werden diskutiert.

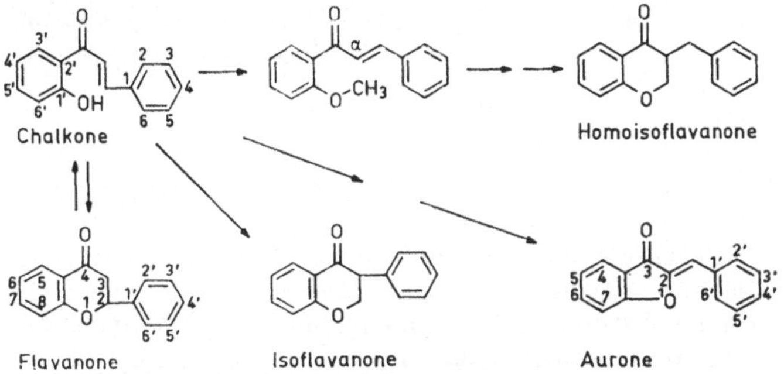

Abb. 93. Biogenetische Beziehungen der Phenylchromane

Wird bei der dehydrierenden Zyklisierung der Chalkone ein O-heterozyklischer 5-Ring geschlossen, werden Aurone gebildet (Abb. 93). Durch Wanderung des Arylrestes von Stellung 2 in Stellung 3 auf der Stufe der Chalkone entstehen die Isoflavanderivate. Homoisoflavanderivate könnten aus einem o-Methoxychalkon hervorgehen, indem das Methylkohlenstoffatom mit dem α-C-Atom der Seitenkette unter Ringbildung reagiert. Auch Arylwanderung an einem 3-Methylflavanderivat ist denkbar.

11.4.3.4.1. Flavanderivate

Flavanderivate, auch Bioflavonoide genannt, kann man nach der Zahl der Sauerstoffatome und der Doppelbindungen am Pyranring sowie nach deren Verteilung in verschiedene Gruppen einteilen (Abb. 92). Die Vertreter einer Gruppe unterscheiden sich durch das Hydroxylierungsmuster der beiden aromatischen Ringe. Dabei weist der Ring A, entsprechend seiner Herkunft aus Essigsäureresten, fast stets Sauerstoffunktionen in Stellung 5 und 7, also metaständig zum Heteroatom des Pyranringes, auf. Der Ring B besitzt das Substitutionsmuster von Phenylpropankörpern. Abweichungen kommen vor. Die Hydroxylgruppen können alkyliert (meistens methyliert), acyliert, mit Mono- oder Oligosacchariden glykosidisch verknüpft oder mit Schwefelsäure verestert sein. Es sind mehr als 600 verschiedene Flavanderivate bekannt.

Flavonoide

Unter dieser Bezeichnung versteht man gewöhnlich die Flavon-, Flavanon- und Flavonolderivate (Abb. 94). Einige Autoren jedoch fassen auch alle Flavanderivate unter diesem Begriff zusammen. Flavonoide kommen sehr häufig glykosidisch gebunden in den Pflanzen vor. Als Zuckerkomponenten fungieren meistens Glucose, Galaktose, Rhamnose oder Arabinose. Neben O-Glykosiden werden auch C-Glykosyl-Verbindungen gefunden. Auch eine Vielzahl von Flavonoidsulfaten ist bekannt.

Die Glykoside, Sulfate und die freien hydrophilen Flavonoide sind im Zellsaft der Vakuole gelöst. Sauerstoffarme oder methoxylierte Vertreter sind lipophil, sie sind meistens in lipophilen Exkreten (ätherischen Ölen, wachsartigen Überzügen) vorhanden.

Flavonoide können in allen Teilen einer Pflanze enthalten sein. Bemerkenswert ist das Vorkommen gelb gefärbter Flavone und Flavonole als Blütenfarbstoffe.

Über die Rolle der Flavonoide im Stoffwechsel des pflanzlichen Organismus ist noch wenig bekannt. Eine Beteiligung an Redoxprozessen ist denkbar. Einige Flavonoide beeinflussen den oxidativen Abbau des pflanz-

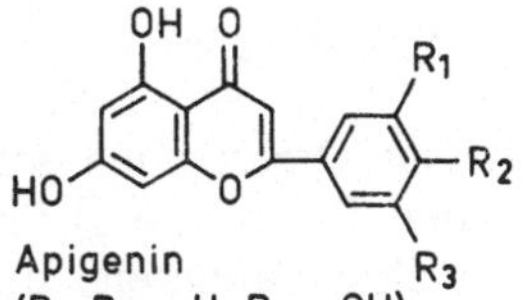

Apigenin (R_1=R_3=–H, R_2=–OH)

Luteolin (R_1=–H, R_2=R_3=–OH)

Diosmetin (R_1=–H, R_2=–OCH_3, R_3=–OH)

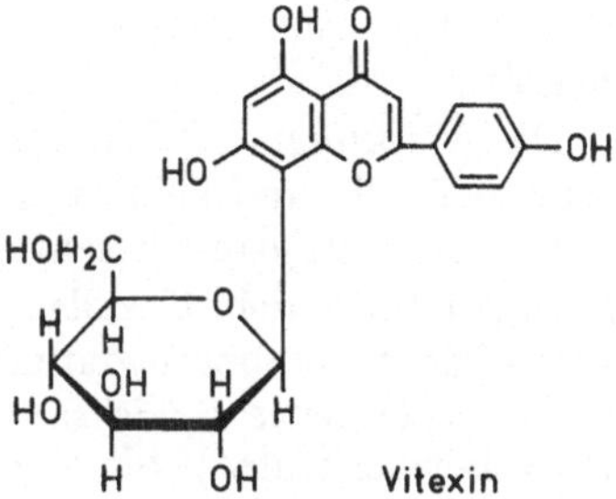

Vitexin

Flavone

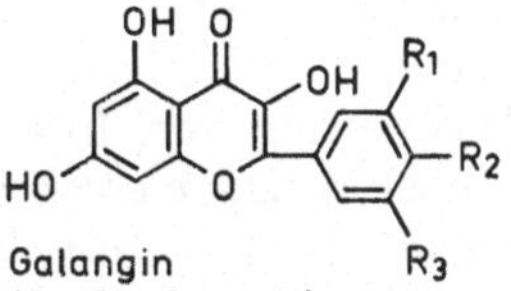

Galangin (R_1=R_2=R_3=–H)

Kämpferol (R_1=R_3=–H, R_2=–OH)

Quercetin (R_1=–H, R_2=R_3=–OH)

Myricetin (R_1=R_2=R_3=–OH)

Isorhamnetin (R_1=–H, R_2=–OH, R_3=–OCH_3)

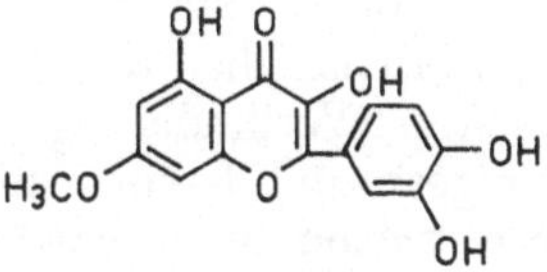

Rhamnetin

Flavonole

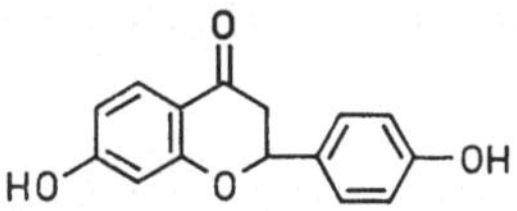

Liquiritigenin

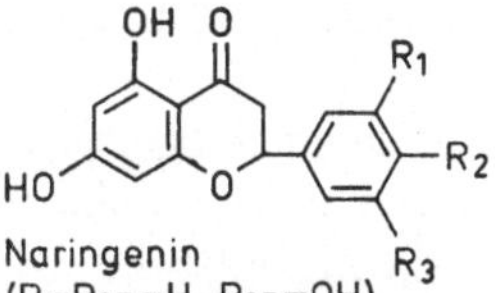

Isosalipurposid

Naringenin (R_1=R_3=–H, R_2=–OH)

Eriodyctiol (R_1=–H, R_2=R_3=–OH)

Hesperitin (R_1 –H, (R_2=–OCH_3, R_3=–OH)

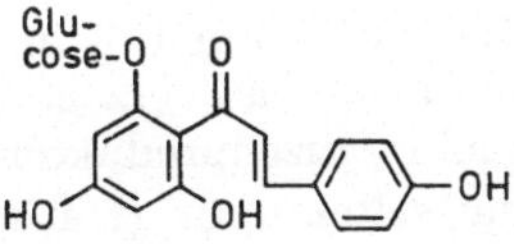

Flavanone, Chalkone

Abb. 94. Flavonoide

lichen Wachstumshormons Indolylessigsäure positiv oder negativ.

Die Wirkung auf den menschlichen Organismus soll sehr vielseitig und keineswegs bei allen Vertretern gleich sein. Am häufigsten beschrieben ist ihre Fähigkeit, die Permeabilität der Kapillaren zu normalisieren, deren Brüchigkeit herabzusetzen und damit antihämorrhagisch und antiödematisch wirksam zu sein (Vitamin-P-Effekt, P = Permeabilität). Sie sind Hemmstoffe der Hyaluronidase. Diese Eigenschaft, die auch an der Wirkung auf die Kapillarwand beteiligt sein könnte und die für den in vitro beobachteten Schutzeffekt von Zellkulturen vor Virusinfektionen verantwortlich gemacht wird, läßt sie als Adjuvanzien bei der Behandlung von Infektionskrankheiten (Verhinderung der Ausbreitung von Infektionserregern und Toxinen im Gewebe) geeignet erscheinen. Sie wirken in unterschiedlichem Maße diuretisch. Einige von ihnen sollen den Blutdruck senken und das geschwächte Herz stimulieren. Darüber hinaus wird ihnen choleretische, cholagoge und spasmolytische Eigenschaft zugesprochen. Obwohl ihre Zufuhr nicht lebensnotwendig zu sein scheint, sollen die mit der Nahrung aufgenommenen Flavonoide zu unserem Wohlbefinden beitragen. Sie werden deshalb auch als semiessentielle Nährstoffe bezeichnet. Im Körper werden sie schnell abgebaut.

Nach Ansicht einiger Autoren rufen Flavonoide jedoch beim Menschen keine pharmakologischen Effekte hervor.

In Nahrungsmitteln wirken sie als Schwermetallkomplexbildner und als Radikalfänger antioxidativ (besonders Flavonoide mit freier OH-Gruppe am C-3 und 2,3-Doppelbindung). Sie stabilisieren Fette und verzögern die Oxidation von Ascorbinsäure in Pflanzenprodukten.

Man verwendet Flavonoide nur selten rein (Rutin, Hesperidin und Quercetin), gebräuchlicher sind Drogen oder aus ihnen hergestellte Präparate. Einige therapeutisch wichtige Flavonoide und einige Drogen, in denen

Flavonoide die Hauptwirkstoffe sind, seien nachfolgend kurz vorgestellt.

Ein im Pflanzenreich weit verbreitetes, therapeutisch verwendetes Flavonolderivat ist das **Rutin** (Rutosid, Quercetin-3-β-(6-O-α-L-rhamnosyl)-D-glucosid). Es wurde erstmalig aus *Ruta graveolens* L. isoliert. Heute gewinnt man es hauptsächlich aus dem Kraut von Buchweizenarten (*Fagopyrum vulgare* HILL., Gehalt etwa 1%, und *F. tataricum* (L.) GAERTN., Gehalt etwa 2%, *Polygonaceae/Polygonales*). Buchweizen wird in gemäßigten Breiten bisweilen als Mehlfrucht angebaut. Einen sehr hohen Gehalt an Rutin (bis 23%) haben die Blütenknospen von *Sophora japonica* L. (*Fabaceae/Fabales*), dem in Ostasien heimischen Schnurbaum, der mitunter in Europa als Zierbaum kultiviert wird. Man benutzt Rutin zur Behandlung von Hämorrhagien, Allergien, Serumexanthemen, Hypertonie und als Adjuvans bei der Behandlung von Infektionskrankheiten.

Hesperidin (Hesperitin-7-β-(O-α-L-rhamnosyl)-D-glucosid) ist bis zu 8% im Perikarp der Orangen enthalten, kommt in geringeren Mengen auch im Fruchtfleisch der Orangen und anderer Citrusfrüchte vor. Es wird zusammen mit Vitamin C als Infektionsprophylaktikum sowie als Adjuvans bei Infektionskrankheiten, insbesondere grippalen Infekten, bei Kapillarbrüchigkeit und bei Hämorrhagie verwendet.

Quercetin (Abb. 94), ein freies Flavonol, wird mit ähnlicher Indikation wie Rutin und Hesperidin benutzt. Darüber hinaus wird es zur Minderung der Nebenwirkungen bei der Strahlentherapie von Karzinomen und als Arterioskleroseprophylaktikum empfohlen.

Die Zahl der Drogen, die wegen ihres Flavonoidgehaltes angewendet werden, ist gering. In größerem Umfange werden lediglich Folia et Flores Crataegi und Fructus Cardui Mariae eingesetzt.

Folia et Flores Crataegi, Weißdornblätter und -blüten, stammen von europäischen *Crataegus*-Arten, bevorzugt von *C. monogyna* JACQU., Eingriffliger Weißdorn, und

C. laevigata (POIRET) DC., Zweigriffliger Weißdorn (*Rosaceae/Rosales*). Hauptinhaltsstoffe sind das C-Glykosid Vitexin, Vitexin-4-rhamnosid, dessen Monoacetat, Rutin, Hyperosid (Quercetin-3-galaktosid), Quercetin-3-rhamnogalaktosid, Leukoanthocyanidinbioside, oligomere Leukoanthocyanidine und Triterpensäuren. Die Droge wird in Form von Drogenextrakten als Herztonikum und Antihypertonikum angewendet.

Fructus Cardui Mariae, Mariendistelfrüchte, stammen von *Silybum marianum* (L.) GAERTN., (*Asteraceae/Asterales*), einer im Mittelmeergebiet verbreiteten, zweijährigen Pflanze. Der aus Flavonoiden bestehende Wirkstoffkomplex wird als Silymarin bezeichnet und besteht hauptsächlich aus Silybin, Dehydrosilybin, Silydianin, Sylchristin und Silybinpolymeren. Bei diesen Verbindungen handelt es sich um Flavanole oder Flavonole, die am Phenylrest ätherartig, hemiacetalartig oder (bzw. und) durch C—C-Bindung mit einem Coniferylalkoholrest verbunden sind (auch als Flavolignane bezeichnet, Abb. 95). Der Wirkstoffkomplex vermag die Widerstandsfähigkeit der Membran tierischer Zellen zu erhöhen. Es wird der antihepatotoxischen Wirkung wegen bei Lebererkrankungen eingesetzt.

Daneben werden bisweilen noch benutzt: **Flores Helichrysi,** Gelbe Katzenpfötchenblüten (von der einheimischen Asteracee *Helichrysum arenarium* (L.) DC. stammend, enthält Isosalipurposid, daneben Naringenin-, Kämpferol- und Apigeninglykoside sowie Phthalide, z. B. 5-Methoxy-7-hydroxyphthalid, und die antibiotisch wirksamen Methylenbispyrone Arenol und Homoarenol, werden als Cholagogum eingesetzt), **Flores Pruni spinosae,** Schlehdornblüten (von der Rosacee *Prunus spinosa* L. stammend, vorwiegend Kämpferolglykoside enthaltend, als Diuretikum verwendet), **Herba Polygoni hydropiperis,** Pfefferknöterichkraut (von *Polygonum hydropiper* L., Persicarin (Rhamnetin-3-sulfat) und Persicarin-7-methyläther, daneben das scharf schmeckende irreguläre Sesquiterpen Isotadeonal, sind Inhaltsstoffe,

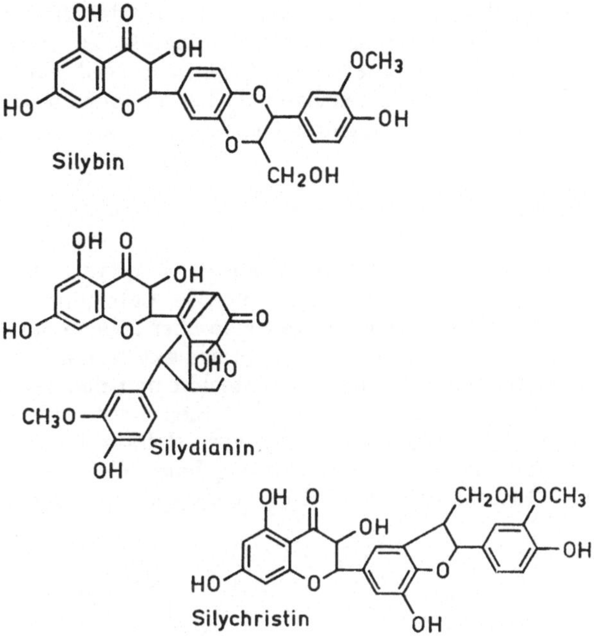

Silybin

Silydianin

Silychristin

Abb. 95. Silymarin-Komponenten

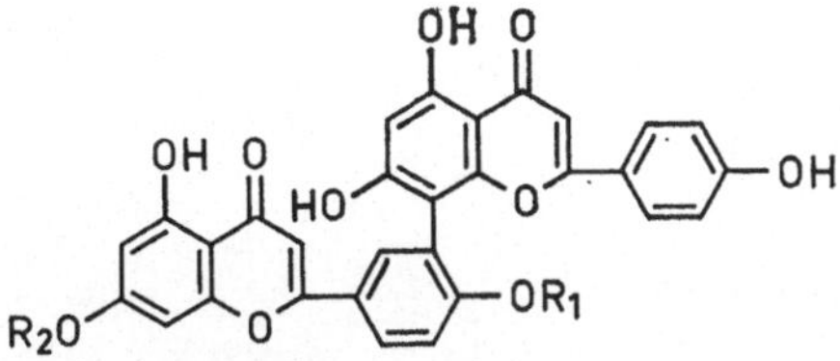

Amentoflavon ($R_1 = R_2 = -H$)

Ginkgetin ($R_1 = R_2 = -CH_3$)

Abb. 96 Biflavonoide

als Antihämorrhagikum genutzt) und **Ginkgoblätter** (von *Ginkgo biloba* L., *Ginkgoaceae/Ginkgoales*, dem einzigen heute noch lebenden Vertreter der Klasse der *Ginkgoatae*, Kämpferol-, Quercetin- und Luteolinglykoside sowie die Biflavonoide Amentoflavon, Ginkgetin (Abb. 96), Isoginkgetin, Bilobetin enthaltend, bei peripheren Durchblutungsstörungen angewendet).

Catechine

Catechine sind Flavanolderivate. Hauptvertreter dieser Gruppe sind die Stereoisomeren des Catechins und des Gallocatechins. Catechine verfügen über 2 asymmetrische C-Atome, es existieren also 4 optisch aktive Formen. Am verbreitetsten sind das (+)-Catechin und das (—)-Epicatechin (Abb. 97). Catechine kommen meistens frei, nur selten glykosidisch gebunden vor. Relativ häufig sind Catechin- oder Gallocatechin-3-gallate. Catechine sind die Muttersubstanzen der kondensierten Gerbstoffe (s. 14.).

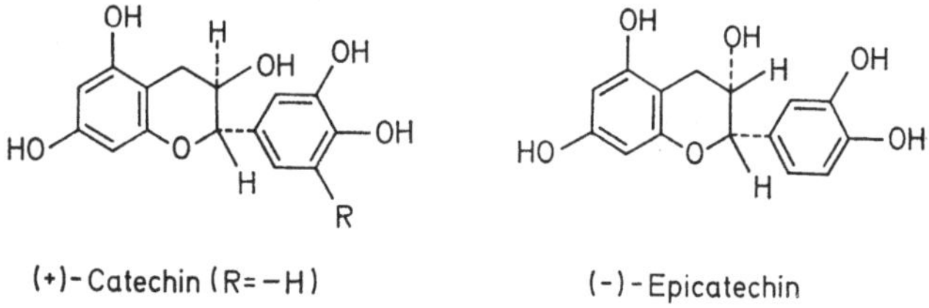

(+)-Catechin (R= —H)
(+)-Gallocatechin (R= —OH)

(-)-Epicatechin

Abb. 97. Catechine

Proanthocyanidine

Proanthocyanidine, auch Leukoanthocyanidine genannt, sind Verbindungen, die bei Säurebehandlung in Anthocyanidine übergehen. Ihrer chemischen Natur nach sind sie entweder Flavandiole oder durch C—C-Bindung verknüpfte, dimere oder oligomere Dehydrocatechine. Die Verknüpfungsstellen der Monomere sind die C-Atome 4 und 8 (Abb. 98). Mono- und oligomere (bis hexamere) Proanthocyanidine sind wasserlöslich. Die oligomeren Vertreter besitzen Gerbstoffcharakter. Sie wirken kapillarabdichtend, koronardilatatorisch, peripher gefäßerweiternd und werden häufig in Früchten und Samen, z. B. Weintrauben, Preißelbeeren, Weißdornbeeren, Kakaobohnen und Colanüssen nachgewiesen. Erwähnenswert ist weiterhin ihr Auftreten in den Blättern und Blüten des Weißdorns sowie des Teestrauches.

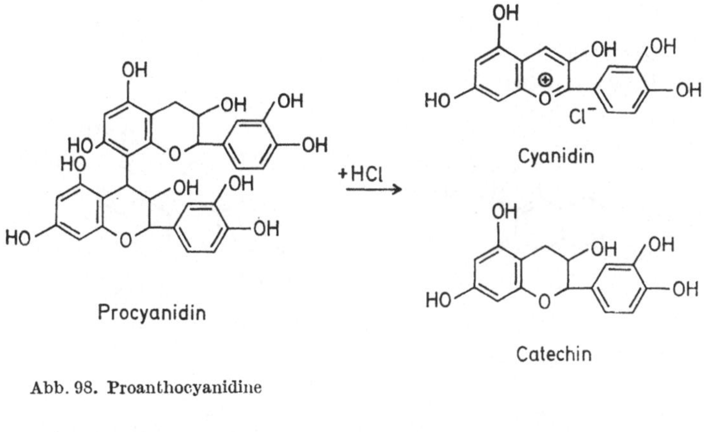

Procyanidin

+HCl

Cyanidin

Catechin

Abb. 98. Proanthocyanidine

Anthocyane

Anthocyane (Anthocyanine) sind Glykoside von Hydroxyflavyliumsalzen (Anthocyanidine). Sie sind Farbstoffe vieler roter und aller blauen Blüten. Anthocyanpräparate, z. B. aus den Früchten der Heidelbeere (*Vaccinium myrtillus* L.), werden bei Kapillarfragilität, u. a. bei Retinopathien, eingesetzt.

11.4.3.4.2. Isoflavanderivate

Isoflavanderivate werden gehäuft bei den *Fabaceae* gefunden. Ähnlich wie bei den Flavanderivaten kann der O-heterozyklische Ring unterschiedlichen Oxidationsgrad aufweisen, es treten Isoflavone, Isoflavanone und Isoflavane auf. Ebenfalls Isoflavanderivate sind die Pterocarpane, Rotenoide und Cumöstane (Abb. 99).

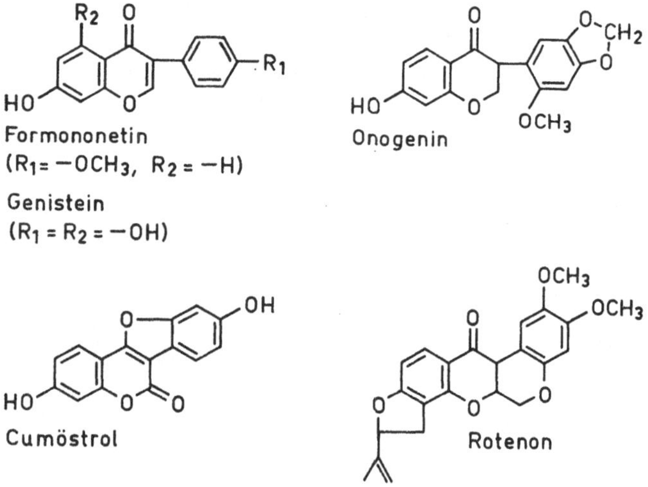

Abb. 99. Isoflavanderivate

Einige Isoflavone, z. B. Genistein und Formononetin, im besonderen Maße aber die Cumöstanderivate, z. B. das Cumöstrol aus *Trifolium repens* L. und *Medicago sativa* L., besitzen östrogene Wirksamkeit. Formononetin- und Onogeninglykoside dürften an der diuretischen Wirkung von Radix Ononidis beteiligt sein. Häufiger als bei den Flavanderivaten werden bei den Isoflavanderivaten C-alkylierte Verbindungen gefunden. Rotenoide gehen wahrscheinlich aus 1'-Methoxyisoflavanderivaten durch Bildung eines O-Heterozyklus hervor. Der Hauptvertreter der Gruppe, Rotenon, kommt in **Radix Derridis**, Derris- oder Tuba-Wurzel, die von *Derris elliptica* (ROXB.) BENTH., *D. malaccensis* PRAIN oder anderen *Derris*-Arten stammt, vor. Die Pflanze ist auf Borneo heimisch und wird in Südostasien und Afrika angebaut. Extrakte der Droge sind für den Menschen ungiftige Insektizide. Die Eingeborenen der malaiischen Inselwelt benutzen sie auch als Fischgifte zum Fischfang.

11.4.4. Polyketide mit Phenylcarbonsäuren als Startermoleküle

Zu dieser Gruppe gehören wahrscheinlich sehr viele oder alle Xanthonderivate höherer Pflanzen (Abb. 100). Außer dem weit verbreiteten Magniferin ist ihr Vor-

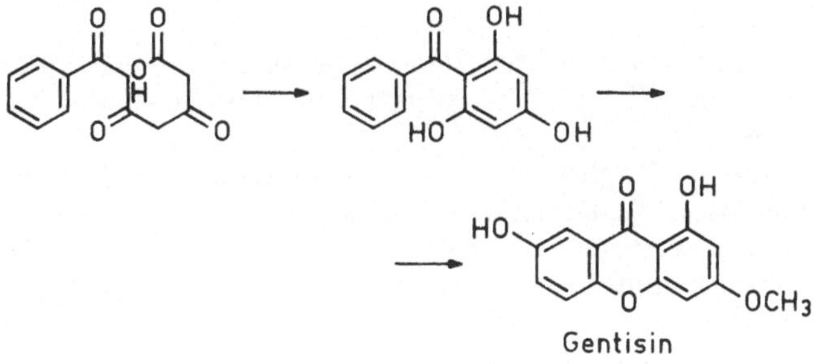

Abb. 100. Biogenese der Xanthone

kommen auf die Familien der *Gentianaceae*, *Hypericaceae*, *Moraceae* und *Polygalaceae* beschränkt. Sie sind zwar Begleitsubstanzen in einigen Drogen, z. B. in Radix Gentianae, besitzen aber selbst keine therapeutische Bedeutung.

12. Naphthalinderivate

Die natürlich vorkommenden Naphthalinderivate sind fast ausschließlich 1,4-Naphthochinone oder 1,4-Naphthohydrochinone und deren Glykoside. Ihre Biogenese ist auf verschiedenen Wegen möglich. Bei Pilzen werden sie offenbar nur aus Acetatresten aufgebaut, bei höheren Pflanzen kann der Acetatweg beschritten werden (Plumbagin, Ramentaceon, Ramenton) oder eine Biogenese aus Shikimisäure und aktiviertem Succinaldehyd (gebildet aus α-Ketoglutarat durch Decarboxylierung) erfolgen (Menachinone, Juglon, Lawson) (Abb. 101). Auch eine Bildung aus p-Hydroxybenzoesäure und 2 Molekülen Mevalonsäure (Alkannin) oder Toluhydrochinon (entstanden aus Homogentisinsäure, Abb. 72) und Mevalonsäure (Chimaphilin, 2,7-Dimethyl-1,4-naphthochinon, u. a. in *Pyrola*-Arten, Wintergrün, vorkommend) ist möglich.

Von therapeutischer Bedeutung sind die Menachinone (Vitamine K) und die Naphthochinondroge Herba Droserae.

Einige Naphthochinone wie Lawson aus *Lawsonia inermis* L. (*Lythraceae/Myrtales*), dem von Ägypten bis Indien verbreiteten Hennastrauch, Juglon, aus den Blättern und Fruchtschalen der Walnuß und Alkannin aus der Wurzel von *Alkanna tinctoria* (L.) TAUSCH (*Boraginaceae/Polemoniales*), einer in Südeuropa, Kleinasien und Nordafrika heimischen und kultivierten Staude, werden als Farbstoffe verwendet. Sehr viele Naphthochinone, besonders Lawson, Ramentaceon, Juglon und Lapachol (aus Hölzern von *Bignoniaceae* und *Verbenaceae*, u. a. auch aus dem Teakholz, von *Tectona grandis* L.) haben gute antibakterielle und fungistatische Eigenschaften.

Menachinonderivate (Menadionderivate, Phyllochinone) besitzen als Grundkörper das 2-Methyl-1,4-naphthochinon (Menachinon). Die natürlich vorkommenden Ver-

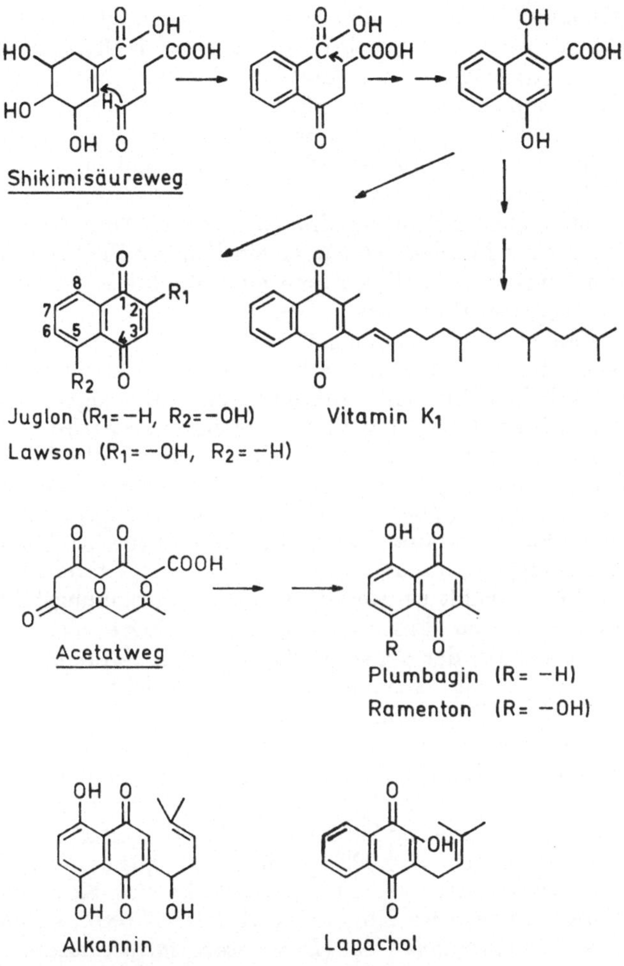

Shikimisäureweg

Juglon ($R_1 = -H$, $R_2 = -OH$)

Lawson ($R_1 = -OH$, $R_2 = -H$)

Vitamin K_1

Acetatweg

Plumbagin (R= –H)

Ramenton (R= –OH)

Alkannin

Lapachol

Abb. 101. Naphthalinderivate und ihre Biogenese

treter tragen in Stellung 3 einen Prenylrest, der beim **Vitamin K_1** (α-Phyllochinon) aus 4, bei den Vitaminen der K_2-Gruppe aus 4 ($K_{2(20)}$)-, 6 ($K_{2(30)}$)-, 7 ($K_{2(35)}$)- oder 9 ($K_{2(45)}$)-Isoprenresten besteht. Während Vitamin K_1 eine Doppelbindung in der Seitenkette aufweist, besitzen die Vitamine der K_2-Gruppe 4, 6, 7 oder 9 Doppelbindungen. Die Biogenese erfolgt wahrscheinlich auf dem Shikimisäureweg durch Prenylierung der intermediär entstandenen Naphthohydrochinoncarbonsäure. Vitamin K_1 kommt in allen grünen Teilen höherer Pflanzen vor. Die Vitamine der K_2-Gruppe sind Produkte des Stoffwechsels von Bakterien.

Mangel an Menachinonen verursacht bei Tieren und beim Menschen Blutgerinnungsstörungen, die zu lebensgefährlichen Blutungen führen können. Der tägliche Bedarf wird auf 2—4 mg Vit. K_1 geschätzt. Er wird wahrscheinlich vorwiegend durch die Vitamin-K-Produktion der Darmflora gedeckt. Nur bei Resorptionsstörungen (Gallenstauung, Magen- und Darmerkrankungen, Zerstörung der Darmflora durch Chemotherapeutika) kommt es zu Mangelzuständen. Angriffspunkt von Vitamin K ist die Leber. Fehlt es, werden von 4 Blutgerinnungsfaktoren, u. a. von Prothrombin, nur inaktive Vorstufen (Unterbleiben der γ-Carboxylierung von Glutaminsäureresten) gebildet. Dicumarole (s. S. 198) wirken als Vitamin-K-Antagonisten.

Therapeutisch eingesetzt werden entweder Vitamin K_1 (Phytomenadion) oder synthetische Analoga (besonders Vitamin K_3 = 2-Methyl-1,4-naphthochinon, Menadion). Die Standardisierung kann nach DAM-Einheiten erfolgen (1 DAM-Einheit = 0,083 μg Vit. K_1 = 0,04 μg Vit. K_3).

Herba Droserae, Sonnentaukraut, ist das Kraut von *Drosera ramentacea* BURCH. ex HARV. et SOND., seltener von *D. rotundifolia* L. (*Droseraceae*/*Sarraceniales*). *D. ramentacea* kommt auf Madagaskar und in Ostafrika vor. Die Pflanze enthält Ramenton, Ramentaceon (5-Hydroxy-7-methyl-1,4-naphthochinon), Biramentaceon (2,2′-Dimeres des Ramentaceons) und Plumbagin in einer

Gesamtmenge von 0,1–0,3%. *D. rotundifolia* ist in Europa, Asien und Nordamerika auf Mooren verbreitet. Sie enthält vor allem Plumbagin und Ramentaceon (in der frischen Pflanze als Hydroplumbagin-4-glucosid bzw. 7-Methylhydrojuglon-4-glucosid (Rossolisid) vorliegend). Wegen der spasmolytischen und antibakteriellen Wirkung der Naphthochinonderivate werden Extrakte aus der Droge bei Keuchhusten angewendet.

13. Anthracenderivate

Das trizyklische Ringsystem des Anthracens kommt in der Natur hauptsächlich in der Oxidationsstufe des Anthrachinons, der des Tautomerenpaares Anthron und Anthranol und in Form der Dianthrone (eigentlich Didehydrodianthrone) vor. Relativ labile Zwischenprodukte sind die tautomeren Verbindungen Anthrahydrochinon und Oxanthron (Abb. 102).

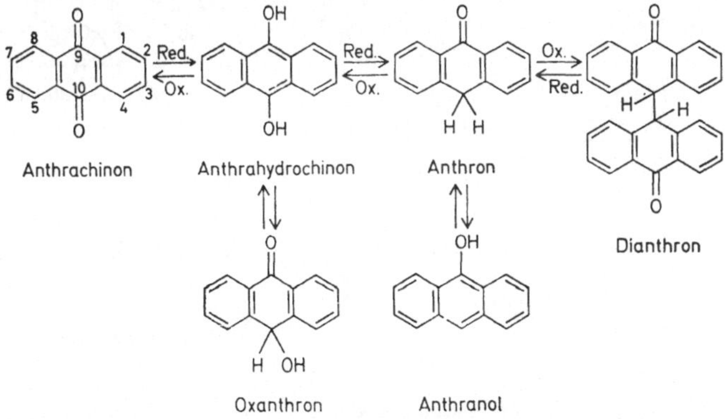

Anthrachinon — Anthrahydrochinon — Anthron — Dianthron — Oxanthron — Anthranol

Abb. 102. Oxidationsstufen natürlicher Anthracenderivate

Dianthrone können aus 2 gleichen (Isodianthrone z. B. Sennidine A und B) oder 2 unterschiedlichen Anthronpartnern (Heterodianthrone, z. B. Palmidin B, Abb. 105) hervorgegangen sein. Da sie mit Dehydroanthronradikalen im Gleichgewicht stehen, ist ein Partnerwechsel möglich.

Anthracenderivate werden bei niederen Organismen (vorwiegend bei Pilzen) und bei höheren Pflanzen (vorwiegend in den Familien *Polygonaceae*, *Caesalpiniaceae*, *Rhamnaceae*, *Rubiaceae* und *Liliaceae* gefunden. Auch bei einigen Tieren (z. B. bei Schildläusen) kommen sie vor.

Bei der Biogenese der Anthracenderivate können unterschiedliche Wege beschritten werden: der Acetatweg, der von Pilzen genutzt wird, aber auch bei höheren Pflanzen zur Biogenese der im Ring C hydroxylierten Anthracenderivate (Chrysophanol-Gruppe) dient, und der Shikimisäureweg, der zu den im Ring C nicht hydroxylierten Anthracenderivaten (Rubiadin-Gruppe) führt (Abb. 103).

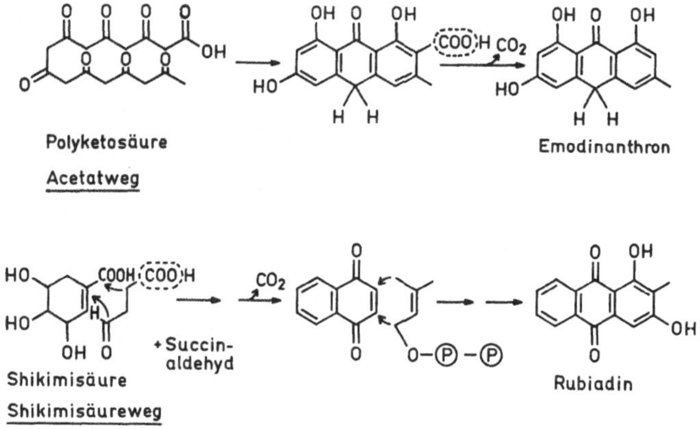

Abb. 103. Biogenese der Anthrachinone

Von besonderem Interesse sind die 1,8-dihydroxylierten Anthrachinone Chrysophanol, Aloe-Emodin, Rhein, Emodin (= Rheumemodin = Frangulaemodin) und Physcion (Abb. 104) sowie ihre Glykoside. Sie sind für die Abführwirkung einer Reihe von Drogen verantwortlich und kommen neben den entsprechenden Anthronen bzw. Anthranolen und Dianthronen in Cortex Frangulae, Cortex Rhamni purshianae, Radix Rhei, Folia et Fructus Sennae und Aloe vor. Das Mengenverhältnis der verschiedenen Oxidationsstufen und die Relation von freien zu gebundenen Anthracenderivaten ist starken

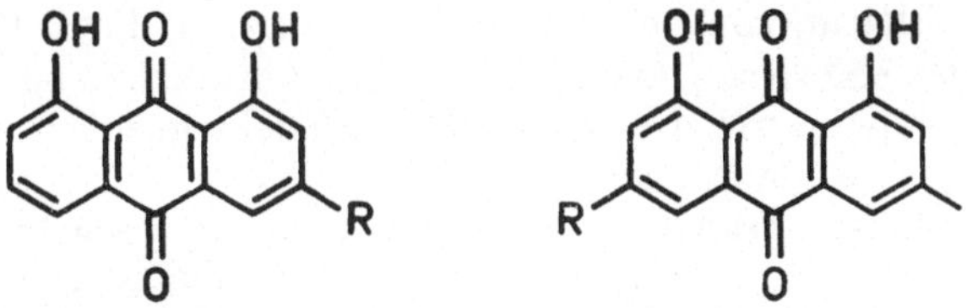

Chrysophanol ($R = -CH_3$)
Aloe-Emodin ($R = -CH_2OH$)
Rhein ($R = -COOH$)

Emodin ($R = -OH$)
Physcion ($R = -OCH_3$)

Abb. 104. Anthrachinonderivate

Schwankungen unterworfen. Es hängt vom Entwicklungszustand des Pflanzenteiles sowie von der Behandlung und vom Alter der Droge ab. Lange gelagerte Drogen enthalten fast ausschließlich Anthrachinone, Dianthrone bzw. deren Glykoside.

Äußerlich angewendet sind Anthrachinone unwirksam, Anthranole (bzw. Anthrone) führen zu einer starken Reizung der Haut und der Schleimhaut.

Innerlich gegeben regen Anthrachinone die Peristaltik, insbesondere des Dickdarmes, an, beschleunigen damit die Passage des Darminhaltes, verhindern daher die Rückresorption des Wassers teilweise und beugen somit Obstipationen vor. Die Wirkung beruht möglicherweise zum Teil auf einer Reduktion zu Anthranol- bzw. Anthronderivaten durch die Darmflora und der durch diese Verbindungen verursachten Schleimhautreizung. Am isolierten Darmpräparat beeinflussen jedoch auch 1,8-Dihydroxyanthrachinone die Spontanrhythmik. Die Abführwirkung der Anthrachinondrogen tritt relativ spät, nach etwa 6—12 Stunden, ein. Sie werden deshalb vorwiegend bei chronischer Obstipation angewendet.

Mit der Zahl der gebundenen Zucker nimmt die Wirkung zu. Freie Anthrachinone wirken erst in sehr hohen Konzentrationen abführend. Anthrone (bzw. Anthranole), Dianthrone und besonders ihre Glykoside sind stark wirksam, können aber bei Überdosierung durch Reizung des Magens zu Erbrechen führen. Anthrachinonglykosidgemische sollen einen stärkeren Effekt ausüben als entsprechende Mengen reiner Glykoside.

Cortex Frangulae, Faulbaumrinde, ist die getrocknete Rinde der Zweige und jungen Stämme von *Rhamnus frangula* L. (= *Frangula alnus* Mill., *Rhamnaceae/Rhamnales*), dem Faulbaum, einem Strauch oder kleinen Baum, der auf feuchten Böden Europas, Nordwestasiens und Nordwestafrikas verbreitet ist. Die Droge wird besonders in der UdSSR, Polen, BRD, DDR, Jugoslawien, Schweden und Holland gesammelt. Sie enthält 4—8% Anthracenderivate (berechnet als Dihydroxyanthrachinonmonoglucosid). Hauptaglykon ist das Emodin, aber auch Glykoside des Chrysophanols und Physcions kommen in gut nachweisbarer Menge vor. In der frisch geernteten Rinde sind fast ausschließlich Anthronglykoside enthalten. In der Droge dürfen nicht mehr als 30% der Anthracenderivate in Anthronform vorliegen, um Magenreizungen auszuschließen. Hauptglykoside sind Glucofrangulin A (Emodin-6-α-L-rhamnosyl-8-β-D-glucosid) und das durch Glucoseabspaltung daraus hervorgehende Frangulin A. Weiterhin sind erwähnenswert Glucofrangulin B (Emodin-6-D-apiosyl-8-β-D-glucosid), sein Spaltprodukt Frangulin B, Chrysophanol-8-β-D-glucosid, Emodin-1- bzw. -8-β-D-glucosid sowie die Anthrone bzw. Dianthrone dieser Verbindungen.

Die Früchte des Faulbaumes und des Kreuzdorns, *Rhamnus catharthica* L., enthalten ebenfalls Anthracenderivate und werden bisweilen als Abführmittel verwendet.

Cortex Rhamni purshianae, Amerikanische Faulbaumrinde, stammt von *Rhamnus purshiana* DC., einem bis 18 m hohen Baum, der in Nordamerika vorkommt. Der Gehalt der Droge an Anthracenderivaten (4—6%) ist etwas geringer als der von Cortex Frangulae. Aglyka sind Chrysophanol, Physcion und Emodin. Hauptinhaltsstoffe sind die Cascaroside A und B (stereoisomere Aloin-8-O-β-D-glucoside, sich durch die Konfiguration des C-10 unterscheidend), die Cascaroside C und D (analoge stereoisomere 11-Desoxyaloin-8-O-β-D-glucoside) und die durch Abspaltung von Glucose daraus entstandenen Verbindungen Aloin (10-C-Glucosylaloeemodin-anthron, Abb. 105) und 11-Desoxyaloin (10-C-Glucosyl-chrysophanol-anthron).

Radix Rhei, Rhabarberwurzel, ist die geschälte oder ungeschälte Wurzel von *Rheum palmatum* L., *Rheum officinale* Baill. und deren Hybriden (*Polygonaceae/Polygonales*). Beide Arten sind in den Hochgebirgen Westchinas (zwischen der Wüste Gobi und dem Yangtsekiang) in Höhen von 2500—3200 m heimisch. Die rasch wüchsige Art *Rh. palmatum* wird in verschiedenen Ländern, auch in Mitteleuropa, zur Deckung des eigenen Bedarfs angebaut. Es handelt sich bei beiden Arten um bis 30 Jahre alt werdende, im blühenden Zustand bis 2,5 m hohe Stauden. Die unterirdischen Organe sind Rüben mit kräftigen Seitenwurzeln.

Die Droge enthält 3—12% Anthracenderivate (berechnet als Dihydroxyanthrachinonglucosid): Aloeemodin, Chrysophanol, Emodin, Physcion, Rhein, deren Anthrone, Dianthrone und die Glykoside dieser Verbindungen. Während in den jüngeren Teilen der Wurzel reichlich freie Anthracenderivate enthalten sind, findet man in den älteren Teilen vorwiegend Anthracenglykoside. Der Gehalt an Anthronderivaten sollte 30% nicht überschreiten. Die Anthracenderivate liegen zum Teil als Isodianthrone (Sennidin A und B = (+)-Rheindianthron und meso-

Rheindianthron (Abb. 105), Aloeemodindianthron, Physciondianthron, Emodindianthron, Chrysophanoldianthron), Heterodianthrone (Sennidin C und D, Rheidine A, B, C, Palmidine A, B, C, D) oder Glykoside dieser

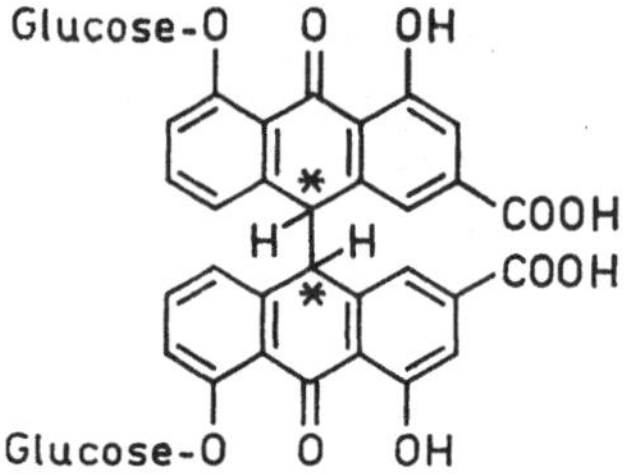

Sennosid A und B
(Isodianthron)

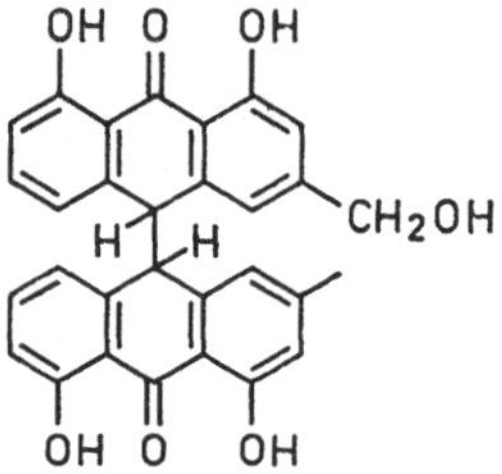

Palmidin B
(Heterodianthron)

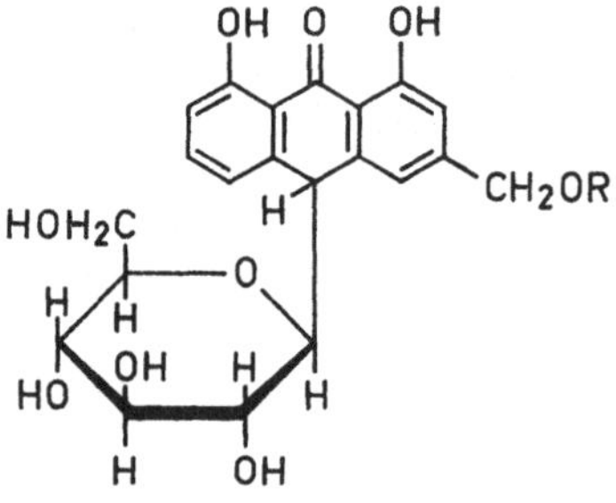

Aloin (R = –H)
Aloinosid B (R = L-α-Rhamnose)

Abb. 105

Dianthrone vor. Daneben sind monomere Anthrachinon-mono- und -diglykoside (z. B. Aloeemodin-8-O-β-D-glucosid oder Chrysophanol-1-O-β-D-glucosid) und freie monomere Anthracenderivate vorhanden. Bemerkenswert ist der Gehalt der Droge an Gerbstoffen (Glucogallin

= 1-Galloyl-β-D-glucose, (+)-Catechin- sowie (−)-Epicatechingallat und deren Kondensationsprodukte).

Die Wurzeln der offizinellen Rhabarber-Arten, die zur Sektion *Palmatum* gehören, enthalten im Gegensatz zu den wesentlich schwächer wirkenden und als Verfälschung zu betrachtenden Wurzeln der Sektion *Rhaponticum* (z. B. *Rheum rhabarbarum* L. und *Rh. rhaponticum* L.) keine Stilbenderivate (Rhaponticin und 3,5-Dihydroxy-4′-methoxystilben-3-β-D-glucosid, Abb. 89, durch blaue Fluoreszens leicht nachweisbar).

Radix Rhei kann je nach Dosierung als Antidiarrhoikum (0,1—0,3 g des Pulvers, Gerbstoffwirkung) oder als Abführmittel (1,5—5,0 g) verwendet werden. Die durch den Gerbstoffgehalt bedingte, einschränkende Wirkung auf die Magensaftsekretion macht die Droge als Zusatz zu bei Hyperazidität genutzten Magenpulvern geeignet.

Folia Sennae, Sennesblätter (die abgestreiften Fiederblättchen), und **Fructus Sennae**, Sennesfrüchte, Sennesbälglein, stammen von *Cassia angustifolia* VAHL und *C. senna* L. (= *C. acutifolia* DEL.), *Caesalpiniaceae*/*Fabales*. *C. angustifolia* ist ein beiderseits des Roten Meeres heimischer und besonders in Indien angebauter, 1—2 m hoher Strauch (Tinnevelly-Senna liefernd). *C. senna* wird bis 60 cm hoch und kommt in Zentralafrika und Ägypten vor (Alexandria-Senna liefernd). Hauptlieferant der Droge ist Indien. Die Sennesblätter und Sennesfrüchte enthalten 2—3% Anthracenderivate (berechnet als Dihydroxyanthrachinonglucosid). Hauptaglyka sind Rhein und Aloeemodin. In geringeren Mengen kommen Emodin und Chrysophanol, in der Frucht auch Physcion, vor. Hauptglykoside sind die Sennoside A und B (Aglyka Sennidine A und B, Abb. 105). Daneben sind Glucoside anderer Iso- bzw. Heterodianthrone (aufgebaut aus Rhein, Emodin bzw. Aloeemodin), des Rheins, Aloeemodins, Chrysophanols und Emodins nachweisbar.

Aloe ist das aus den abgeschnittenen Blättern ausgeflossene, eingedickte und erstarrte Sekret verschiedener *Aloe*-Arten (*Liliaceae*/*Liliales*), besonders von *Aloe ferox*

MILLER und deren Hybriden (sog. Kap-Aloe, Herkunft Republik Südafrika, und Uganda-Aloe, Herkunft Ostafrika), *Aloe perryi* BAKER (Socotra-Aloe, Herkunft Ostafrika und Arabien) und *Aloe barbadensis* MILL. (Curacao-Aloe, Herkunft Antillen und Venezuela, und Indische Aloe).

Die wesentlichste Handelsform ist die Kap-Aloe. Die Stammpflanze dieser Droge, *Aloe ferox*, besitzt einen 2—3 m hohen Stamm mit einem Schopf etwa 50 cm langer, sukkulenter, bestachelter Blätter. Zur Gewinnung der Aloe werden die Blätter abgeschnitten und schräg mit den Schnittflächen nach unten um eine kreisförmige Grube gelegt. Auf diese Weise fließt der in den die Siebröhren sichelförmig umfassenden Sekretzellen enthaltene Saft unter Zerreißen der Querwände innerhalb von 5 bis 6 Stunden aus. Er wird über offenem Feuer oder mit Hilfe der Sonnenwärme eingedickt und erstarrt beim Erkalten je nach Eindickungstemperatur zu einer braunen, glasigen (Aloe lucida) oder grauen, trüben Masse (Aloe hepatica). Auch Sprühtrocknung wird angewendet und liefert ein feines braunes Pulver.

Hauptbestandteil der Kap-Aloe ist das Aloin (10-C-Glucosylaloeemodinanthron, 5—40%, die Arzneibücher verlangen mindestens 15% bzw. 18% Anthronglykosylverbindungen, berechnet als Aloin). Daneben kommen vor allem Aloinoside (vermutlich stereoisomere Aloin-11-α-L-rhamnoside, Abb. 105) und geringe Mengen freies oder glykosidisch gebundenes Aloeemodin bzw. Chrysophanol vor. Begleiter der Anthrachinone sind etwa 20% harzartige Stoffe (p-Cumarylester von Harzalkoholen) und etwa 15% Aloesin (2-Acetonyl-5-methyl-7-hydroxy-γ-chromon-8-C-β-D-glucosid). Um das Harz, das Leibschmerzen verursachen soll, auszuschalten, vor allem aber um exakter dosieren zu können, verwendet man in der Therapie entweder **Extractum Aloes** oder **Aloin**.

Aloe soll auch bakterizide Wirkung besitzen und wird daher in der Volksmedizin, aber auch der Schulmedizin (UdSSR, Japan), zur Wundbehandlung, bei Hauterkrankungen, Augenerkrankungen und Paradontose percutan und subcutan appliziert. Für diese Zwecke werden meistens wäßrige Extrakte aus den Blättern von *Aloe arborescens* MILL. *var. natalensis* BERG. eingesetzt. Sie enthalten neben Anthrachinonderivaten (insbesondere Aloin) ebenfalls Chromonderivate, z. B. Aloearbonasid (Methyl-2-(5-methyl-7-hydroxy-4-O-glucosyl-)-chromenylidenacetat, Abb. 106).

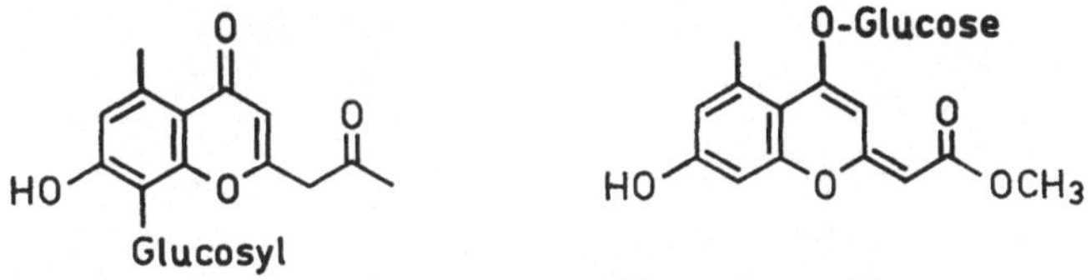

Aloesin Aloearbonasid

Abb. 106

Neben den Drogen, die wegen ihres Gehaltes an Anthracenderivaten als Abführmittel genutzt werden, gibt es einige, die in der Dermatologie (Chrysarobinum,) Urologie (Radix Rubiae) und als Farbstoffe Verwendung finden (Carminsäure).

Chrysarobinum, Chrysarobin, wird aus *Andira araroba* AGUIAR (*Fabaceae/Fabales*), einem in Brasilien heimischen und seit langem in Indien angebauten, 20—30 m hoch werdenden Baum, gewonnen. Die Bäume besitzen im sekundären Holz schizolysigen entstandene Hohlräume mit eingetrocknetem, pulverartigem Sekret, das nach dem Zerkleinern des Holzes herausgekratzt und mit Benzol extrahiert wird. Der eingedampfte Benzolextrakt stellt die Droge dar, die neben Chrysophanolanthron (30—40%) und Physcionanthron (20%) die Anthrachinone und Dianthrone dieser Verbindungen enthält. Die Droge wirkt stark hautreizend und zytostatisch. Auf Grund dieser Eigenschaften wird sie in der Dermatologie, besonders bei Psoriasis, aber auch Mykosen, eingesetzt.

Radix Rubiae tinctorum, Krappwurzel, ist die Wurzel von *Rubia tinctorum* L. (*Rubiaceae/Gentianales*), der Färberröte, einer bis 1 m hohen, im Mittelmeergebiet heimischen Staude. Sie enthält 2—4% Anthracenderivate, insbesondere Alizarin, Lucidin, Pseudopurpurin (Purpurincarbonsäure), Purpurin, Rubiadin, Purpuroxanthin (Abb. 107) und die Glykoside, bevorzugt Primveroside (= 6-D-Xylosido-glucoside), dieser Aglyka. Mengenmäßig überwiegt die Ruberythrinsäure = Alizarin-2-primverosid. Extrakte aus der Droge werden zur Behandlung von Harnsteinleiden, insbesondere zur Rezidivprophylaxe, eingesetzt. Der Effekt wird auf die Fähigkeit der Rubia-Anthrachinone, Ca¨-Komplexsalze zu bilden, zurückgeführt. Von historischem Interesse ist die Verwendung zur Herstellung roter Beizenfarbstoffe (Krapprot, Türkischrot).

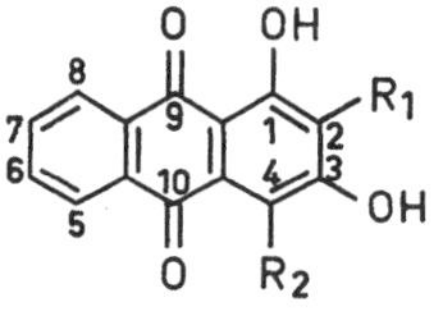

Rubiadin ($R_1 = -CH_3$, $R_2 = -H$)
Lucidin ($R_1 = -CH_2OH$, $R_2 = -H$)
Pseudopurpurin ($R_1 = -COOH$, $R_2 = -OH$)
Purpurin ($R_1 = -H$, $R_2 = -OH$)

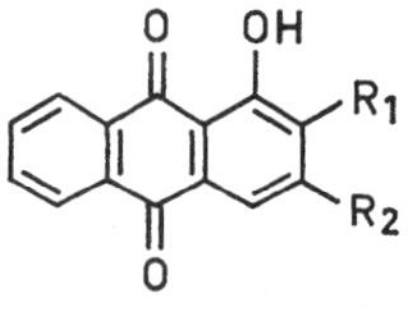

Alizarin ($R_1 = -OH$, $R_2 = -H$)
Purpuroxanthin ($R_1 = -H$, $R_2 = -OH$)

Abb. 107. Rubia-Anthrachinone

Carminsäure (Abb. 108) ist das in den Coccionellae, den weiblichen Tieren der Kaktusschildlaus, *Dactylopius coccus* COSTA (*Coccinae/Rhynchota*), zu etwa 10% enthaltene, einen C-Glucosylrest tragende Anthrachinonderivat. Diese Tiere kommen auf verschiedenen *Cactaceae*, besonders auf *Nopalea cochenillifera* (L.) SALM-DYCK vor, die, vorwiegend in Peru, zur Züchtung der Läuse auch angepflanzt wird. Der Aluminium-Calcium-Farblack der

Carminsäure, das Carmin, wird als Farbstoff für Lebensmittel, Arzneimittel und Kosmetika verwendet.

Wegen der photodynamisch wirksamen Anthracenderivate interessant ist das Kraut von *Hypericum perforatum* L. (*Hypericaceae/Theales*), dem Tüpfelhartheu oder Johanniskraut, **Herba Hyperici.** Diese in Mitteleuropa auf Trockenrasen häufige Staude enthält in den Blüten und Blättern in mit bloßem Auge sichtbaren schwarz erscheinenden Exkretlücken etwa 0,1% Hypericin und Pseudohypericin. Daneben kommen in der Droge Catechingerbstoffe und flavonoide Glykoside (besonders Hyperosid, Rutin und Quercitrin) vor. Hypericin führt

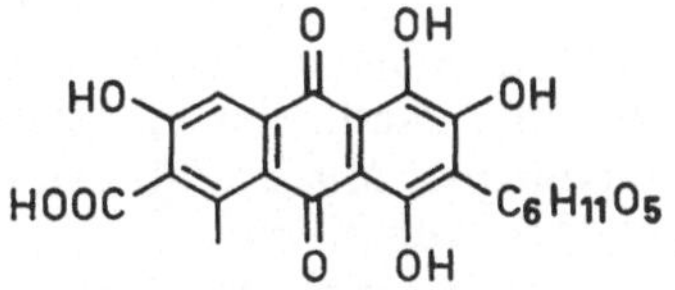

Carminsäure

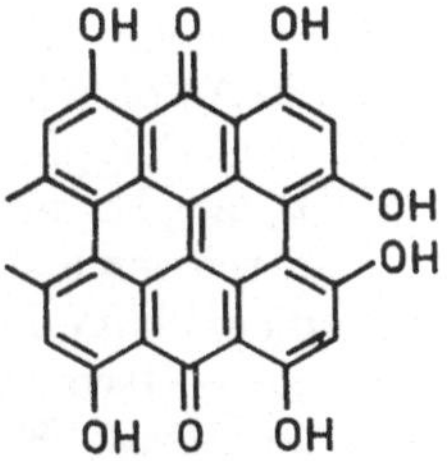

Hypericin

Abb. 108

beim Menschen und bei unpigmentierten Tieren bei gleichzeitiger Einwirkung von Licht auf die Haut zu Erkrankungen. Todesfälle bei weißen Schafen wurden beobachtet. Die Droge wird heute nur noch in der Volksmedizin wegen ihrer euphorisierenden Wirkung bei depressiven Störungen und wegen der antibakteriellen Wirkung zur Wundbehandlung verwendet. Reines **Hypericin** ist Bestandteil einiger als Antidepressiva genutzten Arzneispezialitäten.

14. Gerbstoffe

Unter Gerbstoffen versteht man Substanzen, die in der Lage sind, mit Eiweißstoffen tierischer Häute unlösliche, wenig quellbare Verbindungen zu bilden. Diese Eigenschaft beruht auf ihrer Fähigkeit, Eiweißmoleküle miteinander zu vernetzen. Die Vernetzung erfolgt wahrscheinlich hauptsächlich durch H-Brücken und salzartige Verknüpfung. Dabei dienen die NH-Gruppen der Eiweißmoleküle als Ansatzpunkte.

Pflanzliche Gerbstoffe (die therapeutisch unbedeutenden mineralischen und synthetischen Gerbstoffe sollen hier unberücksichtigt bleiben) besitzen eine Reihe gemeinsamer Eigenschaften. Sie sind in Wasser und teilweise auch in Alkohol lösliche, schwach sauer reagierende, stickstofffreie Polyphenole von hohem Molekulargewicht. Sie bilden mit Eiweißstoffen, Schwermetallionen und Alkaloiden schwer lösliche Verbindungen. Mit $Fe^{\cdots}$-Ionen ergeben sie blau oder grün gefärbte Komplexsalze.

Gelöste Gerbstoffe werden durch gepulverte Haut gebunden. Diese Eigenschaft wird zur quantitativen Bestimmung ausgenutzt. Man schüttelt gerbstoffhaltige Lösungen mit Hautpulver, bestimmt den Trockenrückstand (PH VI) oder den Gehalt an Polyphenolen (AB 2/DDR) vor und nach der Hautpulverbehandlung oder ermittelt die Gewichtszunahme des verwendeten Hautpulvers. Auch die Fällung mit Schwermetallsalzen gibt Anhaltspunkte über den Gerbstoffgehalt (DAB 7/BRD, ÖAB 9).

Gerbstoffe sind relativ unbeständig. Sie gehen durch Selbstkondensation oder Oxidation in wasserunlösliche Verbindungen über oder verlieren durch Hydrolyse ihre gerbenden Eigenschaften.

Ihrer chemischen Struktur nach kann man sie in 2 Gruppen einteilen: die hydrolysierbaren Gerbstoffe und die nicht hydrolysierbaren, kondensierten Gerbstoffe.

Hydrolysierbare Gerbstoffe (Gallotannine oder Gallitannine) sind Ester von Zuckern mit Gallussäure bzw. mit deren Depsiden, Kondensationsprodukten wie Hexahydroxydiphensäure und Äthern (Abb. 109). Die Zahl der an einem Zucker gebundenen Gallussäurereste kann

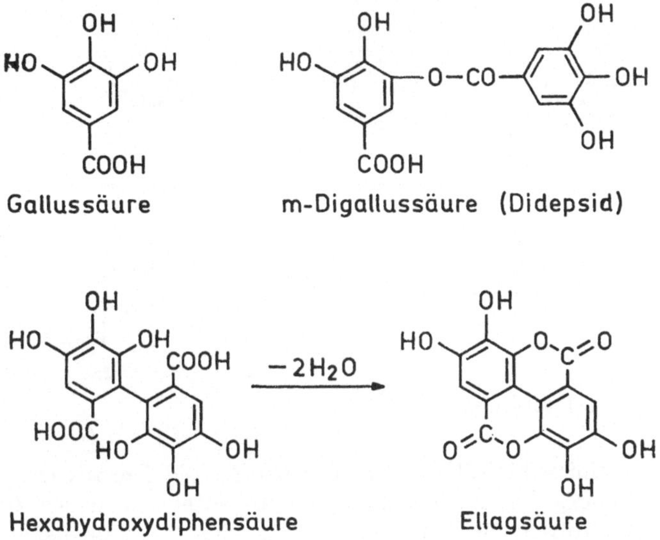

Gallussäure m-Digallussäure (Didepsid)

Hexahydroxydiphensäure $\xrightarrow{-2H_2O}$ Ellagsäure

Abb. 109

sehr unterschiedlich sein (Abb. 110). Das einfachste Gallotannin, das Glucogallin (aus Radix Rhei), ist das Acylglucosid der Gallussäure. Im β-Hamamelitannin (aus Cortex Hamamelidis) sind 2 Gallussäurereste an einem Molekül Hamamelose, einer verzweigtkettigen Hexose, gebunden. Das Gerbstoffgemisch der Chinesischen Gallen enthält durchschnittlich 7 Gallussäurereste pro Molekül Glucose. Während 4 Hydroxylgruppen der Glucose in dieser Verbindung mit je einem Gallussäurerest verknüpft sind, trägt eine Hydroxylgruppe (am C-6 oder C-2) einen m-Oligogalloylrest (ein Di-, Tri-, Tetra- oder Pentadepsid der Gallussäure). Im Gallotannin der Türkischen Gallen kommen auf ein Molekül Glucose im Durchschnitt 5 Gallussäurereste. Der Oligogalloylrest (meistens ein Tridepsid) sitzt am C-6, die Hydroxylgruppe am C-2 oder C-3 ist frei.

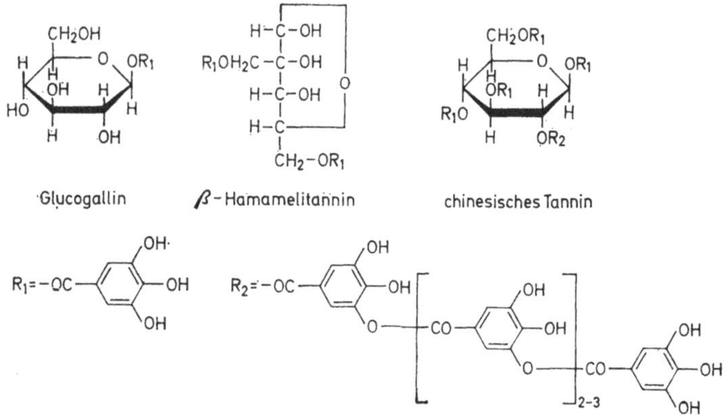

Glucogallin β-Hamamelitannin chinesisches Tannin

Abb. 110. Gallotannine

Einige hydrolysierbare Gerbstoffe, die Hexahydroxydiphensäure als Esterkomponente enthalten, liefern bei Hydrolyse das Dilacton der Hexahydroxydiphensäure, die Ellagsäure. Sie werden von einigen Autoren als Ellagitannine den Gallotanninen gegenübergestellt. Bei Ellagitanninen kann der Zucker auch glykosidisch an einer OH-Gruppe der Ellagsäure bzw. des Hexahydroxydiphensäuremonolactons gebunden sein.

Kondensierte Gerbstoffe (Catechingerbstoffe) gehen durch C—C-Verknüpfung aus Catechinen (Flavan-3-olen) oder monomeren Leukoanthocyanidinen (Flavan-3,4-diolen) hervor.

Die Katalyse der dehydrierenden Verknüpfung der Catechine erfolgt im lebenden Gewebe wahrscheinlich, in Analogie zur Biosynthese des Lignins (s. S. 206), durch Phenoloxidasen. Dabei werden bevorzugt 4-8- und 8-6'- (bzw. 2')-Bindungen gebildet (Abb. 111). Während die

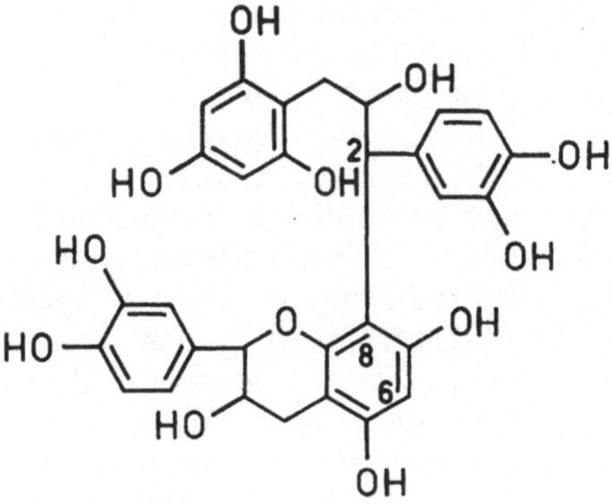

Catechindimer (entstanden durch Säurekatalyse)

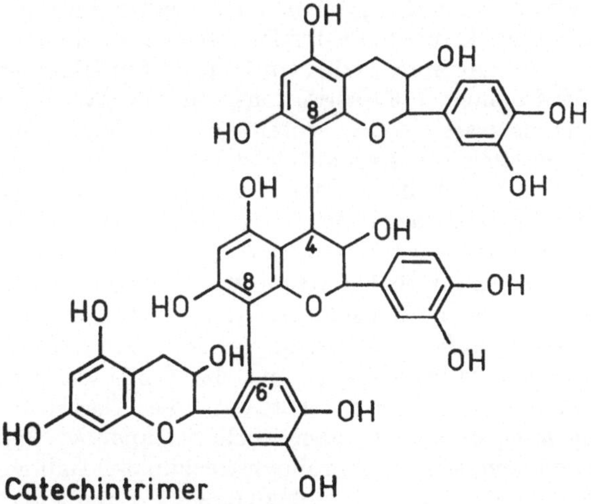

Catechintrimer (aus Cortex Quercus)

Abb. 111. Catechingerbstoffe

4-8-Bindungen durch starke Säuren unter Bildung eines Catechins und eines Anthocyanidins gelöst werden können, die auf diese Weise verknüpften Moleküle also Procyanidine darstellen, ist das bei 8-6'(bzw. 2')-Verknüpfung nicht der Fall. Im toten Gewebe oder in vitro kann die Kondensation nichtenzymatisch unter Einfluß von Sauerstoff erfolgen und zu ähnlichen Produkten führen. Auch eine säurekatalysierte Selbstkondensation der Catechine ist möglich. Dabei kommt es zu einer hydrolytischen Öffnung der Äthergruppierung des Pyranringes eines Catechinmoleküls. Die neu gebildete Hydroxylgruppe am C-2 reagiert dann unter Wasserabspaltung mit einem nucleophil aktivierten C-Atom (C-6 oder C-8) eines 2. Catechinmoleküls (Abb. 111). Analog wird die Kondensation fortgesetzt.

Monomere Leukoanthocyanidine kondensieren untereinander oder mit Catechinen nach säurekatalysierter Abspaltung von Hydroxylionen vom C-4 in Form von Flavan-3-ol-4-carboniumionen, die elektrophil mit einem nucleophil aktivierten C-6 oder C-8 eines zweiten Flavanderivates reagieren. Dabei wird ein Proton eliminiert.

Bis zu einem Polymerisationsgrad von etwa 6 sind die Oligomere wasserlöslich, schreitet die Kondensation weiter fort, entstehen wasserunlösliche Verbindungen, die sogenannten Gerbstoffrote oder Phlobaphene. Die Monomere zeigen keine gerbende Wirkung, aber bereits Dimere gehorchen der Gerbstoffdefinition.

Neben diesen beiden Gruppen gibt es eine Reihe von Depsiden oder Depsidonen, die ebenfalls Gerbstoffcharakter aufweisen. Dazu gehören z. B. Rosmarinsäure (Labiatengerbstoff) und die Coffeoylchinasäuren (z. B. Chlorogensäure, Abb. 60), die Gerbstoffe der *Lamiaceae* darstellen, aber auch bei anderen Familien vorkommen, sowie 3-O-Galloylcatechin, 3-O-Galloylgallocatechin oder Gallussäureoligomere.

Gerbstoffe sind im Pflanzenreich weit verbreitet. Vor allem kommen sie bei den *Spermatophyta*, den Samenpflanzen, vor. Wichtige Lieferanten sind die *Pinaceae*,

Fagaceae, Rosaceae, Mimosaceae, Caesalpiniaceae, Fabaceae, Anacardiaceae und *Ericaceae.*

Die therapeutische Bedeutung der Gerbstoffe beruht auf ihrer adstringierenden Eigenschaft, d. h. der Fähigkeit, die Eiweißstoffe der obersten Gewebeschichten, insbesondere der Schleimhaut, unter Bildung einer zusammenhängenden, fest haftenden Membran zu fällen. Dadurch setzen sie die Reizempfindlichkeit der Nervenendigungen herab, wirken reizmildernd, entzündungswidrig und schwach lokalanästhetisch. Kapillarblutungen werden gestillt. Die Sekretionstätigkeit der Drüsen der Haut und der Schleimhaut wird eingeschränkt. Auf Wunden bilden sich Koagulationsmembranen, die die Austrocknung (Freiwerden des Quellungswassers der Eiweiße) fördern, die Resorption toxischer Eiweißabbauprodukte verhindern und die Entwicklung und das Eindringen von Bakterien hemmen.

Extrakte aus Gerbstoffdrogen werden äußerlich bei Stomatitis, Angina, lokalen Blutungen, Wunden, Frostbeulen, Dermatitis, Hautjucken, Hämorrhoiden und Hyperhidrosis angewendet. Peroral gegeben, dienen sie zur Behandlung hyperazider Gastritis (entzündungswidrig, die Magensaftsekretion einschränkend) und von Darmkatarrhen (reizmildernd, und damit stopfend, die Resorption toxischer Produkte verhindernd). Auch als Antidot bei Alkaloid- und Schwermetallvergiftungen sind sie geeignet (erste Hilfe starker Kaffee oder Schwarzer Tee!). In großen Dosen reizen die Gerbstoffe die Magenschleimhaut und wirken brecherregend.

Vorwiegend um isolierte, wasserlösliche Gallotannine handelt es sich bei **Acidum tannicum** (Tanninum), Gerbsäure oder Tannin (ca. 50% Gerbstoffe enthaltend). Gerbsäure wird aus Türkischen Gallen (auch Aleppogallen genannt), den Gallae, oder den Chinesischen Gallen (auch als Zackengallen bezeichnet), den Gallae chinensis, gewonnen.

Gallae sind pathologische Bildungen von *Quercus infectoria* OLIV. (*Fagaceae/Fagales*), der im östlichen Mittelmeergebiet und auf dem Balkan heimischen Gall-Eiche. Sie entstehen durch Eiablage einer Gallwespe, *Cynips tinctoria* HARTIG (*Cynipidae/Hymenoptera*), auf den Vegetationspunkt der austreibenden Knospen. Anstelle normaler Triebe bilden sich kugelige Wucherungen, in denen die Larven der Gallwespe heranwachsen. Das fertige Insekt verläßt die Galle nach etwa 6 Monaten. Gallae enthalten 40–60% Gallotannine.

Gallae chinensis stammen von verschiedenen Sumach-Arten, besonders von *Rhus semialata* MURR. (*Anacardiaceae/Rutales*), im nördlichen Indien, in China und Japan vorkommenden Bäumen. Durch Stich der Blattlaus *Aphis sinensis* BELL. (*Aphididae/Rhynchota*) entstehen hohle, unregelmäßige Gallen, in denen sich die Blattläuse vermehren. Die Chinesischen Gallen liefern bis 75% Gallotannine.

Zur Gewinnung von Gerbsäure werden die zerkleinerten Gallen (meistens Gallae chinensis) mit Wasser ausgezogen, der wäßrige Extrakt wird mit einem Äther-Äthanolgemisch (4:1) extrahiert und die organische Phase zur Gewinnung des offizinellen Produktes eingedampft. Zur inneren Anwendung ist Acidum tannicum wegen der raschen Spaltung im Magen-Darmtrakt und wegen der lokalen Reizwirkung wenig geeignet. Man verwendet für diese Zwecke das Fällungsprodukt von Eiklar oder Kasein mit Gerbsäure, **Albuminum tannicum**, Tanninalbuminat, das im alkalischen Milieu des Darmes in Albumin und gerbsaure Salze zerlegt wird.

Catechu (aus dem Kernholz von *Acacia catechu* WILLD. und *A. suma* KURZ, *Mimosaceae/Fabales*), **Gambir** (aus den Blättern von *Uncaria gambir* (HUNTER) ROXB., *Rubiaceae/Gentianales*) und **Kino** (eingetrockneter Saft aus dem Stamm von *Pterocarpus marsupium* ROXB., *Fabaceae/Fabales*) sind isolierte Catechingerbstoffe, die in Südostasien gewonnen werden, in der europäischen Medizin heute aber kaum noch eine Rolle spielen.

Bedeutende organisierte Gerbstoffdrogen sind Folia

Hamamelidis, Cortex Quercus, Radix Ratanhiae und Radix Tormentillae.

Folia Hamamelidis, Hamamelisblätter, stammen von *Hamamelis virginiana* L., der Virginischen Zaubernuß (*Hamamelidaceae/Hamamelidales*), einem im atlantischen Teil Nordamerikas heimischen Strauch oder bis 8 m hohen Baum. Die Droge enthält etwa 5—10% Gerbstoffe (ein Gemisch von Gallotanninen mit wenig Catechingerbstoffen), etwa 0,1% wasserdampfflüchtige Stoffe (darunter Carbonylverbindungen wie 6-Methylheptadien-3,5-on-2, Hexen-2-al-1 sowie aliphatische Alkohole und Ester) und Flavonglykoside. Hamamelispräparate werden vorwiegend äußerlich angewendet. Auch in der Kosmetik spielen sie eine Rolle. Sie werden zur Straffung der Haut empfohlen.

Cortex Quercus, Eichenrinde, ist die Rinde von jungen Zweigen und Stämmen sowie Stockausschlägen der Stiel-Eiche, *Quercus robur* L. oder der Trauben-Eiche, *Q. petraea* (MATT.) LIEBL. (*Fagaceae/Fagales*). Neben diesen beiden in Mitteleuropa heimischen Arten wird bisweilen auch *Quercus pubescens* WILLD., die Flaum-Eiche, zur Gewinnung der Droge herangezogen. In der Eichenrinde sind je nach Alter der Sproßorgane, von denen die Rinde stammt, 3—12% Catechingerbstoffe enthalten. Die etwa 2,5—4 mm starke Rinde 9—10 Jahre alter Äste ist am wertvollsten. Eichenrinde wird vorwiegend äußerlich zu Umschlägen und Bädern benutzt.

Radix Ratanhiae, Ratanhiawurzel, stammt von *Krameria triandra* RUIZ et PAV. (*Caesalpiniaceae/Fabales*), einem in den Anden von Chile, Peru und Bolivien in Höhen von 1000—2500 m vorkommenden Halbstrauch. Sie enthält 10—15% Catechingerbstoffe und wird innerlich bei Diarrhoe und äußerlich, vorwiegend bei Entzündungen der Mundschleimhaut, angewendet.

Rhizoma Tormentillae, Blutwurzrhizom, stammt von *Potentilla erecta* (L.) RÄUSCHEL (*Rosaceae/Rosales*), einer in Nord- und Mitteleuropa sowie Nordasien auf Triften, Mooren und in Wäldern heimischen kleinen Staude. Die

Droge enthält bis zu 20% Catechingerbstoffe (neben geringen Mengen Gallotanninen) und wird wie Radix Ratanhiae eingesetzt.

Weitere heute nur noch selten verwendete Gerbstoffdrogen sind **Folia Juglandis**, Walnußblätter (von *Juglans regia* L., *Juglandaceae/Juglandales*, 3% Gallotannine, darüber hinaus Hydrojuglon-4-glucosid, das bei Verletzung der lebenden Zellen in das gelbfärbende Juglon übergeht), **Fructus Myrtilli**, Heidelbeeren (von *Vaccinium myrtillus* L., *Ericaceae/Ericales*, 5—10% Catechingerbstoffe, als Antidiarrhoicum genutzt) und die Rosaceendrogen, die Gallotannine und Catechine in speziesspezifischen Relationen enthalten: **Folia Rubi fruticosi**, Brombeerblätter (von *Rubus fructicosus* L., etwa 8%, vorwiegend Gallotannine), **Herba Anserinae**, Gänsefingerkraut (von *Potentill aanserina* L., 4—7%, vorwiegend Gallotannine), **Herba Agrimoniae**, Odermennigkraut (von *Agrimonia eupatoria* L., ca. 10%, vorwiegend Catechingerbstoffe), **Herba Alchemillae**, Frauenmantelkraut (von *Alchemilla vulgaris* L., 8%, vorwiegend Catechine (?)) und **Folia Fragariae**, Erdbeerblätter (von *Fragaria vesca* L.).

15. Bitterstoffe

Als Bitterstoffe bezeichnet man bitter schmeckende Substanzen, die, außer der durch den Geschmack bedingten, reflektorisch ausgelösten Steigerung der Sekretion der Drüsen der Verdauungsorgane, in therapeutischen Dosen keine weitere pharmakologische Wirkung besitzen. Ihre chemische Struktur ist sehr unterschiedlich. Bei den therapeutisch wichtigen handelt es sich fast ausschließlich um Terpene, Steroide oder deren Umwandlungsprodukte mit mindestens einer O=C-Gruppe, die sehr häufig Glied eines Lactonringes ist.

Auf Grund der chemischen Verschiedenartigkeit der Bitterstoffe muß die Wertbestimmung der Drogen durch

Geschmacksprüfung erfolgen. Man ermittelt zu diesem Zweck die Grenzkonzentration, bei der ein bitterer Geschmack noch wahrnehmbar ist. Angegeben wird meistens der Bitterwert. Er ist definiert als das Volumen an Wasser in ml, das maximal zur Auflösung von 1 g Substanz oder zur Extraktion von 1 g Droge eingesetzt werden darf, um eine noch bitter schmeckende Lösung zu erhalten. Ein Bitterwert von z. B. 10000 bedeutet also, daß ein Extrakt von 1 g Droge mit 10000 ml Wasser gerade noch bitter schmeckt. Um individuelle Fehler auszuschalten, wird der Empfindlichkeitsfaktor der Versuchsperson mit Hilfe von Lösungen bitterschmeckender Reinstoffe, nach AB 2/DDR, DAB 7/BRD und PH VI mit Chininhydrochlorid und nach ÖAB 9 mit Brucin, festgestellt. Bei Chininhydrochlorid wird für den Normalfall (Faktor 1) der Bitterwert 200000 und für Brucin 3000000 zugrunde gelegt. Der mit einer Droge unbekannten Bitterstoffgehaltes ermittelte Bitterwert wird mit dem Empfindlichkeitsfaktor des Probanden korrigiert.

Man verwendet Bitterstoffe fast ausschließlich in Form von alkoholischen oder wäßrigen Extrakten aus bitterstoffhaltigen Drogen als sogenannte Amara, die 30 bis 60 Minuten vor dem Essen gegeben werden und die die Magensaftsekretion und teilweise auch die Ausschüttung von Gallenflüssigkeit anregen. Dadurch kommt es zu einer Steigerung des Appetits, einer Verbesserung der Pankreassaftsekretion, der Darmperistaltik und damit der Verdauung. Bisweilen werden auch andere bitterschmeckende Arzneimittel, z. B. chinin- oder strychninhaltige Zubereitungen, die in hohen Dosen eine starke physiologische Reaktion hervorrufen, in geringen Dosen als Amara genutzt.

Bitterstoffe kommen in sehr vielen Familien des Pflanzenreiches vor. Von medizinischer Bedeutung sind besonders die der *Gentianaceae*, *Menyanthaceae*, *Asteraceae* und *Lamiaceae*.

10-C-Iridoide und Seco-Iridoide sind Bitterstoffe der *Gentianaceae* und der ihnen sehr nahestehenden *Meny-*

anthaceae (Abb. 112). Wichtige Bittermittel aus dieser Gruppe sind Radix Gentianae und Herba Centauri. Auch Folia Trifolii fibrini sind in einige Pharmakopoen aufgenommen worden.

Bei **Radix Gentianae**, Enzianwurzel, handelt es sich um getrocknete Rhizome und Wurzeln verschiedener Enzian-Arten (besonders von *Gentiana lutea* L., aber auch *G. pannonica* SCOP., *G. purpurea* L., *G. punctata* L. und *G. asclepiadea* L., *Gentianaceae/Gentiales*). Die genannten Arten sind ausdauernde, krautige Gebirgspflanzen Süd- und Mitteleuropas sowie Kleinasiens. Hauptlieferanten der Droge, die ausschließlich aus Wildvorkommen stammt, sind Länder der Balkanhalbinsel, Frankreich und Spanien. Der Bitterwert beträgt je nach Stammpflanze 10000—180000. Radix Gentianae enthält Gentiopikrosid (etwa 2%, Bitterwert etwa 12000), das äußerst bittere Amarogentin (Bitterwert 58000000), Amaropanin (Bitterwert etwa 20000000, fehlt bei *G. lutea*), Swertiamarin und geringe Mengen anderer chemisch ähnlicher bitterer Verbindungen. An Begleitstoffen sind erwähnenswert das Trisaccharid Gentianose (Frufβ2-1 αGlcp6-1βGlcp, bis zu 5%, Speicherstoff der stärkefreien Pflanze), Gentiobiose (Glcp1β-6Glcp), gelbgefärbte Xanthonderivate (z. B. Gentisin, Isogentisin, 1-Hydroxy-3,7-dimethoxy-xanthon, s. S. 253), Flavonglykoside und sich von den Seco-Iridoiden ableitende Pyridin-Alkaloide (z. B. Gentialutin, Gentisiananin). Die frischen unterirdischen Teile werden nach Fermentation auch zu „Enzianschnaps" vergoren.

Herba Centauri, Tausendgüldenkraut (Bitterwert 200 bis 3500), stammt von *Centaurium minus* MOENCH, (*Gentianaceae/Gentianales*), dem Echten Tausendgüldenkraut, einem in Mitteleuropa auf Wiesen und an Waldrändern vorkommenden, einjährig überwinternden Kraut. Die Droge wird vorwiegend aus Wildvorkommen in Marokko, Algerien oder den Ländern der Balkanhalbinsel gewonnen. Bitterstoffe sind vermutlich Gentiopikrosid und Erythaurin (ein dem Swertiamarin ähnliches Glyko-

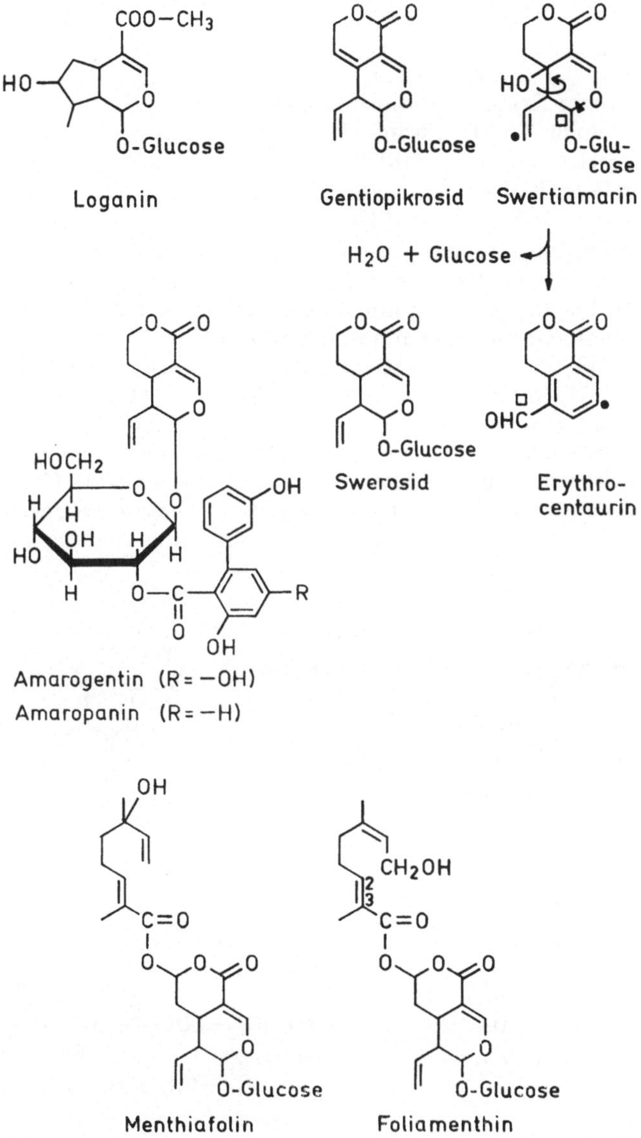

COO–CH3

HO

O

O-Glucose

Loganin

O-Glucose

Gentiopikrosid

HO

O-Glu-
cose

Swertiamarin

H_2O + Glucose

O-Glucose

Swerosid

OHC

Erythro-
centaurin

$HOCH_2$

OH

R

OH

Amarogentin (R = –OH)
Amaropanin (R = –H)

OH

C=O

O-Glucose

Menthiafolin

CH_2OH

C=O

O-Glucose

Foliamenthin

Abb. 112. Monoterpenbitterstoffe

sid, bei Hydrolyse ein nicht faßbares Aglykon liefernd, das zu Erythrocentaurin umgelagert wird).

Folia Trifolii fibrini (Folia Menyanthidis), Bitterklee (Bitterwert 1500–9000), stammt von *Menyanthes trifoliata* L. (*Menyanthaceae/Gentianales*), dem Fieberklee, einer auf der nördlichen Erdhalbkugel verbreiteten Sumpfpflanze mit ausdauerndem Rhizom. Die Bitterstoffe dieser Droge sind Monoterpensäureester von Seco-Iridoiden (Menthiafolin, Foliamenthin und 2,3-Dihydrofoliamenthin), Loganin und Swerosid.

Weitere Gentianaceendrogen sind in anderen Ländern als Bittermittel in Gebrauch (*Swertia-*, *Gentiana-* und *Centaurium*-Arten).

Sesquiterpenlactone (Abb. 113) mit mono- oder bizyklischem Kohlenstoffskelett sind die Bitterstoffe der *Asteraceae*. Die Vertreter mit Germacran-Grundgerüst (Abb. 33) nennt man Germacranolide (die Endung -olid

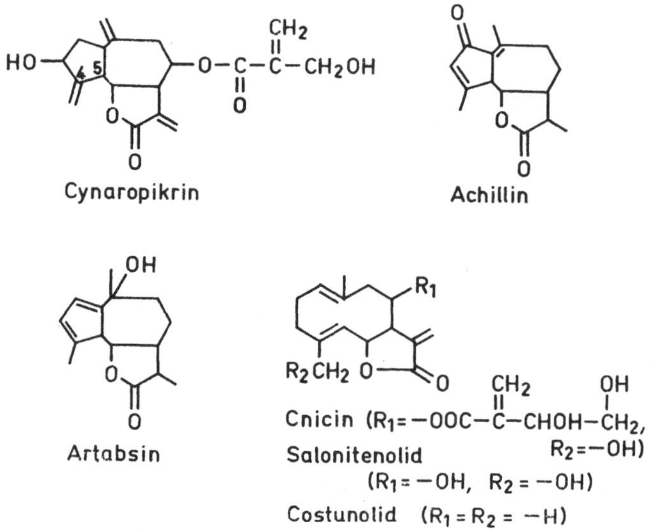

Cynaropikrin

Achillin

Artabsin

Cnicin ($R_1 = -OOC-C(=CH_2)-CHOH-CH_2OH$, $R_2 = -OH$)

Salonitenolid ($R_1 = -OH$, $R_2 = -OH$)

Costunolid ($R_1 = R_2 = -H$)

Abb. 113. Sesquiterpenbitterstoffe

deutet auf die Lactongruppierung hin), mit Guajan-Grundgerüst Guajanolide, mit Eudesman-Grundgerüst Eudesmanolide (auch Selinanolide, Santonine oder Santanolide), die mit Eleman-Grundgerüst Elemanolide und die durch Wanderung der Methylgruppe der Guajanolide von Stellung C-4 in Stellung C-5 entstandenen Verbindungen Pseudoguajanolide.

Viele Sesquiterpenlactone wirken, wie auch eine Reihe anderer Lactone zyklischer Verbindungen (Cardenolide, Bufadienolide, Cumarinderivate), antibiotisch und zytotoxisch. Die zytotoxischen Effekte sind bei einigen Vertretern (z. B. beim Costunolid aus *Liriodendron tulipifera* L., dem Tulpenbaum, einer Magnoliacee) so stark ausgeprägt, daß sie im Tierversuch mit Erfolg zur Tumorbehandlung eingesetzt werden konnten.

Guajanolide, teilweise auch Germacranolide, gehen bei Wasserdampfdestillation (einige nur in Gegenwart von Luftsauerstoff) über verschiedene Zwischenprodukte in Azulene über (Abb. 122), sie sind also Proazulene (Azulenogene).

Bei uns genutzte Drogen mit Sesquiterpenlactonen sind u. a. Herba Cardui benedicti, Herba Absinthii (s. S. 309), Flores Millefolii (s. S. 310), Flores Chamomillae (s. S. 295) und Flores Arnicae (s. S. 297). Auch das in Konzentrationen von 0,5—6,5% im Kraut von *Cynara scolymus*, der Artischocke, enthaltene Cynaropikrin dürfte wesentlich an dessen choleretischer Wirkung beteiligt sein.

Herba Cardui benedicti, Kardobenediktenkraut (Bitterwert etwa 2000), stammt von *Cnicus benedictus* L., einer im Mittelmeergebiet beheimateten, distelartigen Pflanze, die auch in Mitteleuropa angebaut wird. Als Bitterstoffe wurden Cnicin und Salonitenolid (Benedictin) isoliert. Auch die nachgewiesenen Lignane könnten an der Bitterwirkung beteiligt sein.

Diterpenbitterstoffe (Abb. 114) kommen in Drogen vor, die von Pflanzen aus der Familie der *Lamiaceae* stammen. So enthalten Folia Salviae und Folia Rosmarini 0,35%

Carnosolsäure, ein Diterpen vom Abietan-Typ. Diese Verbindung geht leicht durch Oxidation in das bittere, antibiotisch wirksame Carnosol (Pikrosalvin) über. Ein bitteres Diterpen vom seco-Pimaran-Typ, das Praemarrubiin, ist in **Herba Marrubii**, dem getrockneten Kraut des bei uns heimischen Andorns, *Marrubium vulgare* L., enthalten. Diese Droge wird nicht nur als Amarum, sondern auch als Expektorans verwendet. Die in der Volksmedizin als Mittel bei Kreislauferkrankungen eingesetzte Droge **Herba Leonuri cardiacae**, das Kraut des bei uns

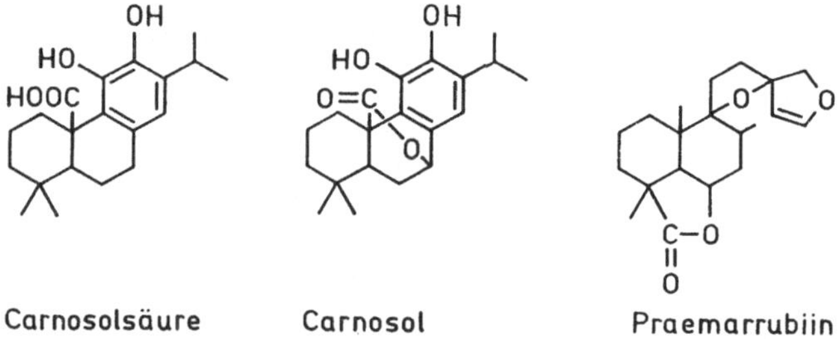

Carnosolsäure Carnosol Praemarrubiin

Abb. 114. Diterpenbitterstoffe

verbreiteten Herzgespanns, *Leonurus cardiaca* L., enthält ebenfalls Diterpenbitterstoffe (vermutlich außerdem Substanzen, die den herzwirksamen Glykosiden strukturell ähnlich sind).

Triterpenbitterstoffe (Abb. 115) sind bisher für eine therapeutische Anwendung ohne Interesse. Sie kommen hauptsächlich in *Cucurbitaceae*, *Simarubaceae* und *Rutaceae* vor. Erwähnenswert ist die zytotoxische Wirksamkeit der **Cucurbitacine**, die bei einer Vielzahl von Vertretern der Familie der *Cucurbitaceae* vorkommen. Gut untersucht ist die Chemie und Wirksamkeit der Cucurbitacine der Weißen Zaunrübe, *Bryonia alba* L., und der Rotbeerigen Zaunrübe, *B. dioica* Jaqu. Beide Pflanzen kommen bei uns, besonders an Ruderalstätten, vor und enthalten die Cucurbitacine E, B, I, D, J, K, L, die Dihydroderivate von E und B sowie das Tetrahydroderivat von E. Sie liegen in der intakten Pflanze meistens als Glykoside vor. Alle Vertreter mit einer Doppelbindung in der Seitenkette (B, D, E, I) wirken stark zytotoxisch und können im Tierversuch das Wachstum bestimmter Tumoren unterdrücken.

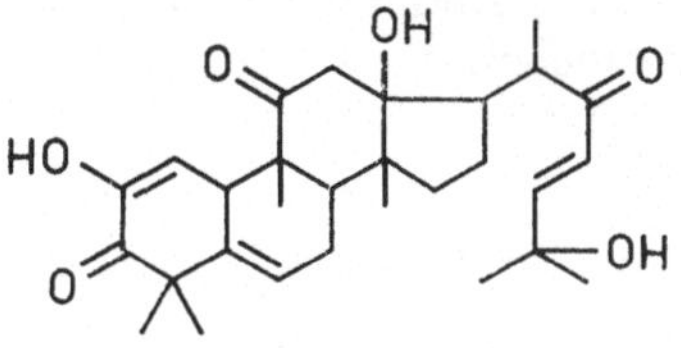

Cucurbitacin J

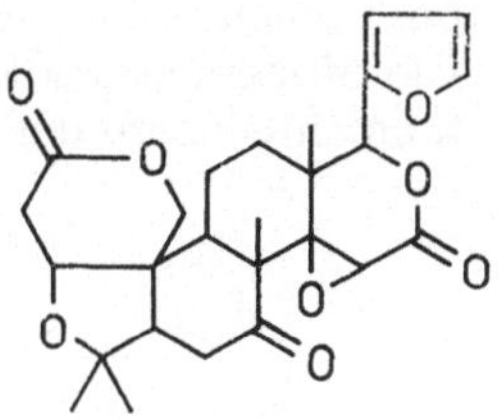

Limonin

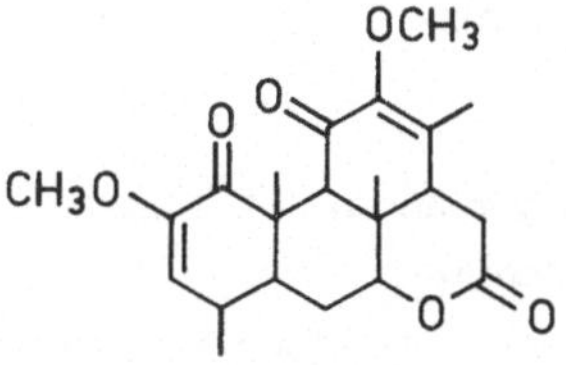

Quassiin

Abb. 115. Triterpene und ihre Spaltprodukte als Bitterstoffe

Die Triterpenbitterstoffe werden häufig von ebenfalls sehr bitteren Abbauprodukten begleitet. Dazu gehört z. B. die 20-C-Verbindung Quassiin, die den Hauptbitterstoff von **Lignum Quassiae** (von den südamerikanischen Bäumen *Picrasma excelsa* (Swartz) Planch. und *Quassia amara* L., *Simarubaceae/Rutales*) darstellt. Auch das Limonin, der Bitterstoff der Samen von *Citrus*-Früchten mit 26 C-Atomen im Grundgerüst, ist aus einem Triterpen hervorgegangen.

Zur Gruppe der Steroide vom Pregnan-Typ gehören die in **Cortex Condurango**, der Kondurangorinde, zu 2,5% enthaltenen Bitterstoffe. Die Droge ist die Stammrinde der lianenartigen Asclepiadacee (*Gentianales*) *Marsdenia condurango* REICHENBACH fil., die in den Anden Ecuadors, Perus und Kolumbiens vorkommt und in Ostafrika kultiviert wird. Die Bitterstoffe, deren Gemisch als Condurangin (Abb. 116) bezeichnet wird, sind hauptsächlich Glykoside des 20-Oxo-3β,11α,12β,14β-tetrahydroxypregnans, dessen Hydroxylgruppen in Stellung 11 und 12 mit aliphatischen oder aromatischen Säuren verestert sind. Die Monosaccharidkomponenten sind wie bei den Digitanolen Glucose und Desoxyzucker.

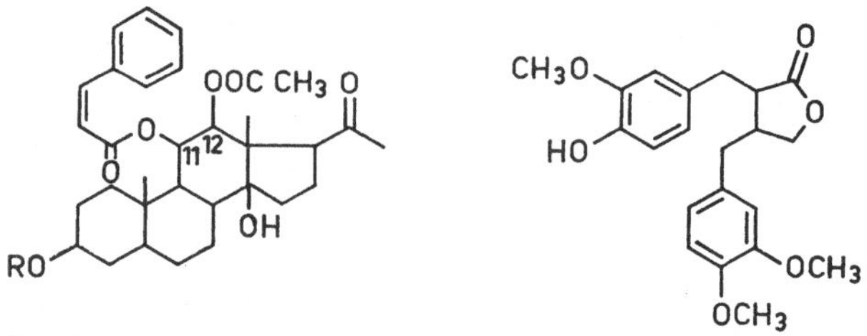

OOC CH_3 O
O
11 12
O
OH
RO

Condurangoglykosid A_1
(R = Pentasaccharid)

O
CH_3O
O
HO
OCH_3
OCH_3

Arctigenin

Abb. 116. Pregnanderivate und Lignane als Bitterstoffe

Bitterstoffe mit Lignanstruktur (insbesondere Arctigenin und ähnliche Lignane bzw. deren Glucoside) wurden bei den *Asteraceae* gefunden, so beispielsweise in den Früchten von *Arctium lappa* L., der großen Klette, dem Amerikanischen Safran (Röhrenblüten von *Carthamus tintorius* L.) und in Herba Cardui benedicti.

16. Ätherische Öle

Ätherische Öle sind flüssige Gemische lipophiler, flüchtiger Verbindungen, die durch physikalische Prozesse aus einer Pflanze gewonnen wurden und die den typischen Geruch dieser Pflanze besitzen.

Die chemische Struktur der Komponenten kann sehr unterschiedlich sein. Es wurden bisher über 1500 Verbindungen aus ätherischen Ölen isoliert. Die Mehrzahl dieser Substanzen gehört zur Gruppe der Terpene (Mono- oder Sesquiterpene, Abbn. 117, 118, 119, 120) und der

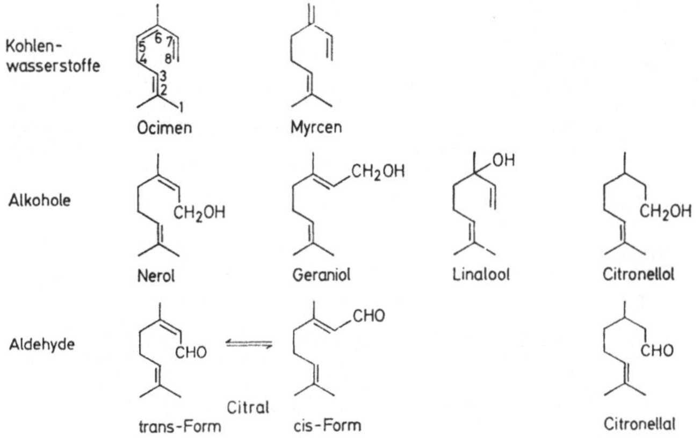
Kohlen-
wasserstoffe
Ocimen
Myrcen
Alkohole
CH2OH
CH2OH
OH
CH2OH
Nerol
Geraniol
Linalool
Citronellol
Aldehyde
CHO
CHO
CHO
Citral
trans-Form
cis-Form
Citronellal

Abb. 117. Azyklische Monoterpene als Bestandteile ätherischer Öle

Phenylpropankörper (Abb. 121). Daneben kommen unverzweigte Kohlenwasserstoffe und deren sauerstoffhaltige Derivate, Hydroxy- oder Methoxyderivate des Benzaldehyds oder Benzylalkohols, schwefelhaltige Verbindungen wie Senföle oder Lauchöle und stickstoffhaltige Verbindungen wie Indolderivate, Anthranilsäureester usw., vor. Bei der Aufklärung der Zusammensetzung der ätherischen Öle leistet heute die Gaschromatographie große Dienste. Sie erlaubt auch in geringen Mengen vorkommende Komponenten, die mit klassischen Methoden kaum nachweisbar sind, zu erfassen und quantitativ zu bestimmen.

Ätherische Öle können in allen Teilen von Pflanzen vorkommen. Sie werden in Exkretzellen gebildet und in diesen Zellen gespeichert oder von ihnen ausgeschieden.

Je nach Lokalisation unterscheidet man innere oder äußere Exkretzellen. Die ersteren finden wir in den Hautdrüsen, die in Form von Papillen, Drüsenhaaren, Drüsenzotten und Drüsenschuppen auf der Oberfläche der Pflanzen vorkommen. Bei ihnen wird das ätherische

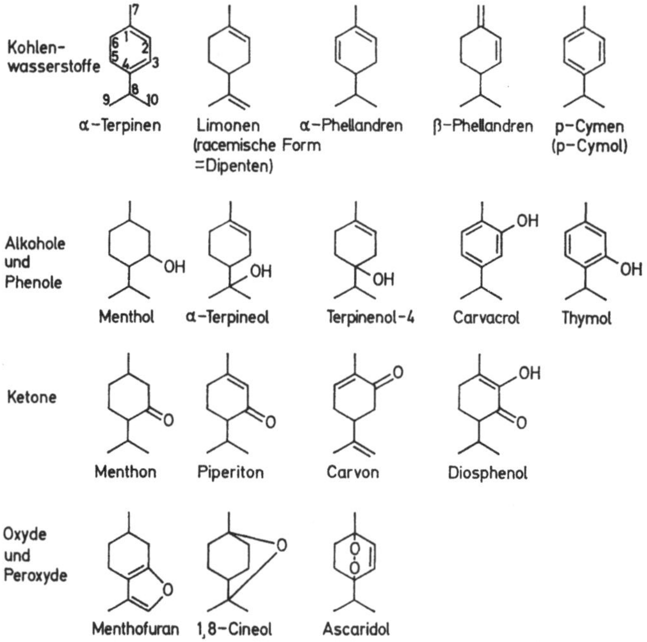

Kohlenwasserstoffe

α-Terpinen, Limonen (racemische Form =Dipenten), α-Phellandren, β-Phellandren, p-Cymen (p-Cymol)

Alkohole und Phenole

Menthol, α-Terpineol, Terpinenol-4, Carvacrol, Thymol

Ketone

Menthon, Piperiton, Carvon, Diosphenol

Oxyde und Peroxyde

Menthofuran, 1,8-Cineol, Ascaridol

Abb. 118. Monozyklische Monoterpene als Bestandteile ätherischer Öle

Öl nach außen abgegeben und sammelt sich zwischen Kutikula und Zellwand an. Die inneren Exkretzellen, die im Inneren der Pflanzengewebe lokalisiert sind, speichern es durch eine Suberinlamelle abgeschlossen (Ölzellen) oder scheiden es in Interzellularräumen aus, die schizogen, d. h. durch Auseinanderweichen benachbarter Zellen oder lysigen, d. h. durch Auflösung der

Exkretzellen (und z. T. auch benachbarter Zellen), entstanden sind. Hautdrüsen kommen z. B. auf den Blättern der Lamiaceen-Drogen und den Fruchtknoten der Asteraceen-Drogen vor. Ölzellen finden sich unter anderem bei Zingiberaceen, Piperaceen und Lauraceen. Schizogene Ölbehälter treten bei den Apiaceen in Form der Ölstriemen auf. Lysigene Ölbehälter sind im Exokarp der Citrusfrüchte vorhanden.

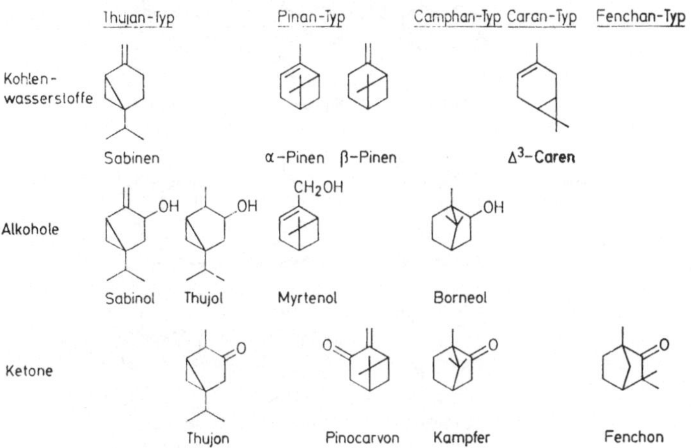

Abb. 119. Bizyklische Monoterpene als Bestandteile ätherischer Öle

Ätherische Öle kommen etwa bei 30% aller untersuchten Pflanzen vor. Besonders häufig finden wir sie bei Vertretern der *Pinaceae, Lauraceae, Myrtaceae, Rutaceae, Apiaceae, Lamiaceae* und *Zingiberaceae.*

Der Gehalt einer Pflanze an ätherischem Öl und das Spektrum seiner Komponenten ist genetisch bedingt, kann aber durch Umwelteinflüsse modifiziert werden. Ätherische Öle verschiedener Organe derselben Pflanze haben sehr häufig eine unterschiedliche Zusammensetzung. So enthält beispielsweise das Öl der Rinde von *Cinnamomum zeylanicum* Bl. als Hauptbestandteil

Zimtaldehyd, das der Blätter Eugenol und das der Wurzel Kampfer. Aber auch Gehalt und Spektrum des gleichen Organs ändern sich stark im Verlaufe der Entwicklung. So finden wir beispielsweise bei *Carum carvi* L. in den Ölen der Fruchtknoten während der Blüte 75% Limonen und nur 2,3% Carvon, in den Fruchtölen jedoch 83% Carvon.

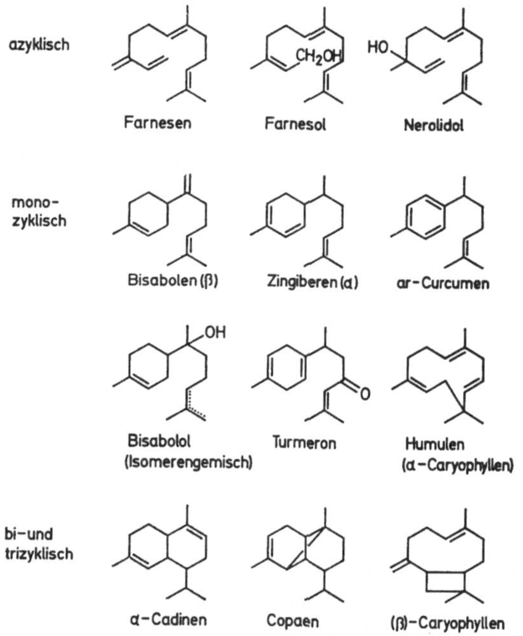

azyklisch

Farnesen Farnesol Nerolidol

mono-zyklisch

Bisabolen (β) Zingiberen (α) ar-Curcumen

Bisabolol (Isomerengemisch) Turmeron Humulen (α-Caryophyllen)

bi- und trizyklisch

α-Cadinen Copaen (β)-Caryophyllen

Abb. 120. Sesquiterpene als Bestandteile ätherischer Öle

Ätherische Öle sind Exkrete. Ihre ökologische Bedeutung wird vermutet in der Gewährung von Fraßschutz, der Eigenschaft als Insektenlockstoffe zur Gewährleistung der Bestäubung zu dienen, der Fähigkeit, die Transpiration der Pflanze einzuschränken und in einigen Fällen auch in ihrer antibiotischen Wirksamkeit.

Ätherische Öle werden besonders in der kosmetischen Industrie, der Lebensmittelindustrie, der Pharmazie und der Technik verwendet. Die Weltproduktion liegt bei 20000 t zuzüglich 250000 t Terpentinöl. Die Hauptmenge entfällt auf Kiefernnadelöle, Citronellöl, Pfefferminzöle, Citrusöle, Kampfer, Eucalyptusöl, Nelkenöl und Lavendelöl.

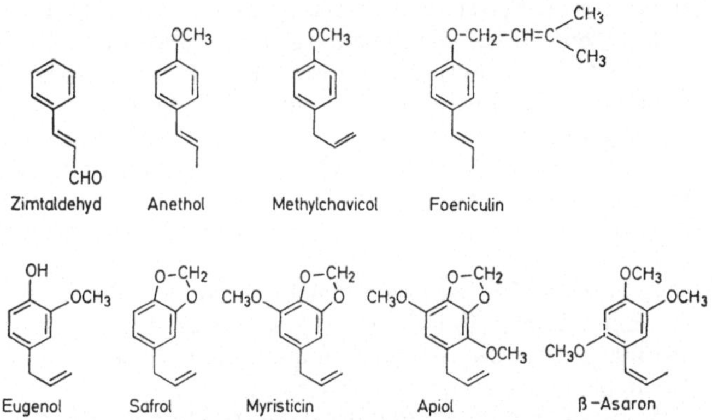

Abb. 121. Phenylpropanderivate als Bestandteile ätherischer Öle

Die Gewinnung ätherischer Öle erfolgt durch Wasserdampfdestillation, durch Extraktion mit leicht flüchtigen organischen Lösungsmitteln oder in seltenen Fällen, z. B. bei den Citrusfrüchten, auch durch Pressung. Durch Wasserdampfdestillation wird die Qualität im negativen Sinne beeinflußt. Esterkomponenten werden teilweise verseift, andere labile Bestandteile werden zerstört und weniger lipophile Komponenten, z. B. der Phenyläthylalkohol des Rosenöls, verbleiben nach der Abtrennung des sich an der Oberfläche oder am Boden des Destillates ansammelnden ätherischen Öls zum Teil im Wasser. Extraktionsöle (sog. konkrete Öle) sind von besserer Geruchsqualität, enthalten aber auch noch andere lipophile, nichtflüchtige Stoffe (besonders Esterwachse, Paraffinkohlenwasserstoffe und Triterpene). Bei Behandlung mit verdünntem Äthanol bleiben diese Komponenten ungelöst zurück, die löslichen Anteile bilden die sog. absoluten Öle. Da die Gewinnung von Extraktionsölen kostspieliger ist als die durch Wasserdampfdestillation, wendet man dieses Verfahren nur an, wenn die Geruchsqualitäten des ätherischen Öls von Bedeutung sind (Parfümerie). Extraktion der Duftstoffe von Blütenblättern durch Aufstreuen auf Fettschichten (Enfleurage), die Extraktion mit fettem Öl bei Zimmertemperatur (Mazeration) oder bei 65 °C (Infusion) und anschließende Extraktion der erhaltenen Produkte mit Äthanol ist heute nur noch von untergeordneter Bedeutung (Tuberosen- und Jasminöle). Bisweilen fallen ätherische Öle auch als Nebenprodukte bei anderen Prozessen an (Terpentinöl bei der Sulfitzellstoffgewinnung, Citrusöle bei der Citrussaftgewinnung).

Ätherische Öle verharzen leicht, besonders dann, wenn sie einen hohen Gehalt an ungesättigten Kohlenwasserstoffen aufweisen. Wärme, Feuchtigkeit, Sauerstoff und Licht begünstigen diese Verharzung.

In der Therapie werden organisierte Drogen, ätherische Öle oder Einzelkomponenten ätherischer Öle angewendet.

Bei der äußerlichen Anwendung steht ihre hautreizende und desinfizierende Wirkung im Vordergrund. Bei einigen Bestandteilen ätherischer Öle ist die Desinfektionswirkung relativ hoch. So haben z. B. Thymollösungen unter günstigen Bedingungen die gleiche keimwidrige Wirkung wie Lösungen von Phenol 30facher Konzentration. Die Desinfektionswirkung erstreckt sich sowohl auf Bakterien als auch auf Pilze. Auch andere Komponenten von Drogen mit ätherischen Ölen, z. B. Diterpen- und Sesquiterpenlactone, sind an der antibiotischen Wirkung beteiligt. Wenn auch ätherische Öle hauptsächlich hautreizend wirken, besitzen einige ihrer Komponenten auch entzündungswidrige Eigenschaften. Dazu gehören z. B. Bisabolol, Bisabolen, Farnesen, Chamazulen und einige Polyine. Auch verschiedenen aliphatischen Monoterpenen, wie Citral und Geraniol, werden antiphlogistische Eigenschaften zugeschrieben.

Innerlich angewendet wirken ätherische Öle leicht reizend auf die Schleimhäute des Magen-Darm-Traktes und damit die Sekretion der Verdauungsfermente anregend, cholagog und somit verdauungsfördernd. Diese Wirkung wird durch die durch Geruch und Geschmack reflektorisch ausgelösten Effekte verstärkt. Darüber hinaus wirken sie durch Anregung der Verdauungssaftsekretion und durch ihre Desinfektionswirkung zum Teil antidyspeptisch, einige wegen ihrer spasmolytischen Wirkung auch karminativ. Da sowohl peroral als auch percutan applizierte ätherische Öle zum Teil durch die Lungen ausgeschieden werden, besitzen sie einen sekretolytischen, sekretomotorischen, schwach broncho-spasmolytischen und bronchiendesinfizierenden Effekt. Durch Reizung der Nieren wirken sie diuretisch. Ihre harnantiseptische Wirkung ist relativ gering.

In der Therapie setzt man sie äußerlich als Hautreizmittel bei rheumatischen und neuralgischen Schmerzen, zum Teil aber auch als Antiphlogistika, innerlich als Stomachika, Karminativa, Cholagoga, Expektorantia, selten auch als Diuretika und Harndesinfizienzien ein. Als Anthelmintika sind sie heute wegen der geringen therapeutischen Breite der anthelmintischen Wirkstoffe (z. B. Ascaridol aus Oleum Chenopodii, Abb. 118) fast völlig obsolet. Als Geschmacks- und Geruchskorrigenzien sind ätherische Öle auch in der Pharmazie von Bedeutung. Darüber hinaus spielen sie in unserem täglichen Leben als Bestandteile von Gewürzen mit verdauungsfördernder und karminativer Wirkung eine nicht unbeträchtliche Rolle.

16.1. Ätherische Öle als biogene Arzneistoffe

16.1.1. Ätherische Öle als hautreizende Mittel

Zu dieser Gruppe gehören Camphora, Oleum Terebinthinae, Oleum Pini, Oleum Rosmarini, Oleum Lavandulae, Oleum Nusticae und Oleum Lauri.

Camphora, Kampfer, wird entweder halbsynthetisch (aus α-Pinen) gewonnen (DL-Kampfer) oder aus dem ätherischen Öl des Kampferbaumes, *Cinnamomum camphora* (L.) SIEB. (*Lauraceae/Magnoliales*), als der sich bei Zimmertemperatur ausscheidende feste Anteil (D(+)-Kampfer) erhalten. Nur die Schweizer Pharmakopoe fordert D-Kampfer, andere Arzneibücher lassen entweder nur synthetischen Kampfer (AB 2/DDR, ÖAB 9) oder beide Formen zu (DAB 7/BRD). Der bis zu 40 m hohe Kampferbaum, von dem sehr viele Unterarten, Varietäten und Formen vorkommen, die sich in der Zusammensetzung des ätherischen Öls stark unterscheiden, ist in Ostasien beheimatet, Hauptanbaugebiete sind Taiwan, Südjapan und Südchina. Zur Gewinnung wird Holz etwa 50 Jahre alter Bäume, das Kampfer in Ölzellen und Interzellularräumen kristallin oder in ätherischem Öl gelöst enthält, der Wasserdampfdestillation unterworfen. Das erhaltene Rohkampferöl besteht zu etwa 50—70% aus D(+)-Kampfer und enthält außerdem je nach Zugehörigkeit zu den infraspezifischen Sippen wechselnde Mengen α-Terpineol, Safrol, Linalool, Cineol und andere Verbindungen. Neben seiner arzneilichen hat Kampfer auch technische Bedeutung.

Unter **Oleum Cinnamomi camphorae**, Kampferbaumöl, versteht das AB 2/DDR eine an Cineol reiche (mindestens 70%) Fraktion des ätherischen Öls des Holzes einer chemischen Rasse von *C. camphora.*

Oleum Terebinthinae, Terpentinöl, wird durch Wasserdampfdestillation aus Kiefernrohbalsam (Terpentin) gewonnen. Der Destillationsrückstand ist als Colophonium (s. 17.) offizinell. Kiefernrohbalsam gewinnt man aus den

Stämmen verschiedener *Pinus*-Arten (besonders *P. silvestris* L., Nord- und Mitteleuropa, UdSSR; *P. nigra* ARN., Österreich; *P. pinaster* AIT., Frankreich; *P. australis* MICHX. fil., USA). Zu diesem Zweck entfernt man an einer 0,4 × 0,4 m großen Stelle (Lachte) des Stammes die Borke bis auf eine etwa 3 mm starke Rindenschicht (Röten) und legt in der Zeit von Mai bis Oktober in Abständen von 4—6 Tagen 3 mm in das Splintholz hineingehende V-förmige Schnitte an, die in einer Tropfrinne münden, an deren unterem Ende ein Auffanggerät angebracht ist. Der ausfließende, größtenteils erst durch den Wundreiz gebildete Balsam wird in Töpfen oder Plastbeuteln aufgefangen. Durch Besprühen der Wundflächen mit Laugen (besonders mit Ablauge der Sulfitzellstoffproduktion) kann die Ausbeute erhöht werden. Ein Baum liefert 1,5—4,0 kg Balsam pro Jahr. Für technische Zwecke gewinnt man sogenanntes Holzterpentinöl auch durch Wasserdampfdestillation oder Extraktion von Holzabfällen (Stubben, Äste) bzw. als Nebenprodukt der Sulfitzellstofferzeugung. Das Terpentinöl, das 15—30% des Terpentins ausmacht, besteht, je nach Herkunft in der Zusammensetzung wechselnd, aus (—)- oder (+)-α-Pinen (bis 96%), β-Pinen, Limonen, Δ^3-Caren, Cadinenen und anderen Terpenkohlenwasserstoffen. Sauerstoffhaltige Terpene fehlen fast völlig. Es ist leicht oxidabel. Als Oxidationsprodukte treten stark hautreizende Pinenperoxide auf. Einige Pharmakopoen verlangen einen Zusatz von Antioxydantien. Terpentinöl aus *Pinus silvestris*, wie es in Mitteleuropa gewonnen wird, enthält etwa 40% α-Pinen, 15% β-Pinen und 30% Δ^3-Caren.

Terpentinöl wird als Zusatz zu hautreizenden Linimenten, Pflastern und Salben eingesetzt. Die perorale Anwendung als Cholagogum oder Diuretikum ist heute wegen der stark nierenreizenden Wirkung verlassen.

Durch Wasserdampfdestillation oder durch Extraktion aus Kiefernnadeln gewonnene Präparate, **Oleum Pini silvestris** und **Extractum Pini**, dienen ähnlichen Zwecken. Extractum Pini benutzt man besonders als Zusatz zu hautreizenden Bädern. Kiefernnadelöle enthalten auch sauerstoffhaltige Terpene. Als Geruchsträger tritt Bornylacetat (bis 50%) auf, daneben kommen häufig Camphen, Cadinene, Pinene und Δ^3-Caren vor.

Ebenfalls zur Herstellung hautreizender Bäder und Einreibungen dienen die Lamiaceen-Drogen Oleum bzw. Folia Rosmarini und Oleum bzw. Flores Lavandulae.

Folia Rosmarini, Rosmarinblätter, von *Rosmarinus officinalis* L., einem im Mittelmeergebiet beheimateten, xeromorphen, 1—2 m hohen Strauch, enthalten 1,5 bis 2,5% ätherisches Öl, **Oleum Rosmarini**. Es besteht vorwiegend aus Cineol (bis 30%), Borneol, Bornylacetat, Kampfer, Camphen, Limonen und Pinenen. Exportländer sind besonders Spanien, Tunesien, Frankreich, Jugoslawien, Marokko und die UdSSR.

Flores Lavandulae, Lavendelblüten, stammen von *Lavandula angustifolia* MILL., dem Lavendel, einem kleinen, bis 60 cm hohen Halbstrauch, der an trockenen Standorten im westlichen Mittelmeergebiet vorkommt und besonders in Südfrankreich, Italien, Jugoslawien, Griechenland, der UdSSR, Ungarn und Bulgarien angebaut wird. Die Droge enthält 1,0—3,0% ätherisches Öl, **Oleum Lavandulae**, dessen Hauptbestandteile Ester des (—)-Linalools (bis 60%), besonders Linalylacetat, sind. Daneben sind u. a. α-Terpineol, Borneol, Cineol und Geraniol als Bestandteile erwähnenswert. Infuse von Lavendelblüten werden auch als Sedativum benutzt. Die nicht offizinellen ätherischen Öle Spiköl (von *L. latifolia* VILL.) und Lavandinöl (von *L.* × *intermedia* EMERIC ex LOISEL) enthalten nur 10—30% Linalylacetat.

Oleum Lauri, Lorbeeröl, ist ein Gemisch aus fettem und ätherischem Öl. Es wird aus **Fructus Lauri**, Lorbeerfrüchten, durch Auspressen in der Wärme oder durch Auskochen gewonnen. Während die Steinfrüchte 0,6 bis 4,0% ätherisches Öl (neben 25—30% fettem Öl) enthalten, werden in Oleum Lauri 2—3%, vorwiegend bestehend aus Cineol (etwa 50%), α- und β-Pinen, Citral, α-Terpineol, Methylcinnamat und Sesquiterpenen, gefunden. *Laurus nobilis* L. (*Lauraceae/Magnoliales*), die Stammpflanze der Droge, ist ein immergrüner, in Klein-Asien heimischer, bis 10 m hoch werdender Baum, der im gesamten Mittelmeergebiet angebaut wird. Er liefert auch die als Gewürz verwendeten Lorbeerblätter. Oleum Lauri wird als hautreizende Einreibung, bevorzugt in der Veterinärmedizin (Eutersalbe) verwendet, die Früchte dienen als Stomachikum.

Wie Oleum Lauri ist auch das **Oleum Nusticae** ein Gemisch aus (in diesem Falle festen) Fetten und ätherischem Öl. Es wird wie dieses durch heiße Pressung aus Semen Myristicae (s. S. 307) gewonnen und ebenfalls zu hautreizenden Einreibungen benutzt.

16.1.2. Ätherische Öle als Antiphlogistika

Zu dieser Gruppe gehören Flores Chamomillae, Oleum Chamomillae, Flores Arnicae und Flores Calendulae.

Flores Chamomillae, Kamillenblüten, sind die Blütenkörbchen von *Matricaria chamomilla* L., der Echten Kamille (*Asteraceae/Asterales*), einer einjährigen, bis 50 cm hohen Pflanze, die in Europa und Asien auf Brachland, in Getreidefeldern und an Wegrändern weit verbreitet ist und auch in Amerika und Australien eingeschleppt wurde. Hauptanbauländer sind die Balkanländer, Ungarn und Argentinien.

Die Droge enthält 0,5—1,5% (polyploide Zuchtformen bis 3%) ätherisches Öl, dessen Zusammensetzung sehr rassenspezifisch ist. Wesentliche Bestandteile sind (—)-α-Bisabolol (5—80%), Bisabololoxid A (5—80%), Bisabololoxid B (5—50%), cis-En-In-Dicycloäther (= Spiroäther, 2—12%, neben je nach Aufarbeitungsart wechselnden Mengen seines Isomerisierungsproduktes trans-En-In-Dicycloäther), Chamazulen (1 bis 20%), Farnesen (7—12%) und geringe Mengen Bisabolonoxid. Chamazulen entsteht erst bei der Wasserdampfdestillation aus dem in den Drüsenschuppen der Einzelblüten enthaltenen farblosen, nichtflüchtigen Proazulen Matricin auf dem Wege über Chamazulencarbonsäure (Abb. 122). In der Blütendroge wurden außerdem gefunden Flavonoide und deren Glykoside (Aglyka vorwiegend Apigenin, Luteolin, Quercetin, Patuletin und

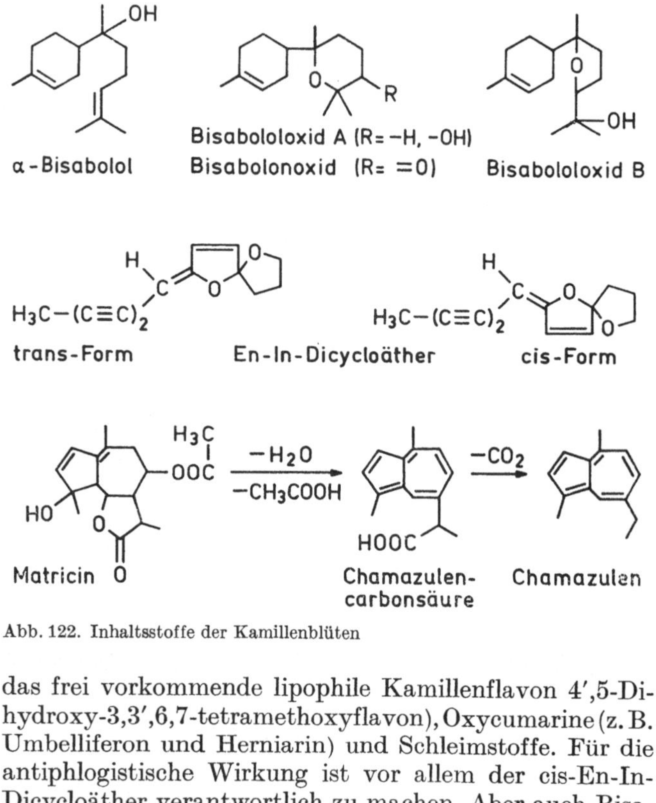

Abb. 122. Inhaltsstoffe der Kamillenblüten

das frei vorkommende lipophile Kamillenflavon 4',5-Dihydroxy-3,3',6,7-tetramethoxyflavon), Oxycumarine (z. B. Umbelliferon und Herniarin) und Schleimstoffe. Für die antiphlogistische Wirkung ist vor allem der cis-En-In-Dicycloäther verantwortlich zu machen. Aber auch Bisabolol, die Bisaboloide (Bisaboloxide), Chamazulen und Farnesen sind als antiphlogistisch wirksame Stoffe bekannt. Die spasmolytische Wirksamkeit der Kamillenblüten ist wahrscheinlich durch den cis-En-In-Dicycloäther, Bisabolol, Farnesen, Flavonoide und Oxycumarine bedingt. Der antipeptische (die Proteolyse durch Pepsin hemmende) Effekt wird durch Chamazulen verursacht.

Das ätherische Öl, **Oleum Chamomillae**, wird äußerlich in Form von Salben oder Pudern bei entzündeter Haut, Verbrennungen und Wunden angewendet. Dem gleichen Zweck dienen Aufgüsse oder verdünnte alkoholische Extrakte aus der Blütendroge, die außerdem bei Schleimhautentzündungen wie Gastritis, Stomatitis und Enteritis sowie als Karminativum oder Spasmolytikum eingesetzt werden.

Einige Pharmakopoen (z. B. PSU X) lassen auch *Matricaria discoidea* DC., die Strahlenlose Kamille, die in Europa als Neophyt weit verbreitet ist, als Flores Chamomillae zu. Sie enthält im ätherischen Öl hauptsächlich Farnesen, Germacren D, Myrcen und Geranylisobutyrat, jedoch kein Chamazulen.

Flores Arnicae, Arnikablüten, sind die Blütenkörbchen von *Arnica montana* L., dem Bergwohlverleih (*Asteraceae*/*Asterales*), einer in Mitteleuropa auf kalkarmen Bergwiesen verbreiteten, bis 50 cm hohen Staude. Das AB 2/DDR läßt als Stammpflanze auch die nordamerikanische Verwandte des Bergwohlverleih, *Arnica chamissonis* Less., die Wiesenarnika, zu. Die Droge entstammt Wildvorkommen in Österreich und Norditalien. *A. chamissonis* wird auch angebaut.

Flores Arnicae liefern bei Wasserdampfdestillation nur wenig (maximal 0,1%) ätherisches Öl. Als Inhaltsstoffe der Droge seien genannt: Pseudoguajanolide wie z. B. Helenalinacetat, Dihydrohelenalinester (Arnicolide, z. B. Arnicolid A, Abb. 123), Thymolderivate (Thymolmethyläther, 6-Hydroxythymoldimethyläther, $\Delta^{8,9}$-Dehydro-6-hydroxythymoldimethyläther), En-In-Verbindungen (besonders Tridecen(1)-pentain(3,5,7,9,11), Tridecadien(1,3)-tetrain(5,7,9,11), Tridecatrien(1,3,5)-triin-(7,9,11), Heptadecatrien(1,7,9)-triin(11,13,15), Tridecadien(3,5)-triin(7,9,11)-ol(1)-acetat u. a.), Flavonoide (Glykoside des Quercetins, Luteolins und Kämpferols), Loliolid (10-C-Iridoid), Triterpene und Carotinoide. Die Pseudoguajanolide wirken atemanaleptisch, hypotensiv und negativ inotrop. In höheren Dosen (0,6 mg/kg beim Kaninchen) führen sie zu Krämpfen. Die En-In-Substanzen besitzen stark antibiotische Eigenschaften (fungizid und bakteriostatisch) und dürften wahrscheinlich auch für den antiphlogistischen Effekt verantwortlich sein. Die Thymolderivate sind, wenn auch in geringem Maße, an der Wirkung der Droge als Wundantiseptikum beteiligt.

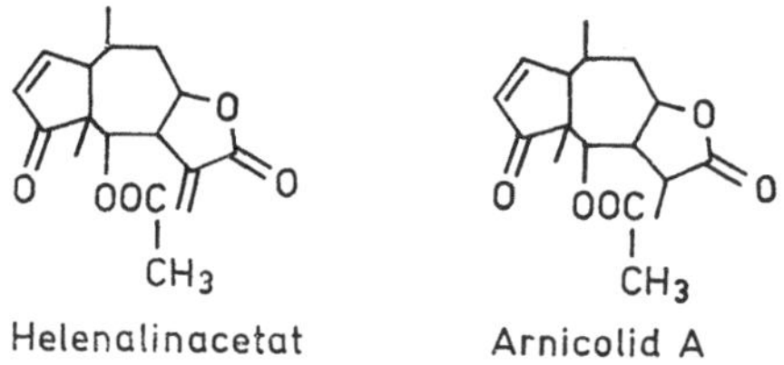

Helenalinacetat Arnicolid A

Abb. 123. Arnica-Sesquiterpenlactone

Man verwendet Flores Arnicae, vorwiegend in Form der verdünnten Tinktur, wegen der antiphlogistischen, antiseptischen und granulationsfördernden Wirkung zur Wundbehandlung und, wahrscheinlich wegen der gefäßerweiternden Effekte, als Mittel zur Förderung der Resorption von Blutergüssen bei Quetschungen. Innerlich wird Arnika mit ähnlichen Indikationen, aber auch als Analeptikum, angewendet. In hohen Dosen ist die Droge toxisch (Pseudoguajanolide?). Todesfälle sollen nach Einnahme von 70 g Tinktur beobachtet worden sein.

Flores Calendulae, Ringelblumenblüten, die Blütenkörbchen von *Calendula officinalis* L. (*Asteraceae/Asterales*), werden ähnlich wie Arnikablüten verwendet. Die einjährige Stammpflanze ist im Mittelmeergebiet beheimatet. Sie kommt in Mitteleuropa und Asien verwildert vor, wird aber in Italien, Frankreich, den Balkanländern und der DDR auch angebaut. Die Droge ist weniger gut untersucht. Nachgewiesen wurden ätherisches Öl

(0,02%), Triterpensaponine (Calenduloside), Polyine, Flavonoide und Carotinoide.

Ebenfalls zu dieser Gruppe darf man **Herba Echinaceae**, das Kraut von *Echinacea angustifolia* DC. und *E. purpurea* (L.) MOENCH (*Asteraceae/Asterales*), einer in Nordamerika beheimateten Staude, rechnen. Auch in diesen Pflanzen wurden antibiotisch und virostatisch wirksame En-In-Verbindungen (Tridecenpentain, Ponticaepoxid (Tridecadien(1,5)-triin(7,9,11)-epoxid(3,4)) sowie Diindien- und Diin-tetraen-säureamide) nachgewiesen. Auszüge aus Herba Echinaceae werden äußerlich und innerlich bei Wundinfektionen und zur allgemeinen Resistenzsteigerung angewendet.

16.1.3. Ätherische Öle als Mittel bei Schleimhautentzündungen der Mundhöhle und des Rachens

Zu dieser Gruppe gehören die Drogen Folia Salviae und Radix Pimpinellae.

Folia Salviae, Salbeiblätter, stammen von *Salvia officinalis* L. *subspec. officinalis* und *subspec. minor* (GMEL.) GAMS (*Lamiaceae/Lamiales*), 20—70 cm hohen, mediterranen Halbsträuchern. Hauptlieferanten der Droge sind Jugoslawien (Dalmatien) und Griechenland, auch in Mitteleuropa wird Salbei angebaut. Die Droge enthält 1,5—2,5% ätherisches Öl (**Oleum Salviae**), Gerbstoffe und Bitterstoffe (Carnosolsäure, Abb. 114). Hauptbestandteile des ätherischen Öls sind bis 60% Thujon, Cineol (bis 15%), Kampfer (bis 15%) und Borneol (bis 5%). Spanischer Salbei (*subspec. lavandulaefolia* GAMS) ist frei von Thujon. Salbeiextrakte werden zum Gurgeln bei Entzündungen der Mund- und Rachenhöhle eingesetzt. An der Wirkung dürften die antiseptischen Eigenschaften des ätherischen Öls und der Carnosolsäure sowie die adstringierenden Eigenschaften des Gerbstoffes beteiligt sein. Innerlich genommen schränkt Salbei die Schweißsekretion ein und wird deshalb als Anthidrotikum benutzt. Salbei ist auch ein beliebtes Gewürz für Käse, Fleisch- und Fischgerichte.

Wie Salbei verwendet wird **Radix Pimpinellae**, Bibernellwurzel, die von *Pimpinella saxifraga* L., der Kleinen Pimpinelle, und *P. magna* (L.) Huds., der Großen Pimpinelle (*Apiaceae/Araliales*), bei uns heimischen Stauden, stammt. Die Droge enthält 0,2—0,4% ätherisches Öl, Polyine, Saponine und vermutlich als Hauptwirkstoffe Tigloylisoeugenolepoxid und α-Methylbutyrylisoeugenolepoxid (Abb. 124). Neben ihrer Anwendung als Gurgelmittel wird sie auch als Stomachikum benutzt.

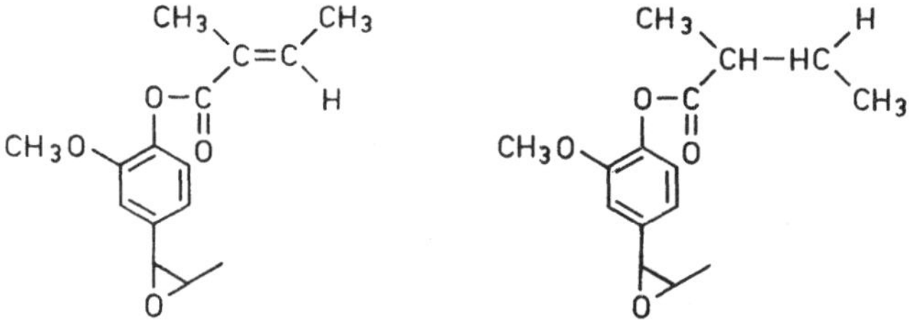

Tigloylisoeugenolepoxid α-Methylbutyrylisoeugenolepoxid

Abb. 124. Eugenolepoxide aus Radix Pimpinellae

16.1.4. Ätherische Öle als Stomachika und Karminativa

Man kann die Stomachika nach ihren Inhaltsstoffen in Aromatica, Aromatica amara und Aromatica acria einteilen. Aromatica wirken auf Grund ihres Gehaltes an ätherischen Ölen, die die Magensaftsekretion steigern und damit den Appetit anregen. Bei den Aromatica amara sind neben den ätherischen Ölen bitter schmeckende, bei den Aromatica acria scharf schmeckende Substanzen an der Wirkung beteiligt. Die meisten Drogen dieser Gruppe besitzen auch karminative Eigenschaft, die bei Folia Menthae piperitae, Folia Menthae crispae, Fructus Carvi und Fructus Coriandri besonders ausgeprägt ist.

16.1.4.1. Aromatica

Eine sehr häufig verwendete Droge sind Pfefferminzblätter, **Folia Menthae piperitae**, die Blätter mentholreicher, carvonarmer Formen der Art *Mentha* × *piperita* L., der Pfefferminze (*Lamiaceae/Lamiales*). *Mentha* × *piperita* ist eine Kulturform, die wahrscheinlich durch Kreuzung aus den Stammeltern *M. aquatica* L., Wasserminze, und *M. spicata* L. em. L., Grüne Minze, hervorgegangen ist. *M.* × *piperita* ist eine 40—70 cm hohe, ausdauernde Pflanze. Ihre Vermehrung erfolgt durch Kopfstecklinge (Bastard!). Die Blätter werden wie bei den anderen Lamiaceendrogen zur Blütezeit geerntet. Während des Welkeprozesses erhöht sich der Gehalt an ätherischem Öl durch Neusynthese. Hauptlieferanten sind die Balkanländer, Ungarn, Italien, UdSSR, England, Frankreich und USA.

Die Art *Mentha* × *piperita* gliedert sich in viele Unterarten, Varietäten und Formen. Von Bedeutung sind besonders die zur *forma rubescens* Camus (rötliche Stengel) der Varietät *officinalis* Sole gehörende Mitcham-Pfefferminze (Black mint) und die zur *forma pallescens* Camus (grüner Stengel) der gleichen Varietät gehörende Pfälzer-Pfefferminze (White mint).

Die Droge enthält 1—3% ätherisches Öl, Gerbstoffe und Bitterstoffe. Hauptbestandteile des Pfefferminzöls, **Oleum Menthae piperitae**, das in seiner Zusammensetzung in Abhängigkeit von den Umweltfaktoren, unter denen die Pflanze gewachsen ist, vom Erntezeitpunkt und vom Feuchtegehalt bei der Destillation eine relativ große Variationsbreite zeigt, sind das D(—)-Menthol (über 50%) und dessen Essigsäure- oder Valeriansäureester (nicht weniger als 3%). Weitere Bestandteile sind D(—)-Menthon (etwa 20%), Cineol (bis 10%), Limonen (bis 5%), (+)Neo-Menthol (Stereoisomeres des Menthols, bis 5%), β-Caryophyllen (bis 5%), Pulegon (bis 5%), Germacren D (bis 5%) und Menthofuran (5—10%).

Zur Herstellung von Minzöl wird auch *M. arvensis L.*

var. piperascens HOLMES, Japanische Minze, die in Südostasien (China, Japan, Taiwan, Korea) und Brasilien angebaut wird, verwendet. Das Öl dieser Pflanze enthält bis zu 90% Menthol, wird aber durch Ausfrieren auf einen Mentholgehalt von etwa 50% gebracht. Es ist von geringerer Geruchs- und Geschmacksqualität, sein Estergehalt liegt zwischen 1 und 4%. Durch Rektifikation kann die Qualität verbessert werden. AB 2/DDR läßt neben Oleum Menthae piperitae als **Oleum Menthae**, Minzenöl, eine Mischung zwischen den ätherischen Ölen von *M. piperita* und *M. arvensis var. piperascens* zu.

Die Geruchsqualität des Pfefferminzöles steigt mit dem Gehalt an Mentholestern und nimmt mit steigender Menthofuranmenge ab. Auch einige Spurenstoffe (z. B. Jasmon) tragen wesentlich zur Geruchsverbesserung bei.

Neben der Anwendung als Stomachikum und Karminativum dienen Blattdroge und ätherisches Öl als Cholagogum, die Blattdroge auch als Antidiarrhoikum. Menthol, **Mentholum**, aus Minzöl oder halbsynthetisch aus Thymol, Piperiton, Citronellal, α-Pinen und anderen Monoterpenen gewonnen, wirkt durch Senkung der Reizschwelle der Kälterezeptoren der Haut oder der Schleimhaut kühlend und hat anästhetische und sekretionseinschränkende Wirksamkeit. Man benutzt es zur Herstellung von Migränestiften, zu Schnupfensalben und -ölen und in Form von Mentholspiritus zur Behandlung von Hautjucken.

Folia Menthae crispae, Krauseminzeblätter, stammen von Kulturformen von *Mentha*-Arten (wahrscheinlich vorwiegend *M. spicata var. crispa* (BENTH.) DANERT und *M. aquatica L. var. crispa* (BENTH.) DANERT, die krause Blätter besitzen und sich durch ein ätherisches Öl auszeichnen, das als Hauptbestandteil L-Carvon enthält. Am Geruch sind Dihydrocarveolacetat und Dihydrocuminylacetat wesentlich beteiligt. Die Droge, die vorwiegend in der UdSSR oder Ägypten gewonnen wird, findet die gleiche Anwendung wie Pfefferminze. Das ätherische Öl dient als aromatisierender Zusatz zu Zahnpasten, Mundwässern und Kaugummis.

Weitere als Aromatica genutzte Lamiaceendrogen sind **Herba Majoranae** (von *Majorana hortensis* MOENCH, Majoran, wesentlicher Bestandteil des ätherischen Öls cis-Sabinenhydrat), **Herba Saturejae** (von *Satureja hortensis* L., Bohnenkraut, Hauptbestandteile des ätherischen Öls Carvacrol und p-Cymen), **Herba Origani** und **Oleum Origani** (von *Origanum vulgare* L., Gemeiner Dost, das ätherische Öl, das auch von anderen *Origanum*-Arten, z. B. *O. floribundum* MUNBY, *O. hirtum* LINK stammen darf, muß 30—50% Phenole — Thymol und Carvacrol — enthalten) und **Folia Melissae** (von *Melissa officinalis* L., Zitronenmelisse). Während Herba Majoranae, Herba Saturejae und Herba Origani fast nur noch als Gewürze und Mittel der Volksmedizin genutzt werden, sind Oleum Origani (AB 2/DDR) und Folia Melissae (AB 2/DDR, PH VI, ÖAB 9) offizinell. Folia Melissae enthalten nur sehr wenig ätherisches Öl (0,01—0,3%, Hauptbestandteile Citronellal, Citral a und b). Sie dienen als Stomachikum, Nervinum und Spasmolytikum.

Aromatica, die von Pflanzen aus der Familie der *Apiaceae* geliefert werden, sind Fructus Carvi und Fructus Coriandri. **Fructus Carvi**, Kümmelfrüchte, stammen von *Carum carvi* L., dem Kümmel, einem in Europa und Asien wild vorkommenden 2jährigen Kraut, das besonders in Holland, England, Skandinavien, Marokko und den USA angebaut wird. Die Frucht, eine Doppelachäne, zerfällt bei der Reife in die Teilfrüchte. Die Droge enthält 3—7% ätherisches Öl, **Oleum Carvi**, dessen Hauptbestandteil D-Carvon (50—60%) neben Limonen (40 bis 50%) ist. Geringe Mengen Carveol, Dihydrocarvon und weiterer Monoterpene sowie Sesquiterpene kommen daneben vor. Kümmel dient wegen seiner spasmolytischen Eigenschaften besonders als Karminativum. Er wird auch prophylaktisch verwendet, indem man ihn als Gewürz Speisen, die leicht Kolik verursachen — wie

Kohl, Quark usw. — zusetzt. Das ätherische Öl wird zu hautreizenden Einreibungen benutzt.

Fructus Coriandri, Korianderfrüchte (von *Coriandrum sativum* L., Koriander, 1% ätherisches Öl mit 60—70% D(+)-Linalool, daneben besonders Geraniol, Borneol und die Acetate der Alkohole), werden, allerdings nur noch selten, wie Fructus Carvi verwendet.

Eine Zingiberacee, *Elettaria cardamomum* (L.) WHITE et MATON, die in feuchten Bergwäldern Vorderindiens beheimatet ist, aber auch in anderen tropischen Ländern (Indien, Staat Kerala, Sri Lanka, Guatemala) angebaut wird, liefert **Fructus Cardamomi**, Kardamomen. Die Stammpflanze ist eine 3—4 m hoch werdende Staude. Neben den offizinellen, sog. Malabarkardamomen, kommen als Gewürz auch noch die Ceylonkardamomen, von *E. ensal* (GAERTN.) ABEYWICK, in den Handel. Für therapeutische Zwecke verwendet man die Samen, die etwa 3—6% ätherisches Öl, das in der Samenschale lokalisiert ist, enthalten. Da sich jedoch die Früchte der einzelnen *Elettaria*-Arten besser unterscheiden lassen als ihre Samen, und die Fruchtwand außerdem einen guten Verdunstungsschutz für das ätherische Öl darstellt, werden die Früchte gehandelt und die Samen erst vor Gebrauch entnommen. Mengenmäßige Hauptbestandteile des ätherischen Öls sind α-Terpinylacetat (etwa 50%), Cineol (etwa 30%) und Linalylacetat (etwa 3%). Die Kardamomen sind auch ein wertvolles Gewürz.

Während in den ätherischen Ölen der bisher behandelten Aromatica Terpene als Hauptbestandteile dominierten, überwiegen bei den folgenden Drogen Phenylpropanderivate.

Cortex Cinnamomi (ceylanici), Zimt, stammt von *Cinnamomum zeylanicum* BL. (*Lauraceae/Magnoliales*), einem immergrünen Baum, der in Sri Lanka und Indien beheimatet ist und besonders dort und auf den Seychellen angebaut wird. Zur Gewinnung der Droge werden $1^1/_2$ bis $2^1/_2$ Jahre alte Wurzelschößlinge verwendet, deren Entstehung man durch Kappen der Stämme begünstigt.

Die Rinde wird von den äußeren Teilen (Kork und primäre Rinde bis zum Steinzellring) befreit. 8—10 dieser Rindenstücke werden aufeinander gelegt. Beim Trocknen bilden sich mehrere ineinandersteckende Röhren oder Doppelröhren. Cortex Cinnamomi enthält neben Gerbstoffen und Schleim 0,5—1,5% ätherisches Öl, **Oleum Cinnamomi**, mit Zimtaldehyd (65—80%) und Eugenol (maximal 10%, Gefahr der Verfälschung mit Blattöl, das bis 90% Eugenol enthält) als Hauptbestandteile. Daneben sind Zimtalkohol und dessen Acetat, Dihydrozimtaldehyd, Benzaldehyd (Artefakt?) und Terpene enthalten. Zur Gewinnung des ätherischen Öls dienen auch die sogenannten Chips, die Abfälle bei der Gewinnung der Droge. Zimt verwendet man als Stomachikum und Gewürz. Das ätherische Öl wird vorwiegend als Korrigens eingesetzt.

Neben *C. zeylanicum* dienen auch Stamm- und Zweigrinde anderer *Cinnamomum*-Arten zur Gewinnung von Zimt (gepulvert) als Gewürz (*C. aromaticum* Nees, Chinesischer Zimt, *C. burmannii* Bl., Javazimt, *C. loureirii* Nees, Saigonzimt).

Flores Caryophylli, Gewürznelken, sind kurz vor dem Aufblühen gesammelte, getrocknete Blütenknospen von *Syzygium aromaticum* (L.) Merr. et Perry (*Myrtaceae/Myrtales*), einem immergrünen, auf den Molukken beheimateten, 12—18 m hohen Baum. Hauptanbaugebiete sind die zu Tansania gehörenden Inseln Pemba und Unguja (Sansibar). Die Droge enthält in schizogenen Ölbehältern 15—25% ätherisches Öl, **Oleum Caryophylli,** mit Eugenol (bis 96%), Aceteugenol (2—17%), α-Caryophyllen, β-Caryophyllen (bis 8%), Eugenin (Abb. 125) und Spuren anderer Stoffe, die aber die Geruchsqualität wesentlich beeinflussen (z. B. Methyl-amyl-keton und Methyl-heptyl-keton). Außerdem ist der Gehalt an Gallotanninen erwähnenswert. Man verwendet Flores Caryophylli vorwiegend als Gewürz. Oleum Caryophylli wird wegen der antiseptischen, leicht ätzenden und anästhetischen Eigenschaften in der Dentalmedizin als

Zusatz zu Zahnfüllmassen, zur Wurzelbehandlung und zu Mundwässern benutzt. Für den gleichen Zweck wird das isolierte Eugenol, **Eugenolum**, eingesetzt. Es ist darüber hinaus ein wichtiger Rohstoff zur Halbsynthese des Vanillins. Da die Geruchsqualität für dentalmedizinische Zwecke keine Bedeutung besitzt, lassen AB 2/DDR und PH VI das ätherische Öl der Blütenstiele ebenfalls (PH VI auch das der Blätter) als Oleum Caryophylli zu.

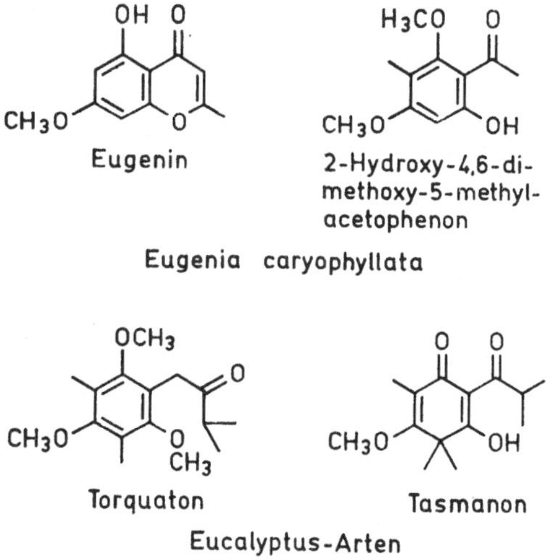

Abb. 125. Polyketide aus den ätherischen Ölen von Myrtaceae

Anthophylli, Mutternelken, sind die fast reifen Früchte von *Syzygium aromaticum*. Sie liefern 2—8% ätherisches Öl, das neben Eugenol bis zu 35% 2-Hydroxy-4,6-dimethoxy-5-methylacetophenon (Abb. 125) enthalten kann. Sie werden bisweilen anstatt der Gewürznelken eingesetzt.

Als Nelkenersatz dient Piment, **Fructus Pimentae**. Dabei handelt es sich um die unreifen Früchte der Myrtacee *Pimenta dioica* (L.) Merr. Die Stammpflanze ist ein in Zentralamerika beheimateter Baum. Piment enthält 3–4% ätherisches Öl mit etwa 80% Eugenol. Er dient fast ausschließlich als Gewürz.

Semen Myristicae, Muskatnuß, ist der von der Samenschale befreite Samen der pfirsichartigen gelben Beerenfrucht von *Myristica fragrans* HOUTT. (*Myristicaceae/Magnoliales*), einem auf den Molukken beheimateten Baum. Wesentliche Anbaugebiete sind die Westindischen Inseln (besonders Grenada), Java, Malaysia, Sri Lanka und Brasilien. Die Droge kommt gekalkt in den Handel (früher zur Vernichtung der Keimfähigkeit und damit zur Wahrung des Anbaumonopols, heute zum Schutz vor Insektenfraß). Der scharlachrote, nach dem Trocknen gelbliche Arillus des Samens wird als **Macis**, Muskatblüte, bezeichnet.

Beide Drogen liefern bei Wasserdampfdestillation 5 bis 15% ätherisches Öl, **Oleum Myristicae aethereum**, das neben Terpenkohlenwasserstoffen (etwa 80%, besonders Pinene, Camphen, Methandiene) und Terpenalkoholen 4–15% Phenylpropanderivate (vorwiegend Myristicin, bis 12%, Elemicin (1-Allyl-3,4,5-trimethoxybenzol), bis 2%, und Safrol, bis 3%) enthält. Das Fett der Samen (25–40%) besteht vorwiegend aus dem Triglycerid der Myristicinsäure (Name!).

Muskatnuß dient als Stomachikum und als Gewürz. In der Volksmedizin wird sie bei Magen- und Darmkatarrh und als Abortivum verwendet. Muskatnuß wird auch als Rauschdroge benutzt. In Dosen von 10–50 g erzeugt sie nach 2–5 Stunden eine psychotomimetische Wirkung, die der des LSD ähneln soll und die 12–48 Stunden andauert. Die halluzinogene Wirkung wird den Phenylpropanderivaten, besonders dem Myristicin und dem Elemicin, angelastet (eine Biotransformation dieser Verbindungen in Amine, die dem Amphetamin oder Mescalin ähnlich sind, wird vermutet). Hingewiesen sei auf die Toxizität der Droge. Bereits 5 g sollen zu Vergiftungserscheinungen führen. Todesfälle wurden beobachtet.

16.1.4.2. Aromatica amara

Ein häufig verwendetes Aromaticum amarum sind die Fruchtschalen von *Citrus aurantium* L. *subspec. aurantium* (*Rutaceae/Rutales*), der Pomeranze. Bei den Früchten (Beeren!) der *Citrus*-Arten besteht die Fruchtwand aus dem gelborangen oder gelben, drüsenreichen Exokarp (Flavedo), dem wattigen Mesokarp (Albedo) und dem häutigen Endokarp, von dem Emergenzen, die sogenannten Saftschläuche ausgehen, in die die Samen eingebettet sind und die den eßbaren Teil der Früchte bilden. Als Droge wird entweder die gesamte Fruchtschale (Flavedo und Albedo), **Pericarpium Aurantii**, Pomeranzenschale (AB 2/DDR), oder nur das Flavedo (**Flavedo Aurantii amari**, PH VI, DAB 7/BRD, ÖAB 9) verwendet. Pomeranzenschalen enthalten 3—5% ätherisches Öl, Carotinoide, Flavanon- und Flavonglykoside, besonders das geschmacklose Hesperidin (Hesperitin-7-β-(6-α-rhamnosyl)-glucosid, 5—8%), das bittere Naringin (Naringenin-7-β-(2-α-rhamnosyl)-glucosid), das bittere Neohesperidin (Hesperitin-7-β-(2-α-rhamnosyl)-glucosid) und freie methoxylierte Flavone (z. B. Auranetin). Die Droge wird hauptsächlich in Form der Tinktur benutzt.

Auch das frische Flavedo der Früchte der Apfelsine, *Citrus sinensis* (L.) Osb. (**Flavedo Aurantii dulcis recens**), oder der Zitrone, *Citrus limon* (L.) Burm. (**Flavedo Citri recens**), wird bisweilen ebenfalls zur Herstellung von als Aromatica amara dienender Tinkturen eingesetzt (PH VI). Kaum noch verwendet werden die getrockneten unreifen Pomeranzen (Fructus Aurantii immaturi).

Die *Citrus*-Arten, kleine immergrüne Bäume, sind in den tropischen und subtropischen Gebieten Asiens, besonders in Südchina und Indien beheimatet. Sie werden heute in vielen Gegenden mit ähnlichen klimatischen Bedingungen, so z. B. auch in den Mittelmeerländern, kultiviert. Die ursprünglichen Wildformen wurden durch züchterische Maßnahmen stark verändert.

Das ätherische Öl der Pomeranzenschalen besteht

hauptsächlich aus (+)-Limonen (bis 90%). Der charakteristische Geruch wird jedoch durch nur in geringer Menge vorkommende Aldehyde (ca. 1%, Citral, n-Nonanal, n-Decanal) und Ester (ca. 2%, besonders Linalyl-, Geranyl- sowie Citronellylacetat, Anthranilsäuremethylester) bestimmt. Weitere Bestandteile der gepreßten Öle sind lipophile, methoxylierte, frei vorliegende Flavone, sowie Cumarin- und Furocumarinderivate.

Weiterhin werden in der Pharmazie verwendet die ätherischen Öle der Pomeranzenblüten (**Oleum Aurantii Floris** = Oleum Neroli, reich an (—)-Linalool, Linalylacetat, Nerolidol, Farnesol, Jasmon, Anthranilsäuremethylester) und der Zitronenschalen (**Oleum Citri,** neben etwa 90% Limonen bis 8% Citral). Diese Öle dienen fast ausschließlich als Korrigenzien.

Herba Absinthii, Wermutkraut, stammt von *Artemisia absinthium* L., einer ausdauernden, krautigen, besonders an Wegrändern, Mauern und auf Schuttplätzen vorkommenden, bis 1,2 m hohen Asteracee. Die Pflanze ist über ganz Europa, Nordasien und Nordafrika verbreitet. Es existieren zahlreiche chemische Rassen mit unterschiedlichem Gehalt an Wirkstoffen. Die Droge liefert bei Wasserdampfdestillation 0,5% ätherisches Öl, das vor allem Thujon (etwa 10%), Thujol (bis 70%) sowie dessen Ester, Chamazulen und Terpenkohlenwasserstoffe enthält. Bei den in den Blättern bis zu 0,3 und in den Blüten zu 0,16% enthaltenen Bitterstoffen handelt es sich vor allem um das Guajanolid Artabsin (Abb. 113) und ein dimeres Guajanolid, das Absinthin. Aus Artabsin entsteht bei Wasserdampfdestillation in Gegenwart von Sauerstoff über Chamazulencarbonsäure Chamazulen. Das ätherische Öl wird auch zur Herstellung von Absinthlikören verwendet, deren ständiger Genuß jedoch wegen des Gehaltes an toxischem Thujon zur Schädigung des Zentralnervensystems führen kann.

Andere wegen des ätherischen Öls verwendete, nicht offizinelle *Artemisia*-Arten sind *Artemisia vulgaris* Burm.,

Beifuß, der frei von Sesquiterpenbitterstoffen ist und als Gewürz dient, *Artemisia dracunculus* L., Estragon, ein beliebtes Küchenkraut, und *Artemisia pontica* L., der Römische Wermut, der zur Herstellung von Wermutwein benutzt wird.

Eine weitere als Aromaticum amarum gebrauchte Asteracee ist *Achillea millefolium* L., Schafgarbe, eine Staude, die auf Wiesen in Europa und Nordamerika vorkommt. Die Triebspitzen der blühenden Pflanze liefern **Herba Millefolii.** Die Droge enthält 0,2–0,5% ätherisches Öl, das in Abhängigkeit von genetischen Faktoren in seiner Zusammensetzung sehr variabel ist. Vorwiegend in tetraploiden Unterarten ist bis zu 50% Chamazulen im ätherischen Öl enthalten, das aus dem bitteren Matricin (Gehalt 0,05–0,1%) hervorgeht. In hexaploiden und octaploiden Unterarten fehlen Azulenogene. Als weitere Bestandteile wurden u. a. nachgewiesen α- und β-Pinen, Sabinen, Kampfer, Borneol, Terpinenol-4, Cineol, α-Caryophyllen und Artemisiaketon (2,5,5-Trimethyl-heptadien(2,6)-on(4), ein irregulär gebautes Monoterpen). Statt Matricin soll in den hexaploiden Rassen das nichtazulenogene bittere Achillin (Abb. 113) vorkommen. Die Arzneibücher (AB 2/DDR, PH VI) fordern eine Droge mit Proazulengehalt. Schafgarbe besitzt spasmolytische Eigenschaften und wird daher auch als Karminativum und Cholagogum verwendet. In der Volksmedizin benutzt man sie als Diuretikum und Antihämorrhagikum.

Ein wertvolles Stomachikum ist auch **Rhizoma Calami,** Kalmuswurzelstock, der Wurzelstock von *Acorus calamus* L. *var. calamus* (*Araceae/Arales*), dem Kalmus, einer Sumpfpflanze, die im 16. Jahrhundert aus Ostasien nach Mitteleuropa eingeschleppt wurde. Die bei uns vorkommende Form (*var. calamus*) ist triploid, damit steril und vermehrt sich vegetativ. Eine diploide Varietät (*var. americanus* (Raf.) Wulff) findet sich in Nordamerika, eine tetraploide (*var. spurius* (Schott) Engl.) in Ostasien und der Sowjetunion. Die Zahl der Chromosomensätze beeinflußt die Zusammensetzung des ätherischen Öls. Die

Droge enthält 1,5–3,5% ätherisches Öl (**Oleum Calami**). Ein wesentlicher Bestandteil ist das β-Asaron (cis-Form) neben wenig α-Asaron (trans-Form), zusammen 5–10%. Daneben kommen eine Vielzahl von Sesquiterpenen, z. T. von ungewöhnlicher Struktur, z. B. das Elemanderivat Epishyobunon, das Germacranderivat Isoshyobunon und das Acoronen (Abb. 126) vor. An nichtflüchtigen Bestandteilen sind Bitterstoffe und Gerbstoffe nennenswert. Die Droge wird innerlich als Stomachikum und Karminativum verwendet. Äußerlich benutzt man sie zu hautreizenden Bädern. Rhizoma Calami soll auch sedativ und analgetisch wirksam sein.

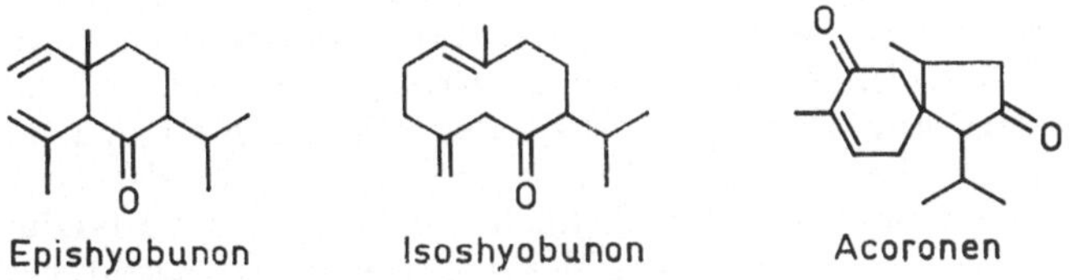

Epishyobunon Isoshyobunon Acoronen

Abb. 126. Sesquiterpene aus Acorus calamus

Bei **Radix Angelicae**, Angelikawurzel, handelt es sich um Wurzelstock und Wurzeln von *Angelica archangelica* L. (*Apiaceae/Araliales*), der Engelwurz. Die Pflanze kommt in Mitteleuropa wild vor, wird aber auch angebaut (besonders die Varietät *sativa* (MILL.) RIK. in Thüringen und im Erzgebirge). Die Droge liefert 0,3–1,5% ätherisches Öl, das vorwiegend α-Pinen, Limonen, β-Phellandren, Δ^3-Caren, p-Cymen und in geringeren Mengen weitere Monoterpen- bzw. Sesquiterpenkohlenwasserstoffe, -alkohole, -ester, -lactone, aliphatische Aldehyde, Ketone und Lactone (besonders makrozyklische mit moschusartigem Geruch, z. B. Pentadecanolid) sowie Fettsäureester enthält. Neben ätherischem Öl sind Cumarin- und Furocumarinderivate sowie Bitterstoffe erwähnenswert. Radix Angelicae wird auch als Zusatz zu bitteren Likören und Schneeberger Schnupftabak verwendet.

16.1.4.3. Aromatica acria

Die Drogen dieser Gruppe stammen aus der Familie der *Zingiberaceae* (*Zingiberales*). **Rhizoma Zingiberis**, Ingwerrhizom, ist der von der Korkschicht befreite oder ungeschälte Wurzelstock von *Zingiber officinale* Rosc., dem Ingwer. Ingwer, eine bis 2 m hohe Staude, ist eine Kulturpflanze, deren Wildform vermutlich im tropischen Asien beheimatet war. Er wird heute in vielen tropischen und subtropischen Gegenden der Erde (Jamaica, Indien, China, Sierra Leone und Japan) angebaut. Die einzelnen Provenienzen unterscheiden sich stark im Aroma. Am geschätztesten ist der Jamaica-Ingwer. Er liefert 1,5 bis 3,0% ätherisches Öl mit den Hauptbestandteilen α- und β-Zingiberen, β-Bisabolen, ar-Curcumen, Borneol und Farnesen. Daneben enthält das ätherische Öl u. a. aliphatische Aldehyde. Der scharfe Geschmack der Droge ist auf ein Gemisch nichtflüchtiger homologer Verbindungen, die Gingerole und Methylgingerole, zurückzuführen (Abb. 127). Ingwer ist auch ein sehr häufig verwendetes Gewürz.

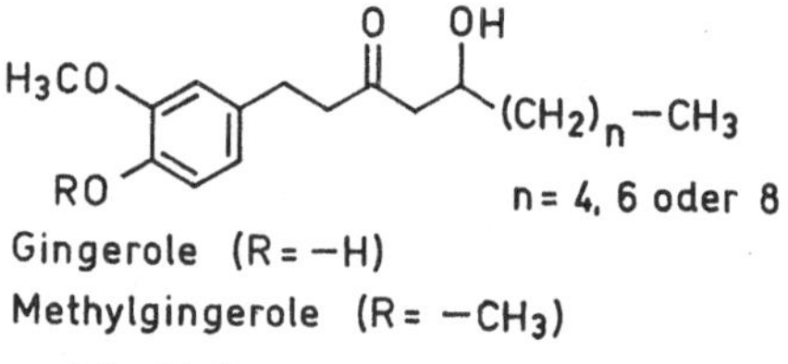

O OH

H_3CO $(CH_2)_n-CH_3$

RO n = 4, 6 oder 8

Gingerole (R = –H)

Methylgingerole (R = $-CH_3$)

Abb. 127. Ingwer-Scharfstoffe

Zu dieser Gruppe gehören ebenfalls **Rhizoma Zedoariae**, Zitwerrhizom (von *Curcuma zedoaria* Rosc., Anbau Südasien und Madagaskar) und **Rhizoma Galangae**, Galgantrhizom (von *Alpinia officinarum* Hance, Anbau Thailand). Während Zitwerrhizom nur noch als Gewürz verwendet wird, ist Galgantrhizom in der Schweizer Pharmakopoe als Bestandteil der Tinctura aromatica offizinell.

16.1.5. Ätherische Öle als Expektorantia

Als wichtiges Expektorans dienen **Fructus Foeniculi**, Fenchelfrüchte. Die Stammpflanze, *Foeniculum vulgare* Mill. (*Apiaceae/Araliales*), Fenchel, eine Staude, ist im Mittelmeergebiet und im westlichen Asien heimisch. Sie wird, vorwiegend 2jährig, in vielen Ländern, auch in Mitteleuropa, angebaut. Hauptlieferanten sind die Balkanländer und die ČSSR. Wie bei den meisten Kulturpflanzen existieren auch beim Fenchel zahlreiche Unterarten, Varietäten und Sorten, die sich stark in der Zusammensetzung des ätherischen Öls unterscheiden. Die Kulturformen rechnet man zur *subspec. vulgare*, die Wildformen zur *subspec. piperitum* (Ucria) Coutinho. Die *subspec. vulgare* läßt sich in die Varietäten *vulgare*, *dulce* (Mill.) Thell. und *azoricum* (Mill.) Thell. aufgliedern. AB 2/DDR und DAB 7/BRD schreiben die Varietät *vulgare* vor. Die Varietät *dulce* liefert den Gewürzfenchel (das scharf und bitter schmeckende Fenchon in Mengen unter 1% vorhanden) und die Varietät *azoricum* den Gemüsefenchel, dessen Kraut als Salat oder gedünstet gegessen wird. Die Droge enthält 4—6% ätherisches Öl, **Oleum Foeniculi**, dessen Hauptbestandteil Anethol (60—90%) ist. Daneben kommen Fenchon (10 bis 20%), α-Pinen (1—5%), Methylchavicol (2—5%), Limonen, Foeniculin, Zersetzungsprodukte des Anethols (Abb. 128) u. a. vor. Fenchel ist ein in der Kinderpraxis beliebtes Expektorans (Fenchelsirup, Fenchelhonig) und ein gutes Karminativum. Er wird auch als Laktagogum und in Form von Aqua Foeniculi als Augenwasser verwendet.

Weitere sehr häufig als Expektorantia genutzte Apiaceendrogen sind **Fructus Anisi**, Anisfrüchte, und ihr ätherisches Öl, **Oleum Anisi**. Sie stammen von dem im östlichen Mittelmeergebiet beheimateten einjährigen Anis, *Pimpinella anisum* L., der besonders in der UdSSR, Spanien und den Balkanländern angebaut wird. Anisfrüchte enthalten 1,5—3,0% ätherisches Öl, das bis zu

95% aus Anethol besteht. Daneben kommen Zersetzungsprodukte des Anethols, Methylchavicol und Mono- sowie Sesquiterpene vor. Dianethol, das durch spontane Dimerisierung von Anethol entsteht, ist als Dimethyläther des bekannten synthetischen Östrogens Diäthylstilböstrol für die östrogene Wirkung von Zubereitungen mit Oleum Anisi, besonders Anislikören, verantwortlich. Oleum Anisi hat gute spasmolytische und expektorierende Eigenschaften. Äußerlich angewendet dient es zur Abtötung von Krätzmilben.

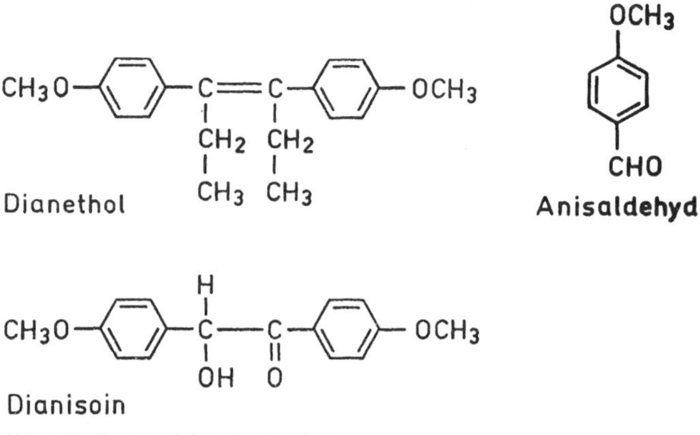

Dianethol

Anisaldehyd

Dianisoin

Abb. 128. Spaltprodukte des Anethols

Zur Herstellung des offizinellen Oleum Anisi werden auch (DAB 7/BRD, PH VI, ÖAB 9) oder nur (AB 2/DDR) die Früchte des Sternanis, **Fructus Anisi stellati**, herangezogen. Bei ihnen handelt es sich um die Sammelfrüchte (die Einzelfrüchte sind Balgfrüchte) von *Illicium verum* Hook. fil. (*Illiciaceae/Magnoliales*), einem in den Gebirgen Chinas und Hinterindiens beheimateten Baum. Sternanis enthält, vorwiegend in den Ölzellen des Perikarps, 5—7% ätherisches Öl mit etwa 90% Anethol neben Terpenen. Es soll nicht die Geruchsqualität des ätherischen Öls aus Fructus Anisi erreichen. Die Droge selbst wird wegen der

Verwechslungsgefahr mit den Früchten von *Illicium religiosum* SIEB. et ZUCC., die das sehr toxische Anisatin, ein Sesquiterpendilacton (Abb. 129), enthalten, vorwiegend zur Herstellung des ätherischen Öls verwendet.

Die Früchte des einjährigen Dill, *Anethum graveolens* L. (*Apiaceae/Araliales*), **Fructus Anethi**, die 3—4% ätherisches Öl mit 40—70% D-Carvon liefern, werden zwar häufig als Gewürz, jedoch heute nur noch selten als Expektorans und Karminativum genutzt.

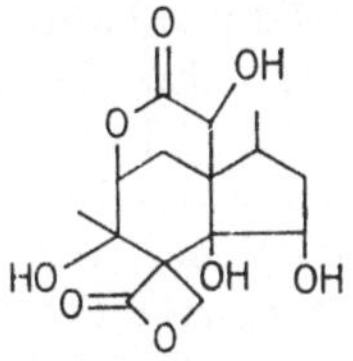

Abb. 129

Ein sehr beliebtes Hustenmittel sind **Folia Thymi**, Thymianblätter, die abgestreiften Blätter und Blüten von *Thymus vulgaris* L. (*Lamiaceae/Lamiales*), dem Echten Thymian, einem immergrünen 20—40 cm hohen Halbstrauch, der im Mittelmeergebiet heimisch ist. Es existieren zahlreiche biochemische Rassen des Echten Thymians mit stark wechselnder Zusammensetzung des ätherischen Öls. Neben Rassen, die bis zu 80% Thymol im ätherischen Öl enthalten, gibt es solche, die kein Thymol, dafür aber über 90% Linalool aufweisen. Auch Chemotypen mit hohem Gehalt an α-Terpinylacetat, α-Terpineol, p-Cymen + Carvacrol oder Thujol + Terpinenol-4 + Myrcenol-(4) kommen vor. Darüber hinaus sind die Verhältnisse der einzelnen Komponenten zueinander zu verschiedenen Zeiten der Vegetationsperiode sehr unterschiedlich. Aus diesem Grunde schreibt das AB 2/DDR nicht den Gehalt an ätherischem Öl vor, der beim Winterthymian (winterharte Form), der bei uns bevorzugt angebaut wird, 0,5—3,0% und beim Sommerthymian bis 6,0% betragen kann, sondern den Gehalt an den flüchtigen Phenolen Thymol und Carvacrol. Außer dem ätherischen Öl sollen im Thymian nichtflüchtige, spasmolytisch und bakterizid wirksame Stoffe vorhanden sein. Durch diese Inhaltsstoffe sowie durch die sekretomotorische und antiseptische Wirksamkeit des Thymols oder Carvacrols sind Thymianextrakte sehr gut als Expektorantia geeignet. Thymianöl, **Oleum Thymi**, und Thymol, **Thymolum**, werden äußerlich als Desinfiziens der Haut und der Schleimhäute, z. B. in Mund- und Gurgelwässern, benutzt. Die Daueranwendung thymolhaltiger Präparate soll zu Thyreotoxikosen führen.

Thymol wird nicht nur aus Oleum Thymi, sondern auch aus dem ätherischen Öl der in Südostasien offizinellen, als Expektorans und Karminativum genutzten Früchte von *Trachyspermum ammi* (L.) SPRAGUE (Fructus Ajowani), einer in Indien angebauten Apiacee, hergestellt. Diese Früchte können bis zu 6—9% ätherisches Öl enthalten, dessen Hauptbestandteil Thymol (35—60%) ist. Daneben wird es halbsynthetisch, z. B. aus Piperiton, gewonnen.

Ähnlich wie Thymian, jedoch seltener, wird das Kraut des Quendel, **Herba Serpylli** (von *Thymus serpyllum* L. emend. MILL.), benutzt. Quendel, auch Sand-Thymian genannt, der fast überall in Eurasien vorkommt, ist in Mitteleuropa auf Sandtrockenrasen weit verbreitet. Die Droge enthält 0,2—0,6% ätherisches Öl sehr unterschiedlicher Zusammensetzung. Meistens überwiegen Linalool, Terpineol, Thymol, Carvacrol, p-Cymen, Borneol, Citral, Geraniol und Geranylacetat.

Oleum Eucalypti, Eucalyptusöl, ist ein häufig bei Bronchitiden percutan in Form von Salben, durch Inhalation oder peroral, z. B. in Form von Eucalyptusbonbon, verwendetes Mittel. Es dient auch als Zusatz zu Nasenölen oder Rheumaeinreibungen. Eucalyptusöl wird durch Wasserdampfdestillation aus den frischen Blättern von *Eucalyptus*-Arten (*Myrtaceae/Myrtales*) gewonnen. Es werden *E. globulus* LABILL., *E. smithii* R. T. BAKER, *E. polybractea* R. T. BAKER, *E. viridis* R. T. BAKER und andere Arten mit hohem Cineol-Gehalt im ätherischen Öl, verwendet. Die Stammpflanzen sind in Südaustralien und Tasmanien beheimatet, werden aber auch in anderen Ländern angebaut (*E. globulus* z. B. im Mittelmeergebiet, besonders in Spanien und Portugal, den USA, Mexiko, Brasilien, Afrika und Indien). Eucalyptusbäume sind raschwüchsig und können sehr hoch werden (in 6 Jahren bis 20 m, im Alter bei einigen Arten bis 150 m). Die Blätter von E. globulus, **Folia Eucalypti**, die nur noch in wenige Pharmakopoen aufgenommen sind (PSU X), enthalten in schizogenen Ölbehältern 1,5 bis 3,0% ätherisches Öl, dessen Hauptbestandteil Cineol (70—85%) ist. Daneben kommen niedere aliphatische Aldehyde vor, die wegen ihrer Reizwirkung bei der Gewinnung von Oleum Eucalypti durch Rektifizierung entfernt werden müssen. Die Arzneibücher fordern von Oleum Eucalypti einen Gehalt von 70—95% Cineol (AB 2/DDR 70—90%, PH VI 95%, DAB 7/BRD 70%, ÖAB 80%). An Stelle des ätherischen Öls wird auch häufig das aus dem Öl durch Ausfrieren gewonnene **Cineol** (Eucalyptolum) verwendet.

Piperiton, ein wichtiges Ausgangsprodukt zur Halbsynthese von Menthol oder Thymol, wird hauptsächlich aus dem ätherischen Öl einer Varietät von *Eucalyptus dives* SCHAUER gewonnen, das bis zu 60% Piperiton enthält. In ätherischen Ölen anderer *Eucalyptus*-Arten und Varietäten dominieren unter anderem Citronellal, Citronellol, α-Phellandren, Limonen und ungewöhnliche flüchtige Polyketide wie Tasmanon, Torquaton, die denen in Oleum Caryophylli vorkommenden (ebenfalls von einer Myrtacee stammend!) ähneln (Abb. 125). Bei *Eucalyptus* sind sehr viele infraspezifische biochemische Rassen vorhanden. So gibt es beispielsweise bei *Eucalyptusdives* Varietäten mit Piperiton (40—60%), α-Phellandren (60 bis 80%) oder Cineol (70—75%) als Hauptbestandteile des ätherischen Öls.

Ebenfalls viel Cineol (50—65%) enthält das aus den Blättern von *Melaleuca quinquenervia* (CAV.) S. T. BLAKE gewonnene ätherische Öl. Dieser von Indien bis Australien verbreitete Baum wird auf den Molukken und auf Neukaledonien angebaut. Das ätherische Öl ist als **Oleum Cajeputi** (Provenienz: Molukken) oder **Oleum Niaouli** (Provenienz: Neukaledonien) offizinell.

Fast ausschließlich zur Inhalation bei Bronchitis wird **Oleum Pini pumilionis**, Latschenkiefernöl, verwendet. Man erhält es durch Wasserdampfdestillation aus Nadeln oder jungen Zweigen von *Pinus mugo* TURRA, der Berg-Kiefer oder Latsche (*Pinaceae/Pinales*), die in Hochgebirgen bis zur Baumgrenze vorkommt. Die Zusammensetzung des ätherischen Öls ist sehr komplex. Geruchsträger ist das Bornylacetat, daneben sind andere Bornylester (Gesamtestergehalt 3—10%) und eine Vielzahl von Mono- und Sesquiterpenkohlenwasserstoffen (β-Phellandren, α-Pinen, β-Pinen, Limonen, Myrcen, Δ^3-Caren, Cadinen usw.) enthalten

16.1.6. Ätherische Öle als Diuretika

Als gutes Diuretikum gelten die Beerenzapfen (Scheinfrüchte) des Wacholder, **Fructus Juniperi** (Pseudofructus Juniperi). Die Stammpflanze, *Juniperus communis* L. (*Cupressaceae/Pinales*), ist ein auf der nördlichen Erdhalbkugel in trockenen Nadelwäldern und auf Heideflächen verbreiteter, immergrüner diözischer Strauch (in seltenen Fällen auch ein bis 12 m hoher Baum). Hauptlieferanten der Droge sind Norditalien und die Balkanländer. Wacholderbeeren enthalten neben 30% Invertzucker, Gerbstoffen, Harzsäuren und Flavonoiden 0,2—2,0% ätherisches Öl, **Oleum Juniperi.** Der Gehalt ist sehr von der Herkunft abhängig. Am gehaltreichsten sind Drogen jugoslawischer und französischer (2,0%) sowie italienischer Provenienz (1,5%). Auch die sehr komplexe Zusammensetzung wird vom Erzeugerland der

Droge bestimmt. Im norwegischen Wacholderöl wurden 17 Monoterpene und 24 Sesquiterpene nachgewiesen (z. B. Camphen, α-Pinen, β-Pinen, Limonen, Δ^3-Caren, Myrcen, Terpinenol-4, Cadinen, Elemen, α-Caryophyllen, β-Caryophyllen). An der diuretischen Wirksamkeit soll das Terpinenol-4 wesentlich beteiligt sein. Verwendet werden vorwiegend Aufgüsse oder Extrakte der Droge. Alkoholische Lösungen des ätherischen Öls benutzt man bisweilen zu hautreizenden Einreibungen, aber auch als Stomachika. Erwähnenswert ist die Herstellung von Wacholderschnäpsen (Gin, Steinhäger, Genever) durch Vergärung der Beeren und anschließende Destillation.

Während die Anwendung von Fructus Juniperi leicht zu Nierenreizungen führen kann, stellt **Radix Ononidis**, Hauhechelwurzel, ein sehr mildes Diuretikum dar. Die Stammpflanze, *Ononis spinosa* L. (*Fabaceae/Fabales*), die Dornige Hauhechel, ist ein kleiner Halbstrauch, der in zahlreichen Unterarten in ganz Europa, besonders auf Wiesen und an Wegrändern vorkommt. Die Droge enthält sehr wenig ätherisches Öl (0,02—0,2%), in dem u. a. Anethol, Carvon, Menthol und Menthon gefunden wurden, Isoflavonglykoside (Aglyka Formononetin, Onogenin), das Triterpen α-Onocerin und einen Stoff glycyrrhizinähnlicher Struktur (Ononid). An der diuretischen Wirksamkeit sind wahrscheinlich neben dem ätherischen Öl die flavonoiden Inhaltsstoffe und eventuell unbekannte Verbindungen beteiligt.

Ebenfalls als Diuretika genutzt werden die Apiaceen-Drogen Radix Levistici, Radix Petroselini und das aus Fructus Petroselini destillierte Oleum Petroselini.

Bei **Radix Levistici**, Liebstöckelwurzel, handelt es sich um die getrockneten Wurzeln und Wurzelstöcke von *Levisticum officinale* KOCH, dem Garten-Liebstöckel, einer wahrscheinlich in Südwestasien beheimateten, bis 2 m hohen Staude. Die Pflanze wird in Gärten, aber auch in Feldkultur (z. B. in Thüringen) angebaut. Die oberirdischen Teile dienen als Suppengewürz. Die Droge enthält 0,5—1,0% ätherisches Öl, das zu 70% aus Phthaliden (Sedanonsäure, n-Butylidenphthalid = Ligusticumlacton, n-Butylphthalid, Ligustilid, Abb. 130) besteht, weiterhin ist α-Terpineol als Bestandteil nennenswert. Es sei erwähnt, daß Phthalide auch im ähnlich riechenden Sellerie (*Apium graveolens* L.) vorkommen. Sie gehören vermutlich zu den Polyketiden. Von den nichtflüchtigen Inhaltsstoffen sollen die Furocumarine Psoralen und Bergapten genannt werden.

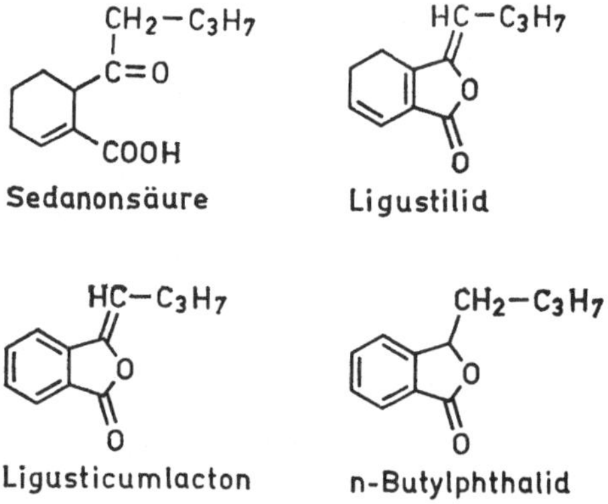

$CH_2-C_3H_7$, C=O, COOH — Sedanonsäure

HC$-C_3H_7$, O, O — Ligustilid

HC$-C_3H_7$, O, O — Ligusticumlacton

$CH_2-C_3H_7$, O, O — n-Butylphthalid

Abb. 130. Phthalide aus Levistum officinale

Radix Petroselini und **Fructus Petroselini** stammen von Kulturformen der Gartenpetersilie, *Petroselinum crispum* (MILL.) NYM. AB 2/DDR schreibt zur Gewinnung der Wurzeldroge *P. crispum var. radicosum* (ALEF.) DANERT vor. Die Petersilie, eine 40—90 cm hohe Staude, ist im östlichen Mittelmeergebiet heimisch. Hauptlieferanten der Droge sind die Balkanländer und die UdSSR. Die getrockneten Wurzeln enthalten 0,1—0,3% und die Früchte 2—6% ätherisches Öl. Die Gewinnung von **Oleum Petroselini** erfolgt durch Wasserdampfdestillation aus den Früchten. Seine Zusammensetzung ist sehr rassenspezifisch (Hauptbestandteile entweder Apiol, Myristicin oder 1-Allyl-2,3,4,5-tetramethoxybenzol). Deshalb schreibt das AB 2/DDR einen Gehalt von mindestens 30% Apiol vor. Außerdem enthalten beide organisierte Drogen Apigenin- und Luteolinglykoside, die Wurzel außerdem die Polyine Falcarinol (Abb. 24) und Falcarinon sowie das Furocumarin Bergapten. Das Apiol kann wegen seiner uteruserregenden Wirkung auch als Emenagogum verwendet werden. Mißbräuchlich wird es als Abortivum genutzt.

16.1.7. Korrigenzien

Fast ausschließlich als Korrigenzien werden Oleum Citronellae, Oleum Rosae und Crocus verwendet.

Oleum Citronellae, Citronellöl, stammt von der vorwiegend auf Taiwan, Java, in China, Malaysia, Guatemala und Honduras angebauten Poacee *Cymbopogon winterianus* JOWITT (Maha-Pengiri-Gras), das bei Wasserdampfdestillation 0,5–1,0% ätherisches Öl liefert, dessen Hauptbestandteile Geraniol (25–45%) und (+)-Citronellal (25–55%) sind. Daneben enthält es u. a. geringe Mengen Limonen, Citral, Citronellol, Citronellylcitronellat, Geranylbutyrat und Phenylpropanderivate (Eugenol, Methyleugenol). Man verwendet die Droge auch zu hautreizenden Einreibungen. Citronellal ist ein wichtiger Rohstoff zur Halbsynthese von Menthol.

Oleum Rosae, Rosenöl, wird durch Wasserdampfdestillation aus den Blütenblättern verschiedener Kulturformen der Gattung *Rosa* gewonnen. Als Ölrosen werden besonders eingesetzt: *Rosa damascena* MILL. (Bulgarien, UdSSR, Türkei, Syrien, China, Indien), *R. centifolia* L. (Marokko, Südfrankreich), seltener auch *R. gallica* L. und *R. alba* L. Die Blütenblätter enthalten 0,01–0,06% ätherisches Öl. Je nach Witterung liefern 3000–8000 kg Blütenblätter 1 kg Rosenöl. Hauptbestandteile sind 30 bis 40% Geraniol, 5–10% Nerol, 35–55% (–)-Citronellol, Phenyläthylalkohol (je nach Art der Herstellung 1–15%) und 16–22% Paraffinkohlenwasserstoffe (sog.

Stearopten). Alle übrigen Bestandteile (z. B. Citral, Carvon, α-Terpineol, Terpinenol-4, Farnesol, Nerolidol, Damascenon (2,6,6-Trimethyl-1-crotonylcyclohexa-1,3-dien), Linalool, Eugenol, Methyleugenol, aliphatische und aromatische Aldehyde sowie die Essigsäureester der Alkohole) kommen nur in geringen Mengen vor.

Als Rosenölersatz oder -verfälschung werden neben künstlichen Gemischen ätherische Öle aus dem Kraut von *Pelargonium graveolens* L'Herit ex Ait. (Anbau auf Réunion, Pelargoniumöl) oder von *Cymbopogon martinii* (Roxb.) Stapf *var. motia* Burk. (Anbau Indien und auf Java, Palmarosaöl) benutzt.

Crocus (Flos Croci), Safran, sind die getrockneten Narbenschenkel von *Crocus sativus* L. (*Iridaceae/Liliales*). Die Pflanze, ein Kraut mit ausdauernder Knolle, ist eine alte, triploide (sterile!), aus dem Orient stammende Kulturpflanze, die heute vorwiegend in Spanien angebaut wird. Die frischen Narbenschenkel enthalten vermutlich ein Carotinoidglykosid unbekannter Struktur (als Protocrocin bezeichnet), das beim Trocknen der Droge in 1 Molekül Crocetinacylglykosid (hauptsächlich Crocin = Crocetin-di-β-D-gentiobiosyl-ester) und 2 Moleküle Picrocrocin zerfällt. Die Crocetinacylglykoside stellen die wasserlöslichen gelben Farbstoffe des Safrans dar. Picrocrocin ist für den bitteren Geschmack verantwortlich (Abb. 131). Es kann in Safranal, den Hauptbestand-

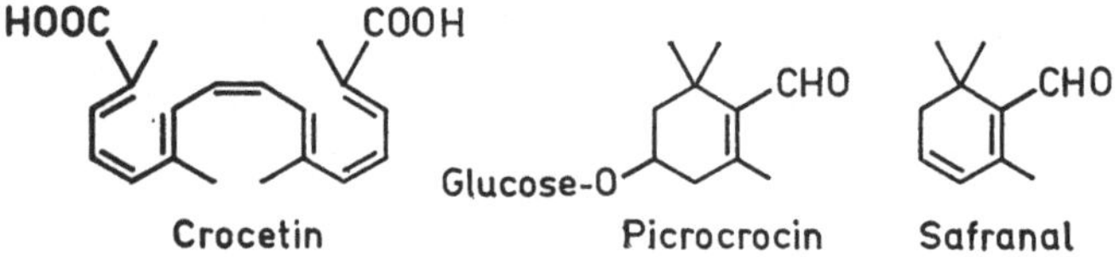

HOOC COOH CHO CHO Glucose-O

Crocetin Picrocrocin Safranal

Abb. 131. Crocus-Inhaltsstoffe

teil des ätherischen Öls (0,4—1,3% in der Droge), und Glucose gespalten werden. Daneben kommen vom Safranal abgeleitete flüchtige Trimethylcyclohexanone (bzw.

-hexadione) im Safran vor. Pharmazeutisch wird Safran als Farbstoff für Arzneizubereitungen und als Geruchs- und Geschmackskorrigens verwendet. Er soll auch sedative Eigenschaften besitzen. In größeren Mengen genossen ist er relativ toxisch, einige Gramm können zum Tode führen (Abortivum!). Die Hauptmenge wird als Lebensmittelfarbstoff und Küchengewürz benutzt. Die Anwendung von Crocetin wurde im Tierversuch als Antarteriosklerotikum erfolgreich versucht.

17. Harze und Balsame

Die natürlichen Harze sind lipophile, nichtflüchtige, feste, amorphe Körper. Reine Harze sind gewöhnlich glasartig durchsichtig. Sie besitzen keinen festen Schmelzpunkt, sondern gehen beim Erhitzen mit steigender Temperatur allmählich vom festen in den flüssigen Zustand über. Sie lösen sich auf Grund ihres lipophilen Charakters nicht in Wasser, dagegen gut in Äther, Chloroform und teilweise auch in Äthanol. Sie sind geruch- und geschmacklos. Ihre Farbe kann gelb, rot oder braun sein.

Balsame sind natürlich vorkommende Lösungen von Harzen in ätherischem Öl oder nichtflüchtigen, flüssigen lipophilen Stoffgemischen.

Gummiharze sind Gemische von Harzen mit Schleimstoffen. Sie lösen sich nur teilweise in lipophilen Lösungsmitteln und ergeben mit Wasser Suspensionen.

Wie die ätherischen Öle sind Harze Stoffgemische, in denen Terpene und Phenylpropankörper dominieren. Einzelheiten über die chemische Struktur der Harzbestandteile sind nur in wenigen Fällen bekannt. Nach ihrer chemischen Reaktionsfähigkeit kann man die Inhaltsstoffe von Harzen in Anlehnung an TSCHIRCH einteilen in:

— saure Harzbestandteile („Resinosäuren“)

Bei dieser Gruppe handelt es sich fast ausschließlich um

Diterpensäuren, Triterpensäuren, Phenylacrylsäuren und Phenylcarbonsäuren. Die Diterpensäure Abietinsäure, die wahrscheinlich durch Isomerisierung aus Laevopimarsäure oder Neoabietinsäure entsteht, bildet zusammen mit diesen primären Harzsäuren und Dextropimarsäure den Hauptbestandteil der Harze der Nadelhölzer (Abb. 132). Triterpensäuren überwiegen bei einer Vielzahl von Harzen der Decksamer. So finden wir beispielsweise Siaresinolsäure in Benzoe, Masticadienonsäure und Oleanolsäure in Mastix, α- und β-Boswelliasäure in Olibanum (von *Boswellia*-Arten, *Burseraceae/Rutales*), Dammarolsäure, Ursonsäure und Dammarenolsäure in Dammar und Elemidienonsäure in Elemi (von *Canarium-Arten, Burseraceae/Rutales*). Aromatische Säuren, die sich von Phenylpropankörpern ableiten, treten bevorzugt bei der pathologischen Bildung von Harzen als Ausdruck eines entgleisten Ligninstoffwechsels auf.

— Harzkomponenten mit alkoholischen oder phenolischen Hydroxylgruppen („Harzalkohole, Resinole")

Zu ihnen gehören Triterpenalkohole, z. B. α- und β-Amyrin, Brein und Maniladiol aus Elemi, Hydroxyhopanon (neben weiteren Terpenalkoholen) aus Dammar und Tirucallol aus Mastix; Phenylallylalkohole, z. B. Zimtalkohol und Coniferylalkohol; Lignane, z. B. in Überwallungsharzen der Nadelhölzer oder in Resina Guajaci (Guajakharzsäure); prenylierte Cumarine, z. B. das Ammoresinol aus Ammoniacum (von *Dorema ammoniacum* DOM., *Apiaceae/Araliales*) und das Xanthonderivat β-Guttilacton aus Gutti (aus *Garcinia-Arten, Hypericaceae/Theales*). Als Resinotannole bezeichnet man Harzalkohole, die Gerbstoffreaktion zeigen (Bildung gefärbter Komplexe mit $Fe^{\cdots}$-Ionen, Fällbarkeit mit Bleiacetat usw.). Sie sind wahrscheinlich auf oxidativem Wege entstandene Polymere der Harzalkohole.

— Ester („Resine")

Die sauren und alkoholischen bzw. phenolischen Harzkomponenten sind zum Teil miteinander verestert. In größeren Mengen konnten isoliert werden z. B. Coniferyl-

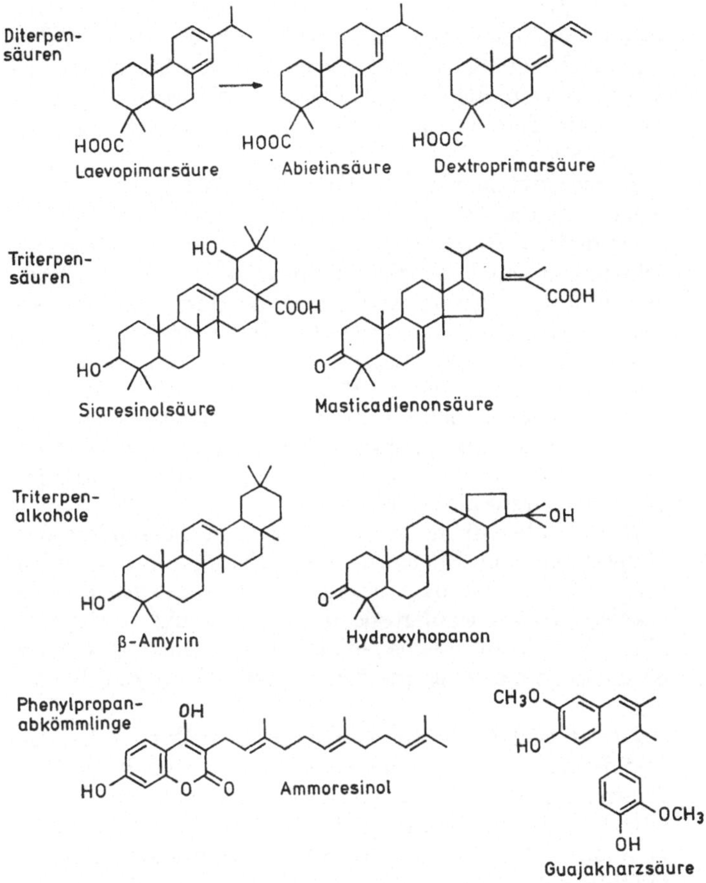

Diterpensäuren

Laevopimarsäure → Abietinsäure; Dextroprimarsäure

Triterpensäuren

Siaresinolsäure; Masticadienonsäure

Triterpenalkohole

β-Amyrin; Hydroxyhopanon

Phenylpropanabkömmlinge

Ammoresinol; Guajakharzsäure

Abb. 132. Harzbestandteile

benzoat, der Salicylsäureester des Ammoresinols, der Zimtsäureester des Peruresitannols und der Essigsäure- und Zimtsäureester der β-Boswelliasäure.

— Resene

Hierunter faßt Tschirch „neutrale, chemisch weitgehend indifferente Stoffe“ zusammen. Einige von ihnen haben sich als Triterpenalkohole erwiesen, die Struktur anderer Resene ist noch unbekannt (z. B. aus Myrrha). Wahrscheinlich handelt es sich vorwiegend um hochpolymere Verbindungen, die durch sauerstoffkatalysierte Polymerisation aus den oben genannten Substanzen hervorgegangen sind.

Harze entstehen in den Pflanzen in schizogenen Exkretbehältern, die oft lysigen erweitert werden. Sie liegen entweder in Form von Balsamen oder in wäßrigen, schleimhaltigen Flüssigkeiten suspendiert vor. In Pflanzen im festen Zustand vorkommende Harze sind für den pharmazeutischen Gebrauch ohne Interesse.

Viele Harze werden bereits in der gesunden Pflanze gebildet (Dammar, Mastix, Myrrha). Oft enthält die verletzte Pflanze jedoch nur wenig (Nadelhölzer) oder kein Harz (Benzoe, Perubalsam, Tolubalsam, Styrax). Erst nach Verletzung kommt es zu einer intensiven (pathologischen) Harzproduktion.

Harze haben früher in der Pharmazie, besonders zur Herstellung von Pflastern, zum Überziehen von Pillen und als Zusätze zu hautreizenden Salben eine große Rolle gespielt. Heute werden sie nur noch wenig verwendet. Einige von ihnen (Resina Guajaci, Elemi, Gutti, Olibanum Sandarac) sind völlig aus den Arzneibüchern verschwunden.

Zu den noch benutzten Harzen gehören Myrrha, Benzoe und Balsamum peruvianum. Weiterhin sind in einigen Pharmakopoen offizinell Mastix (PH VI, ÖAB 9), Styrax (PH VI), Colophonium (PH VI, ÖAB 9, AB 2/DDR), Dammar (ÖAB 9) und Balsamum tolutanum (PH VI, ÖAB 9).

Myrrha, Myrrhe, ist ein Gummiharz, das von verschiedenen *Commiphora*-Arten, besonders von *C. molmol* Engl. (PH VI, DAB 7/BRD), *C. abyssinica* Engl. und *C. schimperi* Engl. (*Burseraceae/Rutales*), durch Verletzen der Bäume erhalten wird. Myrrha enthält 2 bis 10% ätherisches Öl (mit α-Pinen, Limonen, Eugenol, m-Kresol und Sesquiterpenen), 25—40% Harze (Resene,

Harzester) und 50—60% Schleimstoffe. Die Gewinnung erfolgt vorwiegend in Somalia und in Südarabien (Yemen). Myrrhe wird in Form der Tinktur häufig als Adstringens und Antiseptikum bei Entzündungen der Mundschleimhaut angewendet.

Benzoe ist eine pathologische Bildung der an Gebirgshängen Hinterindiens vorkommenden baumartigen Styracaceen (*Ebenales*) *Styrax tonkinense* (Pierre) Craib und *S. benzoides* Craib (Siambenzoe) oder von *S. benzoin* Dryand. und *S. paralleloneurum* Perkins (Sumatrabenzoe, nicht offizinell, sehr reich an Zimtsäure). Die Gewinnung der Droge erfolgt durch tiefe Verletzung der Bäume. Erzeugerland ist Laos. Sie enthält etwa 65—70% kristallines Coniferylbenzoat (antiseptisch wirksam!), Siaresinolsäure (6%), 10—15% p-Cumarylbenzoat, 0,5 bis 6,0% Cinnamylcinnamat, etwa 12% freie Benzoesäure und etwa 0,3% Vanillin als Oxidationsprodukt des Coniferylbenzoats. Benzoe dient als Expektorans und zur Pinselung bei Ekzemen.

Ebenfalls reich an Estern aromatischer Säuren mit aromatischen Alkoholen sind Balsamum peruvianum und Balsamum tolutanum. **Balsamum peruvianum**, Perubalsam, ist eine pathologische Bildung von *Myroxylon balsamum* Harms *var. pereirae* (Royle) Harms (*Fabaceae/Fabales*), eines 20—25 m hohen Baumes, der in den Wäldern der Pazifikküste Zentralamerikas (besonders San Salvador) vorkommt. Anbau erfolgt auch in Florida, Kuba, Jamaika und Sri Lanka. Zur Gewinnung wird ein Teil des Stammes von den äußeren Teilen der Rinde befreit und der durch den Wundreiz gebildete, austretende Balsam mit Hilfe von Lappen aufgefangen. Nach Versiegen des Balsamflusses wird die Stelle mit Brennern erwärmt und so zu erneuter, verstärkter Balsamproduktion angeregt. Diese Prozedur wird einige Male wiederholt. Durch Auskochen der Lappen wird die Droge erhalten. Die Ausbeute beträgt bis 2,5 kg pro Baum im Jahr. Perubalsam enthält 30—40% Benzoesäurebenzylester, 15 bis 20% Zimtsäurebenzylester (das Gemisch beider wird als

Cinnamein bezeichnet), etwa 30% Harzsubstanzen (Peruresitannolzimtsäureester), freie Zimtsäure, freie Benzoesäure, Nerolidol, Farnesol und Vanillin. Die Droge besitzt antiseptische, antiphlogistische, anästhetisierende und granulationsfördernde Eigenschaften. Sie wird in Form von Salben oder alkoholischen Lösungen zur Behandlung von Wunden, Frostschäden, Hautjucken und Decubitus angewendet. Darüber hinaus gilt sie als sicheres Mittel zur Abtötung von Krätzmilben und deren Eiern. Seltener wird Perubalsam auch innerlich als Expektorans genutzt.

Eine ähnliche Stoffzusammensetzung weist **Balsamum tolutanum**, Tolubalsam (von *Myroxylon balsamum* Harms *var. genuinum* Baill., Heimat Kolumbien) auf, sein Harzgehalt ist jedoch höher (etwa 80%), er ist von halbfester bis fester Konsistenz. Man verwendet Tolubalsam als Expektorans.

Auch bei **Styrax** handelt es sich um einen Balsam. Er wird von *Liquidambar orientalis* Mill. (*Hamamelidaceae/ Hamamelidales*), im südlichen Kleinasien heimischen Bäumen, gewonnen. Styrax wird durch Verletzung der Bäume, die nach einiger Zeit erfolgende Entfernung des Neuholzes und Auskochen desselben mit Wasser erhalten. Durch Ätherextraktion wird gereinigt. Er enthält Cinnamylcinnamat (Styracin), Benzylalkohol, Phenylpropylalkohol, Styrol (Name!), Zimtalkohol, Zimtsäure und eine Harzfraktion, die aus Triterpenen besteht (Oleanolsäure, 3-epi-Oleanolsäure). Styrax wird wie die obigen Balsame, bevorzugt jedoch bei Scabies, eingesetzt.

Vorwiegend wegen ihrer physikochemischen Eigenschaften werden Dammar, Mastix und Colophonium verwendet. Sie dienen hauptsächlich als Bestandteil der Pflastermassen bei der Herstellung von Heftpflastern (Erhöhung der Klebkraft). Mastix, aber auch Colophonium benutzt man, in lipophilen, flüchtigen Lösungsmitteln gelöst (Zusatz von Leinöl als Weichmacher), zum Ankleben von Verbänden. Ersterer wird darüber hinaus Zahnkitt zugesetzt.

Mastix wird durch Einschnitte in die Stämme und Äste von *Pistacia lentiscus* L. *var. chia* DC. (*Anacardiaceae*/*Rutales*), einem auf der Insel Chios heimischen, auf anderen Mittelmeerinseln und an den Küsten Nordafrikas angebauten Baum gewonnen. Die Droge besteht zu 90% aus Harzsubstanzen (Resen, Masticadienonsäure, Isomasticadienonsäure, Tirucallol, Oleanolsäure) und etwa 1–3% ätherischem Öl.

Colophonium ist der bei der Gewinnung von Oleum Terebinthinae aus Terpentin erhaltene Destillationsrückstand (s. S. 292). Hauptbestandteil sind Diterpensäuren (Abietinsäure, Neoabietinsäure, Lävopimarsäure, Palustrinsäure, Dextropimarsäure u. a.).

Dammar wird das bei Verletzung von Bäumen der Gattung *Shorea*, *Hopea* und *Dipterocarpus* (*Dipterocarpaceae*/*Theales*) gewonnene Harz genannt. Die Stammpflanzen sind in Südostasien (Sumatra, Java, Philippinen, Malaysia) heimisch. Als Inhaltsstoffe wurden eine Vielzahl neutraler und saurer Triterpene vom Dammaran-, Hopan- und Ursan-Typ nachgewiesen.

18. Aminosäuren

18.1. Chemie und Terminologie

Aminosäuren sind Verbindungen, die mindestens eine Carboxyl- und eine Aminogruppe aufweisen. Es sind mehr als 200 natürlich vorkommende Vertreter dieser Stoffklasse bekannt, deren überwiegender Teil Sekundärstoffcharakter besitzt.

Von besonderer Bedeutung sind die 20 als Bausteine von Eiweißstoffen dienenden proteinogenen Aminosäuren. Sie sind α-Aminocarbonsäuren und haben folgende allgemeine Formel:

$$\begin{array}{c} \quad\;\; H \\ \quad\;\; | \\ R-C-COOH \\ \quad\;\; | \\ \quad\;\; NH_2 \end{array}$$

Eine Ausnahme macht Prolin, bei dem das endständige C-Atom der Kette mit der α-Aminogruppe einen Pyrrolidinring schließt.

Die einfachste proteinogene Aminosäure, das Glycin, ist optisch inaktiv. Alle übrigen besitzen ein asymmetrisches α-Kohlenstoffatom und sind der L-Reihe zuzuordnen.

Zu den proteinogenen Aminosäuren gehören:

- aliphatische Monoaminomonocarbonsäuren (Glycin = Aminoessigsäure, Alanin = 2-Aminopropionsäure, Valin = 2-Amino-3-methylbuttersäure, Leucin = 2-Amino-4-methylvaleriansäure, Isoleucin = 2-Amino-3-methylvaleriansäure, Serin = 2-Amino-3-hydroxypropionsäure, Threonin = 2-Amino-3-hydroxybuttersäure, Cystein = 2-Amino-3-mercaptopropionsäure, Methionin = 2-Amino-4-(methylthio)buttersäure),
- aliphatische Monoaminodicarbonsäuren (Asparaginsäure = Aminobernsteinsäure, Asparagin = 2-Amino-3-carbamidopropionsäure, Glutaminsäure = 2-Aminoglutarsäure, Glutamin = 2-Amino-4-carbamidobuttersäure),
- basische Aminosäuren (Lysin = 2,6-Diaminocapronsäure, Arginin = 2-Amino-5-guanidinovaleriansäure),
- aromatische Säuren (Phenylalanin = 2-Amino-3-phenylpropionsäure, Tyrosin = 2-Amino-3-(4-hydroxyphenyl)propionsäure),
- heterozyklische Aminosäuren (Tryptophan = 2-Amino-3-(3-indolyl)propionsäure, Prolin = 2-Pyrrolidincarbonsäure, Histidin = 2-Amino-1H-imidazol-4-propionsäure).

In speziellen Proteinen kommen weitere Aminosäuren vor, die jedoch erst durch sekundäre Veränderungen proteingebundener Aminoacylreste gebildet wurden. So entstehen das Hydroxyprolin und das Hydroxylysin der Gerüstproteine durch Hydroxylierung von Prolyl- oder

Lysylresten. Das Dijodtyrosin sowie das Thyroxin des Thyreoglobulins sind Produkte einer Jodierungs- und Transarylierungsreaktion.

Einige proteinogene Aminosäuren, die essentiellen Aminosäuren (Valin, Leucin, Isoleucin, Lysin, Methionin, Threonin, Phenylalanin und Tryptophan), können im menschlichen Körper nicht gebildet werden. Der Mensch muß sie mit der Nahrung aufnehmen.

Von den nichtproteinogenen Aminosäuren sind L-Ornithin (2,5-Diamino-n-valeriansäure), L-Citrullin (5-Carbaminoornithin), β-Alanin (3-Aminopropionsäure) und 4-Amino-n-buttersäure besonders wichtig für den Stoffwechsel.

18.2. Stoffwechsel

Bei der Biogenese der Aminosäuren (Abb. 133) wird das Kohlenstoffskelett von α-Ketosäuren geliefert. Hauptlieferant für den organisch gebundenen Stickstoff ist die L-Glutaminsäure. Sie entsteht in reversibler Reaktion, katalysiert durch das Ferment L-Glutaminsäuredehydrogenase, aus α-Ketoglutarsäure, Ammoniak und einem Wasserstoffdonator. Ihre Aminogruppe kann durch spezifische Transaminasen (Aminotransferasen) auf α-Ketosäuren, unter Bildung von Aminosäuren, übertragen werden. Auf diese Weise entsteht z. B. aus Brenztraubensäure (und L-Glutaminsäure) L-Alanin (und α-Ketoglutarsäure).

Beim Abbau (Abb. 133) wird die Aminogruppe einer Aminosäure auf α-Ketoglutarat übertragen: eine Ketosäure und Glutaminsäure resultieren. Aus letzterer wird die Aminogruppe, wiederum katalysiert durch L-Glutaminsäuredehydrogenase, als Ammoniak eliminiert. Bei fast allen Tieren (mit Ausnahme der Vögel und Reptilien) kann auch Asparaginsäure, die aus Oxalessigsäure durch Transaminierung entstanden ist, als Austrittspforte für den Aminostickstoff dienen. Sie gibt ihre Aminogruppe

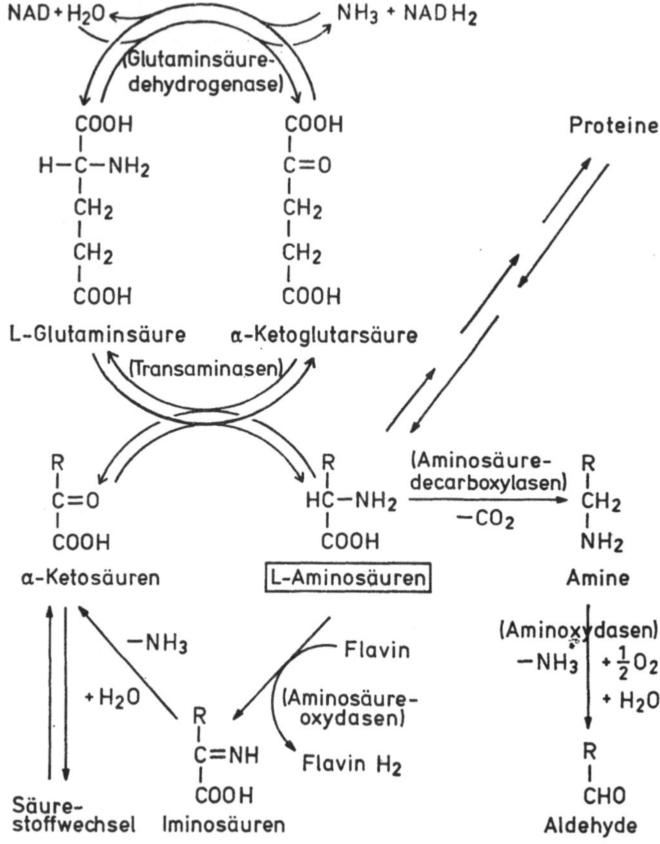

Abb. 133. Aminosäurestoffwechsel

an Citrullin ab, wobei Arginin, das in Harnstoff und Ornithin übergehen kann, gebildet wird. Ornithin kann unter Aufnahme von CO_2 und Ammoniak erneut in Citrullin umgewandelt werden. Die Ausschleusung von Aminostickstoff in Form von Ammoniak mit Hilfe der L-Aminosäureoxydasen spielt nur bei Vögeln, Reptilien und Pilzen eine nennenswerte Rolle. Schließlich ist noch die Decarboxylierung der Aminosäuren zu den entsprechenden Aminen möglich, die durch Aminoxydasen zu Aldehyden oxidiert werden können. Neben diesen allgemeinen gibt es für einige Aminosäuren noch spezielle Abbauwege.

Die Reaktionen, die zu Sekundärstoffen wie cyanogenen Glykosiden, Lauchölen, Senfölglykosiden und Alkaloiden führen, sollen in den entsprechenden Kapiteln abgehandelt werden.

18.3. Aminosäuren als biogene Arzneistoffe

Eine Anzahl von Aminosäuren besitzt therapeutische Bedeutung. **Glycin** verwendet man innerlich als Mittel bei Muskeldystrophie, Myasthenie, chronischer Ermüdbarkeit und äußerlich zur Wundbehandlung. **Glutaminsäure** und **Arginin** werden zur Behandlung von Ammoniakintoxikationen bei gestörtem Leberstoffwechsel eingesetzt. Glutaminsäure wird darüber hinaus auch als Roborans, besonders bei psychischen Erschöpfungszuständen, empfohlen. **Cystein** und **Cystin** (das Dimere des Cysteins, 3,3′-Dithiobis-(2-aminopropionsäure) werden, ebenso wie die Methylgruppendonatoren **Methionin** und **Betain** (N-Trimethylglycin), bei Lebererkrankungen (Hepatitis, Leberatrophie, Intoxikationen) gegeben. Bei dieser Indikation und bei ihrem Einsatz als Arterioskleroseprophylaktikum wirken wahrscheinlich die Methylgruppendonatoren durch Stimulierung der Glycerophosphatidbiosynthese auf den Fetttransport und -umsatz begünstigend. Weitere proteinogene Aminosäuren werden häufig Infusionslösungen zur parenteralen Ernährung zugesetzt.

Da bei Phenylketonurie (Föllingscher Krankheit) auf Grund eines genetischen Defektes keine Phenylalaninhydroxylase gebildet und somit der erste Schritt des Phenylalaninabbaus, die Hydroxylierung zum Tyrosin, nicht möglich ist, reichert sich Phenylbrenztraubensäure im Blut an und schädigt das in Entwicklung befindliche kindliche Gehirn. Entwicklungsstörungen und Schwachsinn sind die Folge. Für diese Krankheit wird ein **phenylalaninarmes Proteinhydrolysat** durch Kohleadsorption aus Lactalbuminhydrolysat hergestellt, mit dem die Patienten in den ersten Lebensjahren ihren Aminosäurebedarf decken.

L-3,4-Dihydroxyphenylalanin (L-Dopa) wird bei Parkinsonismus eingesetzt. Im Gegensatz zum 3,4-Dihydroxyphenyläthylamin (Dopamin), das aus L-Dopa durch Decarboxylierung entsteht, als Neurotransmitter im Zentralnervensystem zu fungieren scheint und bei Parkinsonismus nicht in genügender Menge gebildet wird, passiert L-Dopa die Blut-Hirn-Schranke.

Jodhaltige Aminosäuren sind die Hormone **L-Thyroxin** (3,5,3',5'-Tetrajodthyronin, Laevothyroxinum) und **L-3,5,3'-Trijodthyronin** (Liothyroninum, Abb. 134). Sie sind in der Schilddrüse neben Monojodtyrosin und Dijodtyrosin in dem Glykoproteid Thyreoglobulin gebunden. Wahrscheinlich erfolgt ihre Biosynthese durch Jodierung von proteingebundenem Tyrosin zu Mono- und Dijodtyrosin, das mit durch Proteolyse freigesetztem Mono- oder Dijodtyrosin unter Abspaltung eines Alaninrestes zu proteingebundenem L-Thyroxin oder L-3,5,3'-Trijodthyronin reagiert. Die Freisetzung dieser beiden Verbindungen erfolgt unter dem Einfluß des thyreotropen Hormons (TTH, s. 19.2.3.2.) auf proteolytischem Wege. Beide Verbindungen werden in reiner Form oder als Bestandteil getrockneter und entfetteter Schilddrüsen von Haustieren (insbesondere von Rindern, Schafen, Schweinen), **Glandulae Thyreoideae siccatae** (Gehalt meistens auf 0,18% gebundenes Jod eingestellt), bei Schilddrüsenunterfunktion, Fettsucht und Depressionen eingesetzt. Häufig kombiniert man das rasch, aber kurzfristig wirkende 3,5,3'-Trijodthyronin mit dem langsam, aber anhaltend wirksamen L-Thyroxin. Dijodtyrosin ist hormonell inaktiv, hemmt aber wie die Schilddrüsenhormone die Ausschüttung von TTH. Es wird deshalb bei Schilddrüsenüberfunktion angewendet.

Neben anderen organischen Jodverbindungen kommt proteingebundenes Dijodtyrosin auch in Meeresalgen, Schwämmen und Korallen vor. Therapeutisch verwendet wird **Fucus**, Tang. Dabei handelt es sich um die getrockneten Thalli von *Fucus vesiculosus* L., dem Blasentang,

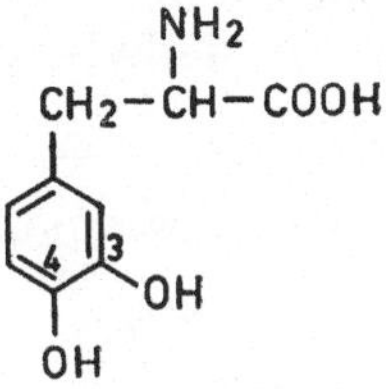

L-3,4-Dihydroxy-phenylalanin

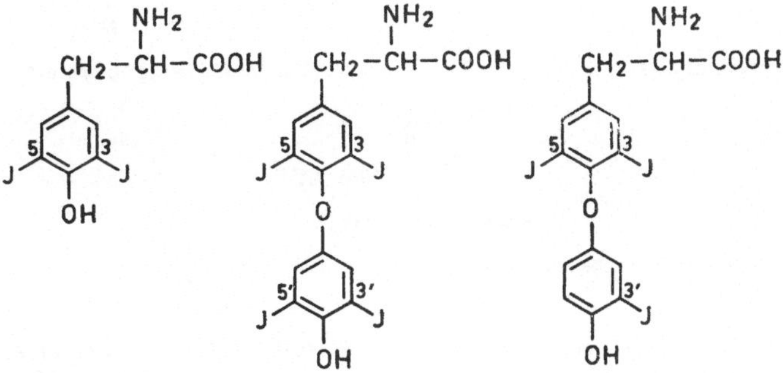

L-3,5-Dijodtyrosin L-Thyroxin L-3,5,3'-Trijodthyronin

Abb. 134

und *F. serratus* L., dem Sägetang (*Fucaceae*/*Fucales*), bis 1 m langen Braunalgen der kälteren Meere. Der Jodgehalt der Droge beträgt 0,03—0,04%. Sie wird vorwiegend als Mittel zur Stoffwechselsteigerung bei Fettsucht verwendet.

18.4. Aminosäuren als Pflanzengifte

Unter den Aminosäuren mit Sekundärstoffcharakter sind auch viele, die entweder selbst toxisch sind oder Bausteine toxischer Peptide darstellen. Stellvertretend für die erstgenannte Gruppe sind in Abb. 135 Cyanoalanin, β-N-Oxalyl-L-α,β-diaminopropionsäure, Hypoglycin A (β-Methylencyclopropylalanin), Se-Methylselenocystein und Ibotensäure wiedergegeben.

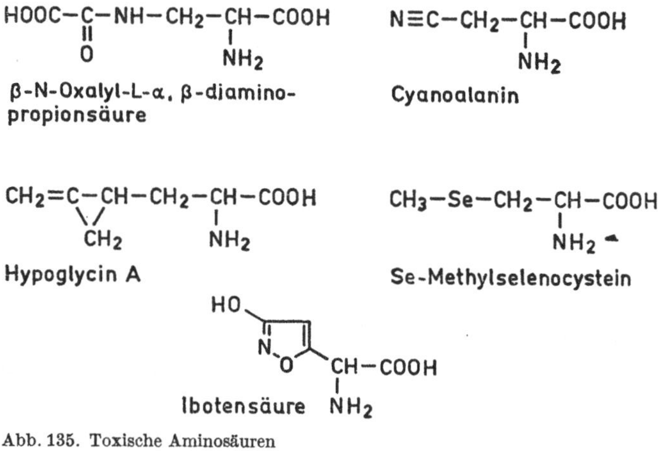

$HOOC{-}C({=}O){-}NH{-}CH_2{-}CH(NH_2){-}COOH$

β-N-Oxalyl-L-α, β-diamino-propionsäure

$N{\equiv}C{-}CH_2{-}CH(NH_2){-}COOH$

Cyanoalanin

$CH_2{=}C{-}CH{-}CH_2{-}CH(NH_2){-}COOH$ (Cyclopropanring mit CH_2)

Hypoglycin A

$CH_3{-}Se{-}CH_2{-}CH(NH_2){-}COOH$

Se-Methylselenocystein

HO, N, O, $CH{-}COOH$, NH_2

Ibotensäure

Abb. 135. Toxische Aminosäuren

Die beiden ersteren kommen in den Samen von *Lathyrus sativus* L. (*Fabaceae/Fabales*) vor, die in Indien zu Notzeiten als Nahrungsmittel dienen. Cyanoalanin greift in den Kollagenstoffwechsel ein und führt zu Knochendefekten, β-N-Oxalyl-L-α,β-diaminopropionsäure verursacht schwere Schäden des Nervensystems (Lathyrismus).

Hypoglycin A, das in den unreifen Arilli der Früchte von *Blighia sapida* Koenig (*Sapindaceae/Sapindales*) enthalten ist, hemmt die Übertragung langkettiger Fettsäuren auf Carnitin, damit deren Einschleusung in die Mitochondrien und ihren Abbau. Folgen sind Hypoglykämie und in schweren Fällen der Tod. Die Arilli der reifen Früchte werden auf den Westindischen Inseln gegessen. Das Se-Methyl-selenocystein kommt im Kraut von *Astragalus pectinatus* vor (*Fabaceae/Fabales*) und verleiht dieser Pflanze ihre Giftigkeit.

Ibotensäure ist im Fliegenpilz, *Amanita muscaria* (L. ex Fr.) Hooker, enthalten. Sie wirkt, wahrscheinlich in Form ihres Decarboxylierungsproduktes, des Muscimols (Pantherin), zentral lähmend und führt zu Störungen der Bewegungskoordination, zu Seh- sowie zu Sprachstörungen, hat aber auch psychotomimetische Effekte. Das Muscarin dürfte an der Wirkung des Fliegenpilzes nicht beteiligt sein.

19. Peptide

19.1. Chemie und Terminologie

Peptide sind Verbindungen, die aus zwei oder mehreren amidartig verknüpften Aminosäuren aufgebaut sind. Enthalten sie nur Aminosäurereste, werden sie als homöomere Peptide, andernfalls als heteromere Peptide oder Peptidoide bezeichnet. Kommen außer den amidartigen Verknüpfungen, den sogenannten Peptidbindungen, keine anderen Bindungen im Molekül vor, spricht man von homodeten, sonst von heterodeten Peptiden.

Peptide kann man einteilen in:

— Oligopeptide (aus 2—10 Aminosäureresten bestehend, je nach Zahl der Aminosäurebausteine als Di-, Tri-, Tetra-, Penta-, Hexa-, Octa-, Nona- oder Decapeptide bezeichnet)
— Polypeptide (aus mehr als 10 Aminosäuren bestehend, Molekulargewicht kleiner als 10000)
— Proteine (Polypeptide mit einem Molekulargewicht, das 10000 übersteigt)
— Proteide (Peptidoide mit einem Molekulargewicht, das 10000 übersteigt).

Bei Proteinen sind die Aminosäuren stets durch die α-Carboxylgruppe und die α-Aminogruppe miteinander verknüpft.

Der systematische Name eines Peptids wird aus den Namen der beteiligten Aminosäuren gebildet. Dabei erhalten die Aminosäuren, deren Carboxylgruppen an der Peptidbindung beteiligt sind, die Endung -yl. Der Name der Aminosäure mit freier α-Carboxylgruppe wird nicht verändert (Abb. 136). Darüber hinaus haben sehr viele Oligopeptide und Polypeptide Trivialnamen.

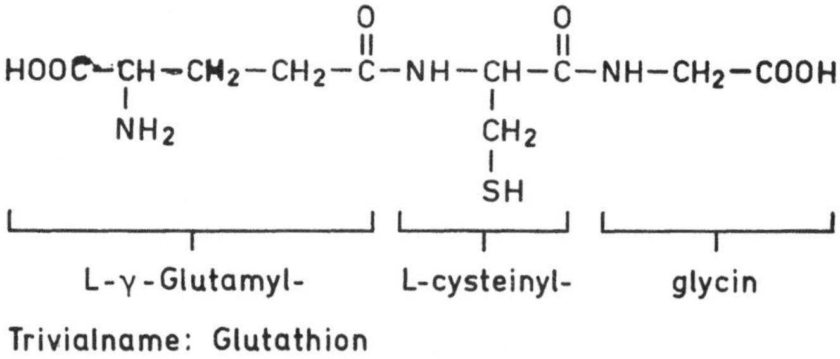

```
                                  O             O
                                  ‖             ‖
HOOC–CH–CH2–CH2–C–NH–CH–C–NH–CH2–COOH
     |                        |
     NH2                      CH2
                              |
                              SH
└──────────┬──────────┘  └────┬────┘  └────┬────┘
    L-γ-Glutamyl-       L-cysteinyl-      glycin
```

Trivialname: Glutathion

Abb. 136. Struktur und Nomenklatur von Peptiden

Um aufwendige Formeln zu vermeiden, gibt man Peptidstrukturen sehr häufig unter Benutzung von Symbolen der Aminosäuren wieder. Als Symbole werden die ersten 3 Buchstaben des Namens der Aminosäuren verwendet (für Tryptophan jedoch Trp, für Isoleucin Ile, für Asparagin Asn oder Asp·NH_2 und für Glutamin Gln oder Glu·NH_2, für Pyroglutaminsäure (Pyrrolidoncarbonsäure) Pyr, pGlu oder Pyroglu). Daneben gibt es noch Einbuchstabensymbole, die aus dem ersten Buchstaben des Aminosäurenamens (für Glycin, Alanin, Valin, Leucin, Isoleucin, Serin, Threonin, Histidin, Cystein, Methionin, Prolin) oder einem anderen Buchstaben bestehen (D = Asparaginsäure, N = Asparagin, E = Glutaminsäure, Q = Glutamin, K = Lysin, R = Arginin, F = Phenylalanin, Y = Tyrosin, W = Tryptophan). Die sterische

Konfiguration des α-C-Atoms wird nur bei D-Aminosäuren angegeben (also Ala = L-Alanin, D—Ala = D-Alanin). Das N-terminale Ende (freie α-Aminogruppe) so dargestellter Peptide wird durch H, seltener durch NH_2, das C-terminale Ende (freie α-Carboxylgruppe) durch OH, seltener durch COOH, gekennzeichnet. Besonders bei zyklischen Peptiden werden die Symbole auch durch Pfeile in Richtung von der CO- zur NH-Gruppe verbunden. Die Numerierung der Aminosäurereste eines Peptides beginnt stets am N-terminalen Ende, das man gewöhnlich links schreibt. Disulfidbrücken zwischen zwei Halbcystinresten werden durch -S—S- dargestellt. Bei intrachenaren Disulfidbrücken (Brücken innerhalb einer Peptidkette) werden hinter den an der Brückenbildung beteiligten Halbcystinresten die Positionsnummern als Index zum S angegeben (z. B. Cys (S_8—S_{21})). Bei homodetzyklischen Peptiden setzt man die durch die Aminosäuresymbole wiedergegebene Peptidstruktur in Klammern und davor die Silbe cyclo-. Sind Atome der Aminosäuren durch andere funktionelle Gruppen (z. B. $-NH_2$, $-SO_3H$ etc.) substituiert, werden diese an die betreffenden Aminosäuresymbole angehängt (Abb. 137).

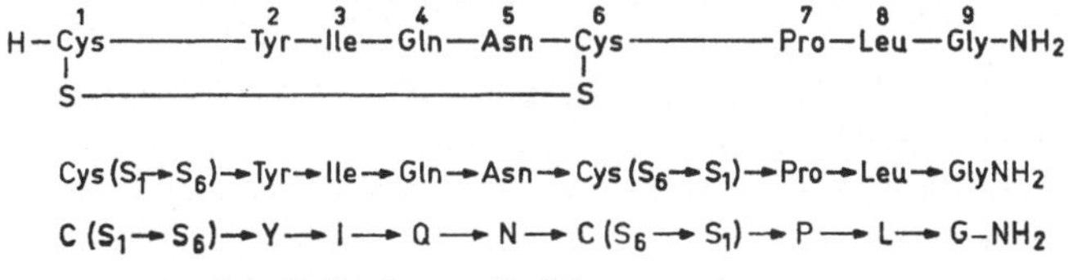

```
   1               2     3     4      5      6               7     8     9
H—Cys——————————Tyr—Ile—Gln—Asn—Cys——————————Pro—Leu—Gly—NH2
   |                                  |
   S——————————————————————————————————S
```

Cys (S_1→S_6)→Tyr→Ile→Gln→Asn→Cys (S_6→S_1)→Pro→Leu→GlyNH$_2$

C (S_1→S_6)→Y→I→Q→N→C (S_6→S_1)→P→L→G–NH$_2$

Abb. 137. Symbolschreibweise von Peptiden

19.2. *Peptid- und Proteohormone*

Die Vertreter dieser Substanzgruppe sind Oligopeptide, Polypeptide, Proteine, Peptoide oder Proteide, die im tierischen oder menschlichen Organismus gebildet werden und Hormonfunktionen ausüben.

19.2.1. Stoffwechsel

Die Biogenese der Peptid- und Proteohormone erfolgt entweder wie die der Eiweiße, gesteuert durch Regulator- und Strukturgene der DNS, Transkription und Translation, oder bei sehr kleinen Molekülen (z. B. bei den freisetzenden Hormonen des Hypothalamus) auch ohne direkte Beteiligung von Nukleinsäuren durch Synthetasen. Im ersteren Falle entstehen häufig zunächst Prohormone, aus denen ähnlich wie bei der Umwandlung der Proenzyme in Enzyme, durch limitierte Proteolyse die Hormone abgespalten werden. Die Prohormonbildung ist möglicherweise eine Biosynthesehilfe zur Erreichung ganz bestimmter Konformationen, hat regulatorische Funktion oder ist ein evolutionäres Relikt. Prohormone sind bekannt beim Insulin (Abb. 139), Parathormon, Angiotensin, Bradykinin und Kallidin, sie sind wahrscheinlich beim ACTH, STH, Glucagon und Gastrin.

Der Abbau der Peptid- und Proteohormone erfolgt durch Aufspaltung der Peptidbindungen, katalysiert durch zum Teil recht spezifische Peptidhydrolasen.

19.2.2. Prinzipien der Gewinnung

Sehr viele, strukturell einfach gebaute Vertreter werden heute synthetisch hergestellt. Bei einem weiteren Teil ist man auf eine Gewinnung aus tierischen Organen angewiesen. Die Synthese ist bei bekannter Aminosäuresequenz zwar theoretisch möglich und in vielen Fällen auch durchgeführt worden, aber wesentlich unwirtschaftlicher als die Isolierung aus natürlichen Rohstoffen.

Als Ausgangsmaterial benutzt man Hormondrüsen von Schlachttieren, die, um die Hormone vor der Wirkung der in allen Zellen, meistens in den Lysosomen enthaltenen und bei Zelltod frei werdenden Proteasen zu schützen, entweder sofort verarbeitet oder tief gefroren werden. Nach dem Zerkleinern extrahiert man das Material mit verdünnten Salzlösungen bestimmten pH-Wertes, bei Peptiden niederen Molekulargewichts auch mit 70—80%-igem Äthanol oder Aceton (die höhermolekularen Proteine gehen dabei nicht in Lösung) und trennt das Hormon bei Temperaturen nahe dem Gefrierpunkt durch wiederholte fraktionierte Fällung ab. Als Fällungsmittel werden NaCl oder $(NH_4)_2SO_4$, Aceton oder Alkohol bzw. Säuren oder Laugen (mit denen der pH-Wert der Lösung auf den isoelektrischen Punkt des betreffenden Hormons eingestellt wird) verwendet. Weiter reinigt man durch Adsorptions-, Ionenaustauscher- oder Gelchromatographie, in einigen Fällen auch durch Kristallisation.

Obwohl die auf diese Weise erhaltenen Hormone sich in der Aminosäuresequenz nur geringfügig von den Hormonen des Menschen unterscheiden, tritt in einigen Fällen bei der Applikation Wirkungslosigkeit (somatotropes Hormon), Antikörperbildung (thyreotropes Hormon) oder Allergie (z. B. Rinder- oder Schweineinsulin bei manchen Menschen) auf. Aus diesen Gründen wären eine Isolierung (erfolgt bei somatotropem Hormon aus Leichenmaterial) oder Synthese menschlichen Hormons oft wünschenswert.

19.2.3. Peptid- und Proteohormone als biogene Arzneistoffe

19.2.3.1. Hormone des Hypothalamus

Im Hypothalamus, einem Teil des Zwischenhirns, werden neurogene Reize in hormonelle Reize transformiert. Produkte dieser Transformation sind Stoffe, die die Freisetzung von Hypophysenhormonen fördern (releasing factors, releasing hormones, Abkürzung: RH) oder hemmen (inhibiting factors, release inhibiting hormones, Abkürzung: RIH).

Gut untersucht sind das TSH-RH (TRH), das die Ausschüttung von thyreotropem Hormon (TSH) auslöst und das LH-RH (LHR), das luteotropes Hormon (LH), außerdem auch Follikel-stimulierendes Hormon (FSH), freisetzt. TSH-RH ist ein Tripeptid: Pyr-His-Pro-NH_2 und das LH-RH ist ein Decapeptid: Pyr-His-Trp-Ser-Tyr-Gly-Leu-Arg-Pro-Gly-NH_2. Sie werden bisher nur zur Funktionsprüfung der Hypophyse eingesetzt. Ihre therapeutische Anwendung, besonders in solchen Fällen, wo menschliche Hypophysenhormone nicht zur Verfügung stehen, wird erwogen. Das Vorkommen eines spezifischen FSH-RH (Ausschüttung von FSH stimulierend), von GH-RH (Ausschüttung von STH, growth hormone, stimulierend) und CRH (Ausschüttung von ACTH, Corticotropin, stimulierend) ist sehr wahrscheinlich.

Von den freisetzungshemmenden Faktoren ist bisher nur das GH-RIH, Somatostatin (die Abgabe von STH unterdrückend), ein Tridecapeptid, bekannt. Für die Existenz von LTH-RIH (die Abgabe von LTH unterdrückend) bestehen Hinweise.

Im Hypothalamus werden auch die Hormone Oxytocin und Vasopressin produziert. Sie werden durch spezielle Transportproteine, Neurophysin I bzw. II, zum Hypophysenhinterlappen transportiert und dort gespeichert.

Vermutlich ebenfalls im Hypothalamus gebildet wird die Substanz P, ein Polypeptid (H-Arg-Pro-Lys-Pro-Gln-Gln-Phe-Phe-Gly-Leu-Met-NH_2), das durch seine hypotensive Wirkung und die Auslösung von Kontraktionen der glatten Muskelzellen des Darmes bekannt ist. Ihm wird eine Rolle bei der Neutrotransmission zugeschrieben. Therapeutisch wird es bisher nicht eingesetzt.

19.2.3.2. Hormone der Hypophyse

Die Hypophyse, eine Hirnanhangdrüse von etwa 0,7 g Gewicht, besteht aus Vorderlappen (Adenohypophyse), Mittellappen und Hinterlappen (Neurohypophyse).

Im Vorderlappen werden vorwiegend glandotrope (d. h. die Tätigkeit von Hormondrüsen stimulierende), aber auch nichtglandotrope Hormone (somatotropes Hormon, lipotrope Hormone) gebildet. Bei den Hypophysenvorderlappenhormonen handelt es sich um Polypeptide oder Proteine (adrenocorticotropes Hormon, luteotropes Hormon, somatotropes Hormon, lipotrope Hormone) oder Glykoproteide (Interstitialzellen-stimulierendes Hormon, Follikel-stimulierendes Hormon, thyreotropes Hormon, Menopausengonadotropin). Die 3 erstgenannten Glykoproteide sind aus den Untereinheiten α und β aufgebaut, die getrennt unwirksam sind. Die α-Untereinheit ist bei allen 3 Vertretern ähnlich oder identisch.

Im Mittellappen werden die Melanozyten-stimulierenden Hormone, α-MSH und β-MSH, Polypeptide, die wahrscheinlich die Hautpigmentierung steuern, gebildet.

Im Hinterlappen werden die im Hypothalamus erzeugten Oligopeptide Oxytocin und Vasopressin gespeichert.

Mit Ausnahme der lipotropen Hormone (β-LPH, γ-LPH), die die Fettmobilisierung und -bildung im Fettgewebe beeinflussen, der Melanozyten-stimulierenden Hormone und des Interstitialzellen-stimulierenden Hormons (ICSH, IZSH, Prolan B, Gonadotropin B, luteinisierendes Hormon, LH), das bei der Frau die Östrogenproduktion im Ovar, die Ovulation und die Gelbkörperbildung und beim Mann das Wachstum der Zwischenzellen der Hoden und die Produktion des Testosterons stimuliert, werden alle bekannten Hypophysenhormone therapeutisch verwendet.

Adrenocorticotropes Hormon (ACTH, Corticotropin) besteht aus 39 Aminosäuren. Das Rinder-Corticotropin hat folgende Primärstruktur:
H-Ser-Tyr-Ser-Met-Glu-His-Phe-Arg-Trp-Gly-Lys-Pro-Val-Gly-Lys-Lys-Arg-Arg-Pro-Val-Lys-Val-Tyr-Pro-Asn-Gly-Ala-Glu-Asp-Glu-Ser-Ala-Gln-Ala-Phe-Pro-Leu-Glu-Phe-OH. Das Human-ACTH enthält in der Position 33 statt Gln Glu.

Auch synthetische Peptide mit 17 Aminosäuren, die die Aminosäuresequenz 5—16 enthalten, sind stark wirksam. ACTH wirkt, vermittelt durch c-AMP, auf die Nebennierenrinde und regt die Produktion der Nebennierenrindenhormone, insbesondere der Glucocorticoide an. Primärer Angriffspunkt ist möglicherweise die Aktivierung der Phosphorylase und damit die Bereitstellung von Glucose-6-phosphat für den oxidativen Pentosephosphat-Weg, der $NADPH_2$ für die Steroidbiosynthese liefert.

Therapeutisch setzt man aus tierischen Hypophysen gewonnenes ACTH oder analog wirkende synthetische Peptide bei sekundärer Nebennierenrindeninsuffiziens, bei rheumatischen Erkrankungen und bei Asthma ein.

Ein weiteres glandotropes Hormon des Hypophysenvorderlappens ist das **thyreotrope Hormon** (TSH, TTH, Thyreotropin), ein Glykoproteid mit 23% Kohlenhydratanteil, das aus den Untereinheiten TSH-α (96 Aminosäurereste) und TSH-β (112 Aminosäurereste) besteht. TSH stimuliert das Wachstum der Schilddrüse, die Produktion von Thyreoglobulin und die Freisetzung von Thyroxin und 3,5,3'-Trijodthyronin. Es wird aus Hypophysen von Schlachttieren gewonnen und zur Funktionsdiagnostik der Schilddrüse und als Adjuvans bei der Behandlung von Schilddrüsentumoren mit Radiojod eingesetzt. Eine Dauerbehandlung mit artfremdem TSH ist nicht möglich (Antigen-Antikörper-Reaktion).

Ebenfalls im Hypophysenvorderlappen werden die gonadotropen Hormone, die sowohl auf die weiblichen als auch auf männliche Gonaden stimulierend wirken, gebildet. Zu ihnen gehören neben dem eingangs genannten ICSH das luteotrope Hormon, das Follikel-stimulierende Hormon und das Menopausengonadotropin.

Follikel-stimulierendes Hormon (FSH, Prolan A, Gonadotropin A, Folliculotropin) ist ein Glykoproteid mit einem Molekulargewicht von etwa 32000 und einem Kohlenhydratanteil von ca. 18%, das ebenfalls aus 2 Untereinheiten besteht. Man gewinnt es aus den Hypophysen von Schafen und Rindern. Es stimuliert im weiblichen Organismus die Reifung der Follikel und im männlichen Organismus die Spermiogenese. Therapeutisch wird es bei primärer und sekundärer Amenorrhoe und bei anovulatorischen Zyklen eingesetzt.

Luteotropes Hormon (LTH, Luteotropin, identisch mit Prolactin, Lactotropin) ist ein beim Rind aus 198 Aminosäureresten aufgebautes Protein. Es regt die Zellen des Gelbkörpers zur Progesteronbildung an, bewirkt zusammen mit Östrogenen und Progesteron die Entwicklung der Milchdrüsen und nach Fortfall der östrogenbedingten Hemmung die Milchbildung. Für den männlichen Organismus hat es offenbar keine Bedeutung. Es wird zusammen mit Choriongonadotropin bei Sterilität, bedingt durch Ovarialinsuffiziens, eingesetzt.

Das **Menopausengonadotropin** des Menschen (hMG, Urogonadotropin) wird aus dem Menopausenharn der Frau gewonnen. Es ist ein Glykoproteid mit etwa 30% Kohlenhydratanteil und einem Molekulargewicht von 31000. Seine Struktur ist noch unbekannt. Es wird wie Choriongonadotropin eingesetzt (s. S. 347).

Das im Hypophysenvorderlappen gebildete **somatotrope Hormon** (STH, GH, Wachstumshormon, Somatotropin) ist ein Protein bekannter Primärstruktur, das beim Menschen 191 Aminosäurebausteine enthält. Es ist sehr speziesspezifisch aufgebaut, nur Primaten-STH ist beim Menschen wirksam. STH besitzt keine glandotrope Wirksamkeit. Es fördert das Wachstum des jugendlichen Organismus. Sein Fehlen führt zu Zwergwuchs, Überproduktion zu Riesenwuchs, bei Erwachsenen zu Akromealgie. Angriffspunkt ist wahrscheinlich die Transkription. Unter seinem Einfluß nimmt die RNS-Synthese und damit die Zahl der Polysomen stark zu, die Mitoserate steigt. Besonders stimuliert wird dadurch die Eiweißsynthese. Der Fettumsatz wird erhöht, die Glukoseverwertung eingeschränkt (hyperglykämischer Effekt) und die Immunabwehr verstärkt (ACTH-Antagonismus). Therapeutisch wird Humansomatotropin, das aus den Hypophysen Verstorbener gewonnen wird, bei Zwergwuchs eingesetzt.

Oxytocin, ein im Hypothalamus gebildetes und im Hypophysenhinterlappen gespeichertes Peptidhormon, ist aus 9 Aminosäureresten aufgebaut (Abb. 138). Es regt den graviden Uterus zu rhythmischen Kontraktionen an und stimuliert die Milchejektion. Östrogene potenzieren und Gestagene hemmen die Wirksamkeit des Oxytocins. Ein spezielles Enzym, die Oxytocinase, ist in der Lage, Oxytocin zu inaktivieren. Es wird zur Einleitung der Geburt (bei vorzeitigem Blasensprung, Eklampsie), bei Wehenschwäche während der Geburt und in der Nachgeburtsperiode zur Lösung der Plazenta sowie zur Blutstillung eingesetzt. Oxytocin wird heute synthetisch gewonnen.

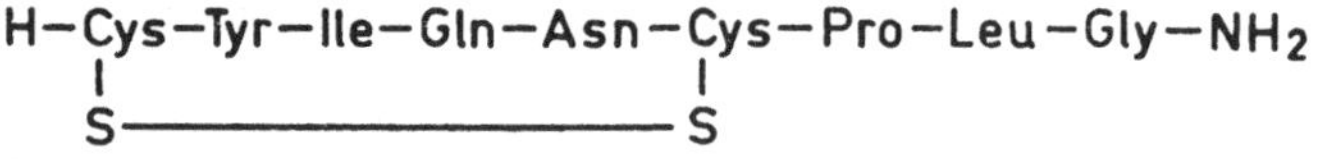

```
H—Cys—Tyr—Ile—Gln—Asn—Cys—Pro—Leu—Gly—NH2
   |                   |
   S———————————————————S
```

Oxytocin

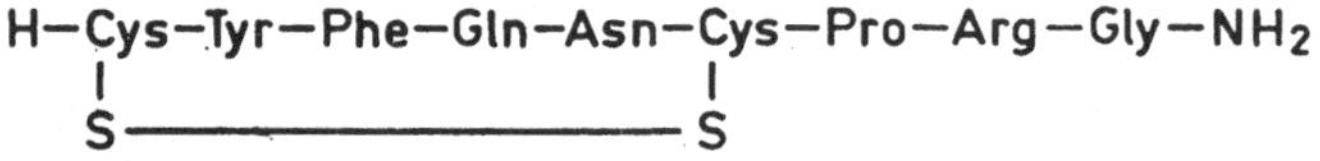

```
H—Cys—Tyr—Phe—Gln—Asn—Cys—Pro—Arg—Gly—NH2
   |                   |
   S———————————————————S
```

Vasopressin

Abb. 138

Vasopressin (Adiuretin) wird ebenfalls im Hypothalamus gebildet und im Hypophysenhinterlappen gespeichert. Es besteht aus 9 Aminosäuren und ist dem Oxytocin strukturell sehr ähnlich (Abb. 138). Vasopressin von Rind und Mensch hat in Position 8 einen Argininrest (Argipressin), vom Schwein einen Lysinrest (Lypressin). Es führt zur Kontraktion der glatten Muskelzellen, insbesondere der Gefäße und damit zur Blutdruckerhöhung. In hohen Dosen regt es auch die Darmperistaltik an. Außerdem ist es in der Lage, die Permeabilität der distalen Nierentubuli für Wasser zu erhöhen und damit die Wasserrückresorption zu fördern. Es wird als Antidiuretikum bei Diabetes insipidus, bei postoperativer Darm- und Blasenlähmung sowie bei Lungenödem eingesetzt. Verwendet wird entweder ein Trockenextrakt aus dem Hypophysenhinterlappen oder das synthetische Hormon. Vasopressin wird, da es durch die Nasenschleimhaut aufgenommen werden kann, auch in Form eines Schnupfpulvers oder Sprays appliziert.

19.2.3.3. Proteohormone der Placenta

Choriongonadotropin des Menschen (hCG) ist ein Glykoproteid mit einem Molekulargewicht von etwa 30000, das einen Kohlenhydratanteil von etwa 30% aufweist. Es ist aus 2 Untereinheiten aufgebaut. Die α-Untereinheit, aus 92 Aminosäureresten bestehend, ist durch die des TSH, ICSH oder FSH ersetzbar. Die β-Kette enthält 139 Aminosäurereste. Choriongonadotropin wird im Chorionepithel, also im fötalen Anteil der Placenta, produziert. Seine physiologische Aufgabe ist es, den Gelbkörper nach der Unterdrückung der Bildung der Hypophysengonadotropine durch die Östrogenproduktion weiter zu stimulieren, um die Aufrechterhaltung der Schwangerschaft zu gewährleisten, bis die Placenta selbst genügend Östrogene und Gestagene produziert (etwa vom 4. Monat der Schwangerschaft an). Seine Wirkung entspricht im wesentlichen der des ICSH. Man gewinnt es aus Schwangerenharn (bis zum 4. Monat der Schwangerschaft). Aus dem Serum trächtiger Stuten kann man das **Serumgonadotropin** (PMS), das neben ICSH- auch FSH-Aktivität aufweist, isolieren. Therapeutisch werden beide Hormone, wie auch das Menopausengonadotropin, besonders bei Sterilität der Frau und des Mannes, Polymenorrhoe und Hypogenitalismus, eingesetzt.

Gegen Ende der Schwangerschaft wird vom Chorion verstärkt das Chorion-Somatomammotropin (hCS, identisch mit hPL = humanes Placentalaktogen) gebildet, das möglicherweise für die Stoffwechselumstellung des weiblichen Körpers (erhöhte Stickstoff-, Kalium- und Calciumretention) verantwortlich ist. Es ähnelt in seiner Sequenz dem STH. Eine therapeutische Anwendung erfolgt bisher nicht.

19.2.3.4. Hormone des Pankreas

In den etwa 1 Million, 100—300 μm großen LANGERHANSschen Inseln, die etwa 1—3% der Drüsenmasse des Pankreas ausmachen, werden 2 Peptidhormone gebildet, in den sogenannten B-Zellen (β-Zellen) das Insulin und in den A-Zellen (α-Zellen) das Glucagon.

Insulin ist aus 51 Aminosäuren aufgebaut, die 2 Ketten, Kette A zu 21 Aminosäuren und Kette B zu 30 Aminosäuren, bilden. Beide Ketten sind durch 2 Disulfidbrücken verbunden, eine dritte intrachenare Disulfidbrücke führt zur Schleifenbildung in der A-Kette. Gegenüber dem dargestellten Insulin vom Schwein (Abb. 139) enthält Humaninsulin in Position 30 der B-Kette Thr und Rinderinsulin in den Positionen 8, 9, 10 der A-Kette Ala-Ser-Val. Insulin wird in Form des Prohormons Proinsulin gebildet, das aus einer einzigen Kette (beim Schwein 84, beim Menschen 86 und beim Rind 81 Aminosäurereste enthaltend) besteht, die durch limitierte Proteolyse an 4 Stellen unter Bildung des Insulins, 2 Argininmolekülen und der inaktiven C-Kette gespalten wird. Möglicherweise geht das Proinsulin ebenfalls durch Proteolyse aus einem Präproinsulin hervor.

Die Ausschüttung des Insulins in den Blutkreislauf wird durch einen Blutzuckerspiegel von über 70 mg/100 ml, aber auch nerval oder durch andere Hormone (Sekretin) ausgelöst. Die Tagesproduktion des menschlichen Pankreas beträgt etwa 40 IE (1 IE = 0,041 67 mg). Die Halbwertszeit des Insulins im Körper beträgt ca. 30 min. Die Inaktivierung durch Proteolyse erfolgt vor allem in der Leber.

Die Wirkung des Insulins besteht in erster Linie in einer Verringerung der Glykogenolyse und einer Erhöhung

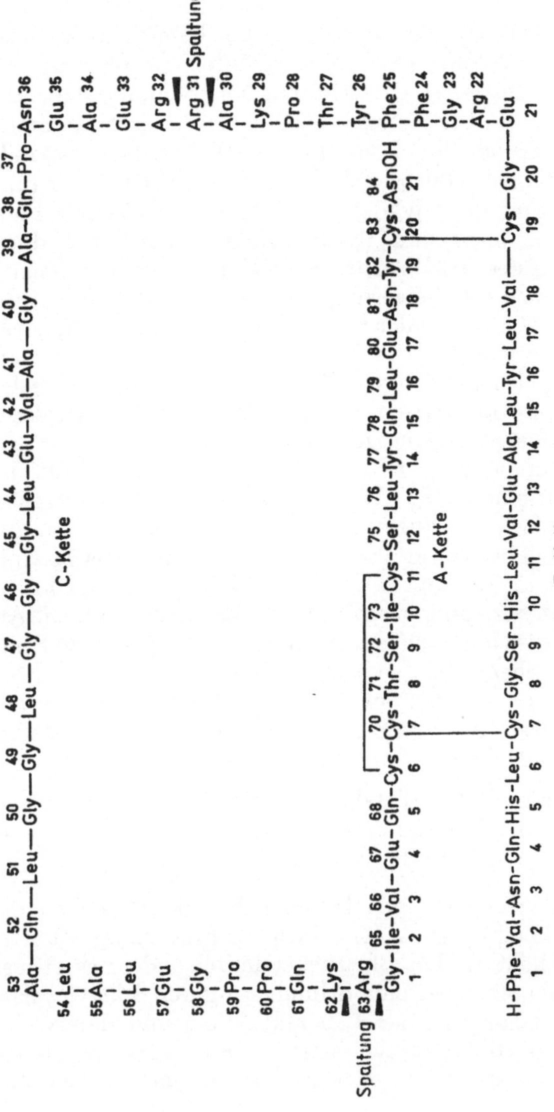

Abb. 139. Proinsulin (vom Schwein)

der Glucoseaufnahme und des Glucoseumsatzes durch die Zellen. Die Glykogenolysehemmung kommt wahrscheinlich durch eine rezeptorvermittelte Aktivierung der Phosphodiesterase, damit durch eine Senkung des intrazellulären c-AMP-Spiegels und einer dadurch bedingten Verhinderung der Phosphorylaseaktivierung zustande. Auch die den Glucoseabhub erhöhenden Faktoren (u. a. Aktivierung der Glykogensynthetase, Glucokinase, Phosphofructokinase und Pyruvatkinase) lassen sich durch Senkung des c-AMP-Spiegels erklären. Weitere Insulineffekte sind die Steigerung der Eiweiß- und Fettsynthese und die Hemmung der Gluconeogenese und der Lipolyse.

Die Gewinnung des Insulins erfolgt vorwiegend aus Bauchspeicheldrüsen von Schweinen und Rindern, seltener auch von Schafen und Pferden. Aus 1 kg Pankreas können bis zu 100 mg gewonnen werden.

Insulin wird fast ausschließlich zur Substitutionstherapie eingesetzt. Wegen der geringen Halbwertszeit gelangt neben reinem Insulin durch Bindung an das basische Polypeptid Protamin, an andere basische Substanzen, an Humanglobulin oder Zinkionen schwerlöslich gemachtes Insulin zur intramuskulären Anwendung. Auf diese Weise läßt sich eine Wirkungsdauer bis zu 36 Stunden erreichen.

Glucagon wird in den A-Zellen der LANGERHANSschen Inseln des Pankreas gebildet. Es ist ein aus 29 Aminosäuren aufgebautes Polypeptid folgender Struktur:

H-His-Ser-Gln-Gly-Thr-Phe-Thr-Ser-Asp-Tyr-Ser-Lys-Tyr-Leu-Asp-Ser-Arg-Arg-Ala-Gln-Asp-Phe-Val-Gln-Trp-Leu-Met-Asn-Thr-OH.

Als Gegenspieler des Insulins, der bei Absinken des Blutzuckerspiegels unter einen Sollwert ausgeschüttet wird, erhöht es den Blutzuckerspiegel, indem es ebenso wie Adrenalin über eine Stimulierung der Adenylcyclase die Phosphorylase der Leber aktiviert und damit eine verstärkte Glykogenolyse einleitet. Es kann ebenfalls aus dem Pankreas von Schlachttieren gewonnen werden und wird therapeutisch zur Überwindung des hypoglykämischen Schocks und bei Glykogenspeicherkrankheiten eingesetzt.

19.2.3.5. Hormone des Magen-Darmtraktes

Die in den Schleimhäuten des Magen-Darmtraktes produzierten Hormone **Gastrin I** und **Gastrin II** (in der Magenschleimhaut gebildet, beide aus 27 Aminosäuren bestehend, in ihrer Wirkung durch ihr C-terminales Tetrapeptid **Tetragastrin** (H-Trp-Met-Asp-Phe-NH_2) voll ersetzbar, die Salzsäuresekretion des Magens anregend), **Sekretin** (aus 27 Aminosäuren aufgebaut, in der Duodenalschleimhaut gebildet, die Produktion eines enzymarmen, $NaHCO_3$-reichen Pankreassekrets fördernd, die Magensaftbildung hemmend) und **Cholecystokinin** (Pankreozymin, aus 33 Aminosäuren aufgebaut, in der Duodenalschleimhaut gebildet, die Enzymausschüttung aus dem Pankreas stimulierend, die Magensaftsekretion hemmend, die Darmmotilität steigernd, cholekinetisch wirksam) können zur diagnostischen Funktionsprüfung von Magen, Pankreas und Galle eingesetzt werden.

19.2.3.6. Peptidhormone der Schilddrüse und der Nebenschilddrüse

Von den Hormonen der Schilddrüse und Nebenschilddrüse Calcitonin (Thyreocalcitonin, aus 32 Aminosäuren aufgebaut, sehr speziesspezifische Sequenz, den Blutcalciumspiegel senkend, Schilddrüsenhormon) und **Parathormon** (Parathyrin, aus 84 Aminosäuren aufgebaut, den Blutcalciumspiegel erhöhend, Gegenspieler des Calcitonins, Nebenschilddrüsenhormon) wird nur das Parathormon in sehr geringem Umfange als Antitetanikum eingesetzt.

19.2.3.7. Im Blut gebildete Peptidhormone

Von den im Blut gebildeten Peptidhormonen besitzen die Angiotensine (Hypertensine) besondere Bedeutung. Durch limitierte Proteolyse, katalysiert durch das Ferment Renin (in den Nieren gebildet), wird aus dem Angiotensinogen, einer α_2-Globulin-Fraktion des Blutplasmas, das Angiotensin I, ein Decapeptid, abgespalten. Unter Verlust von 2 C-terminalen Aminosäuren (His-Leu), katalysiert durch ein weiteres spezifisches Enzym (converting enzyme), wird es in **Angiotensin II**, ein Octapeptid, umgewandelt. Das Angiotensin II des Menschen hat folgende Struktur: H-Asp-Arg-Val-Tyr-Ile-His-Pro-Phe-OH. Das Enzym Angiotensinase des Blutplasma inaktiviert die Angiotensine durch Hydrolyse. Angiotensin I ist kaum wirksam. Angiotensin II wirkt bereits in sehr geringen Dosen durch Vasokonstriktion blutdruckerhöhend und die Ausschüttung von Aldosteron aus der Nebennierenrinde steigernd. Das heute synthetisch gewonnene Angiotensin II wird bei postoperativen und posttraumatischen Schockzuständen und Herzinfarkt eingesetzt.

Von indirektem therapeutischen Interesse sind die Kinine Kallidin (H-Lys-Arg-Pro-Pro-Gly-Phe-Ser-Pro-Phe-Arg-OH) und Bradykinin (Struktur wie Kallidin, aber ohne den N-terminalen Lysinrest). Sie entstehen aus dem Kallidinogen (ebenfalls ein α_2-Globulin des Blutplasmas) unter Einwirkung der verschiedenen organspezifischen Kalligenasen, die als Arzneimittel eingesetzt werden (s. 20.3.4.3.). Beide Peptidhormone wirken vasodilatatorisch und damit blutdrucksenkend.

Interessehalber sei erwähnt, daß dem Bradykinin in seiner Wirkung ähnliche Peptide auch in Tiergiften vorkommen, nämlich die Undecapeptide Eledoisin (in der Speicheldrüse einiger Tintenfische, z. B. des Moschuspolypen, *Eledone moschata* u. a.) und Physalaemin (in der Haut Südamerikanischer Pfeiffroscharten, *Physalaemus fuscumaculatus* u. a.).

Erythropoetin, ein kobalthaltiges Mucopolysaccharid,

wird ebenfalls aus einem Blutplasmabestandteil durch das in der Niere gebildete Ferment Erythrogenin freigesetzt. Es fördert die Bildung von Erythrozyten. Für therapeutische Zwecke ist es noch nicht zugänglich.

19.3. Peptidantibiotika

Unter Peptidantibiotika wollen wir alle antibiotisch wirksamen Verbindungen verstehen, die vorwiegend aus Aminosäuren aufgebaut sind. Bisher sind über 200 derartige Verbindungen bekannt. In ihnen kommen neben proteinogenen L-Aminosäuren auch deren D-Formen, nichtproteinogene Aminosäuren und andere Bausteine vor. Die Biogenese erfolgt wahrscheinlich durchweg durch Multienzyme ohne unmittelbare Beteiligung von Ribosomen und RNS-Molekülen. Die Peptidantibiotika sind durchweg gut wasserlöslich. Sie werden mit wenigen Ausnahmen parenteral oder lokal appliziert.

Die bedeutendsten Antibiotika sind auch heute noch die **Penicilline**. Sie wirken besonders auf grampositive und gramnegative Kokken, aber auch auf Spirochäten Clostridien, Corynebacterien und Salmonellen. Halbsynthetische Vertreter haben häufig ein erweitertes Wirkungsspektrum. Penicilline werden von einer Vielzahl von *Penicillium*- und *Aspergillus*-Arten (*Aspergillaceae/Plectascales*) gebildet. Wirtschaftliche Bedeutung haben jedoch nur *Penicillium-notatum*- und *Penicillium-chrysogenum*-Hochleistungsstämme. Die Penicillinbiogenese (Abb. 140) erfolgt ausgehend von L-α-Aminoadipinsäure, L-Cystein und L-Valin über das Dipeptid L-δ(α-Aminoadipyl)-L-cystein und das Tripeptid L-δ(α-Aminoadipyl)-L-cysteinyl-L-valin. Sie führt durch doppelten Ringschluß zum Isopenicillin N, das durch Umacylierung in andere Penicilline übergehen kann. Da Valin im Endprodukt D-Konfiguration besitzt, muß im Verlaufe der Biogenese Konfigurationsumkehr erfolgen.

Das bedeutendste Penicillin ist das Penicillin G

L-δ(α-Aminoadipyl)-L-cysteinyl-L-valin

Isopenicillin N

[$R_1 = -OC-(CH_2)_3-\overset{L}{C}H(NH_2)-COOH$]

R_2: [$R_2 = -OC-(CH_2)_3-\overset{D}{C}H(NH_2)-COOH$]

Penicillin G

($R = -OC-CH_2-C_6H_5$)

Penicillin F

($R = -OC-CH_2-CH{=}CH-CH_2-CH_3$)

6-Aminopenicillansäure

($R = H$)

Cephalosporin C

[$R = -OC-(CH_2)_3-\overset{D}{C}H(NH_2)-COOH$]

7-Aminocephalosporansäure

($R = H$)

Abb. 140. Biogenese der Penicilline und Cephalosporine

(= Benzylpenicillin). Es wird vorwiegend bei Infektionen mit Staphylococcen, Streptococcen, Gonococcen und Meningococcen parenteral oder lokal appliziert. Daneben kommen u. a. p-Hydroxybenzylpenicillin (Penicillin X),

Δ^2-Pentenylpenicillin (Penicillin F), Δ^3-Pentenylpenicillin (Flavicidin), n-Amylpenicillin (Dihydroflavicidin), n-Heptylpenicillin (Penicillin K) und Penicillin N vor. Durch Zusatz substituierter Essigsäuren zum Fermentationsansatz kann man weitere Penicilline erhalten. Um halbsynthetische Abkömmlinge herzustellen, spaltet man die natürlichen Penicilline mit dem Ferment Penicillinamidase (E.C. 3.5.1.11, zu gewinnen aus *Escherichia coli* oder mit Hilfe von lebenden Bakterien, die dieses Ferment bilden) und verknüpft die erhaltene 6-Aminopenicillansäure auf chemischem Wege mit Acylresten.

Sehr viele Bakterien verfügen über das Ferment Penicillinase (Penicillin-β-lactamase, E.C. 3.5.2.6), das die Amidbindung des 4gliedrigen Lactonringes unter Bildung von Penicillosäuren, die antibiotisch unwirksam sind, aufspaltet. Einige halbsynthetische Penicilline sind weitgehend penicillinaseresistent, besitzen aber eine geringere Wirksamkeit als Penicillin G.

Cephalosporine werden von einer Reihe von *Cephalosporium*- und *Emericellopsis*-Arten gebildet, die ebenfalls zur Familie der *Aspergillaceae* gehören. Die natürlichen Cephalosporine, deren Biogenese der der Penicilline sehr ähnlich ist (Abb. 140), besitzen eine sehr geringe antibiotische Wirksamkeit. Therapeutisch genutzt werden jedoch eine Vielzahl halbsynthetischer Acylderivate der 7-Aminocephalosporansäure, die ein ähnliches Wirkungsspektrum wie die Penicilline besitzen und wegen ihrer Penicillinaseresistenz bei penicillinresistent gewordenen Erregern und bei Penicillinallergie angewendet werden. Die 7-Aminocephalosporansäure wird durch Spaltung natürlicher Cephalosporine mit chemischen Mitteln erhalten.

Eine Gruppe von zyklischen und linearen Peptidantibiotika wird von *Bacillus brevis* (*Bacillaceae*/*Eubacteriales*) produziert. Das Gemisch wird als **Tyrothricin** bezeichnet. Es enthält **Tyrocidine** (ca. 80%) und **Gramicidine** (ca. 20%). Bei den Tyrocidinen A, B, C, D und dem Gramicidin S (Abb. 141) handelt es sich um zyklische Decapeptide.

Pro → R_1 → R_2 → Asn → Gln → R_3 → Val → Orn → Leu → D-Phe → Pro

Tyrocidin A (R_1=Phe, R_2=D-Phe, R_3=Tyr)
" B (R_1=Trp, R_2=D-Phe, R_3=Tyr)
" C (R_1=Trp, R_2=D-Try, R_3=Tyr)
" D (R_1=Phe, R_2=D-Phe, R_3=Phe)

Pro → Val → Orn → Leu → D-Phe → Pro → Val → Orn → Leu → D-Phe → Pro

Gramicidin S
(Orn = L-Ornithin)

R → Leu → Dab → Dab → Thr → Dab(α) → Dab → R; Dab(γ) ← Dab ← Thr ← Dab—OC—$(CH_2)_4$—CH(CH_3)—CH_2—CH_3

Dab = L-α,γ-Diaminobuttersäure

Polymyxin B_1 (R = D-Phe)
Colistin A (R = D-Leu)

Lys → D-Orn → Ile → D-Phe → His → Asp(β) → Lys(ε); Asp(α) → D-Asn; Ile →(α) Lys; D-Glu → Ile; Leu → D-Glu; O=C(Thiazolin)—Leu; N=C—CH(NH_2)—CH(CH_3)—CH_2—CH_3

Bacitracin A

Sar → Meval → O → Thr → R → Pro → Sar; Thr—C=O (Phenoxazinon-Chromophor: N, O, NH_2, =O, CH_3, CH_3)

Actinomycin D (R = D-Val)
Actinomycin C (R = D-allo-Ile)
Sar = Sarkosin
Meval = N-Methylvalin

Viomycin (R_1 = R_2 = R_3 = –OH)
Capreomycin I A (R_1 = OH, R_2 = NH_2, R_3 = H)
" I B (R_1 = H, R_2 = NH_2, R_3 = H)

Abb. 141. Peptidantibiotika

Die Valin-Gramicidine A, B, C und die Isoleucin-Gramicidine A, B, C sind kettenförmige Peptide aus 15 Aminosäuren, die N-terminal einen Formylrest und C-terminal einen Äthanolaminrest tragen:
HOC-R_1-Gly-Ala-D-Leu-Ala-D-Val-Val-D-Val-Trp-D-Leu-R_2-D-Leu-Trp-D-Leu-Trp-NH-CH_2-CH_2-OH (R_1 = Val oder Ileu, R_2 = Trp, Phe oder Tyr).
Die Wirkung von Tyrothricin erstreckt sich vorwiegend auf grampositive Kokken. Wegen der hämolytischen Wirksamkeit wird es nur äußerlich angewendet.

Zwei chemisch nahe verwandte zyklische Peptidantibiotikagruppen, die sehr reich an L-α,γ-Diaminobuttersäure sind, sind **Polymyxine** aus *Bacillus polymyxa* und die **Colistine** aus *Bacillus colistinus*. Es handelt sich ebenfalls um Decapeptide, allerdings wird der Ring nur aus 7 Aminosäuren gebildet (Abb. 141). Die einzelnen Vertreter dieser Gruppe unterscheiden sich durch den an der endständigen Diaminobuttersäure gebundenen Fettsäurerest ((+)-6-Methyloctansäure oder 6-Methylheptansäure) und die Aminosäuren in Positionen 3, 6 und 7. Sie wirken auf gramnegative Erreger und werden besonders bei Enteritiden eingesetzt. Da sie kaum resorbiert werden, kommt ihre hohe Toxizität hier nicht zur Wirkung. Außerdem stellen sie sehr gute Mittel bei Infektionen mit *Pseudomonas aeruginosa* und *Aerobacter* dar. Für diese Zwecke appliziert man sie parenteral.

Bacitracine werden von *Bacillus licheniformis* und *B. subtilis* produziert. Am wirksamsten ist das zu 70% im Bacitracin des Handels enthaltene Bacitracin A, ein zyklisches Peptid, das in einer Seitenkette einen Thiazolring aufweist, an dessen Bildung ein L-Cystein- und ein L-Isoleucinrest beteiligt sind (Abb. 141). Bacitracine wirken bevorzugt gegen grampositive Erreger, aber auch gegen gramnegative Kokken. Wegen der hohen Nephrotoxizität werden sie vorwiegend lokal und peroral (keine Resorption) bei Enteritiden eingesetzt.

Zwei Peptidantibiotika (oder Aminoglykosidantibiotika?) bisher unbekannter Struktur sind **Vancomycin** (gebildet von *Streptomyces orientalis, Streptomycetaceae/Actinomycetales*) und **Ristocetin** (gebildet von *Nocardia lurida, Actinomycetaceae/Actinomycetales*). Beide haben ein Molekulargewicht von etwa 3000 und sind gegen grampositive Mikroorganismen wirksam. Sie werden bei Infektionen mit therapieresistenten Staphylococcen bei Sepsis oder Endocarditis verabreicht.

Zur Tuberkulosetherapie bei bestehender Resistenz gegen Streptomycin angewendet wird **Viomycin** (Tuberactinomycin B), ein homodet zyklisches Peptid mit einer Reihe ungewöhnlicher Aminosäuren (L-β-Lysin, L-α,β-Diaminopropionsäure, β-Carbaminoderivat der α,β-Diaminodehydropropionsäure und α-(2-Imino-6-hydroxy-hexahydro-4-pyrimidyl)-glycin, Abb. 141). Viomycin wird von *Streptomyces*-Arten gebildet. Ähnliche Struktur, Wirkung und die gleiche Anwendung besitzen die **Capreomycine** (gebildet von *Streptomyces capreolus*) und die **Tuberactinomycine** (gebildet von *Streptomyces griseoverticillatus*).

Wegen ihrer die DNS-Synthese auch tierischer Zellen hemmenden Eigenschaften werden **Actinomycine**, die von verschiedenen *Streptomyces*-Arten (z. B. *S. antibioticus, S. chrysomallus, S. parvus*) produziert werden, und die **Bleomycine**, gebildet von *Streptomyces verticillatus*, als Zytostatika zur Tumortherapie eingesetzt. Actinomycine werden bevorzugt bei Lymphogranulomatose, Throphoblastentumoren und Rhabdomyosarkom und das Bleomycin bei Kiefernkarzinom und Karzinomen der Genitalien angewendet. Die Actinomycine, von denen über 20 Vertreter bekannt sind, besitzen als Grundkörper das Actinocin (3-Amino-1,8-dimethyl-2-phenoxazon-4,5-dicarbonsäure). Actinocin geht biogenetisch aus 2 Molekülen Tryptophan über 3-Hydroxyanthranilsäure und 3-Hydroxy-4-methylanthranilsäure hervor. An den beiden Carboxylgruppen des Actinocins sind peptidartig 2 zyklische Pentapeptidseitenketten gebunden. Therapeutisch verwendet werden das Actinomycin D (Dactinomycin,

Meractinomycin, Actinomycin C_1) und das Actinomycin C (Cactinomycin, Actinomycin C_3).

Die Bleomycine sind basische Peptide unbekannter Struktur mit einem Molekulargewicht von etwa 1500.

19.4. Protamine

Protamine sind basische Polypeptide, die im Fisch- und Vogelsperma vorkommen. Ihr Molekulargewicht beträgt 4000—5000. Die Basizität dieser Stoffe ist auf den hohen Gehalt an Arginin zurückzuführen. Im Clupein (aus dem Sperma des Herings, *Clupea harengus*), dem am häufigsten verwendeten Protamingemisch, beträgt der Argininanteil etwa 75%, und der isoelektrische Punkt liegt bei pH 12. Protamine können die Wirkung des Heparins unterdrücken. Darüber hinaus sollen sie das Plasmin hemmen sowie die Umwandlung von Fibrinogen in Fibrin beschleunigen. Sie werden in Form des Protaminsulfates als Hämostyptikum bei inneren Blutungen und als Antidot bei Heparinüberdosierung angewendet. Außerdem dienen sie, wegen ihrer Fähigkeit mit anderen Peptiden schwer lösliche Salze zu bilden, als Mittel zur Herstellung von Depotinsulinpräparaten.

20. Eiweißstoffe

20.1. Chemie und Terminologie

Als Eiweißstoffe oder Proteine bezeichnet man makromolekulare Verbindungen, die aus peptidartig verknüpften Aminosäuren aufgebaut sind. Als untere Grenze für die Molekülgröße nimmt man willkürlich 10000 Dalton an. Molekulargewichte bis zu mehreren Millionen können erreicht werden.

Bei der Betrachtung des chemischen Aufbaus der Proteinmoleküle muß man die Primär-, Sekundär-, Tertiär- und Quartärstruktur in Betracht ziehen.

Unter Primärstruktur versteht man die Aminosäuresequenz, also die Art und Reihenfolge der miteinander verknüpften Aminosäuren. Bei einer durchschnittlichen Aminosäurezahl von 400 pro Molekül sind $20^{400} = 10^{520}$ Proteine unterschiedlicher Primärstruktur möglich. Man schätzt die Zahl der Eiweißarten bei einem höheren Lebewesen auf 10^5—10^8. Die Primärstruktur ist für jedes Protein genetisch fixiert und daher für ein bestimmtes Protein in allen Zellen eines Individuums gleich. Bei Individuen verschiedener Rassen, Arten, Gattungen usw. unterscheiden sich Proteine oder Polypeptide gleicher Funktion meistens in mehr oder weniger großen Teilen der Aminosäuresequenz. Funktionell bedeutende Sequenzen, z. B. katalytische Zentren bei Enzymen, sind bei funktionell gleichen, homolog entstandenen Proteinen auch bei in der Evolution sehr weit auseinanderliegenden Lebewesen gleich. Mutationen, die zu Veränderungen dieser Sequenzen führten, sind letal oder so nachteilig gewesen, daß ihre Träger eliminiert wurden. So unterscheidet sich beispielsweise die Struktur des Cytochrom C bei Mensch und Affe in einer Position, bei Mensch und Hund in 10 Positionen, bei Wirbeltieren und Hefen in 43 bis 48 Positionen, aber die Positionen 78—88 des aus 104 Aminosäuren bestehenden Proteinanteils dieses Chromoproteids sind stets gleich besetzt.

Unter Sekundärstruktur von Proteinen versteht man die Ausbildung einer bestimmten Regelmäßigkeit in der Anordnung der Proteinkette auf Grund der Ausbildung von Wasserstoffbrücken zwischen dem Carboxylsauerstoffatom einer Peptidbindung und dem Wasserstoffatom des Amidstickstoffs einer anderen Peptidbindung. Dabei treten 2 Konformationsformen bevorzugt auf, die α-Helix, eine Polypeptidwendel, die 3,6 Aminosäurereste pro Windung enthält, und die sogenannten β-Strukturen (auch Faltblattstrukturen genannt), die aus 2 parallel oder antiparallel verlaufenden Proteinketten bestehen, die miteinander durch Wasserstoffbrücken verbunden sind.

Unter Tertiärstruktur verstehen wir die räumliche Gesamtstruktur eines Proteinmoleküls. Sie kommt durch hydrophobe Wechselwirkungen, salzartige Bindungen, Disulfidbrücken und Wasserstoffbrücken, insbesondere zwischen den Seitenketten, die am Peptidrückgrat der Proteinkette vorhanden sind, zustande. Sie führt zu einer Verknäuelung des Proteinmoleküls derart, daß die hydrophoben Reste der Aminosäuren zum Innern des Moleküls gekehrt sind und dort einen Bereich mit niedriger Dielektrizitätskonstante schaffen, der große elektrostatische Wechselwirkungen zuläßt. Der α-Helixanteil bei solchen Knäueln von Globulärproteinen liegt zwischen 5 und 75%.

Unter Quartärstruktur verstehen wir Strukturen, die nicht durch intramolekulare, sondern durch intermolekulare Wechselwirkungen zwischen mehreren Proteinmolekülen (in diesem Falle als Monomere bezeichnet) zustande kommen. Glutaminsäuredehydrogenase, Molekulargewicht 2000000, besteht beispielsweise aus 5 Monomeren mit einem Molekulargewicht von je 400000. Derartige Molekülaggregate werden Oligomere genannt.

Die Raumstruktur der Proteine ist keineswegs völlig starr. Milieubedingungen, aber insbesondere Liganden, können zu Konformationsänderungen führen und damit beispielsweise die Aktivität von Enzymen beeinflussen.

Von besonderem praktischem Interesse ist der Prozeß der Denaturierung von Proteinen. Darunter verstehen wir eine, in fast allen Fällen irreversible Zerstörung der natürlichen Raumstruktur von Proteinmolekülen und damit den Verlust der Funktionsfähigkeit und häufig auch der Löslichkeit. Die Denaturierung kommt durch Lösung der nebenvalenten Bindungen zustande. Auch bei Entfernung des denaturierenden Agens wird nur in seltenen Fällen die ursprüngliche Raumstruktur wieder erreicht. Denaturierende Faktoren sind insbesondere Hitze, Gefrieren, Grenzflächenkräfte, organische Lösungsmittel, Detergenzien und starke pH-Änderungen.

Die Proteine lassen sich in 2 große Gruppen einteilen, in die unlöslichen, Faserstruktur aufweisenden Skleroproteine und in die löslichen Sphäroproteine mit kugligen Molekülen. Von den Sphäroproteinen sollen besonders die Gruppen Albumine (in reinem Wasser löslich) und Globuline (in verdünnten Salzlösungen löslich) erwähnt werden.

Während Proteine nur aus Aminosäuren aufgebaut sind, enthalten Proteide außerdem noch andere Bausteine: Phosphatreste (Phosphoproteide), Lipoide (Lipoproteide), Zucker (Glykoproteide), Farbstoffe (Chromoproteide), Nucleinsäuren (Nucleoproteide) oder Metallionen (Metalloproteide).

Der hochinteressante Vorgang der Eiweißbiogenese soll hier nicht abgehandelt werden. Über ihn kann in Lehrbüchern der Biochemie nachgelesen werden.

Eine Vielzahl von Proteinen und Proteiden wird für therapeutische Zwecke verwendet.

20.2. Indifferente Eiweißstoffe als biogene Arzneistoffe

Die medizinisch verwendeten indifferenten Proteine sind Skleroproteine oder deren Denaturierungsprodukte.

Gelatina, Gelatine, wird aus dem Kollagen der Knochen und Häute von Rindern und Schweinen hergestellt. Zur Gewinnung werden die Knochen zerkleinert, durch Behandeln mit organischen Lösungsmitteln oder Natriumcarbonatlösung entfettet, mit Salzsäure entkalkt, zur Entfernung der Fremdproteine mit Calciumhydroxidsuspension behandelt, durch Kochen verflüssigt, die erhaltene Gelatinelösung mit H_2O_2 oder SO_2 gebleicht, eingedickt, auf einem Kühlband zum Erstarren gebracht, zerkrümelt und getrocknet. Bei der Verwendung von Hautmaterialien (Leimleder) entfällt das vorhergehende Entfetten und Entkalken.

Bei Gelatine handelt es sich um ein denaturiertes, durch das Behandeln mit Calciumhydroxid und Kochen partiell hydrolysiertes Kollagen. Am Aufbau sind vor allem Glycin (ca. 27%), Prolin (15%) und Hydroxyprolin (14%) beteiligt. Gelatine quillt in kaltem Wasser und löst sich beim Erhitzen. Bereits 1%ige Lösungen gelieren beim Erkalten.

Sie dient zur Herstellung von Gelatinekapseln, von wasserhaltigen Grundmassen von Globuli und Zäpfchen, von Granulierflüssigkeiten bei der Tablettierung, von Zinkleimverbänden und von sterilen, resorbierbaren Gelatineschwämmen, die in der Chirurgie zur Blutstillung und Tamponade eingesetzt werden. In der Mikrobiologie wird sie zur Verfestigung von Nährböden benutzt.

Aus unverändertem, also nativem Kollagen besteht **Chirurgisches resorbierbares Näh- und Unterbindungsmaterial** (Catgut, Fila Collagenis resorbilia aseptica). Als Skleroprotein ist Kollagen wasserunlöslich und wenig quellbar. Auf Grund seiner ungewöhnlichen Aminosäurezusammensetzung und räumlichen Struktur (jeweils 3 helikale Peptidketten — 3 Aminosäuren pro Windung —

sind miteinander zum Tropokollagen verdrillt, das sich seinerseits zu Protofibrillen aneinanderlagert, die zu Filamenten, Fibrillen und schließlich zu Kollagenfasern bündelförmig vereinigt und sekundär durch hauptvalente Bindungen vernetzt werden) ist es durch die meisten Proteinasen nicht angreifbar und wird nur durch Kollagenasen gespalten. Zur Gewinnung der Droge werden die Därme gesunder Schafe mechanisch vom Fett, von den äußeren Schichten (Tunica serosa und Tunica muscularis) und der inneren Schicht (Tunica mucosa) befreit. Die verbleibende Tela submucosa wird längs in 1—5 m lange Lamellen zerschnitten, die in alkalischen Bädern vom löslichen Eiweiß befreit, je nach der gewünschten Fadenstärke zu 2—15 zusammengelegt, zu Fäden verdrillt, die getrocknet, entfettet, maschinell geschliffen und genau kalibriert werden. Um eine Denaturierung des Kollagens zu vermeiden, muß mit chemischen Methoden (Äthylenoxidsterilisation, Äthanol/Äthylbromid-Mischungen) oder mit ionisierenden Strahlen keimfrei gemacht werden. Durch Behandlung der Fäden mit Chromsalzen läßt sich die Resorption im Körper verzögern.

Diese Droge und ähnliche Materialien (besonders steril entnommene, zerfaserte und zu Fäden versponnene Sehnen von Schlachttieren und auch Rattenschwanzsehnen) dienen als chirurgisches Nahtmaterial für verdeckte Nähte. Die Fäden werden in 8—20 Tagen durch Kollagenasen des menschlichen Körpers abgebaut. Die Aufbewahrung erfolgt meistens unter Äthanol.

Als **Chirurgisches nicht resorbierbares Näh- und Unterbindungsmaterial** dienen Seide (ein hitzesterilisierbares Protein von β-Struktur aus dem Kokon des Seidenspinners *Bombyx mori* L.), Leinenfasern, synthetische Fasern und Metalle.

20.3. *Enzyme*

20.3.1. *Prinzipien der Enzymwirkung*

Enzyme, heute gleichbedeutend mit Fermenten, sind katalytisch wirksame Proteine oder Proteide. Sie sind wie alle Katalysatoren in der Lage, die Einstellung des Gleichgewichtes chemischer Reaktionen zu beschleunigen, nicht jedoch die Gleichgewichtslage zu beeinflussen. Fast alle in der belebten Natur ablaufenden chemischen Reaktionen bedürfen der Katalyse durch Enzyme, um in endlichen Zeiten zur Gleichgewichtseinstellung zu gelangen.

Enzyme haben eine große Substrat- und Wirkungsspezifität. Unter Substratspezifität verstehen wir die Tatsache, daß ein Enzym nur die Reaktionsfähigkeit eines Stoffes, des Substrates (oder mehrerer chemisch sehr ähnlicher Stoffe, bei Transferreaktionen auch von 2 verschiedenen Stoffen oder Stoffkollektiven), erhöhen kann. Unter Wirkungsspezifität verstehen wir die Eigenschaft des Enzyms, nur eine einzige von vielen möglichen Reaktionen, die das Substrat (bzw. die Substrate) eingehen kann, zu beschleunigen. So kann z. B. Acetylcholinesterase nur ihr Substrat Acetylcholin (Substratspezifität) zur Aufnahme eines Moleküls H_2O unter Bildung von Cholin und Essigsäure (Wirkungsspezifität) veranlassen.

Die Enzymaktivität ist von der Konzentration des Substrates, vom pH-Wert des Milieus, der Temperatur und der Anwesenheit von Effektoren, d. h. fördernden oder hemmenden Stoffen (Aktivatoren oder Inhibitoren), abhängig.

Wie alle Eiweißstoffe werden Fermente leicht durch Hitze und andere physikalische oder chemische Einwirkungen denaturiert.

Fermentproteide bestehen aus der Wirkgruppe, auch prosthetische Gruppe oder Coenzym genannt, und dem Trägerprotein (Apoenzym). Als Coenzyme fungieren oft

Vitamine, deren Abwandlungsprodukte, Nucleotide oder Metallkomplexe von Porphinderivaten. Eine Vielzahl von Fermenten sind jedoch auch reine Proteine.

Kommen in einem Organismus Enzyme gleicher Substrat- und Wirkungsspezifität vor, die sich auf Grund der genetisch fixierten Primärstruktur unterscheiden, sprechen wir von Isoenzymen oder Isozymen. Pseudoisoenzyme hingegen entstehen durch Modifizierung der gleichen Primärsequenz. Zymogene oder Proenzyme sind Enzymvorstufen, die unter bestimmten Bedingungen spontan oder unter dem Einfluß von Enzymen in Enzyme übergehen.

Auf Grund ihrer Eiweißnatur werden Enzyme im Magen-Darm-Trakt nicht unzersetzt resorbiert. Perorale Applikation wird daher nur bei der Substitution von Verdauungsenzymen angewendet. Bei Einbringung artfremder Enzyme in die Blutbahn kommt es zur Antikörperbildung.

Die Wirksamkeit eines Fermentpräparates wird, da eine direkte quantitative Bestimmung des Fermentes selbst nur selten möglich ist, in Einheiten angegeben. Nach internationalen Vorschriften ist eine Einheit (U, Abkürzung des englischen Wortes „unit") die Menge eines Enzympräparates, die unter Optimalbedingungen in einer Minute 1 μMol des Substrates umsetzt. Die spezifische Aktivität eines Präparates ist die Zahl der Einheiten pro mg Protein. Es sind jedoch daneben auch noch andere eingebürgerte Standards für einzelne Enzyme im Gebrauch.

20.3.2. Terminologie und Klassifizierung

Die Bezeichnungen der Enzyme tragen, von einigen gebräuchlichen Trivialnamen abgesehen, die Endung -ase. Multienzymkomplexe, Enzymaggregate, die aus mehreren Enzymen bestehen, werden häufig auch als System bezeichnet (z. B. Pyruvatdecarboxylase-System). Zymogene erhalten die Endung -ogen oder die Vorsilbe Pro-. Enzyme werden nach international gültigen Regeln mit systematischen Namen, die das Substrat (bei Transfer-Enzymen die Substrate, getrennt durch einen Doppelpunkt) und die Wirkungsart angeben, und mit einer viergliedrigen Schlüsselnummer, die über ihre Klassifizierung Auskunft gibt, versehen. So besitzt z. B. die Invertase (Trivialname) den systematischen Namen β-D-Fructofuranosid-fructohydrolase und die Schlüsselnummer E.C. 3.2.1.26. Der systematische Name besagt, daß das Enzym an β-D-Fructofuranosiden angreift und sie unter Abspaltung von Fructose hydrolysiert. Die Schlüsselnummer (E.C. bedeutet Enzyme Commission, d. h. die Nummer wurde offiziell von der „Commission of Enzymes of the International Union of Biochemistry" vergeben) zeigt, daß das Enzym zur 3. Klasse, den Hydrolasen, zu deren 2. Unterklasse, den Glykosidasen, und zu deren 1. Unter-Unterklasse, den O-Glykosidasen, gehört. 26 ist die fortlaufende Nummer in dieser Unter-Unterklasse.

Die Enzyme werden in 6 Klassen eingeteilt. Im folgenden sollen diese Klassen kurz erläutert werden. Die Schlüsselnummern sind in Klammern angegeben.

Oxydoreduktasen (E. C. 1) katalysieren Redoxprozesse, d. h., sie übertragen Wasserstoff oder Elektronen von einem Donator auf einen Akzeptor bzw. sie führen Sauerstoff in ein Molekül ein. So ist beispielsweise L-Lactat: NAD-oxidoreduktase (Trivialname Lactat-dehydrogenase, LDH, E.C. 1.1.1.27) für folgende Reaktion verantwortlich:

$$CH_3CHOH\ COOH + NAD \rightleftharpoons CH_3CO\ COOH + NADH_2$$

Transferasen (E. C. 2) katalysieren die Übertragung bestimmter Molekülgruppierungen von einem Donator auf einen Akzeptor. Zu den Transferasen gehören u. a. die Methyltransferasen (E.C. 2.1.1), die Acyltransferasen (E.C. 2.3.1), die Acylreste, z. B. Acetylreste von Coenzym A auf einen Akzeptor, übertragen, die Glykosyltransferasen (E.C. 2.4), die für die Katalyse der Übertragung von Glykosylresten, z. B. des Glucoserestes von UDPG auf ein Aglykon oder einen anderen Zucker unter Bildung eines Glykosids, verantwortlich sind, die Aminotransferasen (auch Transaminasen genannt, E.C. 2.6.1), die den Austausch von Aminogruppen zwischen Aminosäuren und α-Ketosäuren vermitteln und schließlich die Phosphotransferasen (E.C. 2.7), die beispielsweise die Phosphorylierung von Zuckern mit Hilfe von ATP vermitteln.

Hydrolasen (E.C. 3) katalysieren hydrolytische Spaltungen, z. B. von Esterbindungen, (Esterasen, E.C. 3.1, z. B. die Carboxylesterhydrolasen, E.C. 3.1.1, wie die Lipasen, die Phospholipasen A und B, die Acetylcholinesterase oder die Pektinesterase), von glykosidischen Bindungen (Glykosidasen, E.C. 3.2, z. B. die O-Glykosidasen, E.C. 3.2.1, wie die Amylasen und verschiedene Oligosaccharide oder Heteroside spaltenden Enzyme) oder von Peptidbindungen (Peptidhydrolasen, E.C. 3.4, von denen besonders die Peptid-peptidohydrolasen oder Proteinasen von großer Bedeutung sind).

Lyasen (E. C. 4) katalysieren nichthydrolytische Spaltungen. Sehr bekannte Vertreter sind die C—C-Lyasen (E.C. 4.1), wie z. B. die Decarboxylasen (E.C. 4.1.1), die Carboxylgruppen in Form von CO_2 eliminieren.

Von besonderer Bedeutung für den Sekundärstoffwechsel ist auch die L-Phenylalanin-ammoniak-lyase, die Phenylalanin in Zimtsäure und Ammoniak zerlegt.

Isomerasen (E. C. 5) katalysieren die Razemisierung von Stereoisomeren, die Umwandlung von cis-trans-Isomeren und die Verschiebung von Molekülgruppierungen oder Wasserstoff innerhalb eines Moleküls. So katalysiert z. B. die Triosephosphatisomerase die Umwandlung von Glycerinaldehyd-3-phosphat in Dihydroxyacetonphosphat.

Ligasen (E. C. 6) katalysieren die Verknüpfung von Molekülen unter Verbrauch von Nucleosidtriphosphaten, z. B. von ATP. Hierher gehören die aminosäureaktivierenden Enzyme, die die Aminosäuren mit t-RNS verknüpfen, weiterhin die Enzyme, die Carboxylsäuren mit Coenzym A zu Acyl-CoA verbinden und die Carboxylasen, die CO_2 unter Bildung von Carboxylgruppen in organische Moleküle einführen, z. B. die Acetyl-CoA-carboxylase, die für die Umwandlung von Acetyl-CoA in Malonyl-CoA verantwortlich ist.

20.3.3. Prinzipien der Enzymgewinnung

Die therapeutisch verwendeten Enzyme werden aus Mikroorganismen, Pflanzen oder Tieren bzw. aus Ausscheidungsprodukten dieser Lebewesen gewonnen. Festes Material wird zunächst zerkleinert und mit verdünnten, meistens gepufferten Salzlösungen in der Kälte extrahiert. Bisweilen geht eine Behandlung mit einem Vielfachen des Volumens an tiefgekühltem Aceton zur Entfernung der Lipide (Durchlässigkeit der Zellmembranen für Proteine wird erreicht) voraus.

Die erhaltenen Extrakte oder andere enzymhaltige Lösungen (z. B. Kulturfiltrate von Mikroorganismen, Harn usw.) enthalten eine Vielzahl von Eiweißstoffen. Eine Trennung der Enzyme voneinander und von anderen Proteinen wird durch fraktionierte Fällung mit Neutralsalzen (Natriumchlorid oder Ammoniumsulfat) oder mit hydrophilen organischen Lösungsmitteln (Aceton, Äthanol) bei Temperaturen um 0 °C erreicht. Umfällen und Dialyse nach Neutralsalzfällung können weitere Reinigungsschritte sein. Andere Verfahren der Enzymchemie (Adsorptionschromatographie, Ionenaustauscherchromatographie, Gelchromatographie, Affinitätschromatographie, Gelelektrophorese, Elektrofokussierung) sind für therapeutisch zu verwendende Enzyme zu kostspielig. Sie werden jedoch zur Abtrennung von Enzymen, die zu analytischen Zwecken dienen, angewendet. Bei sehr robusten Enzymen (Exoenzyme, insbesondere Proteinasen) wird der Preßsaft, Milchsaft oder Extrakt lediglich schonend getrocknet.

20.3.4. Enzyme als biogene Arzneistoffe

20.3.4.1. Esterhydrolasen

Von therapeutischer Bedeutung ist die **Pankreaslipase** (Glycerolesterhydrolase E.C. 3.1.1.3, Molekulargewicht 35000). Sie hydrolysiert Triglyceride unter bevorzugter Spaltung der beiden äußeren Esterbindungen zunächst zu Monoglyceriden. Ihr pH-Optimum liegt bei 7,8. Gallensäuren und fettsaure Salze unterstützen die Lipolyse im Darm durch Emulgatorwirkung und damit durch Vergrößerung der Angriffsfläche des im wäßrigen Darmsaft gelösten Ferments. Pankreaslipase wird meistens als Bestandteil von **Pankreatin**, einem Fermentpräparat aus Bauchspeicheldrüsen von Schlachttieren, zur peroralen Substitutionstherapie eingesetzt. Pankreatin enthält neben Lipase auch Amylasen, Trypsin und andere Fermente.

Desoxyribonucleasen (DNase I, E.C. 3.1.4.5), die Desoxyribonucleinsäuren in Oligonucleotide zerlegen, werden für therapeutische Zwecke aus Rinderpankreas, **Pankreasdornase**, oder aus Kulturfiltraten von *Streptococcus haemolyticus*, **Streptodornase**, gewonnen. Sie dienen zur Beseitigung von Eiteransammlungen, die zu über 50% aus Desoxyribonucleinsäure bestehen können.

20.3.4.2. Glykosidhydrolasen

Von den Glykosidasen besitzen nur die Amylasen und die Hyaluronidase therapeutische Bedeutung. Über die **Amylasen** wurde bereits berichtet (s. S. 36, T. I). Zur Substitutionstherapie benutzt man vorwiegend aus Schweinepankreas isolierte α-Amylase (E.C. 3.2.1.1, Molekulargewicht 50000, Calcium enthaltend, durch Chloridionen aktivierbar) und Pilzamylasen, besonders Taka-Diastase, eine α-Amylase, die von dem Ascomyceten *Aspergillus oryzae* an das Milieu abgegeben wird, wenn er auf stärkehaltigen Substraten (meistens wird Kleie verwendet) wächst. Während Pankreasamylase ihr Wirkungsoptimum bei neutralen pH-Werten hat, sind Pilzamylasen auch in saurem Milieu, also auch im Magen, wirksam.

Zur Beschleunigung der Ausbreitung von Arzneimitteln im Gewebe, besonders bei intramuskulärer oder subcutaner Injektion größerer Flüssigkeitsmengen, zur Förderung der Resorption von Exsudaten, zur Punktion zähflüssiger Gelenk- oder Pleuraergüsse, zur Behandlung von Peritendinitis und chronischen Arthritiden sowie zur Verflüssigung zähflüssigen Schleimes in den Atemwegen wird **Hyaluronidase** (Hyaluronatglucanohydrolase E.C. 3.2.1.35) verwendet. Sie wird aus Säugetierhoden (besonders von Stieren) gewonnen und hydrolysiert die in den Proteoglykanen (s. S. 66, T. I) gebundenen Mucopolysaccharide Hyaluronsäure und Chondroitinsulfat A und C unter Bildung von Tetrameren mit freien Acetylglucosaminenden. Die in den meisten Handelspräparaten enthaltenen Fermente β-Glucuronidase (β-D-Glucuronidglucuronohydrolase E.C. 3.2.1.31) und β-Acetylglucosaminidase (β-2-Acetylamino-2-desoxy-D-glucosid-acetylaminodesoxyglucohydrolase E.C. 3.2.1.30) setzen die Hydrolyse bis zu Monomeren fort. Die Wirkung wird durch das meistens enthaltene Kathepsin (E.C. 3.4.23.5) unterstützt, das den Proteinanteil der Proteoglykane hydrolysiert. Die physiologische Aufgabe der Hyaluronidase der Tests ist es, das Eindringen der Spermien in die Eizelle zu ermöglichen.

Bakterielle Hyaluronidase, besser Hyaluronat-Lyase (E.C. 4.2.23.5), spaltet Hyaluronsäure nichthydrolytisch zu Bruchstücken, meistens Dimeren, mit 4,5-ungesättigten Glucuronsäureresten.

20.3.4.3. Peptidhydrolasen

In großem Umfange werden Proteinasen (E.C. 3.4.21—3.4.24, Peptidpeptidohydrolasen), das sind Endopeptidasen, die Proteinmoleküle im Innern angreifen und sie unter Bildung von Peptiden zerlegen, therapeutisch angewendet. Proteinasen können aber auch Peptide oder Aminosäureester hydrolysieren. Sie kommen als Zymogene vor, die entweder unter dem Einfluß anderer Proteinasen oder unter bestimmten Bedingungen autokatalytisch durch limitierte Proteolyse in die aktiven Fermente übergehen. Um bei vorzeitiger Aktivierung der Zymogene in der sezernierenden Zelle Schäden zu verhüten, sind sie meistens von mehr oder weniger spezifischen Proteinase-inhibitoren begleitet, die ihre Wirkung unterdrücken können. Nach ihrem katalytischen Zentrum kann man Proteinasen einteilen in Serin-Proteinasen (Serinrest als Wirkgruppe, E.C. 3.4.21, z. B. Trypsin, Chymotrypsin, Thrombin, Plasmin), Thiolproteinasen (Cysteinrest als Wirkgruppe, E.C. 3.4.22, z. B. Papain, Ficin, Bromelain), saure Proteinasen (Asparaginsäurerest als Wirkgruppe, E.C. 3.4.23, z. B. Pepsin, Rennin) und Metalloproteinasen (E.C. 3.4.24, z. B. Kollagenase).

Pepsin (Pepsin A, E.C. 3.4.23.1) gehört zu den sauren Proteinasen. Das Pepsin des Menschen besitzt ein Molekulargewicht von etwa 34500, ist aus 327 Aminosäuren aufgebaut und trägt einen, für die Enzymwirkung allerdings nicht erforderlichen Phosphatrest. Sein Zymogen, das Pepsinogen (Molekulargewicht 42600, 362 Aminosäuren), wird von den Hauptzellen der Schleimhaut des Magens von Säugetieren, Vögeln, Fischen und Reptilien gebildet. Es wird durch HCl, beschleunigt durch bereits vorhandenes Pepsin, stufenweise zu Pepsin und Peptiden gespalten, von denen eins als Pepsininhibitor wirkt. Erst nach dessen Spaltung kann das Pepsin aktiv werden. Von Pepsin werden bevorzugt Peptidbindungen zwischen lipophilen Aminosäuren (Phenylalanin, Tyrosin, Leucin, Valin, Tryptophan) angegriffen. Dabei werden Peptide mit Molekulargewichten von 600 bis 3000 (sog. Peptone) gebildet. 1 g kristallisiertes Enzym kann innerhalb von 2 Stunden 50 kg gekochtes Hühnereiweiß hydrolysieren oder 100000 l Milch zur Gerinnung bringen. Das Wirkungsoptimum des Ferments liegt, dem pH-Wert im Magen angepaßt, zwischen pH 1,6 bis 1,8. Oberhalb pH 6 ist Pepsin instabil. Das therapeutisch verwendete Pepsin, Pepsinum, wird hauptsächlich aus Schleimhäuten von Schweine- oder Schafmägen mit verdünnter Salzsäure (Umwandlung des Pepsinogens zu Pepsin) extrahiert, anschließend mit NaCl oder $(NH_4)_2SO_4$ gefällt, dialysiert und lyophilisiert. Es enthält neben dem Pepsin A auch die Pepsine B, C und D. vermutlich Pseudoisoenzyme von Pepsin A. Das Pepsinum wird meistens mit Lactose, Saccharose oder Glucose auf einen bestimmten Wirkungsgrad eingestellt. Es dient, fast stets zusammen mit Säuren (verdünnte Salzsäure, Weinsäure, Zitronensäure) oder stark sauer reagierenden Salzen (Betainhydrochlorid, Glutaminsäurehydrochlorid) gegeben, zur Substitutionstherapie bei gestörter Verdauung im Magen.

Rennin (Chymosin, Labferment, E.C. 3.4.23.4), eine Proteinase mit einem Molekulargewicht von 30700 (aus 272 Aminosäuren aufgebaut), wird in Form seines Zymogens Prorennin (Molekulargewicht 36200, 321 Aminosäuren) in den Mägen ausschließlich mit Milch ernährter Säugetiere gebildet. Die Aktivierung erfolgt autokatalytisch in saurem Milieu. Man gewinnt Rennin aus Kälbermägen. Es ist in der Lage, bei pH-Werten um 4,8 das $\varkappa$-Casein durch Hydrolyse einer Peptidbindung (zwischen Phe und Met, in der Sequenz -His-Leu-Ser-Phe-Met-Ala-) in Para-$\varkappa$-Casein und ein Glykopeptid zu spalten. Das $\varkappa$-Casein, das etwa 15% des Caseins der Milch ausmacht, wird als einzige Caseinfraktion nicht durch die Calciumionen der Molke präzipitiert und dient als Schutzkolloid der übrigen unlöslichen Milchproteine. Da das Para-$\varkappa$-Casein jedoch durch Calciumionen ausgefällt wird, kommt es nach Rennineinwirkung zur Gerinnung der Milch. Rennin verwendet man, um die Milchproteine auszuflocken und sie damit für Säuglinge leichter verdaulich zu machen. Die Hauptmenge dient als Hilfsmittel bei der Käseherstellung.

Trypsin (E.C. 3.4.21.4, Molekulargewicht 23400), ein

Proteinferment, ist aus 229 Aminosäuren aufgebaut. Es wird in Form des Zymogens Trypsinogen (Molekulargewicht 23800) in der Bauchspeicheldrüse gebildet. Letzteres wird im Darm, eingeleitet durch das Ferment Enteropeptidase (E.C. 3.4.21.9, eine Proteinase), später autokatalytisch, in Trypsin (β-Trypsin) und ein inaktives Hexapeptid zerlegt. Fortschreitende Autolyse kann zu den ebenfalls aktiven Formen α-Trypsin (2kettig) und Pseudotrypsin (3kettig) führen. Die Ketten sind durch 6 Disulfidbindungen zusammengehalten. Trypsin ist eine Endopeptidase, die Peptidbindungen angreift, deren Carboxylanteil von einer positiv geladenen Aminosäure stammt (Lysin, Arginin). Das pH-Optimum liegt zwischen 7,5 und 8,5. Es setzt die im Magen begonnene Eiweißverdauung im Darm fort. Handelstrypsin enthält noch Chymotrypsin, Carboxypeptidasen, Lipase, α-Amylase und andere Fermente. Die Gewinnung erfolgt aus Schweine- oder Rinderpankreas. Es dient zur oralen Substitutionstherapie und in Form von Pudern, Salben oder feuchten Verbänden zur Behandlung von Wunden, Geschwüren und Fisteln. Trypsin greift nur abgestorbenes Gewebe an (lebendes Gewebe ist durch einen in ihm enthaltenen Trypsininhibitor, s. S. 380, geschützt) und wirkt durch Beseitigung von toxischen Eiweißspaltprodukten wundheilend. In Form von Aerosolen setzt man es zur Verflüssigung von Bronchialschleim ein.

Das **Chymotrypsin** (E.C. 3.4.21.1) ist ein Gemisch verschiedener Aktivierungsstufen des in der Bauchspeicheldrüse gebildeten Chymotrypsinogens A (Molekulargewicht 25400, 246 Aminosäuren). Die Aktivierung erfolgt, eingeleitet durch Trypsin (über π-Chymotrypsin, 246 Aminosäuren, δ-Chymotrypsin, 244 Aminosäuren zu γ-Chymotrypsin, 242 Aminosäuren) oder durch Chymotrypsin (über Neochymotrypsinogen, 244 Aminosäuren, zu α-Chymotrypsin, 242 Aminosäuren). Das α-Chymotrypsin ist die aktivste Form. Es ist zu etwa 90% im Handelschymotrypsin enthalten (neben ca. 10% anderen Aktivierungsstufen, vorwiegend γ-Chymotrypsin). α- und

γ-Chymotrypsin unterscheiden sich lediglich in der Konformation bestimmter Kettenabschnitte. Das Chymotrypsin, ebenfalls eine Endopeptidase, hat ein pH-Optimum von 7,5—8,5, angepaßt an die pH-Verhältnisse im Duodenum. Es spaltet bevorzugt Peptidbindungen, an denen die Carboxylgruppen lipophiler Aminosäuren (Phenylalanin, Tyrosin, Tryptophan, Leucin, Valin) beteiligt sind. Die Gewinnung erfolgt aus Rinderpankreas. Neben Chymotrypsinogen A kommt im Rinderpankreas auch das Isozymogen Chymotrypsinogen B vor, das nach Aktivierung Chymotrypsin B (ebenfalls ein Gemisch verschiedener Aktivierungsstufen) liefert. Im Schweinepankreas finden wir die Isozymogene Chymotrypsinogen A und C. Chymotrypsin wird, ähnlich wie Trypsin, lokal zur Behandlung von Wunden und Geschwüren angewendet. Intramuskulär injiziert, fördert es die Resorption von Hämatomen und Ödemen. Auch als Ophthalmikum wird Chymotrypsin eingesetzt.

Neben den Endopeptidasen kommen im Darmsaft auch Exopeptidasen vor. Sie sind meistens zinkhaltige Metalloproteide. Carboxypeptidasen greifen vom Carboxylende her an. Carboxypeptidase A (E.C. 3.4.12.2) und Carboxypeptidase B (E.C. 4.2.12.3) werden in der Bauchspeicheldrüse in Form ihrer Zymogene produziert. Die Aktivierung erfolgt durch Trypsin. Carboxypeptidase A spaltet neutrale Aminosäuren von Peptiden ab, Carboxypeptidase B kann die Peptidbindungen C-terminaler basischer Aminosäuren hydrolysieren. Aminopeptidasen greifen die Peptide vom Aminoende her an. Dipeptidasen können nur bestimmte Dipeptide spalten. Ihre Aufgabe ist es, die peptisch oder tryptisch entstandenen Peptide zu Aminosäuren abzubauen.

Neben den tierischen sind auch eine Reihe pflanzlicher Proteinasen von Bedeutung. Die wesentlichste ist **Papain** (E.C. 3.4.22.2, 212 Aminosäurebausteine, Molekulargewicht 23360). Es wird aus dem Milchsaft der unreifen Früchte des Melonenbaumes, *Carica papaya* L. (*Caricaceae*/*Violales*), gewonnen. Die reifen, bis 10 kg schweren Früchte, die als Nahrungsmittel dienen, enthalten kaum noch Milchsaft. Der Melonenbaum ist eine bis 6 m hohe, im tropischen Amerika heimische, nur wenige Jahre alt werdende, heute in vielen tropischen Ländern angebaute Staude. Im Handelspapain, dem getrockneten Milchsaft, sind neben Papain und 2 ähnlichen Proteasen, (Chymopapain A und Chymopapain B), weitere Fermente (z. B. Amylasen, Lysozym, Lipasen und Pektinesterase) enthalten. Das reine Papain spaltet vorwiegend Peptidbindungen, an denen basische Aminosäuren, Leucin oder Glycin beteiligt sind. Begünstigt wird die Spaltung durch einen N-terminal benachbarten Phenylalaninrest (H...X-Phe-X-↓-X). Da eine freie SH-Gruppe für die katalytische Wirkung verantwortlich ist, die im Handelsprodukt teilweise durch einen Halbcystinrest blockiert vorliegt, wirken Reduktionsmittel aktivierend. Das pH-Optimum liegt substratabhängig zwischen 4,6 bis 7,2. Papain wird zur peroralen Substitutionstherapie, bei Dyspepsie, als Anthelmintikum (zerstört durch Proteolyse und Lysozymwirkung die Cuticula der Nematoden) und äußerlich zur Behandlung von Nekrosen, Ekzemen und Dekubitalgeschwüren angewendet.

Das **Ficin** (E.C. 3.4.22.3, Molekulargewicht etwa 25000, Glykoproteid) wird aus dem Milchsaft von *Ficus*-Arten (*F. laurifolia, F. glabrata, Moraceae/Urticales*) und das **Bromelain** (E.C. 3.4.22.4, Molekulargewicht 33000, aus 277 Aminosäuren aufgebaut, Glykoproteid) aus den Stengeln und Früchten der Ananaspflanze, *Ananas comosus* (L.) MERR. (*Bromeliaceae/Bromeliales*), gewonnen. Das pH-Optimum des Ficins liegt zwischen 3,5 und 4,5, das des Bromelains zwischen 4,5 und 5,0. Handelspräparate, die Gemische mehrerer Proteinasen sind, werden zur oralen Substitutionstherapie eingesetzt. Bromelain dient darüber hinaus bei blutserologischen Untersuchungen zum Nachweis erythrozytärer Antigene und Antikörper.

Ebenfalls eine Proteinase ist das **Thrombin** (E. C. 3.4.21.5), ein Glykoproteid, das in mehreren Aktivierungsstufen vorkommt (α-Thrombin, Molekulargewicht 39000, 309 Aminosäuren, 5% Kohlenhydrat, und dessen Spaltprodukte, z. B. β- und γ-Thrombin). Es wird aus dem in der Leber unter Mitwirkung von Vitamin K (s. S. 256, T. II) produzierten Zymogen Prothrombin unter Einwirkung mehrerer Gerinnungsfaktoren durch limitierte Proteolyse gebildet. Das Thrombin ist in der Lage, das Fibrinogen durch Spaltung von 4 Peptidbindungen zwischen Lysyl- und Glycylresten in das Fibrinmonomer und 4 Peptide zu zerlegen. Fibrinmonomere lagern sich zunächst durch Wasserstoffbrückenbildung zusammen und werden dann durch eine durch Thrombin aktivierte Transpeptidase, die kovalente Bindungen zwischen Glutaminyl- und Lysylresten knüpft, fest miteinander verbunden. Dadurch kommt es zur Gerinnung des Blutes. Zur therapeutischen Verwendung gewinnt man Thrombin aus Rinderblut. Es wird, lokal appliziert (intravenöse Injektion führt zu tödlichen Thrombosen!), als Mittel zur Blutstillung nach chirurgischen Eingriffen, in der Gynäkologie und bei Hämorrhoidalblutungen eingesetzt. In Form von Aerosolen wird es bei Lungenblutungen angewendet.

Die Proteinase **Plasmin** (Fibrinolysin, E.C. 3.4.21.7, Molekulargewicht 81000, Glykoproteid) wird in Form ihres kohlenhydrathaltigen Zymogens Plasminogen vermutlich in den eosinophilen Leukozyten produziert. Die Aktivierung erfolgt durch Proteinasen des Blutplasmas. Auch durch Zufuhr exogener Faktoren (Streptokinase, Urokinase) ist die Aktivierung des Plasminogens möglich. Plasmin ist in der Lage, Fibrin, aber auch Fibrinogen, zu spalten. Im strömenden Blut wird seine Wirksamkeit durch ein α_2-Globulin und ein α_1-Globulin unterdrückt. Erst eingeschlossen in oder adsorbiert an einen Thrombus kommt es zur Wirkung. Plasmin spaltet wie Thrombin und Trypsin bevorzugt carboxylseitige Peptidbindungen basischer Aminosäuren. Synthetische Lysinanaloga (ε-Aminocapronsäure, 4-Aminomethylcyclohexancarbonsäure, p-Aminomethylbenzoesäure) können die Aktivierung des Plasminogens und die Wirksamkeit des Plasmins unterdrücken. Auch durch den Polyvalenten Trypsininhibitor ist es hemmbar. Plasmin wird intravenös als Fibrinolytikum bei Thrombophlebitis, Thromboembolien und Herzinfarkt eingesetzt.

Urokinase (Molekulargewicht 53000), eine Proteinase, die in den Nieren gebildet wird und aus dem Harn von Menschen oder Tieren isoliert werden kann, ist wahrscheinlich der natürliche Plasminogenaktivator. Sie wird als Fibrinolytikum angewendet.

Streptokinase (Molekulargewicht 48000, 416 Aminosäuren), ein Protein, das keine proteolytischen Eigenschaften besitzt, vermag auf bisher noch nicht völlig geklärtem Wege die Aktivierung von Plasminogen zu fördern. Es wird aus den Kulturfiltraten hämolytischer Streptococcen (besonders von *S. haemolyticus*) gewonnen und zur Beschleunigung der Auflösung frischer Thromben bei Herzinfarkt und Lungenembolie intravenös appliziert.

Eine weitere Proteinase ist die **Kalligenase** (Kallikrein oder Kallidogenase, E.C. 3.4.21.8, Glykoproteid, Molekulargewicht 24000, aus 288 Aminosäuren aufgebaut). Sie ist in Form ihres Zymogens Kallikreinogen u. a. im Pankreas und im Blutplasma enthalten. Es wird durch Plasmin aktiviert. Ihre Inaktivierung ist durch das Ferment Kallikreinase möglich. Hemmbar ist sie durch den Polyvalenten Trypsininhibitor. Kalligenase ist in der Lage, aus dem Kallidinogen, einem α_2-Globulin des Blutplasmas, die Peptide Bradykinin (Blutkalligenase) oder Kallidin (Pankreas- und Harnkalligenase) abzuspalten. Sie wirken gefäßerweiternd und senken somit den Blutdruck (s. S. 352, T. II). Die Gewinnung von Kalligenase kann aus Pferdeharn erfolgen. Sie wird, häufig an hochmolekulare Stoffe zur Erzielung einer Depotwirkung gebunden, intramuskulär appliziert als Angiotikum bei Angina pectoris, Endangiitis obliterans, vasomotorischen Kopfschmerzen und anderen Durchblutungsstörungen sowie bei Hypertonie angewendet.

20.3.4.4. *Peptidhydrolaseinhibitoren*

Zu den nativen Enzyminhibitoren gehört der **Polyvalente Trypsininhibitor** aus Pankreas, Leber, Lunge und Parotis von Rindern (auch Trypsin-Kallikrein- oder KUNITZ-Inhibitor genannt, Polypeptid aus 58 Aminosäuren, Molekulargewicht 6513). Ähnlich wirkende Verbindungen sind im Blut und im Gewebe der Tiere und Menschen enthalten, kommen aber auch in Pflanzen, beispielsweise der Sojabohne, vor. Ein Molekül Trypsininhibitor aus Rinderpankreas ist in der Lage, eine Bindung mit einem Molekül Trypsin, Chymotrypsin, Plasmin oder Kalligenase einzugehen und damit diese Enzyme unwirksam zu machen. Therapeutisch wird der Trypsininhibitor zur Behandlung der Pankreatitis, als Antifibrinolytikum und bei Schockzuständen eingesetzt.

20.3.4.5. *Amidhydrolasen*

L-Asparaginase (L-Asparagin-amidohydrolase E. C. 3.5.1.1, Molekulargewicht 136000, Oligomeres aus 4 identischen Monomeren), die die Hydrolyse von Asparagin zu Asparaginsäure und Ammoniak katalysiert, wird bei verschiedenen Formen der Leukämie angewendet. Ihre Wirkung beruht darauf, daß sie das im Blut und der Gewebsflüssigkeit vorhandene Asparagin spaltet, das wohl von den normalen Körperzellen, nicht aber von den maligne entarteten Zellen des reticulo-histiocytären Systems gebildet werden kann. Um das intravenös applizierte Enzym vor Proteolyse zu schützen und einer Antikörperbildung vorzubeugen, setzt man auch mikroverkapselte Präparate ein. Die Membran der Mikrokapseln läßt nur das Substrat, keine Proteine passieren. L-Asparaginase wird aus *Escherichia coli* gewonnen.

20.3.5. Drogengewinnung und Enzymwirkung

Die Bedeutung der Enzyme für die Pharmakognosie ist mit den genannten, direkt verwendeten nicht erschöpft. Enzyme sind nicht nur an der Biosynthese aller biogenen Arzneistoffe beteiligt, sondern spielen darüber hinaus auch eine Rolle bei der Ausbildung oder Zerstörung von Wirkstoffen beim oder nach dem Absterben der Lebewesen.

Die lebende Zelle ist durch Endomembransysteme und durch Fixierung der Enzyme an Zellstrukturen oder durch ihre Verknüpfung zu Multienzymkomplexen in streng abgegrenzte Reaktionsräume eingeteilt. Diese Kompartimentierung ist die Voraussetzung für einen geregelten Ablauf der Lebensvorgänge. Nach Schädigung oder Abtötung der Zellen, z. B. durch mechanische Einwirkung oder starken Wasserentzug, kommt es zu einer Zerstörung der Feinstruktur und dadurch zum Freilauf der Enzyme, der sogenannten Autolyse. Von den Fermenten räumlich getrennte Substrate und Aktivatoren werden mit diesen vereinigt. Hemmstoffe werden verdünnt. Die Gleichgewichtseinstellung von durch Energiezufuhr im Ungleichgewicht gehaltenen Reaktionen wird ermöglicht. Eine besondere Rolle dürfte das Freiwerden der in den Lysosomen gespeicherten hydrolytischen Enzyme, insbesondere von Proteinasen und Glykosidasen, spielen. Auch das Inkontakttreten der bei Pflanzen häufig in der Vakuole gespeicherten Sekundärstoffe mit den Enzymen des Zytoplasmas ist für postmortale Reaktionen von Bedeutung. Die Vereinigung von Substraten und Fermenten aus verschiedenen Zellen ist ebenfalls am Zustandekommen derartiger Prozesse beteiligt.

Die postmortalen fermentativen Reaktionen können zur Ausbildung für die Drogenwirkung wichtiger Stoffe aus ihren im lebenden Organismus vorhandenen Vorstufen führen (z. B. bei Fructus Vanillae, Semen Sinapis, Bulbus Allii sativi). Sie können Störstoffe beseitigen (z. B.

bei Semen Cacao), aber auch Wirkstoffe inaktivieren (z. B. bei Folia Digitalis).

Fördern kann man postmortale enzymatische Reaktionen durch mechanisches Zerstören der Zellstruktur (Zerreiben, Quetschen) und durch feuchte Wärme („Fermentation“). Verhindern kann man sie durch rasches Trocknen bei künstlicher Wärme oder Gefriertrocknung (Lyophilisation) und anschließendes trockenes Lagern sowie durch Inaktivierung der Fermente beim Erhitzen des feuchten Materials auf Temperaturen von 80–100 °C oder durch Behandlung des frischen Materials mit Alkohol.

20.3.6. Enzyme als analytische Hilfsmittel

Viele Naturstoffe (Kohlenhydrate, Alkohole, organische Säuren, Aminosäuren, Lipoide, Steroide, Nucleotide und Coenzyme) lassen sich heute mit Hilfe enzymatischer Methoden quantitativ bestimmen. Diese Methoden sind sehr empfindlich, äußerst spezifisch und ermöglichen durch die milden Reaktionsbedingungen auch die Erfassung labiler Stoffe. Da wegen der großen Spezifität der Enzyme eine vorausgehende Stofftrennung nicht notwendig ist, sind die Verfahren sehr wenig zeitaufwendig und sehr genau.

Zur Bestimmung wird die Analysenlösung auf den für die enzymatische Reaktion erforderlichen pH-Wert eingestellt und mit der Enzymlösung sowie gegebenenfalls notwendigen Faktoren (Cosubstraten, Coenzymen, Effektoren, Stoffen zum Abfangen von Reaktionsprodukten bei reversiblen Reaktionen) versetzt. Dann wird entweder nach Abschluß der Reaktion die Menge der gebildeten Produkte ermittelt (Endwertmethode) oder aber die Umsetzungs- oder Bildungsgeschwindigkeit der Substrate bzw. Produkte verfolgt (kinetische Methode) und aus einer Eichkurve die anfängliche Substratkonzentration berechnet. Die Erfassung der Produkte erfolgt meistens mit optischen Methoden, bisweilen werden gasförmige Reaktionspartner auch manometrisch bestimmt. Läßt sich bei einer Umsetzung kein gut erfaßbares Produkt erzielen, wird eine weitere enzymatische Reaktion angekoppelt. Besonders gut nachweisbar sind NAD (bzw. $NADH_2$) und NADP (bzw. $NADPH_2$), die sich durch ein charakteristisches Absorptionsverhalten und eine charakteristische Fluoreszenz im UV-Licht auszeichnen.

Als Beispiel einer einfachen Reaktion sei die Bestimmung von Äthanol genannt. Ihr liegt folgender Reaktionsmechanismus zugrunde:

$$\text{Äthanol} + \text{NAD} \xrightleftharpoons{\text{Alkoholdehydrogenase}} \text{Acetaldehyd} + \text{NADH}_2$$

Die zu untersuchende Lösung wird auf pH 8,6 eingestellt (eventuell vorhandene Proteine werden vorher ausgefällt), Alkoholdehydrogenase, NAD und Semicarbazid (zum Abfangen des gebildeten Acetaldehyds, Endwertmethode!) werden zugesetzt, und es wird die Extinktion der Lösung bei 340 nm gemessen. Nach 1 Stunde wird erneut die Extinktion bestimmt. Aus der Extinktionsdifferenz läßt sich die Menge an gebildetem $NADH_2$ berechnen (NAD zeigt bei 340 nm keine Lichtabsorption) und damit der Äthanolgehalt der Lösung angeben. Auf diese Weise lassen sich noch 5 μg Äthanol pro ml erfassen.

Beispiel einer gekoppelten Reaktion ist die Bestimmung von ATP nach folgendem Reaktionsschema:

$$\text{ATP} + \text{Glucose} \xrightarrow{\text{Hexokinase}} \text{ADP} + \text{Glucose-6-phosphat}$$

$$\text{Glucose-6-phosphat} + \text{NADP} \xrightleftharpoons{\text{Glucose-6-phosphat-dehydrogenase}} \text{6-Phosphogluconat} + \text{NADPH}_2$$

Das gebildete $NADPH_2$ wird, wie oben beschrieben, bestimmt. Aus seiner Menge läßt sich die ATP-Konzentration in der Untersuchungslösung ermitteln.

20.4. Peptide und Proteine als Wirkstoffe von Tiergiften

Es wird zwischen aktiv giftigen und passiv giftigen Tieren unterschieden. Während aktiv giftige Tiere ihr Gift durch einen Giftapparat aktiv in oder auf den Körper des Angreifers oder Beutetieres bringen, speichern passiv giftige Tiere Giftstoffe, die erst nach Verspeisen des Tieres durch einen Verfolger zur Wirkung kommen, in ihrem Körper. Zu den aktiv giftigen Tieren gehören beispielsweise Bienen, Wespen, Skorpione, Spinnen und Schlangen, zu den passiv giftigen Tieren Ölkäfer, Pufferfische, Kröten, einige Frösche und Salamander.

Die Giftstoffe werden meistens vom Tier selbst gebildet. Nur in wenigen Fällen werden toxische Nahrungsbestandteile als Giftstoffe verwendet.

Tierische Gifte gehören sehr unterschiedlichen Substanzklassen an. Neben niedermolekularen Verbindungen wie z. B. Cantharidin, Batrachotoxin, Tetrodotoxin und Bufogeninen sind besonders bei Skorpionen, Spinnen und Schlangen Polypeptide, Proteine oder Proteide Träger der Giftwirkung.

Bei aktiv giftigen Tieren sind die Toxine meistens von Hilfsfermenten begleitet, wie z. B. von Hyaluronidase oder Phospholipasen, die die Ausbreitung und die Wirkung im Opfer begünstigen. Der nach Einbringen des Giftes in den Körper sofort auftretende Schmerz wird häufig durch Serotonin, Histamin, Phenyläthylaminderivate oder Histamin freisetzende Faktoren verursacht.

Von den Tiergiften mit Peptiden oder Eiweißstoffen als wirksamen Bestandteilen sind die **Schlangengifte** und das Bienengift von therapeutischem Interesse.

Von den etwa 2500 bekannten Schlangenarten (Unterordnung *Serpentes*, Schlangen, zur Ordnung *Squamata* gehörend) können etwa 10% wegen der von ihnen gebildeten Giftstoffe und dem gleichzeitigen Vorhandensein von Giftzähnen für den Menschen gefährlich werden. Zur

Gewinnung von Schlangengiften für therapeutische Zwecke zieht man im wesentlichen folgende Arten heran:

Gruppe *Proteroglypha* (Furchenzähner)
- Familie *Elapidae* (Prunkottern)
  - *Naja naja*, Gemeine Kobra oder Brillenschlange
  - *Naja naja atra*, Formosa Kobra
  - *Bungarus multicinctus*, Formosa Krait

Gruppe *Solenoglypha* (Röhrenzähner)
- Familie *Crotalidae* (Grubenottern)
  - *Crotalus terrificus terrificus*, Schauerklapperschlange
  - *Crotalus horridus horridus*, Nordamerikanische Klapperschlange
  - *Lachesis muta*, Buschmeister
  - *Agkistrodon rhodostoma*, Malayische Grubenotter
  - *Bothrops atrox*, Lanzenotter
- Familie *Viperidae* (Vipern)
  - *Vipera berus*, Kreuzotter
  - *Vipera ammodytes*, Sandotter
  - *Vipera russelli*, Indische Kettenviper

Die Gifte werden in paarigen Drüsen im Oberkiefer der Schlangen gebildet. Diese Drüsen sind mit je einem gefurchten oder röhrenförmigen Zahn verbunden. Zur Gewinnung des Giftes werden die Schlangen in Schlangenfarmen gehalten. Durch Fingerdruck auf die Drüsen der meistens narkotisierten Tiere bzw. durch Beißenlassen in gazeüberspannte Trichter oder Glasschälchen wird das Gift zum Austreten gebracht. Die gebildete Giftmenge und die Toxizität der Gifte sind sehr unterschiedlich. Die Giftausbeute bei den oben genannten Schlangen schwankt zwischen 6—18 mg Trockengift bei der Kreuzotter und 280—450 mg beim Buschmeister. Die Giftentnahme kann aller 2—4 Wochen erfolgen. Die LD_{50} bewegt sich zwischen 0,08 mg/kg Maus bei intravenöser Applikation beim Gift der Indischen Kettenviper und 2,6 mg/kg Maus beim Gift der Nordamerikanischen Klapperschlange. 10 mg des Giftes der Kobra (LD_{50}

0,4 mg/kg Maus, Giftausbeute 170—325 mg) können einen Menschen töten.

Es sind bisher 3 Gruppen von Schlangengifttoxinen bekannt:

1. Neurotoxine, die kompetetiv mit Acetylcholin um die cholinergen Rezeptoren der postsynaptischen Membranen konkurrieren und auf Grund ihrer großen Affinität zu den Rezeptoren die Reizübertragung vom Nerv zum Erfolgsorgan blockieren. Sie wirken damit, ohne eine Depolarisation auszulösen, curareartig lähmend und führen bei hohen Konzentrationen zum Tod durch Atemstillstand. Sie sind die Hauptletalfaktoren der Schlangengifte. Zu den Neurotoxinen gehören beispielsweise Cobrotoxin aus dem Gift von *Naja naja atra* und α-Bungarotoxin aus dem Gift von *Bungarus multicinctus*.

2. Cardiotoxine, die die Struktur der Membran tierischer Zellen so verändern, daß die Permeabilität stark erhöht wird und daß die normalerweise durch die Proteinmatrix geschützten Membranglycerophosphatide für die in Schlangengiften vorhandene Phospholipase A angreifbar werden. Durch die verursachte Membrandepolarisation kommt es zu einer Kontraktur der glatten, quergestreiften und Herzmuskelzellen. Die Cardiotoxine besitzen wegen ihres unspezifischen Angriffspunktes eine wesentlich geringere Toxizität als die Neurotoxine. Nur sehr hohe Dosen führen zum Tod durch Herzstillstand. Zu den Cardiotoxinen gehören beispielsweise Cobramin B aus dem Gift von *Naja naja* und das Cardiotoxin aus dem Gift von *Naja naja atra*.

3. Depletionsgifte, die praesynaptisch exzitatorisch wirken und durch Depletion der praesynaptischen Vesikel die Reizübertragung blockieren. Aus dieser Gruppe ist bisher nur das β-Bungarotoxin aus *Bungarus multicinctus* bekannt.

Alle bisher untersuchten Schlangengifte enthalten ein Gemisch mehrerer Toxine.

Die Struktur von über 30 Schlangengifttoxinen ist heute aufgeklärt. Besonders intensiv untersucht wurden die in den Giften der *Elapidae* vorkommenden Neurotoxine und Cardiotoxine. Bei den Neurotoxinen handelt es sich um lineare Peptide mit 4 oder 5 intrachenaren Sulfidbrücken und 61—62 oder 71—74 Aminosäureresten (Abb. 142). Die Cardiotoxine, die strukturell sehr ähnlich gebaut sind, enthalten 4 intrachenare Sulfidbrücken und 57—62 Aminosäurereste. Auf Grund ihres gegenüber den Neurotoxinen höheren Lysingehaltes und geringeren Gehaltes an Aminodicarbonsäuren reagieren sie basisch. Die Toxine der *Viperidae* und *Crotalidae* haben mit wenigen Ausnahmen (Crotamin 42 Aminosäuren) wesentlich höhere Molekulargewichte und wirken auf Grund dessen langsamer, aber nachhaltiger.

Als Hilfsfermente sind in Schlangengiften mit Ausnahme der L-Aminosäureoxydase nur Hydrolasen enthalten: Hyaluronidase, Phospholipase A, ATPase, RNase, Nucleotidasen, Exopeptidasen, bevorzugt bei *Elapidae* auch Acetylcholinesterase und Phosphatasen und bei den *Crotalidae* und *Viperidae* auch Proteinasen. Diese Fermente dienen nicht nur zur Unterstützung der Giftwirkung, sondern leiten die Verdauung der unzerkleinert verschlungenen Beute ein.

Wegen ihrer Proteinnatur sind Schlangengifte peroral gegeben unwirksam. Parenteral appliziert wirken sie auf Grund ihrer heterogenen Zusammensetzung sehr komplex. Für therapeutische Zwecke werden daher fast ausschließlich bestimmte Fraktionen von Schlangengiften eingesetzt. Neurotoxine der Klapperschlangen dienen zur Behandlung der Epilepsie. Die Neurotoxine der Kobra und der Sandotter setzen nach längerer Latenzzeit die Reizschwelle der sensiblen Nerven herab und führen dadurch zu einer bisweilen mehrere Tage andauernden Analgesie. Man verwendet sie bei Neuralgien, rheumatischen Erkrankungen und Tumorschmerzen. Thrombinähnliche proteolytische Fermente der *Crotalidae* und *Viperidae* werden zur Blutstillung eingesetzt. Eine Pro-

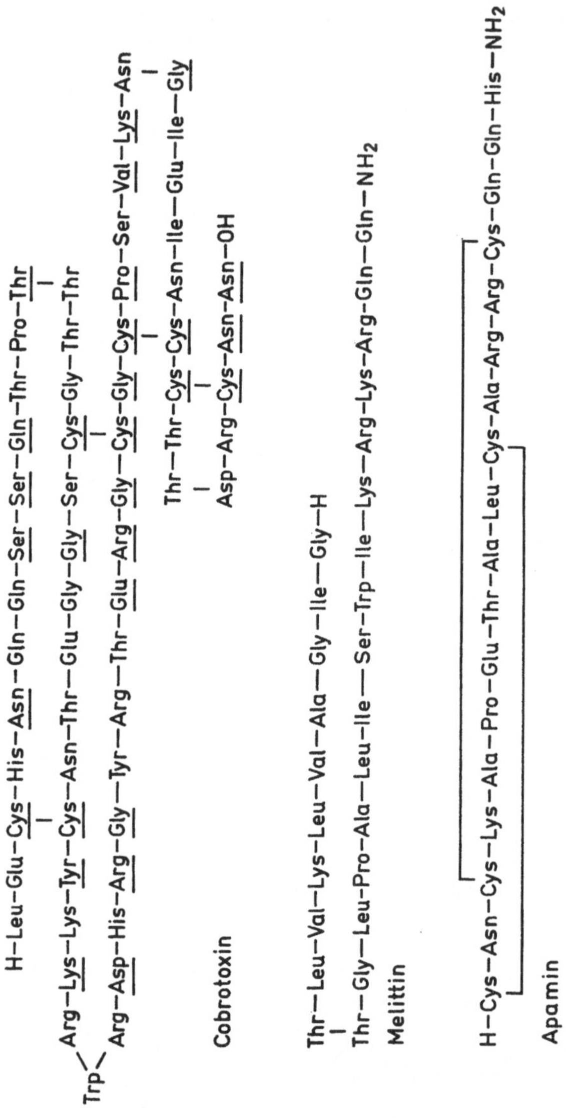

```
           H-Leu-Glu-Cys-His-Asn-Gln-Gln-Ser-Ser-Gln-Thr-Pro-Thr
                      |                                       |
    Arg-Lys-Lys-Tyr-Cys-Asn-Thr-Glu-Gly-Gly-Ser-Cys-Gly-Thr-Thr
Trp<                                           |
    Arg-Asp-His-Arg-Gly-Tyr-Arg-Thr-Glu-Arg-Gly-Cys-Gly-Cys-Pro-Ser-Val-Lys-Asn
                                                        |                  |
                                           Thr-Thr-Cys-Cys-Asn-Ile-Glu-Ile-Gly
                                            |       |
    Cobrotoxin                             Asp-Arg-Cys-Asn-Asn-OH
```

Cobrotoxin

```
Thr-Leu-Val-Lys-Leu-Val-Ala-Gly-Ile-Gly-H
 |
Thr-Gly-Leu-Pro-Ala-Leu-Ile-Ser-Trp-Ile-Lys-Arg-Lys-Arg-Gln-Gln-NH2
```

Melittin

```
          ┌──────────────────────────────────────────┐
H-Cys-Asn-Cys-Lys-Ala-Pro-Glu-Thr-Ala-Leu-Cys-Ala-Arg-Arg-Cys-Gln-Gln-His-NH2
  └───────────────────────────────────────┘
```

Apamin

Abb. 142. Peptidtoxine tierischer Gifte (die beim Cobrotoxin unterstrichenen Aminoacylreste sind bei allen Neurotozinen der Elapidae identisch)

tease von *Agkistrodon rhodostoma* wird als Antikoagulans verwendet. Viperntoxine benutzt man oft percutan zur Behandlung von rheumatischen Beschwerden und Neuralgien.

Darüber hinaus werden Toxine und Fermente aus Schlangengift als wertvolle Hilfsmittel in der pharmakologischen Forschung eingesetzt. So dient α-Bungarotoxin wegen seiner Bindung an cholinerge Rezeptoren zu deren quantitativer Erfassung.

Außerdem sind Schlangengifte ein Ausgangsprodukt zur Gewinnung verschiedener Enzyme.

Bienengift stammt aus einer im Hinterleib der Königinnen- und Arbeitsbienen befindlichen Drüse, die mit einem rinnenförmigen Stachel verbunden ist. Der Stachel ist von 2 mit Sägezähnen versehenen Stechborsten begleitet. Die Giftblase enthält 0,3 mg Frischgift (etwa 0,1 mg Trockengift). Zur Giftgewinnung werden die herausgerissenen Giftapparate oder die ganzen Bienen fraktioniert mit Alkohol extrahiert. Oft veranlaßt man auch die Bienen durch Gummimembranen in daruntergelegtes Filtrierpapier zu stechen oder man provoziert durch elektrische Reize bzw. durch Behandlung mit Narkotika, z. B. Chloroform, ein Herausspritzen des Giftes.

Bienengift enthält neben Ameisensäure, Histamin und Dihydroxyphenyläthylamin die Hilfsfermente Hyaluronidase und Phospholipase A sowie 4 toxische Polypeptide: Melittin (Abb. 142, 50% vom Trockengewicht, 26 Aminosäuren, lyobipolares Molekül mit lipophilem Teil (Aminosäuren 1—20) und stark basischem hydrophilem Teil (Aminosäuren 21—26); es sind 3 Isopeptide bekannt), Apamin (Abb. 142, 2—4% vom Trockengewicht, 18 Aminosäuren), MCD (1—2% vom Trockengewicht, „mast cell degranulating peptide“, 22 Aminosäuren) und Minimin (?). Melittin ist ein oberflächenaktives Strukturgift, das die Membranpermeabilität stark erhöht (Hämolyse, Membrandepolarisation der Muskelzellen und damit zunächst Kontraktur, später irreversible Erschlaffung) und die Membranglycerophosphatide für die Phospholipase A angreifbar macht. Apamin wirkt zentral exzitatorisch und führt zu Spasmen, gefolgt von Konvulsionen. MCD verursacht die Freisetzung von Histamin aus den Mastzellen. Über Minimin ist wenig bekannt, seine Existenz wird teilweise angezweifelt.

Bienengift wird zur intracutanen oder percutanen Behandlung von rheumatischen Erkrankungen, Neuralgien und allergischen Leiden verwendet. Die Wirkung beruht wahrscheinlich auf der Erzeugung einer lokalen Hyperämie, aber auch eine Anregung der Bildung von Nebennierenrindenhormonen durch Bienengift wurde nachgewiesen.

20.5. Peptide und Proteine als Wirkstoffe von Pflanzengiften

Zahlreiche Pflanzen enthalten toxische Peptide und Proteine. Von therapeutischem Interesse sind lediglich die Peptidwirkstoffe der Mistel. Toxikologisch sehr bemerkenswert sind die Peptidtoxine höherer Pilze und die sogenannten Phytotoxine, giftige Proteine aus den Samen höherer Pflanzen.

Die **Mistel**, *Viscum album* L. (*Loranthaceae/Santalales*), ein immergrüner Strauch, ist ein Halbschmarotzer, der von den Bäumen, auf denen er wächst, Wasser und Nährsalze bezieht. *Viscum album* kommt im Gegensatz zur Nadelholz-Mistel, *Viscum laxum* Boiss. et Reuter, nur auf Laubhölzern vor. Im Mistelkraut konnten Lectine (s. S. 392) und die Peptidtoxine Viscotoxin A_2, A_3 und B (aus je 46 Aminosäuren aufgebaut, Molekulargewicht 5000) nachgewiesen werden. Die Lectine reagieren bevorzugt mit Erythrozyten der Blutgruppe B, agglutinieren aber auch isolierte Tumorzellen. Das Vorkommen einer histonähnlichen Proteinfraktion (durchschnittliches Molekulargewicht 60000) mit karzinostatischen Eigenschaften wird ebenfalls beschrieben. Mistelpräparate werden, intracutan oder intravenös appliziert, bei Arthrosen und inoperablen Tumoren oder zur Nachbehandlung bei Tumoroperationen eingesetzt. Perorale Anwendung von Mistelextrakten erfolgt bei Hypertonie. Die Wirksamkeit von Mistelpräparaten ist umstritten.

Von den Peptidtoxinen der höheren Pilze sind die Giftstoffe der Knollenblätterpilze (*Amanita phalloides* (VAILL. ex FR.) SECR., *A. verna* (PERS. ex FR.) SECR., *A. virosa* FRIES u. a.) besonders gut untersucht. In diesen Pilzen kommen 2 Gruppen von Peptidtoxinen vor, die rasch wirkenden Phallotoxine (zyklische Heptapeptide, z. B. Phalloidin) und die langsam wirkenden Amatoxine (zyklische Octapeptide, z. B. α-Amanitin, Abb. 143). Die

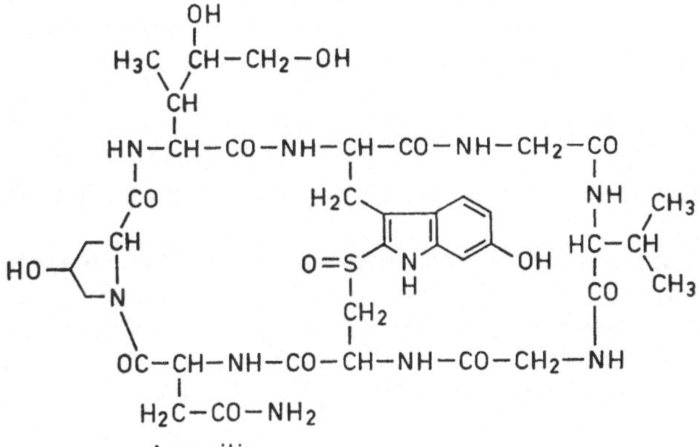

α-Amanitin

Abb. 143

Phallotoxine führen, wahrscheinlich über eine Beeinflussung der Proteinsynthese, zu ultrastrukturellen Veränderungen der Leberzellen, ihre Wirkung tritt aber gegenüber der der wesentlich toxischeren Amatoxine zurück. Die Amatoxine hemmen sehr spezifisch die RNA-Polymerase II von Eukaryonten. Bereits 5 mg der Amatoxine, das entspricht 50 g des Grünen Knollenblätterpilzes, können einen Menschen töten. Die Resistenz vieler Lebewesen

(Schweine, Kaninchen) für diese Gifte hat ihre Ursache in der Unfähigkeit dieser Tiere, die Peptide zu resorbieren.

Als Phytotoxine bezeichnet man toxische Pflanzenproteine, die besonders in Samen vorkommen. Dazu gehören unter anderem Ricin (aus *Ricinus communis* L., *Euphorbiaceae/Euphorbiales*), Crotin (aus *Croton tiglium* L., *Euphorbiaceae/Euphorbiales*), Hurin (aus *Hura crepitans L.*, *Euphorbiaceae/Euphorbiales*), Abrin (aus der Paternostererbse, *Abrus precatorius* L., *Fabaceae/Fabales*) und Robin (aus der Robinie, *Robinia pseudoacacia* L., *Fabaceae/Fabales*). Besonders intensiv untersucht wurde das Ricin. Es ist die giftigste bekannte Pflanzensubstanz. Bereits 250 µg sind für den Menschen tödlich. Ricin wird im Magen-Darmtrakt nicht zerstört und trotz seiner Molekülgröße (Molekulargewicht 65000, ca. 5% Zuckeranteil) resorbiert. Ricin ist ein Ribosomengift, das die Proteinsynthese unterdrückt. Ein Molekül Ricin kann 20 Ribosomen inaktivieren. Im Tierversuch gelang es mit subletalen Dosen von Abrin und Ricin Tumorzellen abzutöten.

Einige Phytotoxine, beispielsweise das Concanavalin A (aus den Samen der Jackbohne, *Canavalia ensiformis* (L.) DC., *Fabaceae/Fabales*), sind in der Lage, tierische Zellen, beispielsweise Erythrozyten, zu agglutinieren. Derartige Proteine werden als Phytohämagglutinine oder Lectine bezeichnet. Die Eigenschaft beruht auf der Fähigkeit dieser Metalloproteide (Concanavalin A enthält Ca- und Mn-Ionen) mit den Zuckeranteilen der Glykoproteide der tierischen Zellwände in chemische Wechselwirkung zu treten. Blutgruppenspezifische Phytohämagglutinine werden auch zur Blutgruppenanalyse eingesetzt.

21. Amine

Katalysiert durch Aminosäuredecarboxylasen können Aminosäuren unter Verlust der Carboxylgruppe in biogene Amine übergehen. Diese besitzen Bedeutung als Gewebshormone (Histamin, Tyramin, Tryptamin, Serotonin), als Vorstufen von Coenzymen (Cysteamin, Propanolamin), von komplexen Lipiden (Äthanolamin), von Neurotransmittern (Äthanolamin, 3,4-Dihydroxyphenyläthylamin), von sehr vielen sekundären Pflanzenstoffen, insbesondere von Alkaloiden, und als Bestandteile von Ribosomen (Cadaverin, Putrescin, Agmatin).

Therapeutisch werden genutzt die Umwandlungsprodukte des 3,4-Dihydroxyphenyläthylamins L-Adrenalin und L-Noradrenalin und das des Äthanolamins, das Cholin. Vorwiegend für diagnostische Zwecke wird Histamin verwendet. Die Substanzen werden synthetisch hergestellt.

L-Adrenalin (Epinephrin) und **L-Noradrenalin** (Levarterenol) werden im Nebennierenrindenmark des tierischen Organismus, Adrenalin auch in den chromaffinen Zellen anderer Organe und Noradrenalin in den präsynaptischen Abschnitten der adrenergen Nerven gebildet. Aber auch in sehr vielen Pflanzen wird Noradrenalin in geringen Mengen gefunden. Die Biogenese dieser Hormone geht von Tyrosin aus (Abb. 144). Die Inaktivierung erfolgt entweder in der Leber oder am Erfolgsorgan durch Methylierung der phenolischen OH-Gruppe in Stellung 3 (katalysiert durch Catechol-O-methyltransferase) oder oxidative Desaminierung (katalysiert durch Monoaminoxidasen). Beide Hormone reagieren sowohl mit den α-adrenergen als auch mit den β-adrenergen Rezeptoren der Zellen des Erfolgsorgans. Die Reaktion mit den β-Rezeptoren führt über eine Aktivierung der Adenylcyclase zu einer Erhöhung der intrazellulären c-AMP-Konzentration. Dadurch werden die Phosphorylase sowie die intrazellulären Lipasen aktiviert und damit die Glykogenolyse und die Lipolyse gesteigert. Gleichzeitig fördert c-AMP die Aufnahme des zytoplasmatischen Calciums in die Zellorganellen, verursacht damit eine Verarmung des Zytoplasmas an Calcium-Ionen und eine Herabsetzung des Tonus der glatten Muskulatur. Die Reaktion mit α-adrenergen Rezeptoren führt auf noch nicht völlig geklärtem Wege zu einer Steigerung des Tonus. Noradrenalin wirkt besonders auf die β-Rezeptoren des Herzens und die α-Rezeptoren anderer Zellen. Es hat also bevorzugt vasokonstriktorische und somit blutdruckerhöhende Eigenschaften. Der positiv inotrope und positiv chrono-

L-Tyrosin $\xrightarrow{\frac{1}{2}O_2}$ L-3,4-Dihydroxyphenylalanin (DOPA) $\xrightarrow{-CO_2}$ 3,4-Dihydroxyphenyläthylamin (Dopamin) $\xrightarrow{\frac{1}{2}O_2}$ L-Noradrenalin $\xrightarrow{-CH_3}$ L-Adrenalin

Abb. 144. Biosynthese von Noradrenalin und Adrenalin

trope Effekt am Herzen wird durch die Gegenregulation gegen den erhöhten Blutdruck kompensiert. Adrenalin reagiert mit allen α- und β-Rezeptoren. Über die Art der Reaktion entscheidet unter anderem das Verhältnis der Zahl dieser Rezeptoren am Erfolgsorgan zueinander. Am Darm, an den Bronchien und zum Teil auch am Gefäßsystem wirkt es erschlaffend. Die Herzfrequenz und die Herzkraft werden gesteigert.

L-Adrenalin wird parenteral, lokal oder als Aerosol appliziert. Es wird bevorzugt bei Asthma bronchiale, bei Kreislaufversagen in akuten Notfällen und am Auge bei Glaukom verabreicht.

L-Noradrenalin setzt man zur Schocktherapie und als

Zusatz zu Lokalanaesthetika, wo es durch Vasokonstriktion die Verweildauer des Pharmakons am Applikationsort erhöht, ein.

Cholin (N-(2-Hydroxyäthyl)-trimethylammoniumhydroxid) geht im Organismus aus L-Serin durch Decarboxylierung zu Äthanolamin und anschließende Trimethylierung hervor. Es spielt im menschlichen Körper eine Rolle als Baustein des Neurotransmitters Acetylcholin, der Lecithine und als Methylgruppendonator, z. B. bei der Biogenese des Methionins. In der Therapie verwendet man Cholinsalze als Mittel zur Leberschutztherapie insbesondere bei Vergiftungen.

Histamin ist ein Decarboxylierungsprodukt der proteinogenen Aminosäure L-Histidin. Es wird als Gewebshormon in den Mastzellen, die besonders im perivaskulären Bindegewebe vorkommen, gespeichert. Durch Histamin werden die Kapillaren erweitert, die Kapillarpermeabilität erhöht, die Magensaftsekretion angeregt und einige glattmuskuläre Organe (besonders Darm und Bronchien) kontrahiert. Es wird zur Magenfunktionsprüfung, seltener nach Applikation durch Iontophorese zur Erzielung von lokaler Hyperämie eingesetzt.

L(+)-Muscarin, das im Fliegenpilz (*Amanita muscaria* L. ex FR.) HOOKER, in besonders hohen Konzentrationen (bis 1%) auch in Arten der Gattungen *Inocybe* (Rißpilze) und *Clitocybe* (Trichterlinge) vorkommt, wirkt wegen seiner chemischen Verwandtschaft zum Acetylcholin als cholinerger Agonist (Abb. 145). Man verwendet es in der Pharmakologie, um cholinerge Rezeptoren in muscarinerge (mit Affinität zum Muscarin) und nicotinerge (mit Affinität zum Nicotin) zu differenzieren.

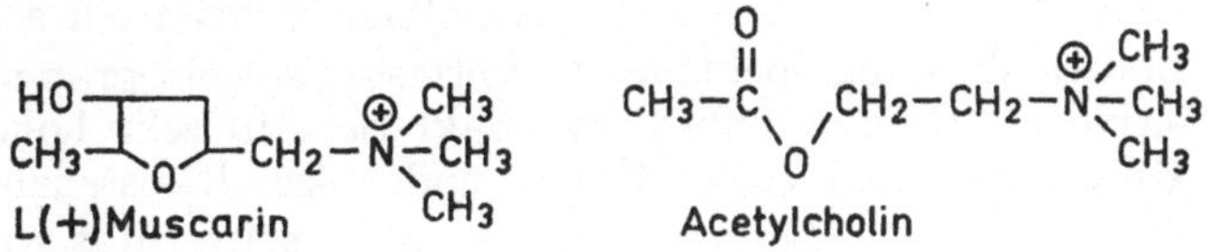

Abb. 145

22. Antibiotika, die sich von einer Aminosäure ableiten

Therapeutisch bedeutende Antibiotika, bei denen die Biogenese des Grundkörpers aus einer Aminosäure nachgewiesen wurde, sind D-Cycloserin (aus Serin), Xanthocilline und Novobiocin (aus Tyrosin), Actinomycine (s. S. 358, T. II) und Pyocyanin (aus Tryptophan) sowie Chloramphenicol (aus p-Aminophenylalanin). Darüber hinaus sollen hier weitere stickstoffhaltige Antibiotika besprochen werden, die wahrscheinlich ebenfalls Aminosäuren als Bausteine enthalten, über deren Biogeneseweg jedoch noch keine Klarheit existiert: die Mitomycine, Rufocromomycin, die Lincomycine u. a.

D-Cycloserin (= Oxamycin, D-4-Amino-3-isoxazolidinon, Abb. 146) wurde aus Kulturen von *Streptomyces orchidaceus* (*Streptomycetaceae*/*Actinomycetales*) isoliert. Die Biogenese erfolgt wahrscheinlich aus L-Serin. Heute wird D-Cycloserin vorwiegend synthetisch gewonnen. Trotz seiner relativ hohen Toxizität wird es zur Behandlung der Tuberkulose eingesetzt, wenn Resistenz gegen andere Tuberkulostatika besteht. Auch Behandlung der Lepra mit Cycloserin ist möglich.

Xanthocilline werden von *Penicillium notatum* (*Aspergillaceae*/*Plectascales*) gebildet. Ihre Biogenese erfolgt aus 2 Molekülen Tyrosin, wobei die Carboxylgruppen und ein Teil des Aminostickstoffs verlorengehen. Über den Entstehungsmechanismus der Isonitrilgruppen ist nichts bekannt. Das Handelspräparat besteht vorwiegend aus Xanthocillin X (ca. 80%), daneben kommen Xanthocillin Y_1, Y_2 und Z vor. Xanthocilline besitzen ein sehr breites Wirkungsspektrum und erfassen sowohl grampositive als auch gramnegative Bakterien, in sehr hohen Konzentrationen sogar Hefen und Pilze. Resistenzbildung ist nicht bekannt. Wegen der großen Toxizität können sie nur äußerlich angewendet werden. Hauptanwendungsgebiete sind die Wunddesinfektion (Puder) und die Behandlung von Furunkeln (Wundkegel).

Novobiocin ist ein Glykosid der Novobiocinsäure. Als Zuckerkomponente fungiert das Carbamylderivat der verzweigtkettigen Noviose. Der aminosubstituierte Cumarin-

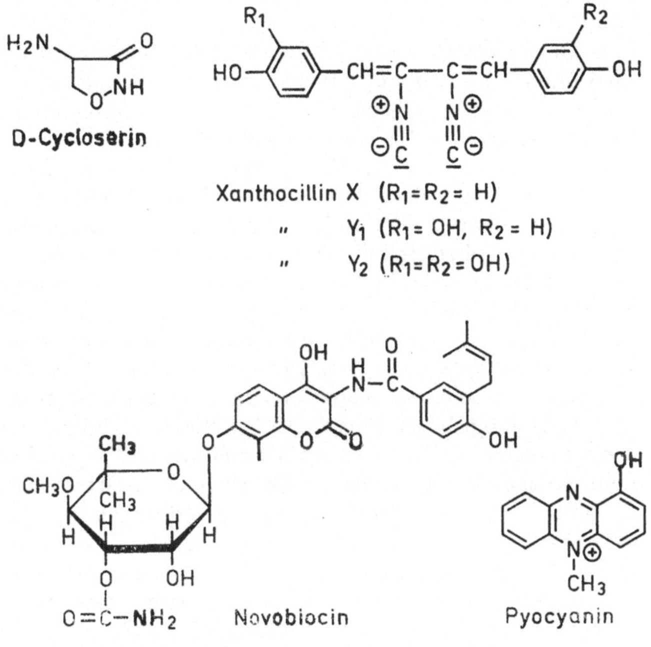

D-Cycloserin

Xanthocillin X ($R_1 = R_2 = H$)

" Y_1 ($R_1 = OH$, $R_2 = H$)

" Y_2 ($R_1 = R_2 = OH$)

Novobiocin

Pyocyanin

Abb. 146. Antibiotika, die aus einer Aminosäure aufgebaut werden

ring der Novobiocinsäure leitet sich vom Tyrosin ab. Produzenten des Novobiocins sind *Streptomyces niveus* und *S. sphaeroides*. Es wirkt bevorzugt auf grampositive Kokken und Vertreter der Gattung *Proteus*. Man appliziert es oral bei Infektionen mit penicillin- bzw. tetracyclinresistenten Staphylococcen und bei Infektionen der Harnwege mit Enterococcen und *Proteus*-Arten.

Das Antibiotikum **Pyocyanin**, das wahrscheinlich aus 2 Molekülen Anthranilsäure (einem Abbauprodukt und einer Vorstufe des Tryptophans) entsteht, hat heute nur geringe Bedeutung. Therapeutisch verwendet werden nur Autolysate oder Kulturfiltrate aus *Pseudomonas aeruginosa*, die Pyocyanin enthalten. Sie werden lokal bei infektiösen Entzündungen im Nasen- und Rachenraum eingesetzt.

Chloramphenicol (D(—)-threo-2-Dichloracetamido-1-p-nitrophenyl-1,3-propandiol) wird von *Streptomyces venezuelae* und *S. phleochromogenes var. chloromyceticus* (*Streptomycetaceae/Actinomycetales*) gebildet. Es ist eines der wenigen bekannten Naturprodukte, das eine Nitrogruppe oder organisch gebundenes Chlor enthält. Seine Biogenese (Abb. 147) erfolgt wahrscheinlich ausgehend von p-Aminophenylalanin über p-Aminophenylserin. Die Carboxylgruppe des letzteren wird zur Hydroxymethylgruppe reduziert, die Aminogruppe der Seitenkette wird mit Dichloressigsäure verknüpft und die am aromatischen Ring gebundene zur Nitrogruppe oxidiert. p-Aminophenylalanin seinerseits entsteht aus Chorisminsäure und einem Aminogruppendonator, möglicherweise über Aminoprephensäure. Heute wird Chloramphenicol ausschließlich synthetisch gewonnen. Es ist ein Breitbandantibiotikum, dessen Wirkung sich auf gramnegative und grampositive Bakterien, besonders Kokken, erstreckt. Auch Rickettsien und einige Viren werden in ihrem Wachstum gehemmt. Die Resistenzbildung erfolgt nur langsam. Bei verschiedenen gramnegativen Erregern tritt Kreuzresistenz von Chloramphenicol mit Tetracyclinen auf. Es kann peroral oder parenteral appliziert werden. Hauptanwendungsgebiete bei innerlicher Anwendung sind Typhus, Paratyphus, Keuchhusten, Fleckfieber, Brucellosen, Gonorrhoe, Milzbrand, Masern und Harnweginfektionen. Äußerlich angewendet wird es in Form von Augentropfen (bakterielle Entzündungen, Trachom) und Ohrentropfen.

Mitomycine werden von *Streptomyces caespitosus*,

S. ardus und *S. verticillatus* (*Streptomycetaceae/Actinomycetales*) gebildet. Isoliert wurden die Mitomycine A, B und C, Porphyromycin (Porfiromycin), N-Methylmito-

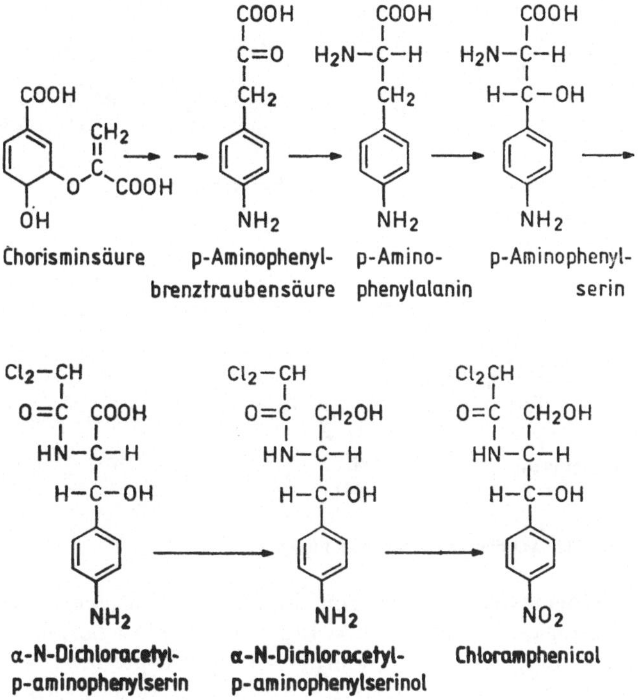

Chorisminsäure → p-Aminophenylbrenztraubensäure → p-Aminophenylalanin → p-Aminophenylserin →

α-N-Dichloracetyl-p-aminophenylserin → α-N-Dichloracetyl-p-aminophenylserinol → Chloramphenicol

Abb. 147. Chloramphenicol und seine Biogenese

mycin A und Mitiromycin. Therapeutisch verwendet werden lediglich Mitomycin C und das schwächer wirkende Porphyromycin (Abb. 148). Beide werden wegen ihrer die DNS-Replikation hemmenden Wirkung als Zytostatika bei Karzinomen sowie Hämoblastosen eingesetzt.

Rufocromomycin (Bruneomycin) wird von *Streptomyces albus var. bruneomycini* gebildet. Es wird ebenfalls als Zytostatikum, besonders bei Geschwülsten lymphatischer Herkunft und Hämoblastosen angewendet.

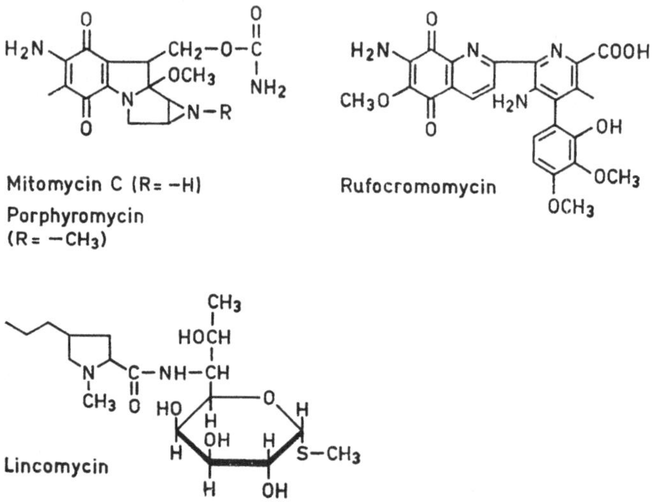

Mitomycin C (R = –H)
Porphyromycin (R = $-CH_3$)

Rufocromomycin

Lincomycin

Abb. 148. Antibiotika unbekannter Biogenese

Lincomycine werden von *Streptomyces lincolnensis var. lincolnenis* produziert. Das Lincomycin selbst besteht aus Propylhygrinsäure (1-Methyl-4-propyl-L-prolin), amidartig verknüpft mit Methyl-α-thiolincosamin (6-Amino-6,8-didesoxy-1-thio-D-erythreo-α-D-octopyranose). Bei den übrigen Vertretern dieser Gruppe handelt es sich um Äthylhygrinsäurederivate, die zum Teil an Äthyl-α-thiolincosamin gebunden sind und um N-Demethylabkömmlinge des Lincomycins. Lincomycin wirkt gegenüber grampositiven Erregern, besonders Staphylococcen, antibiotisch. Es wird bei Penicillinallergien oder bei Infektionen mit Staphylococcen, die gegen andere Antibiotika resistent sind, angewendet.

23. Vitamine des B-Komplexes

Zum Vitamin-B-Komplex gehören alle stickstoffhaltigen Vitamine. Diese gut wasserlöslichen Verbindungen fungieren im lebenden Organismus als Coenzyme. Mit Ausnahme der Corrinoide sind sie in allen Zellen zu finden und werden daher dem menschlichen Stoffwechsel mit pflanzlichen und tierischen Nahrungsmitteln unter normalen Verhältnissen in ausreichendem Maße zugeführt. Auch von der Mikroflora des menschlichen Darmes werden sie gebildet, jedoch kann der Bedarf des Menschen, der ungünstigen Resorptionsverhältnisse in den unteren Darmabschnitten wegen, nicht auf diese Weise gedeckt werden. Zu diesem Komplex gehören:

— Thiamin (Vitamin B_1)
— Riboflavin (Vitamin B_2)
— Pyridoxin-Gruppe (Vitamin B_6)
— Corrinoide (Vitamin B_{12})
— Biotin (Vitamin H)
— Nicotinsäureamid
— Folsäure-Gruppe
— Pantothensäure

Die Vitamine der B-Gruppe werden häufig wegen ihrer engen Beziehungen im Stoffwechsel zusammen in der Therapie eingesetzt. Eine Droge, in der alle Vertreter (mit Ausnahme des Vitamin B_{12}) in hohen Konzentrationen zu finden sind, ist **Faex medicinalis siccata**, Medizinische Trockenhefe. Die Droge wird von *Saccharomyces cerevisiae* MEYEN (*Saccharomycetaceae/Saccharomycetales*) oder *Candida utilis* (HENNEBERG) RODDEN et KREYER VAN REY (*Cryptococcaceae/Saccharomycetales*) gewonnen. Sie enthält in 100 g: 2—35 mg Thiamin, 0,5—8,0 mg Riboflavin, 6—25 mg Vitamin B_6, 20—700 μg Biotin, 7—60 mg Nicotinsäure, 1—9 mg Folsäure und 10—20 mg Pantothensäure. Bei bestimmten Erkrankungen erfolgt auch eine Anwendung einzelner Vitamine des B-Komplexes.

Thiamin (Vitamin B_1, Aneurin) ist 3-(4′-Amino-2′-methylpyrimidyl-5′-methyl)-4-methyl-5-(β-hydroxyäthyl)thiazoliumchlorid (Abb. 149). Die Biogenese des Thiazolanteils erfolgt vermutlich aus L-Methionin und L-Alanin, die des Pyrimidinanteils wahrscheinlich aus 5-Aminoimidazolribotid, einer Vorstufe der Purinbasen (Abb. 201), und einem 3-C-Körper. Beide Ringsysteme entstehen getrennt und werden erst später vereinigt.

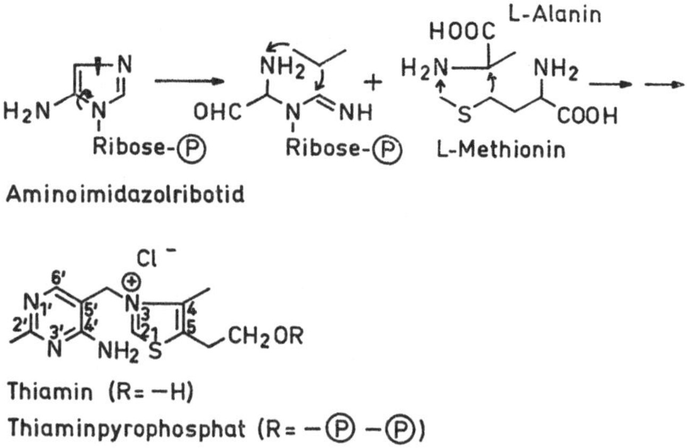

L-Alanin

Ribose-Ⓟ   Ribose-Ⓟ   L-Methionin

Aminoimidazolribotid

Thiamin (R= –H)

Thiaminpyrophosphat (R= –Ⓟ –Ⓟ)

Abb. 149. Thiamin und seine Biogenese

Für den Menschen wesentliche Quellen des Thiamins sind besonders Getreideprodukte (im Vollkornmehl aus Weizen oder Roggen 0,3—0,6 mg/100 g), Gemüse und Obst (0,05—0,7 mg/100 g), Kartoffeln (0,05—0,2 mg/100 g), Fleischprodukte (0,2—0,5 mg/100 g, bis 1,0 mg/100 g in der Leber), Milch (bis 0,07 mg/100 g) und Eigelb (0,3—0,5 mg/100 g). Der Tagesbedarf wird auf 1,5 bis 2,0 mg geschätzt, kann aber bei bevorzugter Ernährung mit Kohlenhydraten höher sein. Die Standardisierung erfolgt nach Internationalen Einheiten: 1 IE = 3 μg Thiamin.

Die Wirkform ist das Thiaminpyrophosphat. Es ist das Coenzym einer Reihe von Decarboxylasen (z. B. Pyruvat- und α-Ketoglutarat-Decarboxylase) und Aldehydtransferasen (z. B. Transketolase), spielt also eine integrierende Rolle im Kohlenhydratstoffwechsel. Sowohl bei der Decarboxylierung als auch beim Aldehydtransfer sind intermediär am C-2 des Thiazolrestes aktive Aldehyde gebunden (z. B. „aktiver Acetaldehyd“ = 2-Hydroxyäthylthiaminpyrophosphat), die auf Akzeptoren (z. B. die oxidierte Form der Liponsäure bei der Bildung von Acetylresten) übertragen oder freigesetzt werden können.

Mangelerscheinungen sind u. a. Störungen der Muskelfunktion und des Nervensystems (Schwäche, Paralyse, Parästhesien, Krämpfe), insbesondere hervorgerufen durch Brenztraubensäureakkumulation im Blut. Die klassische Vitamin-B_1-Avitaminose ist Beri-Beri.

In der Therapie wird synthetisch gewonnenes Thiaminhydrochlorid (Aneurinhydrochlorid) bei Vitamin-B_1-Mangelkrankheiten und während der Schwangerschaft eingesetzt. Hohe Dosen werden bei diabetischer Azidosis und bei Herzinfarkt gegeben.

Riboflavin (Vitamin B_2, Lactoflavin) hat die Struktur eines 6,7-Dimethyl-9-(D-1′-ribityl)isoalloxazin (Abb. 150).

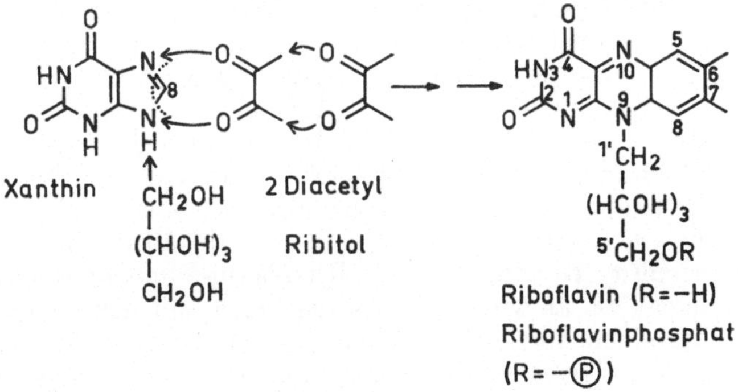

Abb. 150. Riboflavin und seine Biogenese

Die Biogenese erfolgt vermutlich aus Xanthin, das unter Öffnung des Imidazolringes und Verlust des C-Atoms 8 in 4,5-Diaminouracil übergeht. Nach Verknüpfung mit Ribitol werden 2 Moleküle eines 4-C-Körpers, wahrscheinlich Diacetyl, eingebaut.

Für den Menschen wesentliche Quellen des Riboflavins sind die gleichen wie für Thiamin: Getreideprodukte (im Vollkornmehl von Weizen und Roggen 0,02—0,2 mg/100 g), Gemüse und Obst (0,01—0,6 mg/100 g), Kartoffeln (0,01—0,2 mg/100 g), Fleischprodukte (0,04—4,5 mg/100 g, besonders reichlich in Leber und Nieren), Milch (0,02—0,3 mg/100 g) und Eigelb (0,2 bis 0,6 mg/100 g). Der Tagesbedarf wird auf 1,5—2,0 mg geschätzt. Ein internationaler Standard ist nicht festgelegt.

Wirkform des Riboflavins ist das Riboflavin-5′-phosphat (Flavinmononucleotid, FMN) und das Flavinadenindinucleotid (FAD). In dieser Form ist es Bestandteil der Flavinenzyme, die Wasserstoff von einem Substrat ($NADH_2$, $NADPH_2$, Succinat, Aminosäuren) auf einen Akzeptor (Cytochrome, Ubichinone, Sauerstoff und andere Verbindungen) übertragen können. Dabei werden 2 Wasserstoffatome intermediär an den Stickstoffatomen in Stellung 1 und 10 des Isoalloxanzinringsystems gebunden.

Mangelerscheinungen beim Menschen werden sehr selten beobachtet. Sie treten bisweilen bei ungenügender Versorgung mit Nicotinsäureamid sowie bei chronischer Diarrhoe und langdauernder Antibiotikabehandlung auf. Symptome sind besonders Haut- und Schleimhautentzündungen (Gesichtsdermatitis und Konjunktivitis).

Therapeutisch wird synthetisch oder mikrobiologisch (*Ashbya gossypii* produziert bis zu 5 g/l Nährlösung) hergestelltes Riboflavin bzw. Riboflavin-5′-monophosphat eingesetzt. Es wird meistens zusammen mit den anderen Vitaminen des B-Komplexes gegeben, aber auch allein bei Hautläsionen, Korneaerkrankungen und Malabsorptionssyndromen angewendet.

Zur **Pyridoxingruppe** (als Vitamin B_6 oder Adermin bezeichnet) gehören die 3 Verbindungen Pyridoxin (= Pyridoxol, 3-Hydroxy-4,5-dihydroxymethyl-2-methylpyridin), Pyridoxal (3-Hydroxy-4-formyl-5-hydroxymethyl-2-methylpyridin) und Pyridoxamin (3-Hydroxy-4-aminomethyl-5-hydroxymethyl-2-methylpyridin). Über die Biogenese ist sehr wenig bekannt. Eine Bildung aus einer Ketopentose, Glycerinaldehyd und Ammoniak wird diskutiert (Abb. 151).

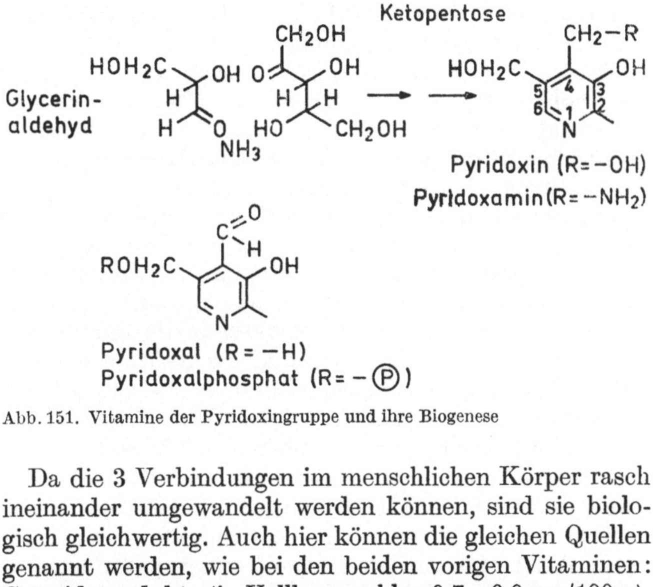

Abb. 151. Vitamine der Pyridoxingruppe und ihre Biogenese

Da die 3 Verbindungen im menschlichen Körper rasch ineinander umgewandelt werden können, sind sie biologisch gleichwertig. Auch hier können die gleichen Quellen genannt werden, wie bei den beiden vorigen Vitaminen: Getreideprodukte (in Vollkornmehlen 0,7—6,0 mg/100 g), Gemüse und Obst (0,2—7,0 mg/100 g), Kartoffeln (1,0 bis 2,2 mg/100 g), Fleischprodukte (0,5—10,0 mg/100 g, hohe Werte in der Leber), Milch (0,02—2,0 mg/100 g) und Eigelb (2,5—3,5 mg/100 g). Der Tagesbedarf wird auf 2 bis 4 mg geschätzt. Er ist bei großem Eiweißangebot besonders hoch. Ein internationaler Standard ist nicht festgelegt.

Wirkform ist das Pyridoxal-5-phosphat. Es ist das Coenzym von Aminosäuredecarboxylasen und Aminosäuretransaminasen, ist aber auch an der aktiven Aufnahme der Aminosäuren in die Zellen, der Biogenese des Cystins und anderen Reaktionsschritten des Aminosäurestoffwechsels beteiligt. Intermediäre Zwischenprodukte bei diesen Reaktionen sind Schiffsche Basen, entstehend durch Reaktion der α-Aminogruppen der Aminosäuren und der Aldehydgruppe des Pyridoxalphosphats.

Mangelsymptome beim Menschen konnten bisher nur experimentell hervorgerufen werden (Appetitlosigkeit, Haut- und Nervenentzündungen).

Therapeutisch wird synthetisch hergestelltes Pyridoxin in hohen Dosen bei Kinetosen (Reisekrankheiten), Muskeldystrophie, Parkinsonismus, Schwangerschaftserbrechen, Strahlenschäden und Neuritiden eingesetzt.

Corrinoide oder Cobalamine sind Abkömmlinge des hypothetischen Grundkörpers Corrin (Abb. 152, Corrin stark gezeichnet). Von therapeutischem Interesse ist das Cyanocobalamin. Es besitzt ein $Co^{\cdots}$-Zentralatom, das hauptvalent an ein N-Atom des Corringrundkörpers sowie an einen Cyanidrest und koordinativ an die drei restlichen N-Atome des Corrinskeletts und ein N-Atom eines 5,6-Dimethylaminobenzimidazolribonucleotids gebunden ist. Das Ribonucleotid (das bei anderen Vertretern der Gruppe durch Adenosin-, 2-Methyladenosin-, Inosyl- oder 2-Methylinosylphosphat ersetzt sein kann) ist außerdem über seinen Phosphatrest und ein 1-Aminopropan-2-ol mit dem corrinoiden Grundkörper verknüpft. Der Cyanidrest des Cyanocobalamins fehlt unter natürlichen Bedingungen. Er wird erst im Verlaufe der Isolierung des Cobalamins addiert. Die Biogenese der Corrinoide scheint nur durch Schizomyceten (Bakterien) zu erfolgen. Pilze und grüne Pflanzen bilden und benötigen sie nicht. Bausteine des corrinoiden Grundkörpers sind 8 Moleküle δ-Aminolävulinsäure. Zunächst treten, in Analogie zur Biogenese der Porphyrine je 2 Moleküle δ-Aminolävulinsäure zu einem Molekül Porphobilinogen zusammen, 4

Moleküle Porphobilinogen bilden dann den Grundkörper. Die δ-Aminolävulinsäure ihrerseits wird aus Glycin und Succinyl-CoA unter Verlust von CO_2 aufgebaut. 6 Methylgruppen des Grundkörpers stammen aus dem Methionin (durch · gekennzeichnet).

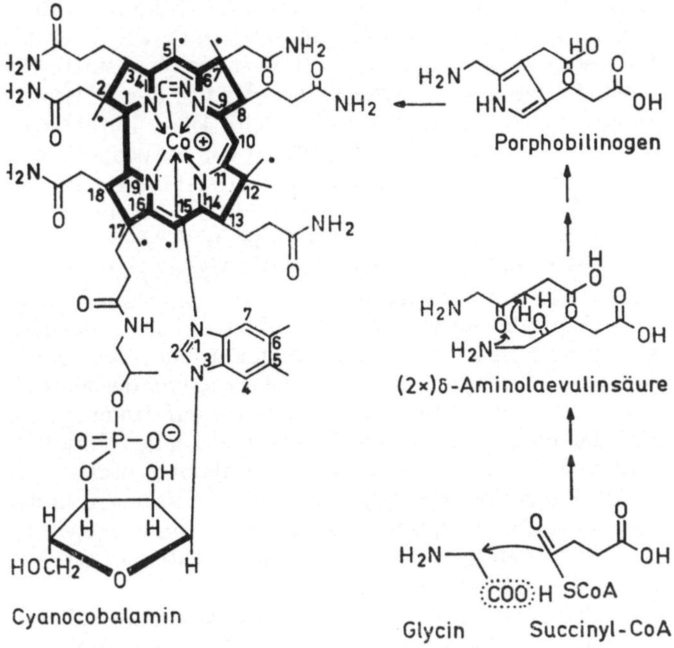

Abb. 152. Corrinoide und ihre Biogenese

Cobalamine sind in allen Zellen höherer Tiere und bei sehr vielen Bakterien anzutreffen. In Pflanzen kommen sie nur in Spuren vor (aus dem Stoffwechsel von Mikroorganismen stammend). Für den Menschen wesentliche Quellen sind tierische Produkte: Fleisch (2—3 μg/100 g), Leber (15—20 μg/100 g), Fischprodukte (0,5—11 μg/100 g, höchster Wert für den Hering ermittelt), Milch (etwa 1 µg/100 g) und Eidotter (etwa 5 µg/100 g). Zur Resorption des Vitamins B_{12} im menschlichen Dünndarm ist ein spezifisches, von der Magenschleimhaut gebildetes Glykoproteid (Transcorrin) erforderlich. Der Tagesbedarf wird auf 0,5—1 µg geschätzt. Ein internationaler Standard ist nicht festgelegt.

Die Wirkformen des Vitamins B_{12} sind die freie Form (vermutlich Hydroxocobalamin, -OH statt -CN) oder das 5′-Desoxyadenosylcobalamin (DBC-Coenzym, statt -CN einen 5′-Desoxyadenosylrest über das C-5 der 5-Desoxyribose am Co-Zentralatom gebunden). Diese Wirkformen sind als Coenzyme für eine Vielzahl von Reaktionen verantwortlich, bei denen intramolekular oder intermolekular Molekülgruppen und Wasserstoffatome gegeneinander ausgetauscht werden. Auch bei reinen Wasserstoffübertragungen sind sie beteiligt. Für den Menschen besonders wichtig zu sein scheint ihre Rolle bei der Umwandlung von Methylmalonyl-CoA (aus dem Abbau ungeradzahliger Fettsäuren oder verzweigter Aminosäuren stammend) in Succinyl-CoA, bei der Übertragung der Methylgruppe von Methyl-tetrahydrofolsäure auf Homocystein (bei der Biogenese des Methionins) und bei der Umwandlung von Ribonucleotiden in Desoxyribonucleotide.

Als Mangelerscheinung, wohl nur bei Störungen in der Transcorrinbildung, treten die perniziöse Anämie (Reifung der Blutzellen gehemmt) und sie begleitende neurologische Komplikationen auf.

In der Therapie setzt man Cyanocobalmin oder Hydroxocobalamin ein, das mit Hilfe von Mikroorganismen gewonnen wurde. Dazu werden verschiedene Rassen sehr vieler Bakterien, z. B. *Bacillus megatherium*, *Streptomyces*-Arten, *Lactobacillus arabinosus*, *Bacillus subtilis* u. a. herangezogen. Die Ausbeuten liegen zwischen 0,5 und 5,0 mg/l Substrat. Auch eine Gewinnung aus Faulschlamm (10 mg/kg enthaltend) oder aus den Abfallprodukten der Antibiotikaproduktion hat man versucht. Vitamin B_{12} wird bei perniziöser Anämie angewendet.

Biotin (Vitamin H) ist (+)-cis-2-(ω-Carboxybutyl)-3,4-

(2'-oxo-4',5'-imidazolidino)thiophan. Seine Biogenese erfolgt aus L-Cystein, Carbamylphosphat und Pimelyl-CoA (Abb. 153).

Getreideprodukte und Kartoffeln enthalten etwa 1,0 bis 20,0 μg Biotin/100 g. Im Fleisch werden 2,0–100,0 μg/100 g (hohe Werte in der Leber) gefunden. Reichlich ist es auch im Eigelb (etwa 50 μg/100 g) vorhanden. Biotin geht eine sehr feste Bindung mit Avidin, einem im Eiklar vorkommenden Glykoproteid ein, die auch im Verdauungstrakt des Menschen nicht gespalten wird. Der Tagesbedarf wird auf 10 μg geschätzt. Ein internationaler Standard ist nicht festgelegt.

Abb. 153. Biotin und seine Biogenese

Biotin ist das Coenzym der Carboxylasen, die CO_2 in Form von Carboxylgruppen in organische Verbindungen einbauen. Dabei wird das CO_2 intermediär am N-Atom 1' des Biotinanteils der Fermente gebunden. Es spielt daher eine wesentliche Rolle bei der Biogenese von Fettsäuren (Malonyl-CoA als Baustein!), beim Abbau ungeradzahliger Fettsäuren und verzweigtkettiger Aminosäuren.

Mangelerscheinungen beim Menschen wurden nur nach übermäßigem Genuß von rohem Eiklar beobachtet (Avidin!). Sie äußern sich in Hauterkrankungen, Muskelschmerzen und Müdigkeit.

In der Therapie wird synthetisch gewonnenes Biotin bei Seborrhoe, achylischer Chlorose und neben Vitamin B_{12} bei perniziöser Anämie eingesetzt.

Nicotinsäure (Niacin) ist Pyridin-3-carbonsäure. Sie besitzt ebenso wie ihr Amid (Niacinamid) Vitamincharakter. Die Biogenese erfolgt aus L-Tryptophan über N-Formylkynurenin, Kynurenin, 3-Hydroxykynurenin und 3-Hydroxyanthranilsäure (Abb. 190). Sie ist bei genügendem Angebot von L-Tryptophan in den Nahrungseiweißen auch beim Menschen möglich.

Für die menschliche Ernährung sind Fleischprodukte die wichtigsten Quellen des Nicotinsäureamids (5,0 bis 15 mg/100 g, hohe Werte in der Leber), aber auch in Getreideprodukten (1—5 mg/100 g) und Gemüse kommt es in ausreichender Menge vor. Der Tagesbedarf wird auf 15—20 mg geschätzt.

Die Wirkform des Nicotinsäureamids ist das Nicotinsäureamidadenindinucleotid (NAD) und das Nicotinsäureamidadenindinucleotidphosphat (NADP). Beide Verbindungen sind als Coenzyme sehr vieler wasserstoffübertragender Fermente an zahlreichen Abbau- und Aufbaureaktionen im Primär- und Sekundärstoffwechsel beteiligt.

Mangelerscheinungen wurden nur bei Ernährung mit tryptophanarmen Nahrungsmitteln (Maisernährung!) beobachtet. Klassisches Symptom ist die Pellagra (Schwellung, Verdickung und Pigmentierung der Haut), außerdem treten Diarrhoe, Schleimhautentzündungen, Neuritiden und psychische Störungen auf.

In der Therapie wird synthetisch oder halbsynthetisch (aus Nicotin) gewonnenes Nicotinsäureamid bei Mangelerscheinungen, Dermatosen, Kolitis und Erythem angewendet. In Dosen über 50 mg besitzt Nicotinsäure eine von seiner Vitaminfunktion unabhängige vasodilatatorische Wirkung, die ebenfalls therapeutisch genutzt wird.

Folsäuren sind Peptide aus Pteroinsäure (N-(2-Amino-4-hydroxy-6-pteridylmethyl)p-aminobenzoesäure) und 1 bis 7 Glutaminsäuremolekülen. Folsäure im engeren Sinne ist das Dipeptid aus Pteroinsäure und Glutaminsäure (Pteroylglutaminsäure). Auch andere Derivate wurden gefunden. Von therapeutischem Interesse ist nur die Folsäure selbst. Die Biogenese (Abb. 154) des Pteridinanteils erfolgt aus dem Purinderivat Guanosinmonophosphat unter Verlust des C-Atoms 8 und Abspaltung eines 2-C-Körpers aus dem Riboserest. Die p-Aminobenzoesäure geht aus der Chorisminsäure hervor.

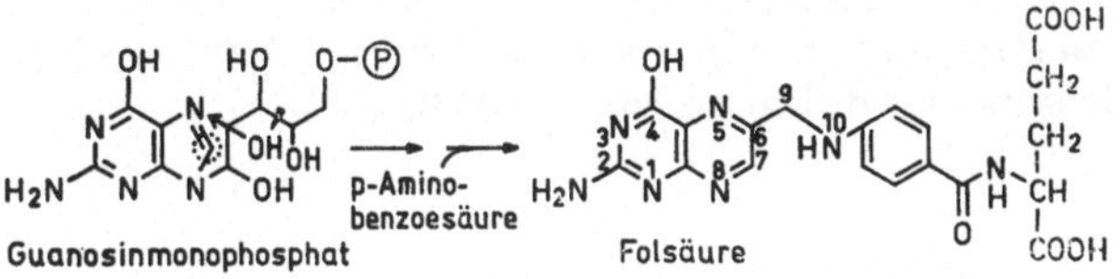

Abb. 154. Folsäure und ihre Biogenese

Getreideprodukte enthalten 10—40 µg Folsäure/100 g, Fleischprodukte 3—15 µg (Leber bis 300 µg)/100 g, Obst und Gemüse 2—50 µg/100 g, Eigelb 4—13 µg/100 g und Milch 10 µg/100 g. In den Nahrungsmitteln liegen meistens Folsäure-Glutaminsäurekonjugate vor, die aber im menschlichen Körper fermentativ (Konjugasen) in Folsäure und Glutaminsäure zerlegt werden können. Der Tagesbedarf an Folsäure wird auf 0,5—1 mg geschätzt. Ein internationaler Standard ist nicht festgelegt. Wirkformen sind die 5,6,7,8-Tetrahydrofolsäure (FH_4) oder die 5,6-Dihydrofolsäure (FH_2). FH_4 ist am Stoffwechsel von 1-C-Bruchstücken beteiligt. Von besonderer Bedeutung ist die Neubildung und die Übertragung von Formyl-, Hydroxymethyl- und Methylgruppen durch Fermente mit TH_4 als Coferment. Darüber hinaus dient TH_4 als Wasserstoffdonator bei Monooxygenasereaktionen (z. B. Hydroxylierungen).

Mangelerscheinungen treten bei Lebererkrankungen, langdauernder Antibiotikatherapie, Erkrankungen der Darmschleimhaut und relativ häufig auch während der Schwangerschaft auf. Symptome sind besonders Störungen der Bildung der roten und weißen Blutzellen sowie der Thrombozyten.

In der Therapie wird synthetisch gewonnene Folsäure bei Leukopenie, Agranulozytose, Psoriasis, makrozytärer hyperchromer Anämie und, zusammen mit Vitamin B_{12}, bei perniziöser Anämie eingesetzt.

Pantothensäure ist D(+)-2,4-Dihydroxy-3,3-dimethylbutyryl-β-alanin. Ihre Biogenese erfolgt aus L-Valin, einem 1-C-Körper und β-Alanin (aus Asparaginsäure durch Decarboxylierung hervorgehend), wobei α-Ketovaleriansäure, α-Ketopantoinsäure und Pantoinsäure als Zwischenprodukte auftreten (Abb. 155).

```
          R−CH2OH
R−H ↙
         CH3                                  CH3
          |                                    |
       H−C−CH−COOH ──→ ──→ CH2OH−C−CHOH−COOH
          |   |                                |
        H3C  NH2                              CH3
       L-Valin                            Pantoinsäure

                       CH3
                   4    |3   2       1
  ───────────→  CH2OH−C−CHOH−CO−NH−CH2−CH2−COOH
   β-Alanin             |
                       CH3               Pantothensäure
```

Abb. 155. Pantothensäure und ihre Biogenese

Sie kommt in allen lebenden Zellen vor. In den Nahrungsmitteln liegt sie meistens in gebundener Form (vor allem Pantethein und Coenzym A) vor. In Getreideprodukten werden 0,5—1,5 mg/100 g, im Fleisch 0,3 bis 1,5 mg (bis 5,0 mg in Leber)/100 g, im Gemüse 0,1 bis 1,0 mg/100 g, im Eigelb 1,8—6,3 mg/100 g und in der Milch 0,2—0,4 mg/100 g nachgewiesen. Der Tagesbedarf des Menschen wird auf 7—12 mg geschätzt.

Die Wirkform ist das Coenzym A, das aus den Bausteinen Pantothensäure, Cysteamin (beide peptidartig zum Pantethein verknüpft), Adenosin und 3 Phosphatresten aufgebaut ist. Coenzym A spielt eine große Rolle im Primär- und Sekundärstoffwechsel als Coenzym der Transacylasen.

Mangelerscheinungen sind wegen der ubiquitären Verbreitung der Pantothensäure nicht bekannt und können nur experimentell im Tierversuch durch Gabe von Antivitaminen ausgelöst werden.

In der Therapie werden Pantothensäure (als Calciumsalz) und Pantothenol (freie Carboxylgruppe zur CH_2OH-Gruppe reduziert, in Form des Racemats, Panthenol, oder in Form des D(+)-Isomeren, Dexpanthenol) lokal und peroral angewendet. Indikationen sind entzündliche Haut- und Schleimhauterkrankungen sowie Haarausfall.

24. Cyanogene Verbindungen

Als cyanogene Verbindungen werden biogene Stoffe bezeichnet, die in der Lage sind, unter bestimmten Bedingungen Cyanwasserstoffsäure (Blausäure) abzuspalten. Neben den verbreitetsten Vertretern dieser Gruppe von Sekundärstoffen, den cyanogenen Glykosiden, kommen pseudocyanogene Glykoside und Cyanolipide vor.

Cyanogene Glykoside sind α-Hydroxynitrile (Cyanhydrine), deren OH-Gruppe glykosidisch mit Glucose (und diese gegebenenfalls mit einem weiteren Monosaccharid) verbunden ist (Abb. 156). Bei enzymatischer Spaltung oder beim Behandeln mit verdünnten Säuren werden sie in ein Keton oder einen Aldehyd, HCN und einen oder zwei Zucker zerlegt. Mit starken Säuren oder Laugen erhält man eine α-Hydroxysäure bzw. deren Glykosid.

Bisher sind etwa 30 derartige Verbindungen bekannt. Die Zahl der cyanogene Glykoside enthaltenden Pflanzen wird auf 800 Arten aus 70—80 Familien geschätzt. Auch in Pilzen und Tieren (Tausendfüßer) wurden sie gefunden.

In fast allen Fällen sind cyanogene Glykoside von einem Fermentgemisch begleitet, das aus einer oder zwei β-Glykosidasen und Oxynitrilase besteht. Während die β-Glykosidasen die Zuckerreste abspalten, beschleunigt

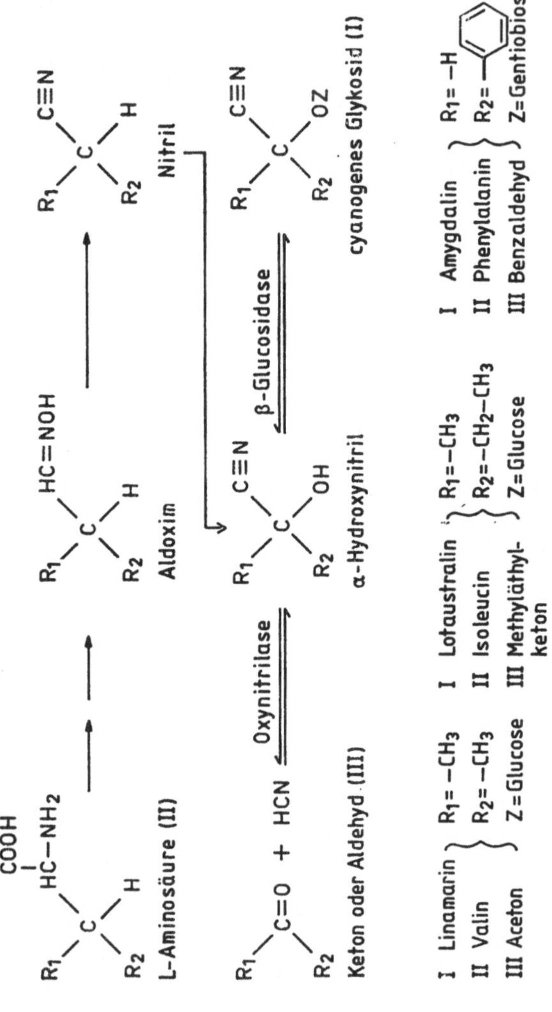

Abb. 156. Struktur, Biogenese und Abbau cyanogener Glykoside

die Oxynitrilase (Hydroxynitrillyase) die Gleichgewichtseinstellung zwischen Cyanhydrin auf der einen und Carbonylverbindung und HCN auf der anderen Seite.

Blausäure, die beim Turnover der cyanogenen Glykoside in den Pflanzen entsteht, kann mit Cystein oder Serin zu β-Cyanoalanin reagieren, das enzymatisch zu Asparagin verseift werden kann.

Die Biogenese der cyanogenen Glykoside erfolgt ausgehend von Aminosäuren, wahrscheinlich über Aldoxime. Auf welcher Stufe die Decarboxylierung und Hydroxylierung stattfindet, ist noch ungeklärt.

Weit verbreitete cyanogene Glykoside sind Amygdalin (D(—)Mandelsäurenitril-β-D-gentiobiosid), Prunasin (D-(—)Mandelsäurenitril-β-D-glucosid), Sambunigrin (L(—)-Mandelsäurenitril-β-D-glucosid), Linamarin (α-Hydroxyisobuttersäurenitril-β-D-glucosid) und Lotaustralin (α-Hydroxy-α-methylbuttersäurenitril-β-D-glucosid).

Amygdalin kommt besonders bei Rosaceen (*Cydonia*, *Prunus*, *Pyrus*) in Samen aber auch in den Blättern vor. Prunasin findet sich ebenfalls bei Rosaceen, weiterhin u. a. auch bei einigen Myrtaceen, Scrophulariaceen (*Linaria*) und Saxifragaceen, Linamarin, fast stets begleitet von Lotaustralin, bei Asteraceen, Euphorbiaceen (*Manihot*), Linaceen (*Linum*), Papaveraceen und Fabaceen, Sambunigrin bei Caprifoliaceen (*Sambucus*) und Mimosaceen.

Therapeutische Bedeutung haben Drogen mit cyanogenen Glykosiden kaum noch. Aus bitteren Mandeln, **Semen Amygdalae amarae**, den Samen von *Prunus amygdalus* Bartsch *var. amara* (DC.) Focke, die 3—5% Amygdalin (entsprechend etwa 0,2—0,3% HCN) enthalten, kann nach Zerkleinerung **Aqua Amygdalarum amararum** gewonnen werden. Bittermandelwasser dient, heute nur noch selten, als Geschmackskorrigens sowie als Mittel bei Hustenreiz, Erbrechen und Übelkeit.

Im Schweizerischen Arzneibuch offizinell sind **Folia Laurocerasi**, die frischen Blätter von *Prunus laurocerasus* L., dem Kirschlorbeer, einem in Kleinasien beheimateten, bis 6 m hohen Strauch, der in milden Gebieten Mitteleuropas als Zierpflanze angebaut wird. Die Droge, die Prunasin enthält und mindestens 0,15% Blausäure liefern muß, wird zerkleinert und der Wasserdampfdestillation unterworfen. Das erhaltene **Aqua Lauro-cerasi** kann wie Aqua Amygdalarum amararum verwendet werden.

Wegen der Fähigkeit beim Zerkleinern oder, beim Fehlen von β-Glykosidasen, im sauren Magensaft HCN abzuspalten, sind Pflanzen mit cyanogenen Glykosiden (sogenannte cyanophore Pflanzen) giftig. So können beispielsweise 50 bittere Mandeln einen Erwachsenen, 10 bittere Mandeln ein Kind töten.

Neben den cyanogenen Glykosiden sind auch die pseudocyanogenen Glykoside von toxikologischem Interesse. Diese Stoffe (bisher 5 bekannt), bei denen es sich um Glykoside des Methylazoxymethanols handelt (Abb. 157), setzen in Gegenwart schwacher Alkalien HCN frei.

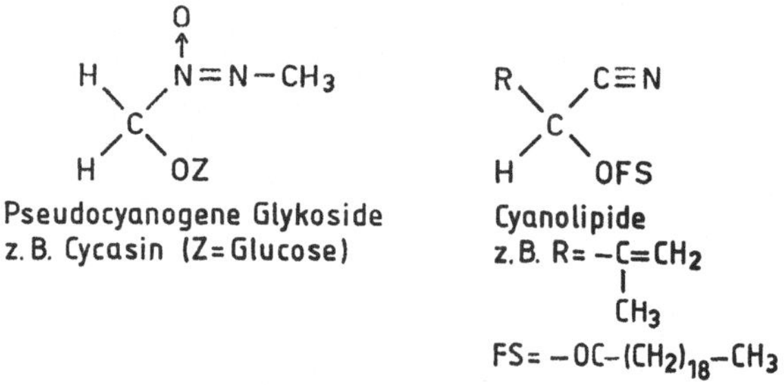

$$\mathrm{H_2C(OZ)-\overset{O}{\overset{\uparrow}{N}}=N-CH_3}$$

Pseudocyanogene Glykoside
z. B. Cycasin (Z = Glucose)

$$\mathrm{R(H)C(C{\equiv}N)(OFS)}$$

Cyanolipide
z. B. $R = -C(CH_3){=}CH_2$
$FS = -OC-(CH_2)_{18}-CH_3$

Abb. 157

Unter der Einwirkung bakterieller Glykosidasen im tierischen oder menschlichen Darm entsteht bevorzugt Methylazoxymethanol, das als chemisch sehr reaktionsfähiges methylierendes Agens karzinogen und neurotoxisch wirkt. Da in Ostasien aus den Stämmen, Wurzeln und Samen von *Cycas*-Arten Stärke gewonnen wird, die bei ungenügendem Auswaschen noch pseudocyanogene

Glykoside enthält, sind Vergiftungsfälle, die zu Lateralsklerose und Hepatomen führen, häufig.

Die Cyanolipide kommen ebenfalls nur sehr sporadisch vor. Sie sind α-Hydroxynitrile, deren OH-Gruppe einen Fettsäurerest trägt (Abb. 157), bei dessen fermentativer Abspaltung HCN freigesetzt wird.

25. Glucosinolate

Bei den Glucosinolaten (auch Senfölglykoside genannt) handelt es sich um S-(β-D-1-Glucopyranosyl)alkylthiohydroximsäure-O-sulfate. Etwa 30 Vertreter dieser Gruppe sind bekannt.

Diese Verbindungen liefern bei enzymatischer Abspaltung des Glucoserestes Aglyka, die sich bei pH-Werten um den Neutralpunkt spontan zu Alkylisothiocyanaten (Senfölen) umlagern (LOSSEN-Umlagerung), bei pH 3—4 werden Nitrile und Schwefel erhalten. Bei Alkenylglucosinolaten wurden auch 1-Cyanoepithioalkane als Spaltprodukte beobachtet. Einige Alkylisothiocyanate gehen mehr oder weniger schnell in Rhodanwasserstoffsäure und einen Alkohol über, solche mit einer β-Hydroxygruppe zyklisieren zu Oxazolidin-2-thionderivaten. Einige Pflanzen (*Lepidium-*, *Thlaspi-*, *Allaria*-Arten) enthalten Isomerasen, die die Umwandlung von Alkylisothiocyanaten in lauchartig riechende Alkylthiocyanate katalysieren (Abb. 158).

Glucosinolate sind besonders bei den *Capparales* (*Brassicaceae, Capparaceae, Resedaceae, Moringaceae*) aber u. a. auch bei *Caricaceae, Euphorbiaceae* und *Tropaeolaceae* verbreitet. Sie werden fast stets von einer β-Thioglucosidase begleitet (Myrosinase), die, räumlich getrennt von ihnen, in gesonderten Zellen enthalten ist. Beim Zerstören der Pflanzenteile erhält das Ferment mit den Glucosinolaten Kontakt und spaltet die S-glykosidische Bindung. Die übrigen oben genannten Vorgänge erfolgen nichtenzymatisch.

Die gebildeten Senföle sind entweder stechend riechende, wasserdampfflüchtige Verbindungen (z. B. Allylsenföl, Benzylsenföl) oder nichtflüchtige und damit geruchlose Substanzen (z. B. p-Hydroxybenzylsenföl) von scharfem Geschmack.

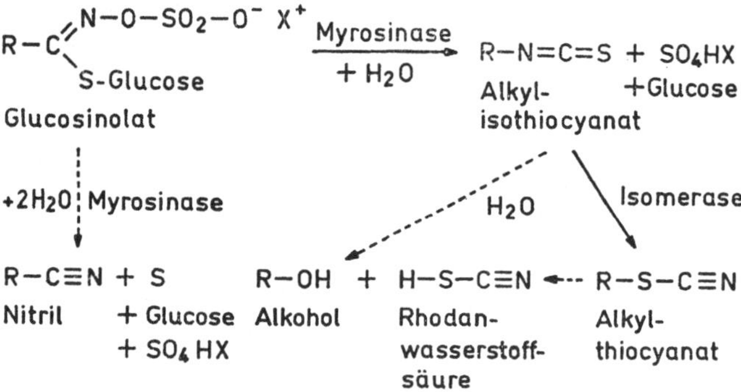

Abb. 158. Struktur und enzymatische Umwandlung von Glucosinolaten

Glucosinolate sind den cyanogenen Glykosiden biogenetisch verwandt. Sie entstehen ebenfalls aus Aminosäuren. Auch hier tritt wahrscheinlich ein Aldoxim als Zwischenprodukt auf, das mit aktiviertem Sulfat, Cystein (als Lieferant der SH-Gruppe) und Glucose auf noch unbekanntem Wege zu Glucosinolaten reagiert. Neben proteinogenen Aminosäuren, wie L-Phenylalanin bei der Biogenese des Glucotropaeolins und L-Tryptophan bei der Biogenese des Glucobrassicins, werden auch eine Reihe von Homologen der proteinogenen Aminosäuren genutzt, z. B. 2-Amino-4-phenylbuttersäure bei der Biogenese des Gluconasturtiins und Homomethionin bei der Biogenese des Glucoibervirins, das durch Abspaltung von Methanthiol in Sinigrin übergeht (Abb. 159).

Eine Vielzahl von Arten der Familie der *Brassicaceae*

besitzen, wegen der Fähigkeit Senföle zu bilden, Bedeutung als Therapeutika oder Nahrungsmittel.

Semen Sinapis, Schwarzer Senfsamen, stammt von *Brassica nigra* (L.) KOCH, dem Schwarzen Senf, einem bis 1 m hoch werdenden Kraut, das im südöstlichen Mittelmeergebiet heimisch ist und heute in vielen Ländern angebaut wird. Die Droge enthält neben 30—35% fettem Öl 1,0—5,0% des Senfölglykosids Sinigrin (Allylglucosinolat, Abb. 160). Beim Zerkleinern in Gegenwart von Wasser liefert sie das stechend riechende, scharf schmek-

$CH_3{-}S{-}CH_2{-}CH_2{-}CH_2{-}C(NH_2)(H)(HOOC)$ → → $CH_3{-}S{-}CH_2{-}CH_2{-}CH_2{-}C(=NOH)H$ → →

Homomethionin; γ-Methylmercapto-butyraldoxim

$CH_3{-}S{-}CH_2{-}CH_2{-}CH_2{-}C(=NO{-}SO_2O^-)(S\text{-Glucose})$ $\xrightarrow{CH_3SH}$ $CH_2{=}CH{-}CH_2{-}C(=NO{-}SO_2O^-)(S\text{-Glucose})$

Glucoibervirin; Sinigrin

Abb. 159. Biosynthese des Sinigrins

kende und stark reizende Allylsenföl. Lösungen von Allylsenföl in verdünntem Äthanol werden zu hautreizenden Einreibungen bei rheumatischen und neuralgischen Schmerzen sowie bei Bronchitis verwendet. Selten benutzt man auch die gepulverten, entölten, mit lauwarmem (Fermente!) Wasser angerührten Samen zu hautreizenden Kataplasmen. Innerlich verwendet man Semen Sinapis in Form von Speisesenf (Samenpulver des Weißen und Schwarzen Senfs, Zucker, Pfeffer, Meerrettich, Curcumarhizom, Mehl, Essig) als verdauungsförderndes, bakterizides Stomachikum. Zur Herstellung des Speisesenfes werden auch die Samen von *Brassica juncea* (L.) CZERN., dem Sareptasenf, benutzt. Allylsenföl, **Oleum Sinapis**, wird heute fast ausschließlich synthetisch hergestellt.

Semen Erucae, Weißer Senfsamen, stammt von *Sinapis alba* L., einer krautigen, 30—60 cm hoch werdenden, im

Mittelmeergebiet heimischen Kulturpflanze. Die Droge enthält neben 25—30% fettem Öl etwa 2,5% des Glucosinolates Sinalbin (p-Hydroxybenzylglucosinolat, Abb. 160), aus dem durch enzymatische Spaltung das nicht-

$CH_2{=}CH{-}CH_2{-}C({-}S{-}Glucose)({=}N{-}O{-}SO_3K) \longrightarrow CH_2{=}CH{-}CH_2{-}N{=}C{=}S$

Sinigrin — Allylsenföl

$HO{-}C_6H_4{-}CH_2{-}C({-}S{-}Glucose)({=}N{-}O{-}SO_3X) \longrightarrow HO{-}C_6H_4{-}CH_2{-}N{=}C{=}S$

Sinalbin — p-Hydroxybenzylsenföl

$X = (CH_3)_3\overset{\oplus}{N}{-}CH_2{-}CH_2{-}OOC{-}CH{=}CH{-}C_6H_2(OCH_3)_2(OH)$

Sinapin (Cholin + Sinapinsäure)

$C_6H_5{-}CH_2{-}C({-}S{-}Glucose)({=}N{-}O{-}SO_3K) \longrightarrow C_6H_5{-}CH_2{-}N{=}C{=}S$

Glucotropaeolin — Benzylsenföl

$Indolyl{-}CH_2{-}C({-}S{-}Glucose)({=}N{-}O{-}SO_3K) \longrightarrow Indolyl{-}CH_2OH + HSCN + Glucose + SO_4HK$

Glucobrassicin

$CH_2{=}CH{-}CH(OH){-}CH_2{-}C({-}S{-}Glucose)({=}N{-}O{-}SO_3K) \xrightarrow{Myrosinase} CH_2{=}CH{-}C(H)(OH)(CH_2{-}N{=}C{=}S) \xrightarrow{spontan} CH_2{=}CH{-}(oxazolidin{-}2{-}thion)$

Glucorapiferin — 5-Vinyloxazolidin-2-thion (Goitrin)

Abb. 160. Glucosinolate und Senföle

flüchtige p-Hydroxybenzylsenföl entsteht. Es geht, besonders rasch in leicht alkalischem Milieu (Essigzusatz zum Speisesenf!), in p-Hydroxybenzylalkohol und Rhodanwasserstoffsäure über. Weiße Senfsamen wirken milder als die Samen des Schwarzen Senfs und werden daher vorwiegend innerlich als Stomachikum und Gewürz benutzt.

Erwähnenswert ist der Senfölgehalt einer Reihe weiterer Brassicaceen, z. B. des Meerrettichs (*Armoracia rusticana* G. M. SCH.), des Garten-Rettichs (*Raphanus sativus* L. *var. niger* PERS.), des Radieschens (*Raphanus sativus* L. *var. radicula* PERS.) oder der Brunnenkresse (*Nasturtium officinale* R. BR.). Auch die Blütenknospen der Capparacee *Capparis spinosa* L., des im Mittelmeergebiet heimischen Kapernstrauches, werden wegen ihres Senfölgehaltes in Essig (!) eingelegt, als Gewürz genutzt. Diese Pflanzen sind wegen der antibiotischen und verdauungsfördernden Wirkung der Senföle wertvolle Nahrungsmittel und Gewürze.

Weniger erwünscht ist der Senfölgehalt der verschiedenen Formen des Gemüse-Kohls, *Brassica oleracea* L. Ständiger Genuß von größeren Mengen Kohl kann zu Kropfbildung führen. Auslösende Ursachen dafür sind vor allem das in allen Kohlarten enthaltene Glucobrassicin, das bei seiner Spaltung Rhodanwasserstoffsäure und 3-Hydroxymethylindol liefert, und das Glucorapiferin (Progoitrin), das nach Hydrolyse in 5-Vinyloxazolidin-2-thion (Goitrin) übergeht (Abb. 160). Das entstandene Rhodanid bewirkt eine Verhinderung der Jodretention in der Schilddrüse, das Goitrin hemmt die Oxidation des Jodids zum Jod. Wirsingkohl kann beispielsweise 30 mg Rhodanid/100 g Frischgewicht liefern. Bedenklich ist jedoch erst der Genuß einer Menge von mehr als 300 mg Rhodanid/Tag.

Wegen seiner antibiotischen Eigenschaften verwendet wird das Senfölgemisch, das durch Wasserdampfdestillation des Krautes der Kapuzinerkresse, *Tropaeolum majus* L. (*Tropaeolaceae/Geraniales*), erhalten wird. Es besteht vorwiegend aus Benzylsenföl (aus Glucotropaeolin hervorgehend) und wird, peroral appliziert, bei Bronchitiden und Infektionen der Harnwege benutzt.

26. Lauchöle

Unter Lauchölen versteht man flüchtige, lauchartig riechende, hauptsächlich bei Arten der Liliaceen-Gattung *Allium*, Lauch, vorkommende Dialkylsulfide, Dialkyldisulfide, Dialkyltrisulfide, Monosulfoxide dieser Verbindungen, Alkenylsulfensäuren und ähnliche Substanzen. Sie werden ebenso wie die Senföle erst beim Zerstören der Zellen aus nichtflüchtigen Vorstufen gebildet. Bei diesen Vorstufen handelt es sich vorwiegend um S-Alkyl-cystein-S-oxide. Aber auch Thioglykoside wurden nachgewiesen (Abb. 161).

Alkylsulfide: $R{-}S{-}R$, $R{-}S{-}S{-}R$, $R{-}S{-}S{-}S{-}R$

Sulfoxide: $R{-}S({=}O){-}R$, $R{-}S({=}O){-}S{-}R$

Sulfensäuren: $R{-}S(H){=}O$ (H–S=O mit R)

Sulfinsäuren: $R{-}S({=}O){-}OH$ (HO–S=O mit R)

$R = -CH_3,\ -CH_2-CH_3,\ -CH=CH_2,\ -CH_2-CH=CH_2,\ -CH=CH-CH_3$

Abb. 161. Bestandteile von Lauchölen

Die Lauchöle besitzen antibiotische, insektizide, anthelmintische, karminative, verdauungsfördernde, broncholytische Wirksamkeit. Im Tierversuch wurde Hemmung des Tumorwachstums beobachtet. Für die antibiotische Wirkung sollen in erster Linie Alkylsulfinate verantwortlich sein, die aus den Sulfoxiden hervorgehen. Alkylsulfide und Alkenylsulfensäuren besitzen geringere keimtötende Wirkung.

Einige Drogen mit Lauchölgehalt haben therapeutische Bedeutung.

Bulbus Allii sativi recens, die Frische Knoblauchzwiebel, stammt von *Allium sativum* L., einer ausdauernden, wahrscheinlich in Zentralasien beheimateten Liliacee (*Liliales*). Die Hauptanbaugebiete des bei uns genutzten Knoblauchs liegen in Süd- und Südosteuropa, jedoch ist die Kultivierung auch in unseren Breiten möglich. Frische unverletzte Knoblauchzwiebeln enthalten das nichtflüchtige, antibiotisch unwirksame Alliin (S-Allyl-L-cystein-S-oxid), das beim Zerreiben der Zwiebel, katalysiert durch das Ferment Alliinase (Alliinsulfenat-lyase, E.C. 4.4.1.4), in die instabile Allylsulfensäure übergeht. 2 Moleküle dieser Verbindung vereinigen sich sofort zum lauchartig riechenden Allicin (Mono-S-oxid des Diallyldisulfids, Abb. 162). Neben Alliin sind

$$2\ CH_2{=}CH{-}CH_2{-}S({=}O){-}CH_2{-}CH(NH_2){-}COOH \xrightarrow{\text{Alliinase}} 2\ CH_2{=}CH{-}CH_2{-}S(H){=}O + 2\ CH_2{=}C(NH_2){-}COOH$$

Alliin → Allylsulfensäure + Aminoacrylsäure

$$2\ CH_2{=}CH{-}CH_2{-}S(H){=}O \xrightarrow{-H_2O} CH_2{=}CH{-}CH_2{-}S({=}O){-}S{-}CH_2{-}CH{=}CH_2 \longrightarrow CH_2{=}CH{-}CH_2{-}S{-}S{-}CH_2{-}CH{=}CH_2$$

Allylsulfensäure → Allicin → Diallyldisulfid

$$2\ CH_2{=}C(NH_2){-}COOH \xrightarrow{+H_2O} 2\ CH_3{-}C({=}O){-}COOH + 2\ NH_3$$

Aminoacrylsäure → Brenztraubensäure

Abb. 162. Allium-sativum-Inhaltsstoffe

in geringen Mengen auch verwandte Verbindungen, z. B. Methylalliin (S-Methylcystein-S-oxid), Propylalliin (S-Propylcystein-S-oxid) und γ-Glutamylderivate der genannten Substanzen enthalten. Bei der Spaltung durch Alliinase entstehen die dem Allicin analogen Verbindungen und gemischte Dialkyldisulfid-mono-S-oxide, besonders Methyl-allyl-disulfid-S-monoxid. Bei Wasserdampfdestillation von frisch zerkleinerten Knoblauchzwiebeln werden 0,1—0,25% ätherisches Öl erhalten, das frei von Allicin ist, aber durch dessen bei der Destillation gebildete Abbauprodukte (Diallyldisulfid, Diallyltrisulfid) einen unangenehmen Geruch besitzt.

Knoblauch ist ein wertvolles Gewürz, das verdauungsfördernd, choleretisch, antidyspeptisch und karminativ wirksam ist. Therapeutisch kann die frische Zwiebel bei infektiösen Erkrankungen des Verdauungstraktes verwendet werden. Außerdem wird dem Knoblauch auch antiarteriosklerotische und blutdrucksenkende Wirkung zugeschrieben. Da für die letztgenannten Effekte nichtflüchtige Substanzen verantwortlich gemacht werden, benutzt man bei Bluthochdruck geruchlose Knoblauchpräparate, die durch Behandlung der unzerkleinerten Zwiebeln mit heißen Alkoholdämpfen (Zerstörung der Alliinase!) gewonnen wurden.

Die Zwiebeln von *Allium cepa* L., der Küchenzwiebel, und von *Allium ursinum* L., dem Bärlauch, enthalten ähnliche Stoffe wie Knoblauch.

Aus *Allium cepa* wurden neben Methyl- und Propylalliin das dem Alliin isomere Propenylalliin (S-n-Propenyl-L-cystein-S-oxid) und deren γ-Glutamylderivate isoliert. Die enzymatische Spaltung des Propenylalliins führt zur Propenylsulfensäure, die wegen der konjugierten Doppelbindungen stabiler als die Allylsulfensäure ist. Sie stellt das zu Tränen reizende Prinzip der Küchenzwiebel dar. Hauptbestandteil des ätherischen Öls der Küchenzwiebel ist das Di-n-propyldisulfid. Ein wesentlicher Bestandteil des ätherischen Öls des Bärlauchs ist Divinyldisulfid. Die Küchenzwiebel ist ebenfalls wie Knoblauch ein wertvolles Gewürz. Aus Bärlauch gewonnene Präparate werden als Magen- und Darmdesinfizienzien benutzt.

Der charakteristische Geruchsstoff von Asa foetida, dem Asant, das Propenyl-isobutyldisulfid, gehört gleichfalls in diese Gruppe.

27. Alkaloide

27.1. Chemie und Terminologie

Als Alkaloide bezeichnet man basisch reagierende, N-heterozyklische Sekundärstoffe. Die Zuordnung wird jedoch nicht immer konsequent gehandhabt. So werden eine Reihe biogener Amine mit Sekundärstoffcharakter, wie beispielsweise Ephedrin, Capsaicin und Hordenin, zu

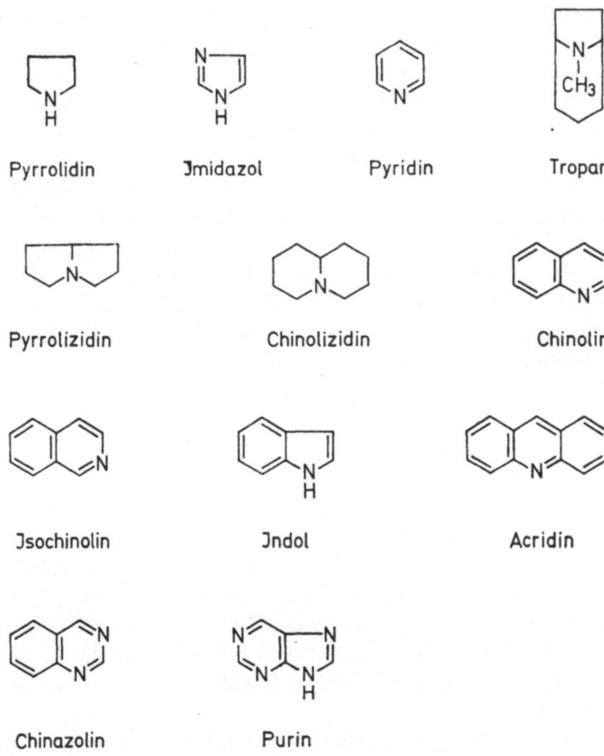

Abb. 163. Heterozyklische Ringsysteme als Grundkörper von Alkaloiden

dieser Gruppe gerechnet. Derartige Verbindungen werden auch als Protoalkaloide bezeichnet. Einige nicht basisch reagierende stickstoffhaltige Sekundärstoffe wie Ricinin, Colchicin und Theobromin zählt man ebenfalls zu den Alkaloiden.

Alkaloide sind lipophil, fast stets farblos und bei Zimmertemperatur fest. Mit Mineralsäuren bilden sie gut wasserlösliche Salze. Nur wenige sind flüssig (z. B. Nicotin, Coniin, Spartein) oder gefärbt (z. B. Berberin, Chelidonin, Acronycin).

Die Benennung der Alkaloide erfolgt, aus historischen Gründen und wegen der Kompliziertheit der rationellen Namen, durchweg mit Trivialnamen. Diese Namen tragen fast stets die Endung -in und sind häufig abgeleitet von Gattungs- und Artnamen einer Pflanze (z. B. Papaverin von *Papaver somniferum* oder Serpentin von *Rauwolfia serpentina*), seltener auch von Drogenbezeichnungen (z. B. Chinin von Cortex Chinae), von der Wirkung (z. B. Emetin von εμετος = Erbrechen), von Personennamen (z. B. Pelletierin nach PELLETIER) und anderen Begriffen.

Man klassifiziert die Alkaloide meistens nach den in ihnen enthaltenen Ringsystemen (Abb. 163) oder anhand ihrer Biogenesewege. Das letztere Prinzip soll in der vorliegenden Darstellung im Vordergrund stehen.

27.2. *Stoffwechsel*

Die Biogenese der Alkaloide wird durch spezifische Enzyme katalysiert, deren Auftreten genetisch determiniert und an ganz bestimmte Differenzierungszustände der Zellen gebunden ist. Die Menge der vorhandenen Enzyme und die allgemeine Stoffwechsellage des Organismus, die durch Umweltfaktoren beeinflußbar ist, bestimmen die Menge der gebildeten Alkaloide und das Alkaloidspektrum.

Die Bausteine der Alkaloide sind in fast allen Fällen Aminosäuren, deren Stickstoffatome und Kohlenstoffatome, fast stets unter Verlust der Carboxylgruppen, in den Grundkörper eingehen. Neben Aminosäuren können auch andere Verbindungen, wie C_1-Körper, Acetatreste oder aktivierte Hemi- bzw. Monoterpene am Aufbau beteiligt sein. Nur bei den Terpen- und Steroid-Alkaloiden, die auch als Pseudoalkaloide bezeichnet werden, stammt kein Kohlenstoffatom und möglicherweise auch kein Stickstoffatom unmittelbar aus Aminosäuren.

Die Ausbildung der N-heterozyklischen Ringsysteme erfolgt meistens durch Mannich-Kondensation (z. B. bei der Biogenese des Isochinolinringsystems, Abb. 170), durch Azomethinbildung (z. B. bei der Biogenese der Piperidein-2-carbonsäure, Abb. 190) oder seltener durch Säureamidbildung. Ringschlüsse durch oxidative Kupplung (z. B. bei der Bildung des N-heterozyklischen 6-Ringes bei der Biogenese des Ophiocarpins aus dem Reticulin, Abb. 170) sind ebenfalls häufig.

Die Ringsysteme werden sekundär mannigfaltigen Veränderungen unterworfen. So kann beispielsweise Spaltung einer C—C-Bindung mit sich anschließendem erneutem Ringschluß an anderer Stelle stattfinden (z. B. Erweiterung des carbozyklischen 6-Ringes zum 7-Ring bei der Biogenese des Colchicins, Abb. 174, oder des N-heterozyklischen 5-Ringes zum 6-Ring bei der Biogenese des Chinins, Abb. 187). O-Methylierungen und N-Methylierungen sind häufig, aber auch C-Methylierungen kommen vor. In vielen Pflanzen wurde die Bildung von Alkaloid-N-oxiden (z. B. des Morphins, Nicotins, Hyoscyamins) beobachtet. Bedingt durch diese sekundären Veränderungen treten Schwärme chemisch ähnlicher Verbindungen auf. Je nach Mengenverhältnissen wird zwischen Haupt- und Nebenalkaloiden unterschieden.

Die Alkaloide unterliegen einem ständigen Turnover. Die Konzentration eines Alkaloides in einer Pflanze wird somit durch seine Biosynthese-, seine Abbau- und seine Ausscheidungsrate (Auswaschung durch den Regen, Verdunstung bei flüchtigen Alkaloiden), die Konzentration in einem Pflanzenorgan außerdem durch Translokationsvorgänge, bestimmt. Konzentrationsänderungen eines Einzelalkaloids oder der Gesamtalkaloidmenge treten im Verlaufe der pflanzlichen Entwicklung, überlagert durch Veränderungen zu verschiedenen Tageszeiten, auf. So kann beispielsweise der Alkaloidgehalt in den unteren Blättern der Tollkirsche innerhalb von 2 Monaten auf $^1/_5$ abnehmen. Der Codeingehalt des Schlafmohns kann zur Zeit des täglichen Maximums 20mal höher sein als zur Zeit des täglichen Minimums. Über die Abbauwege ist noch wenig bekannt. Demethylierungen wurden häufig beobachtet (z. B. bei Morphin und Nicotin), aber auch ein Abbau der Ringsysteme erfolgt. Die Überführung in die polaren N-Oxide entzieht die Alkaloide ebenfalls den üblichen Nachweismethoden.

27.3. Zytochemie und Histochemie

Die Alkaloide liegen in den Zellen der Pflanzen als Salze organischer Säuren vor, die meistens im Zellsaft der Vakuolen gelöst sind. Auch unlösliche Alkaloid-Gerbstoffverbindungen wurden beobachtet. Die Art der Zellen, in denen die Alkaloide vorkommen, sind bei den einzelnen Pflanzen sehr unterschiedlich, aber stets spezifisch. Neben meristematischem Gewebe kommen tote oder lebende Dauergewebe als Speicherorte in Betracht. Auch eine Exkretion in Milchröhren (bei *Papaver*-Arten) tritt auf. Speicherorte und Bildungsorte sind häufig nicht gleich. So werden beispielsweise das Nicotin der *Nicotiana*-Arten und die Tropan-Alkaloide der Solanaceen, die in den Blättern in hoher Konzentration gefunden werden, fast ausschließlich in der Wurzel gebildet. Umgekehrt sind die in der Wurzel gefundenen Lupinenalkaloide im Sproß entstanden. Bei *Nigella damascena* hingegen wird das Damascenin in den äußeren Schichten des Samens gebildet und gespeichert. Über die Ursachen der bevorzugten Speicherung in bestimmten Zellen besteht noch keine Klarheit. Das Vorhandensein spezifischer Transportsysteme für die Aufnahme in die Zellen der Speicherorgane ist denkbar.

27.4. *Verbreitung*

Alkaloide kommen in Pflanzen, Tieren und auch Mikroorganismen vor.

Besonders häufig sind sie im Pflanzenreich anzutreffen. Man nimmt an, daß etwa 10—20% der Arten höherer Pflanzen Alkaloide enthalten. Heute sind etwa 6000 Alkaloide aus 5000 Pflanzen-Arten bekannt. Besonders viele Alkaloide wurden aus den Familien *Ranunculaceae* (Stand 1970: 267 Alkaloide bekannt), *Menispermaceae* (172), *Papaveraceae* (333), *Fabaceae* (304), *Rutaceae* (254), *Euphorbiaceae* (104), *Buxaceae* (131), *Loganiaceae* (148), *Apocynaceae* (765), *Rubiaceae* (156), *Solanaceae* (151), *Asteraceae* (122), *Liliaceae* (201) und *Amaryllidaceae* (178) isoliert. Reich an Alkaloiden (über 50% der Gattungen enthalten Alkaloide) sind die *Ranunculaceae*, *Berberidaceae*, *Papaveraceae*, *Buxaceae*, *Cactaceae* und *Amaryllidaceae*. Während die Fähigkeit zur Bildung eines bestimmten einfachen Alkaloids im Verlaufe der Evolution häufig an mehreren Stellen des Pflanzensystems entwickelt wurde (so kommt Nicotin u. a. bei *Equisetaceae*, *Lycopodiaceae*, *Crassulaceae*, *Asclepiadaceae*, *Solanaceae* und *Asteraceae* vor), treten solche Konvergenzen bei komplizierten Alkaloiden seltener auf (z. B. Ergolin-Alkaloide im Pilz *Claviceps purpurea* und in *Convolvulaceae*). Das kompliziert gebaute Strychnin beispielsweise wurde nur bei 2 Arten der Gattung *Strychnos*, Morphin nur bei 2 Arten der Gattung *Papaver*, gefunden.

Bei Tieren werden in zunehmendem Maße ebenfalls Alkaloide nachgewiesen. Genannt seien die Steroidalkaloide in den Drüsensekreten des Feuersalamanders und des Pfeilgiftfrosches (s. 27.6.5.2.), Perhydrochinolin-Alkaloide aus dem Farbfrosch *Dendrobates pumilio*

(Pumiliotoxine), Indol-Alkaloide aus dem Hautsekret der Kröten (s. 27.6.2.1.1.), das Aminoperhydrochinazolonderivat Tetrodotoxin im Pufferfisch (s. 27.6.4.6.) und das Chinazolon-Alkaloid Glomerin des Tausendfüßlers *Glomeris marginata.*

Auch beim Menschen können durch Eingriffe in den Stoffwechsel des 3,4-Dihydroxyphenyläthylamins (DOPamin), z. B. durch Alkoholabusus, Alkaloide (vom Tetrahydroisochinolin-Typ) entstehen.

Von den Alkaloiden der Pilze und Mikroorganismen seien hier nur die Ergolin-Alkaloide des Mutterkornpilzes erwähnt (s. 27.6.2.1.4.).

27.5. Ökologische Bedeutung

Während den Alkaloiden als Sekundärstoffen trotz ihrer möglichen Wiedereinbeziehung in den Stoffwechsel wohl keine lebenswichtige physiologische Funktion zukommt, ist ihre ökologische Bedeutung umstritten. Eine gewisse Fraßschutzwirkung gegenüber Insekten und höheren Tieren kann ihnen nicht abgesprochen werden.

27.6. Alkaloide als biogene Arzneistoffe

27.6.1. Abkömmlinge des Phenylalanins und Tyrosins

Die Aminosäuren Phenylalanin und Tyrosin werden im lebenden Organismus aus Prephensäure gebildet, wobei beim Phenylalanin Phenylbrenztraubensäure und beim Tyrosin p-Hydroxyphenylbrenztraubensäure als Zwischenprodukte auftreten (Abb. 59). Einige Mikroorganismen und tierische Lebewesen können Phenylalanin zu Tyrosin hydroxylieren. In einem weiteren Hydroxylierungsschritt kann Tyrosin in 3,4-Dihydroxyphenylalanin umgewandelt werden. Durch Decarboxylierung der genannten Verbindungen entstehen die Amine Phenyläthylamin, Tyramin und 3,4-Dihydroxyphenyläthylamin.

Vom Phenylalanin bzw. Tyrosin leiten sich folgende Alkaloidgruppen mit pharmakognostischer Bedeutung ab:
- Phenylalkylamin-Gruppe
- Isochinolin-Gruppe
- Colchicin-Gruppe
- Amaryllidaceen-Alkaloide.

27.6.1.1. *Phenylalkylamin-Gruppe*

Die pharmakognostisch interessierenden Vertreter der Phenylalkylamine kann man in 3 Typen einteilen (Abb. 164):

Benzylamin-Typ (z. B. Capsaicin)
- β-Phenyläthylamin-Typ (1-Amino-2-phenyläthanderivate, z. B. Mescalin)
- β-Aminophenylpropan-Typ (1-Phenyl-2-aminopropanderivate, z. B. Ephedrin).

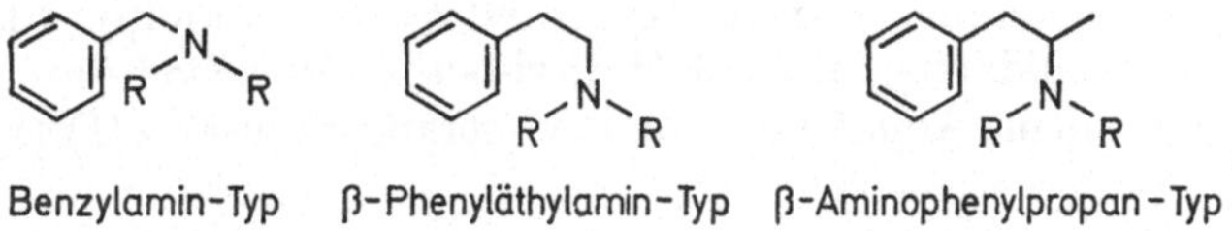

Abb. 164. Phenylalkylamine

Die Biogenese der Phenylalkylamine erfolgt ausgehend vom Phenylalanin oder seinen Hydroxylierungsprodukten.

Als Drogeninhaltsstoffe sind Capsaicin (aus Fructus Capsici) und Ephedrin (aus Herba Ephedrae) von Bedeutung. Von toxikologischem Interesse sind Mescalin (aus Peyote) und D-Norpseudoephedrin (aus Folia Cathae).

Fructus Capsici, Spanischpfefferfrüchte oder Paprika, stammen von verschiedenen *Capsicum*-Arten (*Solanaceae*/*Scrophulariales*), im tropischen Amerika heimischen Pflanzen. Während einige Arzneibücher *Capsicum annuum* L. *var. longum* (DC.) SENDTNER (z. B. ÖAB 9,

DAB 7) und andere *Capsicum frutescens* L. (z. B. PH VI) fordern, schreibt das AB 2/DDR nur Herkunft von der Gattung *Capsicum* vor. Anbauländer von *Capsicum-annuum*-Varietäten sind besonders Ungarn, die Balkanländer, Spanien, Italien und Südafrika und von *Capsicum frutescens* die tropischen Teile Afrikas und Amerikas sowie Indien. Bei dem üblichen einjährigen Anbau bleibt der Paprika krautig. In tropischen Gegenden kann er sich auch zu Halbsträuchern entwickeln. Die Früchte sind aufgeblasene vielsamige Beeren, die sich bei den etwa 50 kultivierten züchterischen Varietäten in Größe, Form, Farbe und Geschmack wesentlich unterscheiden. Die Arzneibücher schreiben rote Früchte vor und fordern einen bestimmten Gehalt an scharfschmeckenden Substanzen, der analytisch (AB 2/DDR, PH VI) oder organoleptisch bestimmt wird (DAB 7, ÖAB 9).

Bei den scharf schmeckenden Substanzen, den sogenannten Capsaicinoiden, handelt es sich um Derivate des Vanillylamins (3-Methoxy-4-hydroxybenzylamin), das säureamidartig mit 7-Methyl-octen-(5)-carbonsäure(1) (**Capsaicin**, Abb. 165), 7-Methyl-octancarbonsäure(1) (Di-

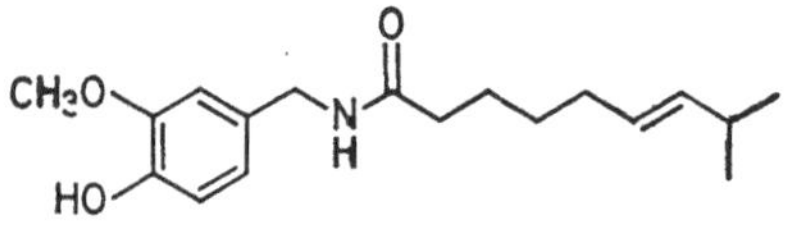

CH_3O, HO, N, H, O

Capsaicin

Abb. 165

hydrocapsaicin), 6-Methylheptancarbonsäure(1) (Nordihydrocapsaicin) oder Octancarbonsäure(1) (Nonylsäurevanillylamid) verbunden ist. Der Gesamtgehalt an Capsaicinoiden im Paprika kann bis zu 1,5% betragen. Den Hauptanteil macht das Capsaicin mit ca. 70% aus. Sein scharfer Geschmack ist noch bei einer Verdünnung von 1:10 Millionen wahrnehmbar. Die Biogenese des Capsaicins erfolgt nur in den Plazenten unreifer Früchte.

Der Mechanismus der Verkürzung der Seitenkette des Phenylalanins bei der Biogenese des substituierten Benzylamins ist noch unklar. Die 7-Methyl-octencarbonsäure wird aus 4 C-Atomen des Valins und 3 Acetatresten aufgebaut.

Capsaicin steigert innerlich gegeben die Magensaftsekretion und regt die Darmperistaltik an. Auf der Haut erzeugt es durch Reizung der Thermorezeptoren Hyperämie. Weitere bemerkenswerte Inhaltsstoffe des Paprikas sind Carotinoide (hauptsächlich das intensiv rote Capsanthin), Capsizidin (ein antibiotisch wirksames Steroidsaponingemisch), Flavonglykoside und Vitamin C (bis 0,2%). Paprika dient innerlich angewendet als Gewürz und Stomachikum. Äußerlich wird er in Form von Tinkturen oder Pflastern (auch Einsatz reinen Capsaicins) zur Behandlung von rheumatischen und neuralgischen Schmerzen benutzt.

Die Droge **Herba Ephedrae**, das Kraut in Steppen- und Wüstengebieten Ostasiens vorkommender *Ephedra*-Arten (*Ephedraceae*, Klasse *Gnetatae*), kleiner xeromorpher Sträucher mit stark reduzierten schuppenförmigen Blättern, ist heute nur noch von geringem Interesse. Das in Mengen von 0,1—3,0% als Hauptalkaloid in diesen Pflanzen vorkommende L-Ephedrin (Abb. 166) ist durch das leicht synthetisch zugängliche D,L-Ephedrin bzw. L-Ephedrin ersetzbar. **L-Ephedrin,** das von den Nebenalkaloiden L-Norephedrin, D-Norpseudoephedrin, N-Methylbenzyl-

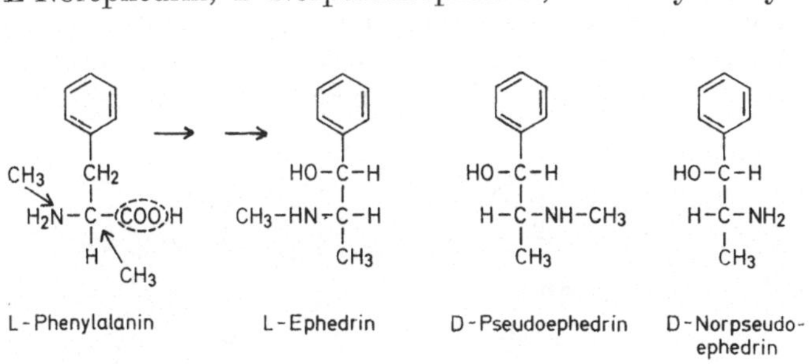

Abb. 166. Ephedra-Alkaloide

amin, N-Methylephedrin und ähnlichen Basen begleitet wird, entsteht biogenetisch aus Phenylalanin und zwei 1-C-Körpern, wahrscheinlich über die Zwischenstufe Aminoacetophenon. Ephedrin ist ein Sympathikomimetikum und wirkt vorwiegend über eine Freisetzung von Noradrenalin aus den Speichern gefäßverengend, bronchienerweiternd und im Gegensatz zu Noradrenalin zentral anregend. Es ist lokal und peroral applizierbar und wird besonders bei Schnupfen (lokale Gefäßverengung der Schleimhäute), Allergien und Bronchialasthma eingesetzt.

D-Norpseudoephedrin (Cathin), in dem der zentral erregende Effekt des Ephedrins verstärkt wiederzufinden ist, stellt den Hauptwirkstoff des **Kat**, der Blätter des in Ostafrika heimischen und dort sowie auf der arabischen Halbinsel und in Südafrika kultivierten Katstrauches, *Catha edulis* Forsk. (*Celastraceae*/*Celastrales*), dar. Daneben konnten auch Esteralkaloide mit Sesquiterpengrundgerüst isoliert werden (Cathidine). Diese Blätter werden in frischem oder getrocknetem Zustand, besonders in arabischen Staaten, als Genußmittel benutzt. D-Norpseudoephedrin ist ein Monoaminoxydasehemmer und besitzt anregende, euphorisierende und appetitszügelnde Wirkung.

Als Rauschdroge hat *Lophophora williamsii* (Lem.) Coult. (*Cactaceae*/*Caryophyllales*) Bedeutung. Die von den Indianern als **Peyote** bezeichnete, in Zentralmexiko und in Südtexas heimische, dornenlose Cactacee wird in Scheiben geschnitten, getrocknet (sog. „peyote buttons" oder „mescal buttons") und gekaut. Hauptwirkstoff ist

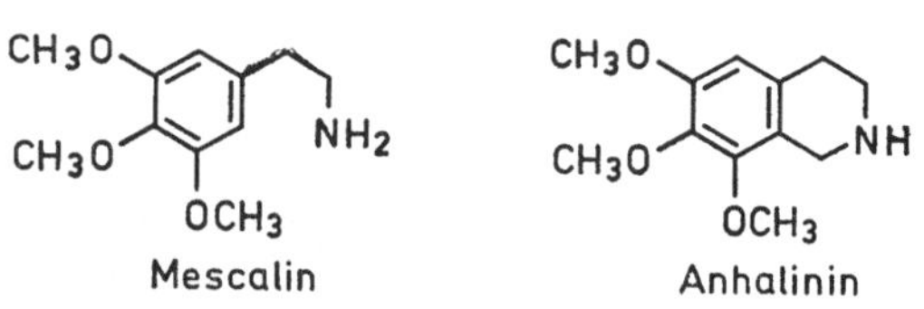

CH_3O, CH_3O, OCH_3, NH_2
Mescalin

CH_3O, CH_3O, OCH_3, NH
Anhalinin

Abb. 167. Lophophora-Alkaloide

das Mescalin (bis zu 6% der Droge), ein β-Phenyläthylaminderivat, das mit Halluzinationen verbundene rauschartige Zustände hervorruft. Die neben den ß-Phenyläthylaminen in der Pflanze vorkommenden Tetrahydroisochinolinabkömmlinge (z. B. Anhalinin) demonstrieren die enge biogenetische Verwandtschaft der β-Phenylalkylamine mit den Isochinolin-Alkaloiden (Abb. 167).

27.6.1.2. Isochinolin-Gruppe

Von den bekannten Isochinolin-Alkaloiden sollen 9 Typen wegen ihres Vorkommens in Arznei- und Giftpflanzen vorgestellt werden (Abb. 168); Alkaloide vom:

- Tetrahydroisochinolin-Typ (z. B. Anhalinin)
- Benzylisochinolin-Typ (z. B. Papaverin, Reticulin)
- Phthalidisochinolin-Typ (z. B. Noscapin, Hydrastin)
- Protoberberin-Typ (z. B. Berberin)
- Protopin-Typ (z. B. Protopin)
- Aporphin-Typ (z. B. Bulbocapnin, Boldin, Glaucin)
- Morphinan-Typ (z. B. Morphin, Codein, Thebain)
- Benzophenanthridin-Typ (z. B. Chelidonin, Sanguinarin)
- Emetin-Typ (z. B. Emetin, Cephaelin).

Isochinolin-Alkaloide sind besonders bei den *Magnoliaceae*, *Ranunculaceae*, *Berberidaceae*, *Menispermaceae*, *Papaveraceae* und *Rutaceae* verbreitet. Die Biosynthese des Grundkörpers erfolgt beim Tetrahydroisochinolin-Typ aus einem, sonst aus 2 Phenylalanin- bzw. Tyrosinmolekülen. Im letzteren Falle geht meistens 1 N-Atom verloren, bei den Alkaloiden vom Emetin-Typ werden beide Stickstoffatome inkorporiert. Durch Aufsprengung des N-heterozyklischen Ringes von Alkaloiden vom Aporphin-Typ und Oxidation des Stickstoffs zur Nitrogruppe entstehen die natürlich vorkommenden Aristolochiasäuren (Abb. 172).

Die bedeutendste Droge dieser Gruppe ist **Opium**, der eingetrocknete Milchsaft aus den unreifen, ausgewachsenen Kapseln von *Papaver somniferum* L., dem Schlafmohn (*Papaveraceae/Papaverales*). Schlafmohn ist eine einjährige, etwa 1,5 m hoch werdende, krautige Kulturpflanze, von der zahlreiche Zuchtformen existieren, die sich im Alkaloidgehalt, Alkaloidspektrum und im Habitus unterscheiden.

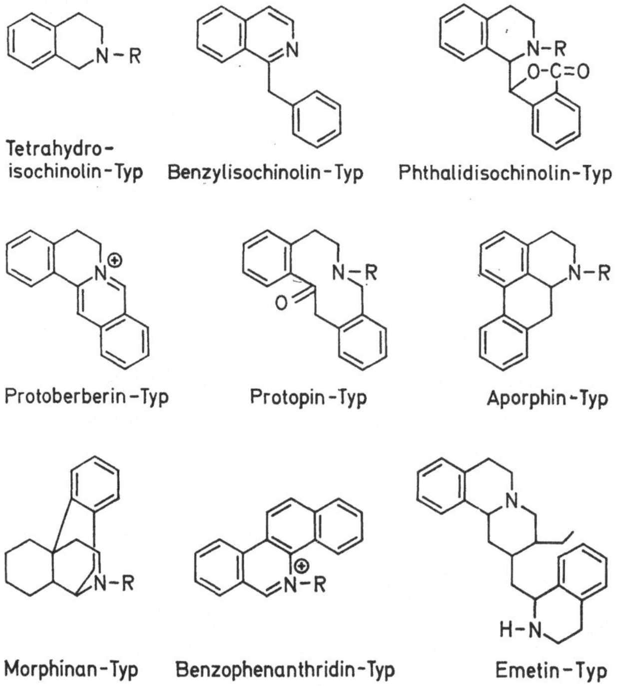

Abb. 168. Wesentliche Typen der Isochinolin-Alkaloide

Die Pflanzen enthalten in allen Teilen, besonders reichlich in der Kapsel, gegliederte, miteinander verbundene Milchröhren. Zur Opiumgewinnung werden die ausgewachsenen, noch grünen Mohnkapseln angeritzt; der ausgetretene, an der Luft erhärtete Milchsaft wird nach etwa 8—12 Stunden abgekratzt und zu sogenannten Opiumbroten (0,3—2 kg) zusammengeknetet, die in Mohnblätter eingewickelt werden. Eine Mohnkapsel liefert etwa 0,02 g Opium. Der Hektarertrag ist von klimatischen Bedingungen, Bodenbeschaffenheit und der Art des Anritzens abhängig. Er liegt bei 3—7 kg/ha, Erträge bis 70 kg/ha sollen erzielt worden sein. Das Opium wird durch Mischen verschiedener Provenienzen auf einen bestimmten Morphingehalt (meistens 12%) eingestellt und maschinell zu häufig blockförmigen Stücken geformt.

Hauptproduzenten von arzneilich genutztem Opium sind Indien, Türkei, UdSSR, China und Jugoslawien. Die Weltproduktion beträgt etwa 1500 t. Etwa die gleiche Menge stammt aus dem illegalen Anbau und dient als Rauchopium (Tschandu) oder zur Herstellung von als Rauschgift genutztem Morphin bzw. Heroin.

Rohopium besteht zu 20—30% aus Alkaloiden. Bisher wurden über 40 Opium-Alkaloide isoliert. Den größten Anteil macht das Morphin (6,8—20,8%) aus, es folgen Noscapin (= Narcotin) mit 1,4—12,8%, Codein mit 0,3—6,6%, Papaverin mit 0,1—4,5%, Thebain mit 0,5—7,4% und Narcein mit 0,1—0,7%. Die Alkaloide liegen teilweise als Mekonate, Salze der Mekonsäure (Abb. 169), die zu 3—5% im Opium enthalten ist, oder

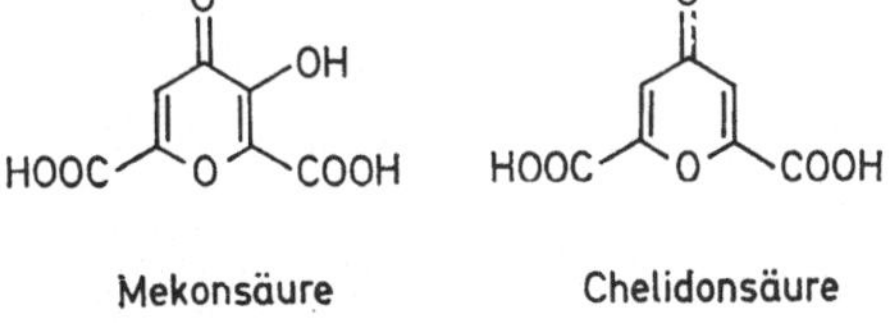

O
OH
HOOC O COOH
Mekonsäure

O
HOOC O COOH
Chelidonsäure

Abb. 169

als Lactate vor. Weitere Inhaltsstoffe sind Kautschuk, Harze, Fette und Schleimstoffe.

Die Alkaloide gehören hauptsächlich dem Morphinan- (z. B. Morphin, Codein, Thebain, Salutaridin), dem Benzylisochinolin- (z. B. Papaverin, Laudanosin, Reticulin), dem Phthalidisochinolin- (z. B. Noscapin, Narcein) und dem Protopin-Typ (z. B. Protopin, Kryptopin) an, aber auch Vertreter des Aporphin-, Protoberberin- und Benzophenanthridin-Typs kommen vor. Die Bausteine dieser biogenetisch eng verwandten Alkaloide sind 2 Moleküle Tyrosin, die zunächst unter Verlust der Carboxylgruppen und eines Stickstoffatoms in das eine zentrale Stellung einnehmende Norlaudanosolin übergehen, von dem sich die übrigen Alkaloide ableiten (Abb. 170). Die Biosynthese, die Speicherung und der Abbau der Opium-

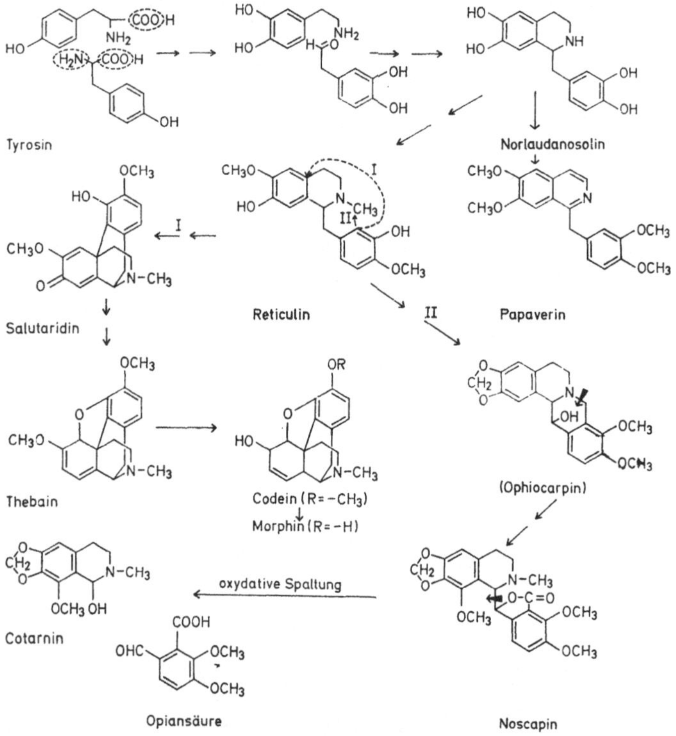

Abb. 170. Opium-Alkaloide und ihre Biogenese

Alkaloide erfolgt vermutlich in besonderen Zellorganellen des Milchsaftes des Schlafmohns, in sogenannten Alkaloidvesikeln.

Von besonderer Bedeutung ist das **Morphin**, das, vorwiegend intravenös appliziert, als sehr gutes, zentral angreifendes Analgetikum Verwendung findet. Die analgetische Wirkung kommt durch Verdrängung der natürlichen Transmitter (Pentapeptide) von den Schmerzrezeptoren durch Morphin zustande. Darüber hinaus wirkt es sedativ, antitussiv, euphorisch und zentral parasympathikomimetisch. Morphin wird heute nicht nur aus Opium, sondern zum Teil (zur Zeit etwa 40%) auch aus Mohnstroh gewonnen. Mohnkapseln erreichen etwa 10 Tage vor der Vollreife der Samen ihren maximalen Morphingehalt (0,3—1,5%). Bei trockenem Wetter bleibt der Gehalt bis zur Ernte konstant, fällt jedoch bei Regen oft erheblich ab.

Ein großer Teil des Morphins (etwa 80%) wird zu Codein verarbeitet. **Codein** wirkt selbst kaum analgetisch, kann aber die Wirkung anderer Analgetika potenzieren. Es übt einen stark dämpfenden Effekt auf das Hustenzentrum aus und wird als Antitussivum eingesetzt.

Ein weiteres therapeutisch genutztes Opium-Alkaloid ist das **Papaverin**, das peripher angreift und zur Erschlaffung der glatten Muskulatur des Körpers führt. Es wird bei Magen-, Darm-, Gallen- und Harnwegsspasmen angewendet.

Ähnlich wie Codein wirkt auch **Noscapin** antitussiv. Es ist Bestandteil einer Reihe von Antitussiva, darüber hinaus verwendet man es bisweilen zur Potenzierung der analgetischen Wirkung des Morphins. Außerdem dient Noscapin zur Herstellung des hämostyptisch wirksamen Cotarnins.

Thebain selbst hat keine therapeutische Bedeutung. Es läßt sich jedoch leicht in Codein und Vorstufen halbsynthetischer Analgetika umwandeln. Aus diesem Grunde besteht großes Interesse an der Thebaingewinnung aus

Wurzeln und Kraut chemischer Rassen von *Papaver bracteatum* LINDL., die 0,8—1% Thebain enthalten und Hektarerträge von 15—35 kg Thebain liefern.

Neben den reinen Alkaloiden werden in geringerem Umfange auch Opium (mit 12% Morphin), Opium pulveratum bzw. Opium titratum (mit 10% Morphin) und Opiumtinktur (mit 1% Morphin) wegen des synergistischen Effektes der Alkaloide als Analgetika, vorwiegend aber als Spasmolytika und zur Ruhigstellung des Darmes bei Durchfällen, benutzt.

Eine Papaveraceen-Droge von geringerer Bedeutung ist das Schöllkraut, **Herba Chelidonii**, von *Chelidonium majus* L., einer in Europa verbreiteten, besonders auf Ruderalstätten und an Wegrändern häufigen, einjährigen Pflanze. Verwendet wird das frische oder rasch bei 60 bis 70 °C getrocknete Kraut. Der Alkaloidgehalt des Krautes liegt zwischen 0,01 und 0,6%, der der Wurzel zwischen 0,2 und 2,0%. Die teilweise gelb oder orange gefärbten Alkaloidsalze sind im Milchsaft enthalten. Die bisher isolierten über 20 Alkaloide gehören vorwiegend dem Benzophenanthridin- und dem Protoberberin-Typ an. Hauptalkaloid der Wurzel ist das Chelidonin. Daneben sind Chelerythrin, Sanguinarin, Berberin, Stylopin, Coptisin und Protopin erwähnenswert. Die Biogenese der Benzophenanthridinderivate erfolgt ausgehend von einem Benzyltetrahydroisochinolinderivat (z. B. dem Reticulin) über ein Tetrahydroprotoberberinderivat (z. B. Stylopin) durch Ringöffnung, Umlagerung und erneuten Ringschluß (Abb. 171).

Chelidonin wirkt ähnlich wie Morphin, jedoch schwächer, zentral sedativ und analgetisch, außerdem aber auch spasmolytisch. Chelerythrin ist stark toxisch und wirkt zentral lähmend. Sanguinarin ist ein Hemmstoff der Acetylcholinesterase, in hohen Dosen hat es strychninartige Eigenschaften. Berberin erregt die glatte Muskulatur und wirkt cholekinetisch. Alle genannten Alkaloide sind Bakterizide und Fungizide. **Berberin** wird mit gutem Erfolg zur Behandlung der Cholera eingesetzt. **Sanguinarin**

Reticulin

Stylopin

Chelidonin

Berberin

Protopin

Chelerythrin ($R_1 = R_2 = -CH_3$)
Sanguinarin ($R_1 + R_2 = -CH_2-$)

Abb. 171. Chelidonium-Alkaloide und ihre Biogenese

wird äußerlich bei Hautpilzerkrankungen angewendet. Gesamtextrakte der Droge haben insbesondere zentral sedative, spasmolytische und cholekinetische Wirkung. Sie werden bei Gallenleiden und Spasmen des Verdauungstraktes verwendet. In der Volksmedizin benutzt man den frischen Milchsaft zur Behandlung von Warzen. Da einige Chelidonium-Alkaloide zytostatische Eigenschaften besitzen, ist ein Effekt denkbar.

Als Choleretikum wird **Cortex Radicis Berberidis,** die Wurzelrinde der bei uns heimischen strauchförmigen Berberitze, *Berberis vulgaris* L. (*Berberidaceae/Ranunculales*), eingesetzt. Die Droge enthält bis 8% Alkaloide (Hauptalkaloid Berberin). Darüber hinaus wird sie auch ähnlich wie **Rhizoma Hydrastis** (von der nordamerikanischen Staude *Hydrastis canadensis* L., *Ranunculaceae/Ranunculales*), eine Droge, die vorwiegend Berberin (ca. 3%), Hydrastin (das Phthalidisochinolinanalogon des Berberins, 1,5—4%) und Canadin (Tetrahydroberberin, ca. 1%) enthält, als Hämostyptikum bei Uterusblutungen post partum und bei Dysmenorrhoe verwendet.

Eng verwandt mit den Isochinolin-Alkaloiden sind die **Aristolochiasäuren**, die aus verschiedenen *Aristolochia*-Arten, insbesondere aus *Aristolochia clematitis* L., der Osterluzei (*Aristolochiaceae/Aristolochiales*), einer bei uns heimischen, bis 70 cm hohen Staude, isoliert wurden. Sie werden aus den sie begleitenden Isochinolin-Alkaloiden vom Aporphin-Typ durch Aufsprengung des stickstoffhaltigen Ringes und Oxidation des Stickstoffs zur Nitrogruppe gebildet. Aporphin-Alkaloide ihrerseits entstehen aus Tetrahydrobenzylisochinolin-Alkaloiden, wobei in einigen Fällen intermediär ein 5-Ring geschlossen wird, der sich in einen 6-Ring umlagert (Abb. 172).

Eine häufig benutzte Droge, deren Wirkstoffe ebenfalls Isochinolin-Alkaloide sind, ist **Radix Ipecacuanhae,** die Brechwurzel. Dabei handelt es sich um die Wurzeln und das Rhizom von *Cephaelis ipecacuanha* (Brot.) A. Rich. und *C. acuminata* Karsten (*Rubiaceae/Gentia-*

nales). Beide Stammpflanzen sind immergrüne Zwergsträucher. *C. ipecacuanha* ist in feuchten Wäldern des tropischen Brasiliens (besonders Provinzen Mato Grosso und Minas Gerais, sog. Rio-Ipecacuanha) heimisch, *C. acuminata* kommt besonders an lehmigen Flußufern

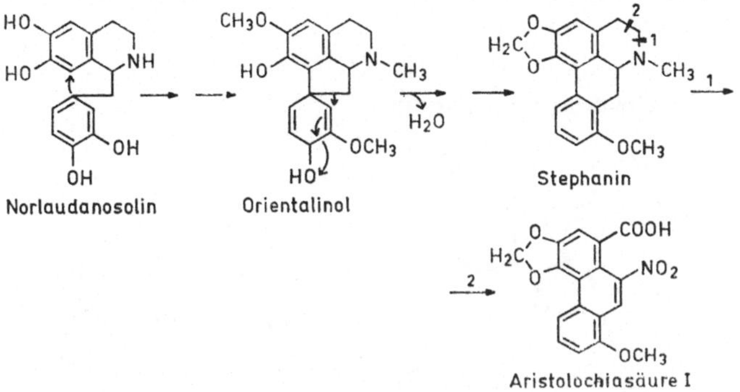

Norlaudanosolin — Orientalinol — Stephanin — Aristolochiasäure I

Abb. 172. Biogenese der Aristolochiasäuren

Kolumbiens, Panamas, Kostarikas und Nikaraguas vor (Cartagena-Ipecacuanha). *C. ipecacuanha* wird auch in Indien und Malaysia (Johore-Ipecacuanha) angebaut.

Die Brechwurzel enthält 1,8—3,5% Alkaloide, vorwiegend vom Emetin-Typ. Hauptalkaloid ist das **Emetin** (etwa $^2/_3$ der Gesamtalkaloidmenge), das von Cephaelin (etwa $^1/_3$) und geringen Mengen ähnlicher Alkaloide (Psychotrin, O-Methylpsychotrin, Emetamin, Protoemetin, Ipecosid u. a.) begleitet wird. Die Biogenese der Alkaloide vom Emetin-Typ erfolgt aus 2 Molekülen Tyrosin und einem Monoterpen vom Loganin-Typ (Abb. 173).

Die Ipecacuanha-Alkaloide besitzen eine starke Reizwirkung auf die Schleimhäute. Sie verursachen in größeren Mengen, peroral appliziert, Erbrechen. In geringen Dosen ($^1/_{10}$ der emetisch wirksamen Menge) steigern sie reflektorisch, bedingt durch Reizung der Magenschleimhaut, die Bronchialsekretion und wirken somit sekretolytisch. Extrakte aus Radix Ipecacuanhae finden daher als Expektorantia Verwendung. Emetin besitzt bakterizide und protozoizide Eigenschaften. Aus diesem Grunde wird es als Chemotherapeutikum bei Infektionen der Harnorgane, des Magendarmtraktes und der Gallenwege sowie bei Amöbenruhr und Amöbenhepatitis eingesetzt.

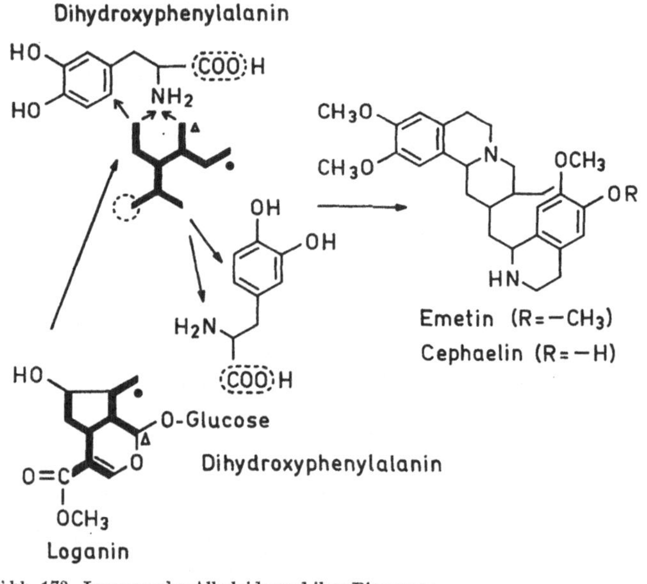

Abb. 173. Ipecacuanha-Alkaloide und ihre Biogenese

27.6.1.3. *Colchicin-Gruppe*

Die etwa 40 Alkaloide der Colchicin-Gruppe, deren Vorkommen auf einige Gattungen der Familie der *Liliaceae* beschränkt ist, werden ebenfalls aus Phenylalanin, das zunächst in Zimtsäure übergeht, und Tyrosin, das zunächst in Tyramin umgewandelt wird, gebildet. Als Zwischenprodukte treten Phenyläthyltetrahydroisochinolinderivate auf, die auch als Begleiter der Colchicum-Alkaloide gefunden wurden. Während der Benzolring des Phenylalanins (Ring A) erhalten bleibt, wird der Benzolring des Tyrosins unter Einbeziehung eines Kohlenstoffatoms der Seitenkette zum 7gliedrigen Tropolon-Ring (Ring C) erweitert (Abb. 174).

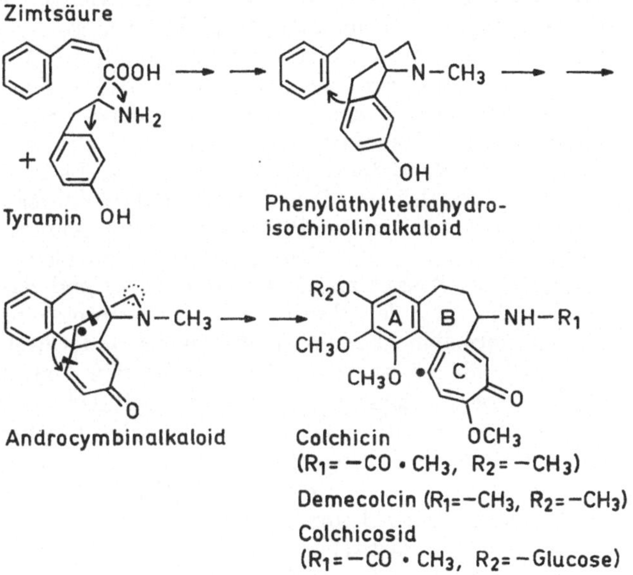
Zimtsäure
COOH
NH2
+
Tyramin OH
N−CH3
OH
Phenyläthyltetrahydro-isochinolinalkaloid
N−CH3
O
Androcymbinalkaloid
R2O
A
B
NH−R1
CH3O
CH3O
C
O
Colchicin OCH3
(R1= −CO • CH3, R2= −CH3)
Demecolcin (R1=−CH3, R2=−CH3)
Colchicosid
(R1=−CO • CH3, R2=−Glucose)

Abb. 174. Colchicum-Alkaloide und ihre Biogenese

Die einzige offizinelle Droge mit Alkaloiden dieser Gruppe ist **Semen Colchici**, der Samen der Herbstzeitlose, *Colchicum autumnale* L. Die Herbstzeitlose ist eine in Mittel- und Südeuropa auf feuchten Wiesen verbreitete, mehrjährige Knollenpflanze, die im Spätherbst blüht. Das unterirdische, befruchtete Gynäceum erscheint erst im nächsten Frühjahr über der Erde. Die Samen kommen etwa im Juni zur Reife. Die Droge stammt meistens aus Wildbeständen Europas. Sie enthält 0,2–0,6% Colchicin, das fast ausschließlich in der Samenschale lokalisiert ist. Außerdem wurden bisher über 20 Nebenalkaloide isoliert, von denen das Demecolcin, das im Gegensatz zu Colchicin basisch reagiert und besonders reichlich in der Knolle der Pflanze enthalten ist, und das Glykoalkaloid Colchicosid erwähnt werden sollen.

Colchicin ist für Warmblüter sehr giftig. Die Vergiftungssymptome (Durchfälle, Kapillarerweiterung, zentrale Lähmung) treten erst nach einigen Stunden auf. Von großem Interesse ist der Einfluß des Colchicins auf die Zellteilung. Es hemmt die Ausbildung des Spindelapparates durch Bindung an die Bausteine der Mikrotubuli, nicht jedoch die Chromosomenteilung. Es kommt daher unter Einfluß von Colchicin zur Polyploidisierung. Dieser Effekt wird in der Pflanzenzüchtung genutzt (s. S. 10, T. I). In der Zytodiagnostik wird Colchicin zur Fixierung des Zellzyklus in der Metaphase, und damit zur Erleichterung der Bestimmung von Abweichungen von der normalen Chromosomenstruktur und Chromosomenzahl, eingesetzt. Therapeutisch werden Extrakte aus der Droge, Colchicin, bevorzugt jedoch das weniger toxische **Demecolcin** und halbsynthetische Colchicinderivate, wegen ihres Eingriffes in den Purinstoffwechsel, innerlich bei Gicht, wegen ihrer zytostatischen Wirksamkeit bei myeloischer Leukämie und äußerlich bei gutartigen oder neoplastischen oberflächlichen Zellwucherungen auf der Haut (spitze Kondylome, Basaliome usw.) verwendet.

27.6.1.4. Amaryllidaceen-Alkaloide

Die Amaryllidaceen enthalten eine für diese Familie charakteristische Gruppe von Alkaloiden, die ebenso wie die Colchicum-Alkaloide aus Phenylalanin- bzw.

Tyrosinresten hervorgehen. Gemeinsames Zwischenprodukt bei der Biogenese scheint das Norbelladin zu sein, von dem sich die anderen Ringtypen ableiten lassen (Abb. 175). Therapeutisches Interesse hat bisher nur das **Galanthamin** erlangt, das aus *Galanthus woronowii* Los. und anderen *Galanthus*-Arten (auch *G. nivalis* L., das Schneeglöckchen, enthält Galanthamin) gewonnen wird. Galanthamin ist ein Hemmstoff der Acetylcholinesterase und findet ähnlich wie Physostigmin zur Glaukombehandlung, außerdem auch zur Nachbehandlung von Poliomyelitis, zur Behandlung von Neuritiden, spastischen Paresen, Myasthenie und Muskeldystrophie Anwendung.

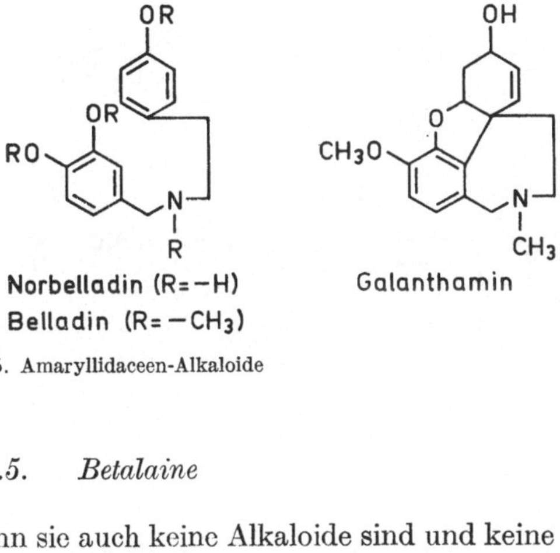

Norbelladin (R= $-H$)
Belladin (R= $-CH_3$)

Galanthamin

Abb. 175. Amaryllidaceen-Alkaloide

27.6.1.5. Betalaine

Wenn sie auch keine Alkaloide sind und keine pharmakologischen Effekte besitzen, sollen dennoch die phytochemisch sehr interessanten Betalaine an dieser Stelle erwähnt werden. Es handelt sich bei ihnen um Glykoside von Enaminiumsalzen der Betalaminsäure mit Aminosäuren bzw. biogenen Aminen (z. B. 5,6-Dihydroxyindol-2-carbonsäure, Prolin, Glutaminsäure, Asparaginsäure, Tyramin oder Dihydroxyphenyläthylamin). Durch Acylierung können sie weiter variiert werden. Sie sind rotviolett (Betacyane, z. B. Betanin) oder gelb (Betaxanthine, z. B. Indicaxanthin) gefärbt und vertreten bei den *Caryophyllales* (mit Ausnahme der *Caryophyllaceae* und *Molluginaceae*) die Anthocyane als Farbstoffe der Blüten und anderer Pflanzenteile. Beim rotvioletten Farbstoff von *Beta vulgaris* L. *var. conditiva* DOELL, der Roten Rübe, handelt es sich beispielsweise um Betanin und Verwandte, bei den gelbblühenden *Mesembryanthemum*-Arten (Mittagsblume) sind die Betaxanthine (neben Flavonoiden) die Blütenfarbstoffe. Die Biogenese der Betalaminsäure erfolgt aus L-Dihydroxyphenylalanin durch Ringspaltung und anschließende Bildung eines Piperideinringes (Abb. 176).

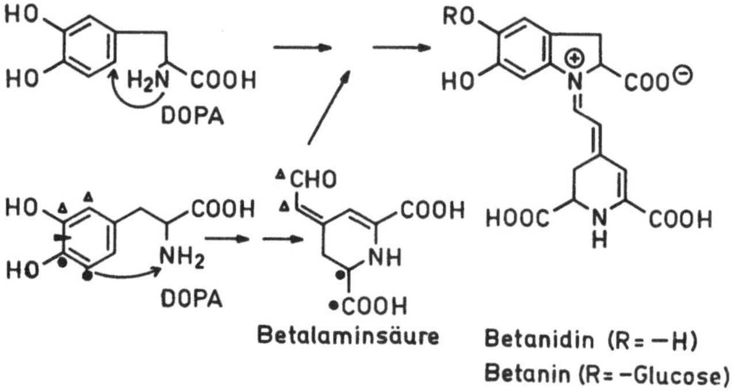

Abb. 176. Biogenese des Betalains Betanin

27.6.2. *Abkömmlinge des Tryptophans*

Bei der Biogenese der Aminosäure Tryptophan wird zunächst aus Anthranilsäure (Abb. 177) und 5-Phosphoribosylpyrophosphat Indol-3-glycerolphosphat gebildet, das mit Serin zu Tryptophan und Glycerolphosphat reagiert. Anthranilsäure kann auch als Abbauprodukt des Tryptophans auftreten.

Von pharmakognostischem Interesse sind die sich

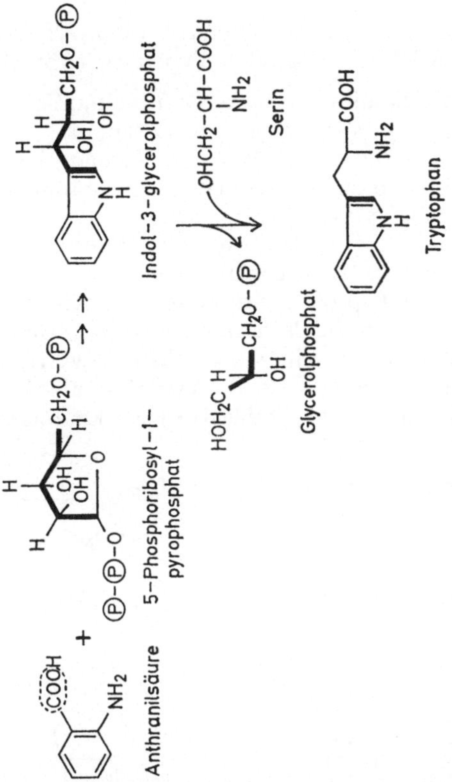

Anthranilsäure

5-Phosphoribosyl-1-pyrophosphat

Indol-3-glycerolphosphat

Serin

Glycerolphosphat

Tryptophan

Abb. 177. Biogenese des Tryptophans

vom Tryptophan ableitenden Alkaloide der Indol-Gruppe und die aus Tryptophan oder Anthranilsäure hervorgehenden Vertreter der Chinolin-Gruppe.

27.6.2.1. Indol-Gruppe

Die therapeutisch bedeutenden Indol-Alkaloide gehören hauptsächlich folgenden Typen an (Abb. 178, 183):

- Indolalkylamin-Typ (z. B. Bufotenin, Psilocybin)
- Physostigmin-Typ (z. B. Physostigmin)
- β-Carbolin-Typ (z. B. Harmin, Harman, Harmalin)
- Ergolin-Typ (z. B. Ergometrin, Ergotamin)
- Ajmalicin-Typ (z. B. Raubasin)
- Yohimbin-Typ (z. B. Yohimbin, Reserpin)
- Ajmalin-Typ (z. B. Ajmalin)
- Strychnin-Typ (z. B. Strychnin, C-Toxiferin)
- Iboga-Typ (z. B. Catharanthin, seco-Form als Kopplungspartner im Vincaleukoblastin bzw. Leurocristin)
- Aspidosperma-Typ (z. B. Vindolin, als Kopplungspartner im Vincaleukoblastin bzw. Leurocristin)

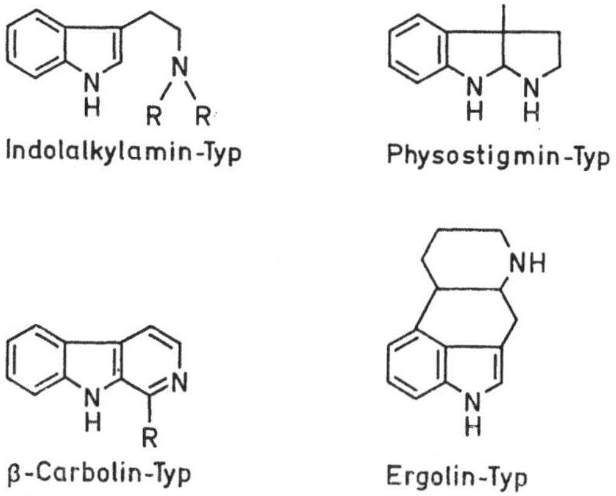

Abb. 178. Typen einfacher Indol-Alkaloide

Die Indol-Alkaloide, die aus Tryptophan und einem Monoterpen hervorgehen (Ajmalicin-, Yohimbin-, Ajmalin-, Strychnin-, Iboga- und Aspidosperma-Typ) werden häufig auch als monoterpenoide Indol-Alkaloide zusammengefaßt. In den sogenannten Bis-Indol-Alkaloiden sind 2 identische (z. B. C-Toxiferin) oder unterschiedliche (z. B. Vincaleukoblastin) Ringsysteme mit Indolkern miteinander verknüpft.

27.6.2.1.1. Indolalkylamin-Typ

Die Vertreter dieses Typs besitzen lediglich toxikologisches Interesse. Zu ihnen gehören beispielsweise die in den Krötengiften und im sogenannten Südamerikani-

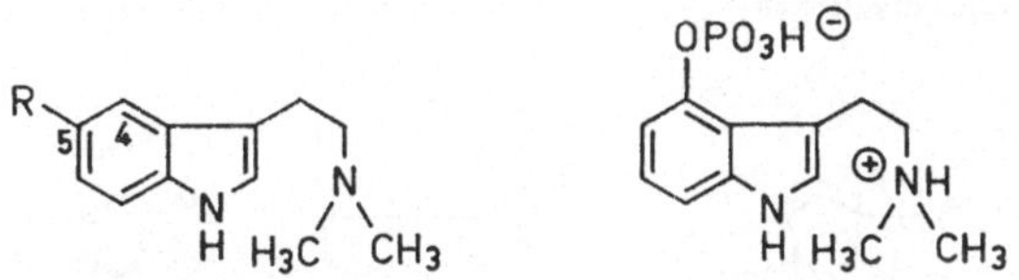

Dimethyltryptamin (R= –H)
Bufotenin (R= –OH)

Psilocybin

Abb. 179. Indolalkylamine

schen Schnupftabak (gewonnen aus *Piptadenia-* und *Mimosa*-Arten (*Mimosaceae*) und *Virola*-Arten (*Myristicaceae*)) vorkommenden, zum Teil psychotomimetisch wirksamen Derivate des Indolyläthylamins (= Tryptamin) oder 5-Hydroxyindolyläthylamins (= Serotonin), z. B. Dimethyltryptamin und Bufotenin. Auch die aus in Mexiko vorkommenden, als Rauschmittel verwendeten Pilzen der Gattung *Psilocybe* und *Stropharia* (*Agaricaceae*/*Agaricales*) isolierten 4-Hydroxyindolderivate (z. B. Psilocybin, Abb. 179), sind erwähnenswert.

27.6.2.1.2. Physostigmin-Typ

Der Grundkörper der Alkaloide vom Physostigmin-Typ ist das Pyrrolidino[2,3-b]indolin, das wahrscheinlich aus Tryptophan durch Ringschluß zwischen dem Stickstoffatom der Seitenkette und dem C-Atom 2 des Indolringes entstanden ist (Abb. 180). Einzige Droge dieser Gruppe ist **Semen Calabar**, die Calabarbohne, der Samen der Fabacee *Physostigma venenosum* BALFOUR. Die Stamm-

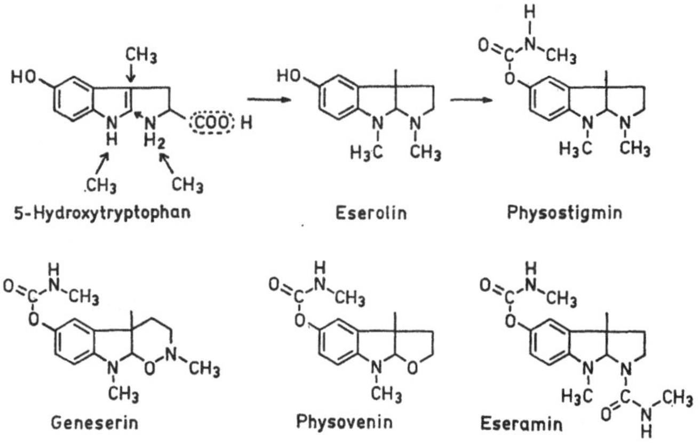

Abb. 180. Calabar-Alkaloide und ihre Biogenese

pflanze ist eine Liane, die vor allem im tropischen Westafrika (besonders im Niger-Delta) vorkommt. Calabarbohnen enthalten 0,1–0,3% Alkaloide. Hauptalkaloid ist das **Physostigmin** (Eserin), ein Methylcarbamidsäureester des Eserolins. Als Nebenalkaloide kommen u. a. Geneserin, Physovenin und Eseramin vor. Physostigmin ist ein Hemmstoff der Acetylcholinesterase und wirkt somit als Parasympathikomimetikum. Es wird in Form des Salicylats fast ausschließlich in der Ophthalmologie als Miotikum und Antiglaukomatosum verwendet.

27.6.2.1.3. β-Carbolin-Typ

Einfache β-Carbolin-Abkömmlinge sind die Alkaloide der Steppenraute, *Peganum harmala* L. (*Zygophyllaceae/Geraniales*), eines in den Steppengebieten Mittelasiens vorkommenden Krautes. Die Pflanze enthält in allen Teilen Alkaloide (in den Samen, **Semen Harmalae,** 3—6%) vom β-Carbolin- (z. B. Harmin und Harmalin), (Abb. 181) und vom Chinazolin-Typ (z. B. Peganin). Wegen der halluzinogenen Wirkung des Harmins werden die Samen, besonders in Indien, auch als Rauschdroge genutzt. Therapeutisch kann **Harmin** bei Erkrankungen des extrapyramidalen Systems (Parkinsonismus) und bei Amöbenruhr eingesetzt werden.

Harman (R= —H)
Harmin (R= —OCH$_3$)
Harmalin = 3,4-Dihydroharmin

Abb. 181. Einfache β-Carbolinabkömmlinge und ihre Biogenese

Ebenfalls wegen des Gehaltes an Harmin und Harmalin werden die Blätter einiger zur Ordnung der *Malpighiaceae* (*Rutales*) gehörender südamerikanischer Lianen, wie *Tetrapteris methystica* R. E. SCHULTES und *Banisteriopsis caapi* (SPRUCE ex GRISEB.) MORTON, von den Ureinwohnern als Rauschmittel genutzt.

Harman kommt in **Herba Passiflorae,** dem Kraut von *Passiflora incarnata* L., der Passionsblume (*Passifloraceae/Violales*), einem im Süden der USA und auf den Bermuda-Inseln heimischen Kletterstrauch, vor. Die Droge wird als Sedativum verwendet.

Die Harmanderivate entstehen in der Pflanze aus Tryptophan und dem C_2-Körper Essigsäure, wahrscheinlich über N-Acetyltryptamin.

27.6.2.1.4. *Ergolin-Typ*

Grundkörper der Ergolin-Alkaloide ist das tetrazyklische Ringsystem des Ergolins. Die Biogenese (Abb. 182) erfolgt aus Tryptophan und einem aktivierten Isoprenkörper, wahrscheinlich dem Δ^3-Isopentenylpyro-

Tryptophan + Hemiterpen → Clavin-Serie (R= –H oder –OH) → D-Lysergsäure-Serie

Ergometrin

Ergotamin $R_1=R_2=-H$, $R_3=-CH_2-C_6H_5$

α- und β-Ergokryptin: $R_1=R_2=-CH_3$; bei α $R_3=-CH_2-CH(CH_3)_2$; bei β $R_3=-CH(CH_3)-CH_2-CH_3$

Ergocornin: $R_1=R_2=-CH_3$, $R_3=-CH(CH_3)_2$

Ergocristin: $R_1=R_2=-CH_3$, $R_3=-CH_2-C_6H_5$

Abb. 182. Mutterkorn-Alkaloide und ihre Biogenese

phosphat. Es entstehen zunächst Ergolin-Alkaloide der Clavin-Serie, die unter Umwandlung der Methyl- bzw. Hydroxymethylgruppe am C-Atom 8 zur Carboxylgruppe, in D-Lysergsäure übergehen. Die Lysergsäure wird bei den einfachen Lysergsäureamiden amidartig mit NH_3 (Ergin), L-2-Aminopropanol (Ergometrin) oder 2-Aminoäthanol (Lysergsäuremethylcarbinolamid) verbunden. Bei den bekannten Peptid-Alkaloiden des Mutterkorns trägt sie einen amidartig gebundenen, cyclolartigen Tripeptidrest. In diesem Tripeptidanteil können folgende Aminosäuren vorkommen: L-Prolin, L-Phenylalanin, L-Leucin, L-Valin, α-Hydroxyalanin, α-Hydroxyvalin und α-Hydroxy-α-aminobuttersäure. Die D-Lysergsäurederivate gehen leicht unter Umlagerung am C-Atom 8 in die pharmakodynamisch weniger aktiven stereoisomeren D-Isolysergsäurederivate über (ihre Namen tragen die Endungen -inin, z. B. Ergotaminin).

Alkaloide vom Ergolin-Typ kommen in einigen Pilzen (*Aspergillus*-, *Penicillium*-, *Rhizopus*- und *Claviceps*-Arten) und *Convolvulaceae* (*Ipomoea*-, *Rivea*- und *Convolvulus*-Arten) vor. Peptid-Alkaloide allerdings wurden bisher nur bei *Claviceps*-Arten gefunden.

Von großer Bedeutung als Industriedroge ist **Secale cornutum**, Mutterkorn, das Sklerotium (die Dauerform) des über die ganze Erde verbreiteten, auf dem Roggen parasitierenden Ascomyceten *Claviceps purpurea* (FRIES) TULASNE (*Clavicipitaceae*/*Clavicipitales*). Die länglichen Ascosporen dieses Pilzes keimen, durch den Wind auf die Narben der Roggenblüten gebracht, zu Hyphen aus, die den jungen Fruchtknoten überwuchern, durchdringen und zerstören. Nach etwa 10—14 Tagen kommt es zur Ausscheidung eines stark zuckerhaltigen Sekretes, des sogenannten Honigtaues, aus den infizierten Blüten, das sehr viele, von den Hyphen des Pilzes abgeschnürte Exosporen (sogenannte Konidien) enthält. Durch den durch Insekten verschleppten Honigtau werden weitere Fruchtknoten infiziert. Das zunächst wattige Mycel entwickelt sich rasch, ernährt durch die Wirtspflanze, zu einem bis 3 cm langen, spindelförmigen, braun- bis schwarzvioletten, harten Sklerotium, das bei der Reife des Getreides zu Boden fällt und dort überwintert. Im Frühjahr wächst aus dem Mutterkornsklerotium eine große Anzahl gestielter, kugelförmiger Pilzköpfchen (Stromata) hervor, die krugförmige Vertiefungen (Perithecien) besitzen, in denen sich die Asci mit den Ascosporen entwickeln. Neben dem Roggenmutterkorn existieren zahlreiche *Claviceps*-Arten und -Rassen, die auf anderen Gräsern parasitieren.

Die Droge wird aus Wildvorkommen und von künstlich infiziertem Roggen gewonnen. Versuche, Ergolin-Alkaloide durch Züchtung des Pilzes auf künstlichen Nährlösungen zu erhalten, haben erste Erfolge erbracht. Ausbeuten von etwa 3 g Peptidalkaloiden/l sind möglich.

Alkaloidgehalt und Alkaloidspektrum der Sklerotien sind stark von genetischen Faktoren und Umweltbedingungen abhängig. Der Alkaloidgehalt der Wilddroge schwankt zwischen 0—1%, liegt jedoch meistens unter 0,2%. Zum Anbau gelangen durch Auslese oder Mutation und Auslese erhaltene Hochleistungsstämme, die häufig mehr als 1% Alkaloide liefern und ein bestimmtes Alkaloid bevorzugt bilden.

Bisher sind über 30 Mutterkorn-Alkaloide bekannt, die beiden genannten Serien, der Clavin- und der Lysergsäure-Serie, angehören. Weitere Inhaltsstoffe der Droge sind zahlreiche Amine, Xanthonfarbstoffe und etwa 30% Fett.

Heute verwendet man fast ausschließlich Reinalkaloide. Gesamtdrogenextrakte sind wegen der großen Variabilität des Alkaloidgehaltes und der Instabilität der Alkaloide unsicher in ihrer Wirkung. Nur die Lysergsäure-Alkaloide sind therapeutisch wertvoll.

Von den einfachen Lysergsäureamiden wird das **Ergometrin** (= Ergobasin) in der Therapie genutzt. Es wirkt direkt auf die glatte Muskulatur des graviden Uterus und löst wehenartige Kontraktionen aus. Es hat im Gegensatz zu den Peptid-Alkaloiden keinen sympathikolytischen Effekt. Man verwendet es zur Einleitung der Geburt bei Wehenschwäche und zur Erzielung einer raschen Ablösung der Plazenta und damit der Verminderung von Blutungen nach der Geburt.

Von den Peptid-Alkaloiden wird vorwiegend das **Ergotamin** eingesetzt. Es ist durch seine α-sympathikolytische Wirksamkeit ausgezeichnet. Am Uterus führt es zu einer langanhaltenden Dauerkontraktion und wird deshalb während der Geburt nicht, jedoch post partum zur Entfernung der Plazenta, bei Uterusatonie und zur Behandlung von Blutungen nach der Geburt angewendet. Die α-sympathikolytische Wirksamkeit wird u. a. bei Migräne, bei Thyreotoxikosen und beim Einsatz als Sedativum (meistens kombiniert mit Belladonna-Präparaten oder Barbituraten) ausgenutzt.

Bei den halbsynthetischen **9,10-Dihydroderivaten der Peptid-Alkaloide** ist die Uteruswirksamkeit aufgehoben und die Toxizität bei erhaltener α-sympathikolytischer Wirkung herabgesetzt. In dieser Form kommen neben Ergotamin auch die übrigen Peptid-Alkaloide Ergocornin, Ergocristin oder das Alkaloidgemisch Ergotoxin (bestehend aus Ergocristin, Ergokryptin und Ergocornin), die unverändert wesentlich toxischer sind als Ergotamin, als α-Sympathikolytika, insbesondere zur Behandlung der Hypertonie, zum Einsatz.

Das halbsynthetische **Lysergsäurediäthylamid** (LSD), das als Rauschgift genutzt wird, wirkt durch die Stimulierung sympathischer Zentren im Zwischenhirn stark psychotomimetisch.

27.6.2.1.5. Monoterpenoide Indol-Alkaloide vom Ajmalicin-, Yohimbin-, Ajmalin-, Strychnin-, Iboga- und Aspidosperma-Typ

Die monoterpenoiden Indol-Alkaloide gehen aus Tryptophan und einem Monoterpen, wahrscheinlich dem Secologanin, hervor. Bei der Biogenese (Abb. 183) der oben genannten Typen werden zunächst Indol-Alkaloide vom Corynanthein-Typ gebildet, die durch Schließung weiterer Ringe in Vertreter vom Ajmalicin-, Yohimbin- oder Ajmalin-Typ übergehen. Diese 3 Typen kann man wegen des vorhandenen β-Carbolinringsystems auch den β-Carbolin-Alkaloiden zurechnen. Durch Aufspaltung des Ringes C und erneuten Ringschluß zwischen dem Isopropylrest am Ring D und dem Indolringsystem entstehen Vertreter vom Stemmadenin-Typ, aus denen sich die Alkaloide vom Strychnin-Typ (durch 2fachen Ringschluß und Verlust eines C-Atoms) oder vom Iboga- und Aspidosperma-Typ (durch Ringspaltung und 2fachen

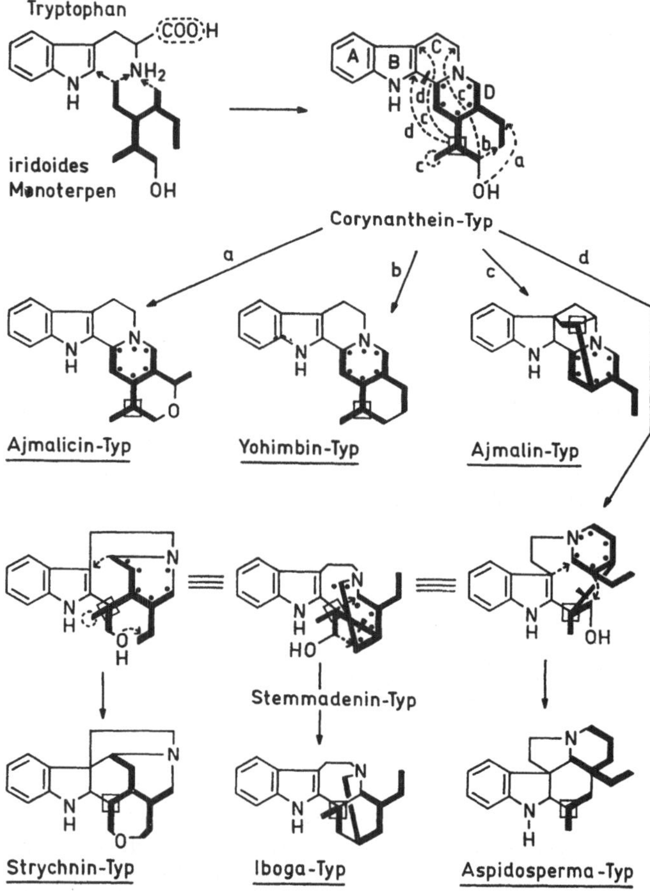

Abb. 183. Typen und biogenetische Beziehungen monoterpenoider Indol-Alkaloide

Ringschluß) ableiten lassen. Bisher sind etwa 700 monoterpenoide Indol-Alkaloide bekannt.

Eine wichtige Droge, in der monoterpenoide Indol-Alkaloide vorkommen, ist **Radix Rauwolfiae**. Dabei handelt es sich um Wurzeln und Rhizome von *Rauwolfia serpentina* (L.) BENTH. (*Apocynaceae/Gentianales*), einem kleinen, höchstens 1 m hohen Strauch, der in tropischen Gebieten Vorder- und Hinterindiens sowie auf Sumatra und Djawa heimisch ist.

Radix Rauwolfia enthält 1,5—3,0% Alkaloide. Das Alkaloidspektrum ist außerordentlich komplex. Es sind bisher über 50 verschiedene Rauwolfia-Alkaloide bekannt, die hauptsächlich dem Yohimbin-, Ajmalicin- und Ajmalin-Typ angehören. Viele sind Stereoisomere. Vom Yohimbin allein kommen 7 stereoisomere Formen in Radix Rauwolfiae vor. Man kann die Rauwolfia-Alkaloide auch auf Grund des Sättigungsgrades der Ringe B und C in quartäre Anhydroniumbasen (z. B. Alstonin), tertiäre Indolbasen (z. B. Reserpin) und tertiäre Indolinbasen (z. B. Ajmalin) einteilen (Abb. 184).

Hauptwirkstoffe der Droge sind **Reserpin** und die verwandten Verbindungen **Deserpidin** und **Rescinnamin.** Sie führen zur Hemmung des Transportes der Catecholamine in die Vesikel adrenerger Synapsen und haben dadurch, nach einer Latenzzeit, langanhaltende zentral sedative und blutdrucksenkende Wirkung. Sie besitzen im Gegensatz zu einigen anderen sedierend wirkenden Substanzen auch in hohen Dosen keinen narkotischen Effekt und werden als Neuroleptika zur Behandlung neuropsychiatrischer Erkrankungen, von Übererregbarkeit, Hyperthyreose und als Antihypertonika verwendet. **Raubasin** (Ajmalicin) wirkt durchblutungsfördernd und wird bei Durchblutungsstörungen eingesetzt. **Yohimbin** ist ein α-Sympathikolytikum und führt ebenfalls zur Blutdrucksenkung. Das gleichfalls sympathikolytisch wirksame **Ajmalin** ist in der Lage, Herzarrhythmien zu beseitigen. Man verwendet es bei Extrasystolie und ähnlichen Erkrankungen. Bei Hypertonie setzt man neben Reinalkaloiden Drogengesamtextrakte oder Kombinationspräparate, aus mehreren Rauwolfia-Alkaloiden bestehend, ein.

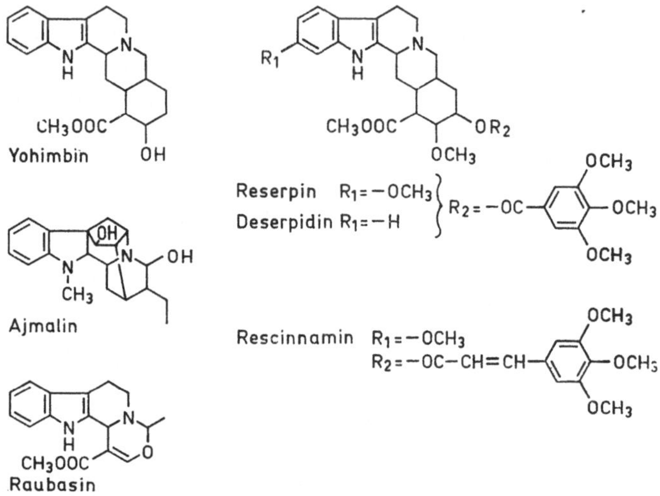

Yohimbin

Reserpin $R_1 = -OCH_3$
Deserpidin $R_1 = -H$
$R_2 = -OC-C_6H_2(OCH_3)_3$

Ajmalin

Rescinnamin $R_1 = -OCH_3$
$R_2 = -OC-CH{=}CH-C_6H_2(OCH_3)_3$

Raubasin

Abb. 184. Rauwolfia-Alkaloide

Zur Herstellung der Alkaloide werden auch andere Rauwolfia-Arten (besonders *Rauwolfia canescens* L., *R. micrantha* Hook., *R. tetraphylla* L. und *R. vomitoria* Afzel.) herangezogen.

Zur Gewinnung von Yohimbin wird fast ausschließlich **Cortex Yohimbe**, die Rinde von *Pausinystalia yohimbe* (K. Schum.) Pierre (*Rubiaceae/Gentianales*), einem bis 30 m hoch werdenden, in Westafrika heimischen Baum, benutzt, deren Hauptalkaloid Yohimbin ist (Gehalt ca. 1%). Man verwendet Yohimbin wegen seiner α-sympathikolytischen Wirkung als Antihypertonikum und wegen seiner gefäßerweiternden Wirkung, besonders der Unterleibsorgane, bei Menstruationsstörungen und, bevorzugt in der Veterinärmedizin, als Aphrodisiakum.

Die bisher bekannten Alkaloide vom Strychnin-Typ sind in ihrem Vorkommen auf einige zur Familie der *Loganiaceae* (*Gentianales*) gehörende *Strychnos*-Arten und auf wenige Vertreter der ihnen verwandten *Apocynaceae* (z. B. *Catharanthus*-Arten) beschränkt. Von therapeutischem Interesse sind die Drogen Semen Strychni und Curare.

Semen Strychni, Brechnußsamen, stammt von *Strychnos nux-vomica* L., einem in den Wäldern Vorderindiens, Hinterindiens, Sri Lankas, des Malaiischen Archipels und Nordaustraliens verbreiteten, bis 15 m hohen Baum, dessen hartschalige Beerenfrüchte 4—5 flache Samen enthalten.

Die gesamte Pflanze ist alkaloidhaltig. In den Blättern werden etwa 2%, in der Rinde über 8% und in den Samen 2—5% Alkaloide gefunden. Etwa 50% der Samenalkaloide entfallen auf Strychnin (Abb. 185), der Rest ist hauptsächlich Brucin, die übrigen Nebenalkaloide (z. B. α-Colubrin, β-Colubrin, Vomicin, Pseudostrychnin u. a.) machen nur 2—3% der Gesamtalkaloidmenge aus. Die Biogenese des Strychnins erfolgt aus dem Strychningrundkörper und einem Essigsäurerest.

Strychnin wirkt vor allem durch Lähmung der hemmenden Synapsen des Rückenmarks und des Zentralnervensystems. In toxischen Dosen erzeugt es tonische Krämpfe, in therapeutischen Dosen steigert es den Tonus der Muskulatur und regt Atmung und Kreislauf an. Brucin wirkt ähnlich, aber wesentlich schwächer ($^1/_{50}$ der Strychninwirksamkeit). Man benutzt Strychnin oder Drogenextrakte als Analeptika oder Roborantia. Bei Verwendung von Gesamtdrogenextrakten ist die Bitterwirkung des Strychnins und des Brucins wesentlich am roborierenden Effekt beteiligt. Brucin kann als Standardsubstanz bei der Bestimmung des Bitterwertes von Drogen benutzt werden.

Strychnin wird aus der Rinde von *Strychnos nux-vomica* L. und den Samen von *S. ignatii* Berg. gewonnen.

Als **Curare** bezeichnet man das von den Indianern Südamerikas benutzte Pfeilgift. Es dient den Eingeborenen zum Imprägnieren der vorwiegend für die Jagd benutzten Blasrohrpfeile. Das durch Curare getötete Beutetier ist wegen der langsamen Resorption der Curare-Alkaloide im menschlichen Verdauungstrakt ohne Gefahr genießbar.

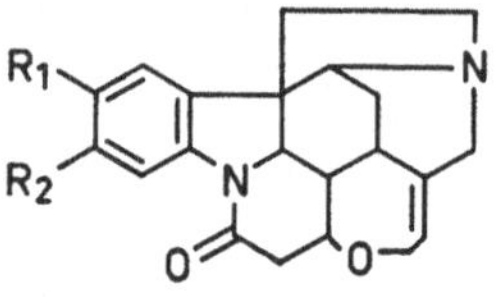

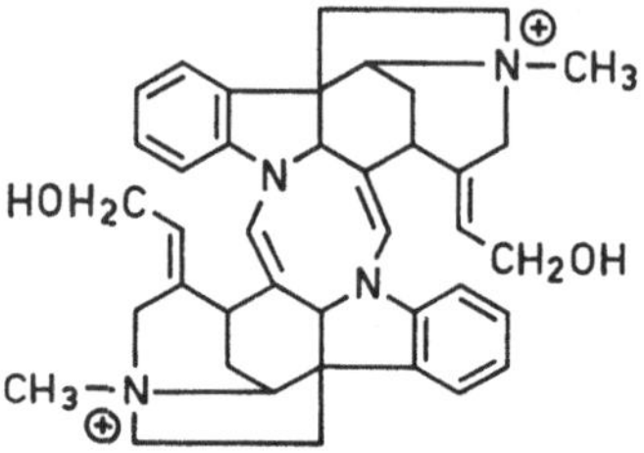

Strychnin ($R_1 = R_2 = -H$)
Brucin ($R_1 = R_2 = -OCH_3$)
α-Colubrin ($R_1 = -H$, $R_2 = -OCH_3$)
β-Colubrin ($R_1 = -OCH_3$, $R_2 = -H$)

C-Toxiferin I

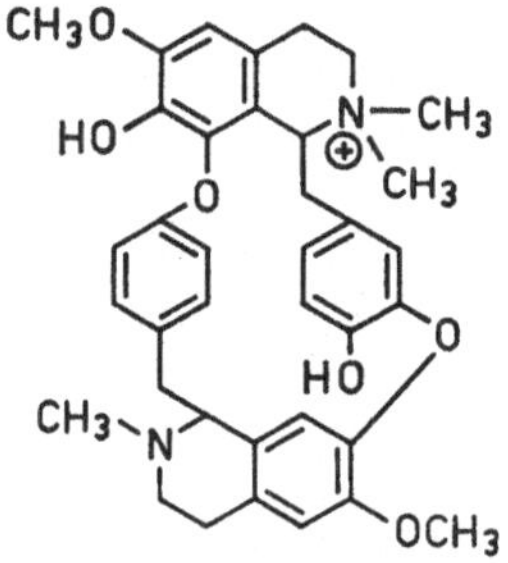

(+)-Tubocurarin

Abb. 185. Strychnos- und Chondodendron-Alkaloide

Curare wird durch Extraktion verschiedener Pflanzen mit kochendem Wasser und Eindicken des Extraktes erhalten. Die Hauptrohstoffe sind, regional unterschiedlich, entweder die Rinden von *Strychnos*-Arten (deren Extrakte werden meistens in ausgehöhlten Flaschenkürbissen aufbewahrt und daher Calebassen-Curare genannt) oder von *Chondodendron*-Arten (in Bambusröhren oder in Tontöpfen gehandelt, daher Tuben- oder Topfcurare).

Je nach verwendeter Pflanzenart variieren natürlich die Inhaltsstoffe des Curare. Das aus *Strychnos*-Arten (*S. toxifera* BENTH., *S. castelnaei* WEDELL und *S. crevauxii* G. PLANCH.) gewonnene Produkt enthält eine Vielzahl von monoterpenoiden Indol-Alkaloiden mit β-Carbolin- und Strychnin-Ringsystemen, die monomer oder dimer vorkommen und ein (die monomeren) oder zwei (die dimeren Bis-Indol-Alkaloide, wie z. B. C-Toxiferin I) quartäre Stickstoffatome besitzen. In dem aus *Chondodendron*-Arten (*Ch. tomentosum* RUIZ. et PAV., *Ch. candicans* (L. C. RICH.) SANDW., *Ch. polyanthum* DIELS u. a., *Menispermaceae*/*Ranunculales*) gewonnenen Curare sind Bis-Benzylisochinolin-Alkaloide mit einem oder 2 quartären Stickstoffatomen enthalten. Aus dieser Gruppe ist das (+)-Tubocurarin von besonderer Bedeutung.

Curare-Alkaloide mit einem, insbesondere aber mit 2 quartären Stickstoffatomen, verdrängen Acetylcholin vom nikotinergen Rezeptor an der Endplatte der quergestreiften Muskelzelle. Dadurch ist der Muskel vom Nerv aus nicht mehr erregbar, und es tritt Muskellähmung ein. Letale Dosen führen zum Tod durch Atemlähmung. Acetylcholin und Hemmstoffe der Acetylcholinesterase wirken als Curare-Antagonisten.

Therapeutisch werden **(+)-Tubocurarin**, der halbsynthetische **Tubocurarindimethyläther** und das halbsynthetische **N,N'-Diallylbisnortoxiferin** (leicht darstellbar aus Strychnin) eingesetzt. Sie dienen in der Chirurgie als Muskelrelaxantia. Die Psychiatrie benutzt die Stoffe zur Vermeidung von Muskelkrämpfen bei Elektroschocks. Auch bei schwerem Tetanus wird Curare eingesetzt.

Herba Catharanthi ist eine Industriedroge, die erst in jüngster Zeit Eingang in unseren Arzneischatz gefunden hat. Stammpflanze dieser Droge ist *Catharantus roseus* (L.) G. DON (*Apocynaceae*/*Gentianales*), ein bis 80 cm hoher, immergrüner, dem bei uns heimischen Immergrün, *Vinca* *minor* L., sehr ähnlichen Strauch, der auf Madagaskar beheimatet, heute aber in vielen tropischen und subtropischen Ländern verbreitet ist. Bisher wurden über 60 verschiedene monoterpenoide Indol-Alkaloide aus dieser Pflanze isoliert. Neben monomeren Indol- (z. B. Catharanthin) oder Indolin-(Dihydroindol-)Alkaloiden (z. B.

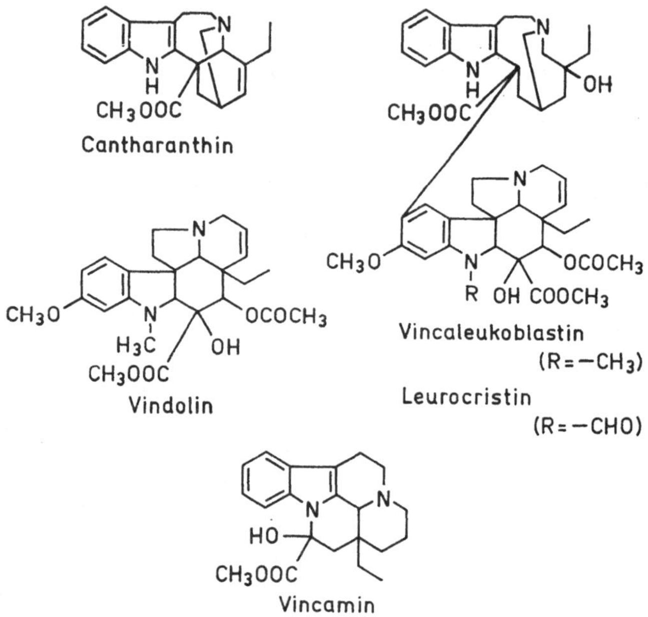

Abb. 186. Catharanthus-Alkaloide

Vindolin) wurden 24 Bis-Indol-Alkaloide (bzw. Indol-Indolin-Alkaloide) nachgewiesen. 6 der dimeren Alkaloide besitzen kanzerostatische Wirksamkeit. Therapeutisch verwendet werden jedoch nur 2: **Vincaleukoblastin** (VLB, Vinblastin) und **Leurocristin** (VCR, Vincristin, Abb. 186). Ihr Effekt beruht auf der Fähigkeit, die Ausbildung des Spindelapparates durch Reaktion mit Strukturproteinen der Mikrotubuli tierischer Zellen zu verhindern und damit die Mitose in der Metaphase zu unterbrechen. Als Folge davon tritt ein Absterben sich in Teilung befindlicher Zellen auf. Vincaleukoblastin wird vorwiegend bei Morbus Hodgkin (Lymphogranulomatose), Mamma-Karzinomen und Bronchial-Karzinomen angewendet. Vincristin wird bevorzugt bei akuter lymphatischer Leukämie des Kindes, darüber hinaus aber auch bei Retikulumzellsarkomen, Mamma-Karzinomen, Bronchial-Karzinomen, Gliomen, Chorionkarzinomen, Astrozytomen und Melanomen eingesetzt. Durch den geringen Gehalt der therapeutisch wirksamen Alkaloide in der Pflanze (0,005% Vincaleukoblastin und 0,001% Leurocristin in den Blättern) wird eine Bereitstellung ausreichender Mengen sehr erschwert.

Das in *Vinca minor* L. neben anderen Indol-Alkaloiden vorkommende **Vincamin** (monoterpenoides Indol-Alkaloid) vom Eburnamin-Typ, Abb. 186) hat wegen seiner hypotensiven Wirkung und seiner Eigenschaft, die Durchblutung des Gehirns zu fördern, therapeutische Bedeutung.

27.6.2.2. Chinolin-Gruppe

Auch am Aufbau einer großen Anzahl von Chinolin-Alkaloiden sind Tryptophan bzw. seine Vorstufe oder sein Abbauprodukt Anthranilsäure beteiligt.

Zu den Tryptophanabkömmlingen gehören die therapeutisch wichtigen Alkaloide vom Cinchonin-Typ. Sie kommen bei einer Anzahl von Vertretern der *Rubiaceae* vor, wurden aber auch in einigen anderen Familien gefunden. Die offizinelle Droge **Cortex Chinae**, Chinarinde, ist die Rinde der Stämme, Zweige und Wurzeln verschiedener *Cinchona*-Arten (*Rubiaceae/Gentianales*), hauptsächlich von *C. succirubra* PAVON, *C. calisaya* WEDDELL, *C. ledgeriana* MOENS und den Hybriden dieser Arten. Die Stammpflanzen sind immergrüne, bis 30 m hoch werdende Bäume, die in den Anden des tropischen Südamerikas

(10° nördl. bis 22° südl. Breite) in 1000—3500 m Höhe beheimatet sind. Sie werden heute dort und in anderen tropischen Ländern (besonders in Afrika (Zaire), aber auch auf Djawa, Sri Lanka, in Indien, Vietnam, Mexiko und Guatemala) angebaut. Die Ernte erfolgt nach 8—12 Jahren.

Chinarinde ist sehr reich an Alkaloiden (in Zuchtformen wurde ein Gehalt bis zu 17% beobachtet). Die Alkaloide sind zum Teil fest an Catechingerbstoffe gebunden, die bis zu 8% der Droge ausmachen können. Daneben ist das Vorkommen von glykosidischen Bitterstoffen vom Triterpen-Typ („Chinovin") und Chinasäure bemerkenswert. Es wurden bisher über 20 verschiedene Alkaloide aus der Chinarinde isoliert, die fast alle dem Cinchonin- oder Cinchonamin-Typ angehören. Während in der Rinde von *C. calisaya* und *C. ledgeriana* Chinin das Hauptalkaloid darstellt (ca. 3%) und als Nebenalkaloid besonders Chinidin, Cinchonin und Cinchonidin auftreten, tritt Chinin bei *C. succirubra* (ca. 2%) meistens zugunsten von Cinchonidin zurück. Als Industriedrogen werden deshalb die ersteren beiden Arten, als Arzneidroge wird die letztere bevorzugt. Chinin und Chinidin bzw. Cinchonin und Cinchonidin sind Isomerenpaare, die sich durch die Konfiguration der C-Atome 8 und 9 unterscheiden. Ein Nebenalkaloid vom Cinchonamin-Typ ist das Cinchonamin.

Die Biogenese der Chinarinden-Alkaloide erfolgt ausgehend vom Tryptophan und einem Monoterpen über ein Zwischenprodukt vom Corynanthein-Typ. Durch Ringspaltungen und erneute Ringschlüsse entstehen über die Alkaloide vom Cinchonamin-Typ die Vertreter vom Cinchonin-Typ (Abb. 187).

Therapeutisch verwendet werden **Chinin, Chinidin** und Gesamtextrakte aus Cortex Chinae. Chinin ist ein Protoplasmagift, das vor allem hemmend in den Kohlenhydratstoffwechsel eingreift. Von besonderer Bedeutung ist die Schädigung der ungeschlechtlichen Formen (Schizonten) der zu den Protozoen gehörenden Erreger der Malaria. Es wird daher trotz des Vorhandenseins synthetischer Antimalariamittel auch heute noch in großem Umfange zur Bekämpfung dieser Erkrankung eingesetzt. Durch Stoffwechselhemmung und Angriff am Zentrum der Temperaturregulation wirkt es antipyretisch. Wie alle Antipyretika hat es auch analgetischen Effekt. Am Uterus

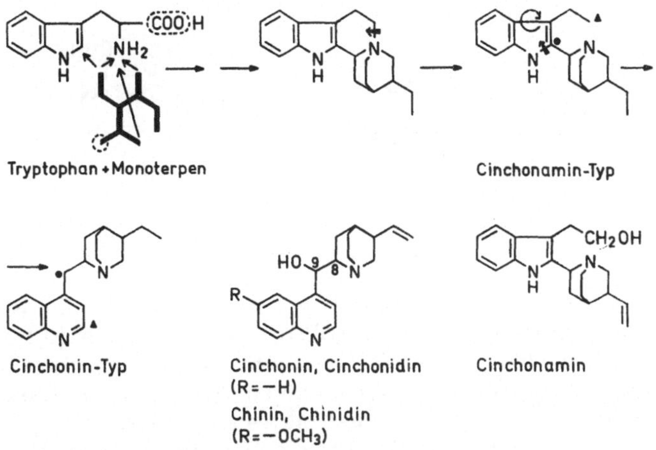

Tryptophan + Monoterpen

Cinchonamin-Typ

Cinchonin-Typ

Cinchonin, Cinchonidin (R = —H)

Chinin, Chinidin (R = —OCH3)

Cinchonamin

Abb. 187. Cinchona-Alkaloide und ihre Biogenese

wird die Empfindlichkeit gegenüber Oxytocin erhöht, deshalb wird Chinin zur Anregung der Wehentätigkeit benutzt. Insbesondere durch Verringerung der Membranpermeabilität für Kalium-, Natrium- und Calcium-Ionen wird die Frequenz der Reizbildung und die Geschwindigkeit der Reizleitung am Herzen herabgesetzt und die Refraktärzeit verlängert. Diese Eigenschaft ist beim Chinidin verstärkt ausgebildet. Es wird deshalb als Antiarrhythmikum eingesetzt. Wegen der Herabsetzung des Grundumsatzes durch Chinin, vor allem aber wohl wegen der Bitterwirkung der Alkaloide und des Bitterstoffkomplexes Chinovin, finden Gesamtextrakte aus Chinarinde als Roborantia Verwendung.

Ähnlich wie die Alkaloide vom Cinchonin-Typ kann man sich auch das **Camptothecin** aus Tryptophan und einem Monoterpen, über ein β-Carbolinderivat durch Erweiterung des Ringes B auf Kosten des Ringes C, entstanden denken (Abb. 188). Dieses Alkaloid wurde aus den Früchten, der Rinde und dem Kernholz (Gehalt 0,005%) von *Camptotheca acuminata* DECNE. (*Nyssaceae/*

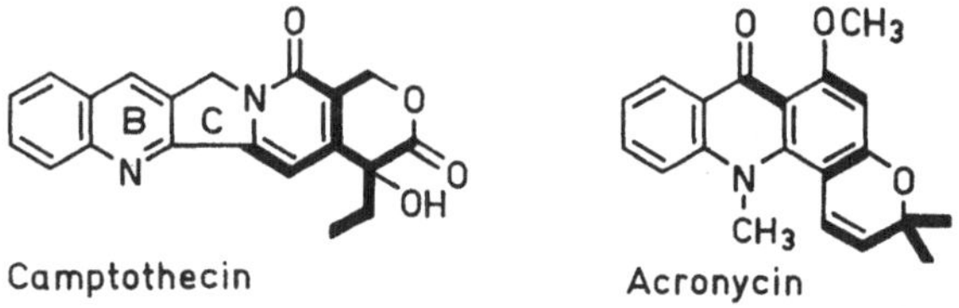

Camptothecin

Acronycin

Abb. 188

Cornales), einem in Ostasien beheimateten Baum isoliert, kommt jedoch in höherer Konzentration (0,1%) auch in *Mappia foetida* (*Icacinaceae/Celastrales*) vor. Es besitzt zytostatische Wirksamkeit und wird bei Karzinomen des Gastrointestinaltraktes eingesetzt.

Ein sehr breites Antitumorspektrum hat das **Acronycin.** Es ist in der Rinde von *Acronychia baueri* SCHOTT (*Rutaceae/Rutales*), einem in Australien heimischen Baum, enthalten. Die Biogenese dieses Alkaloides erfolgt wahrscheinlich aus Anthranilsäure und 3 Acetatresten unter Bildung eines Acridonringsystems, das mit „aktiviertem Isopren" zum Acronycin verbunden wird. Es ist besonders wirksam bei bestimmten Formen der Leukämie, von Myelomen, Melanomen und Adenokarzinomen.

27.6.3. Abkömmlinge des Histidins

An der Biogenese der Aminosäure L-Histidin sind 5-Ribosylpyrophosphat, Adenosintriphosphat und Glutamin beteiligt. Während das Kohlenstoffskelett der

Ribose ganz in das Histidin eingeht, werden vom Purinkörper des Adenins nur die Atome 1 und 2 (der Rest kann wieder zum Adenosintriphosphat regeneriert werden) und vom Glutamin nur der Amidstickstoff eingebaut. Als wesentliches Zwischenprodukt tritt Imidazolglycerolphosphat auf (Abb. 189).

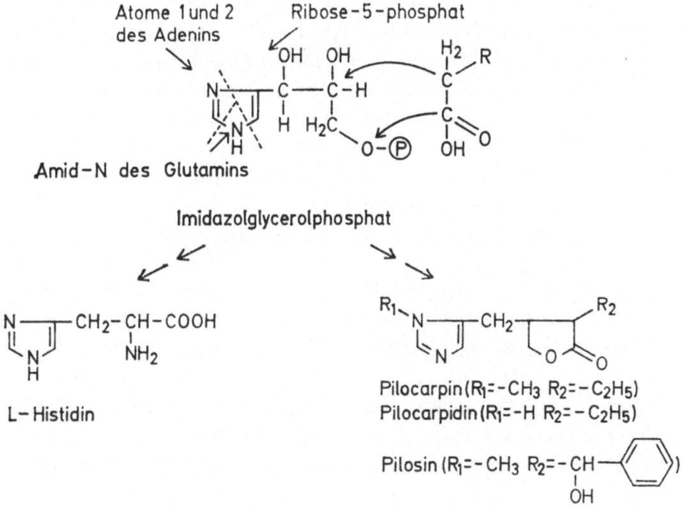

Atome 1 und 2 des Adenins

Ribose-5-phosphat

Amid-N des Glutamins

Imidazolglycerolphosphat

L-Histidin

Pilocarpin (R_1= $-CH_3$ R_2= $-C_2H_5$)

Pilocarpidin (R_1= $-H$ R_2= $-C_2H_5$)

Pilosin (R_1= $-CH_3$ R_2= $-CH(OH)-C_6H_5$)

Abb. 189. Pilocarpus-Alkaloide und ihre vermutliche Biogenese

27.6.3.1. *Imidazol-Gruppe*

Die Zahl der bekannten Imidazol-Alkaloide ist gering. Während bei einigen von ihnen die Rolle des Histidins als Baustein eindeutig ist, leiten sich die Alkaloide vom Pilocarpin-Typ, die als einzige Imidazol-Alkaloide von therapeutischem Interesse sind, möglicherweise von der Vorstufe des Histidins, dem Imidazolglycerolphosphat, ab (Abb. 189).

Die Alkaloide vom Pilocarpin-Typ kommen in **Folia**

Jaborandi, Jaborandiblättern, vor. Diese Droge wird heute ausschließlich als Industriedroge genutzt. Sie stammt von verschiedenen Arten der Gattung *Pilocarpus* (*Rutaceae/Rutales*), z. B. von *P. jaborandi* HOLMES (Pernambuco-Jaborandi), *P. microphyllus* STAPFF (Maranham-Jaborandi), *P. pennatifolius* LEMAIRE (Paraguay-Jaborandi) und *P. racemosus* VAHL (Guadeloupe-Jaborandi), in Südamerika, vorwiegend in Brasilien, heimischen Sträuchern und Bäumen. Aber auch einige andere Arten kommen in Betracht. Die frisch getrocknete Droge enthält 0,2—1,0% Pilocarpin (der Gehalt nimmt beim Lagern rasch ab), das von dem stereoisomeren Isopilocarpin (etwa 25—50% des Pilocarpingehaltes) begleitet wird. Beide Alkaloide unterscheiden sich durch die Konfiguration der beiden asymmetrischen Kohlenstoffatome des Lactonringes. Als weitere Nebenalkaloide treten Pilocarpidin und Pilosin sowie deren Stereoisomere auf. **Pilocarpin** vermag auf Grund seiner strukturellen Ähnlichkeit zum Acetylcholin wie dieses mit den cholinergen Rezeptoren zu reagieren und wegen seiner hohen intrinsischen Aktivität cholinomimetisch (parasympathikomimetisch) zu wirken. Auf Grund dessen fördert es die Sekretion der Schweiß- und Speicheldrüsen und regt die Tätigkeit der glatten Muskulatur an. Am Auge kommt es zur Miosis und Freilegung des Kammerwinkels und damit zur Senkung des überhöhten intraokularen Druckes.

Sein Hauptanwendungsgebiet ist die Glaukombehandlung. Seltener wird seine Anregung der Schweißsekretion zur Entwässerung bei Ödemen und Nierenversagen ausgenutzt. Auch bei postoperativer Darmatonie kann es eingesetzt werden.

27.6.4. *Abkömmlinge aliphatischer Aminosäuren*

27.6.4.1. *Pyridin-, Piperidein- und Piperidin-Gruppe*

Der Pyridinring (bzw. Tetrahydropyridinring = Piperideinring oder Hexahydropyridinring = Piperidinring) kann im lebenden Organismus auf mannigfaltige Weise gebildet werden (Abb. 190). Von besonderer Bedeutung ist die Umwandlung von 3-Hydroxyanthranilsäure (einem Abbauprodukt des Tryptophans) bei Tieren und Pilzen oder von Asparaginsäure und Glycerin bei Bakterien und höheren Pflanzen in Nicotinsäure (Pyridin-

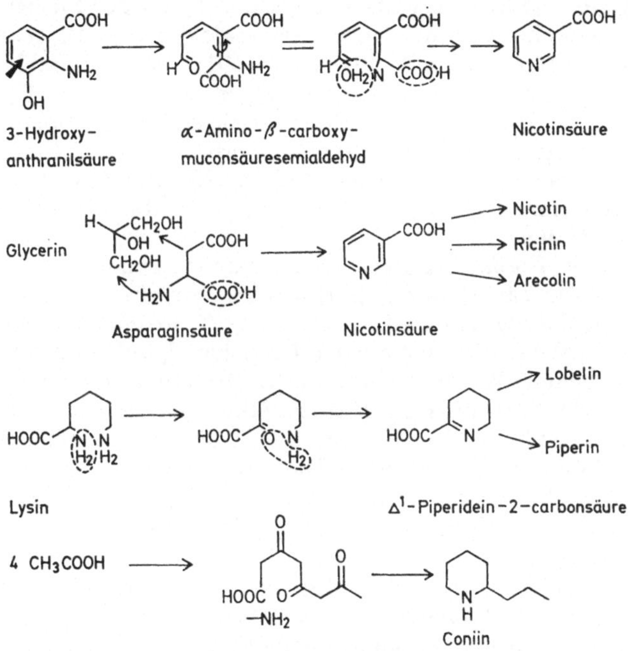

Abb. 190. Biogenese des Pyridin- oder Piperidinringes

3-carbonsäure). Nicotinsäure kann als Vorstufe von Alkaloiden, z. B. des Nicotins, des Ricinins, des Trigonellins (Betain der N-Methylnicotinsäure) und wahrscheinlich auch des Arecolins dienen.

Eine Möglichkeit der Bildung des Piperidinringes ist die Zyklisierung des Lysins (unter Desaminierung und meistens auch unter Decarboxylierung) bei der Biogenese der Lobelia- und der Piper-Alkaloide.

Aus Acetatresten unter Beteiligung eines Aminogruppendonators wird der Piperidinring bei der Biogenese des Coniins oder aus einem Seco-Iridoid bei der Biogenese vieler Monoterpen-Alkaloide (s. S. 501) aufgebaut. Schließlich sei noch die Bildung des Piperideinringes der Betalaine aus 3,4-Dihydroxyphenylalanin erwähnt (Abb. 176).

Drogen dieser Gruppe sind Herba Lobeliae, Fructus Piperis nigri und Semen Arecae. Erwähnenswert sind weiterhin die Nicotiana-Alkaloide, das Ricinin und die Betalaine.

Bei **Herba Lobeliae**, Lobelienkraut, handelt es sich um die zur Blütezeit gesammelten, oberirdischen Teile von *Lobelia inflata* L. (*Lobeliaceae/Campanulales*), einer im östlichen Nordamerika auf Brachland, auf Wiesen und in lichten Wäldern verbreiteten, krautigen, einjährigen, maximal 60 cm hohen Pflanze. *Lobelia inflata* wird in den USA und in einigen europäischen Ländern (besonders der UdSSR) auch kultiviert. Die Droge enthält 0,2—0,6% Piperidin- und Piperidein-Alkaloide. Die über 20 bisher bekannten Vertreter gehören in ihrer Mehrzahl zu den 2-substituierten Basen vom Lobelol-Typ (z. B. 8-Phenyllobelol) und den 2,6-disubstituierten Basen vom Lobelidion-Typ (Lobelanin, Norlobelanin), vom Lobelionol-Typ (Lobelin, Lobinin (trans-Form), Isolobinin (cis-Form)) sowie vom Lobelidiol-Typ (Lobelanidin, Lelobanidin usw.). Hauptalkaloid ist das (—)-Lobelin ((—)-cis-8,10-Diphenyllobelionol), wesentliche Nebenalkaloide sind Lobelanin, Lobelanidin und deren N-Norderivate (Abb. 191).

Lobelin stimuliert, parenteral appliziert, durch seine

Wirkung auf die an der Karotisgabel gelegenen Chemorezeptoren für den Sauerstoff- und Kohlendioxidgehalt des Blutes, reflektorisch die Atmung. Es wird als kurz-

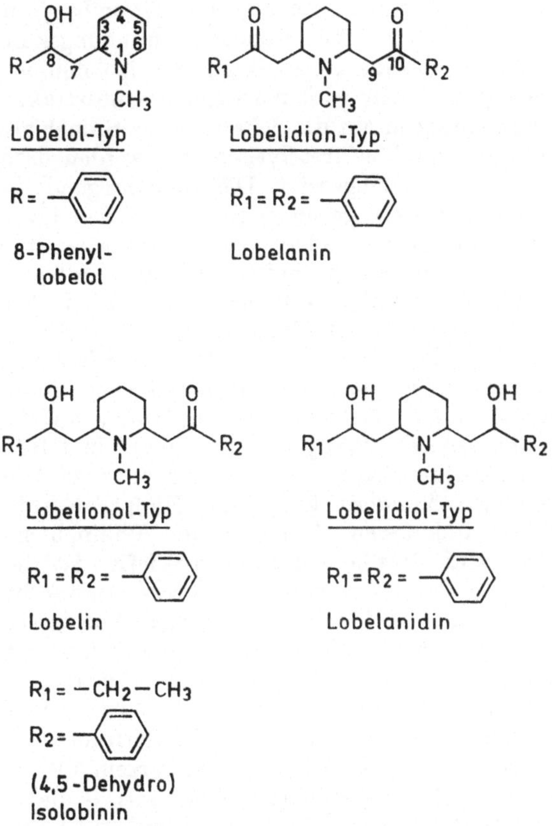

Lobelol-Typ

R = Phenyl

8-Phenyllobelol

Lobelidion-Typ

$R_1 = R_2$ = Phenyl

Lobelanin

Lobelionol-Typ

$R_1 = R_2$ = Phenyl

Lobelin

$R_1 = -CH_2-CH_3$

R_2 = Phenyl

(4,5-Dehydro) Isolobinin

Lobelidiol-Typ

$R_1 = R_2$ = Phenyl

Lobelanidin

Abb. 191. Lobelia-Alkaloide

fristig wirksames Atemanaleptikum, z. B. bei Asphyxie der Neugeborenen und Narkosezwischenfällen benutzt. Wegen des Auftretens von Übelkeit und Ekelgefühlen bei

Nicotinzuführung nach Lobelingabe (möglicherweise durch eine Freisetzung von Serotonin aus den Schleimhautzellen des Darmes durch Lobelin, Speicherung des Serotonins in den Thrombozyten und Ausschüttung großer Serotoninmengen aus den Thrombozyten durch Nicotin) wird es zu Raucherentwöhnungskuren eingesetzt. Durch die Reizwirkung des Isolobinins auf die Magenschleimhaut wirken Drogengesamtextrakte reflektorisch anregend auf die Sekretion der Bronchialschleimhaut und damit sekretolytisch. Sie werden deshalb als Antasthmatika eingesetzt. Die atemanregende Wirkung kommt wegen der geringen Resorption von Lobelin und seines sehr raschen Abbaus dabei nicht zur Geltung.

Kaum noch als Arzneimittel, jedoch in großem Umfang als Gewürz werden **Fructus Piperis nigri**, Schwarzer Pfeffer, und **Fructus Piperis albi**, Weißer Pfeffer, verwendet. Beide Drogen stammen von *Piper nigrum* L. (*Piperaceae/Piperales*), einem im südlichen Vorderindien heimischen Kletterstrauch, der mit Hilfe von Luftwurzeln an Bäumen oder Stangen emporklimmt und Höhen von 15 m erreichen kann. Der Pfefferstrauch wird in vielen tropischen Ländern kultiviert. Hauptlieferanten sind Indien, Indonesien, Malaysia, die Philippinen, Westindien und Brasilien. Schwarzer Pfeffer ist die unreif geerntete, durch fermentative Prozesse schwarzbraun bis schwarzblau gefärbte und durch das Trocknen geschrumpfte Steinfrucht. Um Weißen Pfeffer zu erhalten, verwendet man die reife, rote oder gelbbraune Frucht und befreit sie nach 2—3tägiger Fermentation vom häutigen Exokarp und vom fleischigen Mesokarp. Pfefferfrüchte enthalten ätherisches Öl (1,2—3,5% im Schwarzen, 1,0—2,5% im Weißen Pfeffer), das hauptsächlich aus α- und β-Pinen, Sabinen, Sabinenhydrat, Δ^3-Caren und (+)-Limonen besteht. Daneben kommen 5—9% Piperin (Piperidid der Piperinsäure) und geringe Mengen verwandter Stoffe (Piperanin, Piperylin, Piperoleine A, B sowie C, Abb. 192) im Pfeffer vor, die für den scharfen Geschmack verantwortlich sind. Auch Lignanderivate (z. B. Cubebin) wurden nachgewiesen. Pfeffer wird wegen seiner die Speichel- und Magensaftsekretion anregenden Wirkung als Gewürz und Stomachikum verwendet.

Semen Arecae, Arekasamen („Betelnuß"), besitzt heute für die Humanmedizin kaum noch Interesse. Groß ist jedoch seine Bedeutung als Genußmittel. Auch in der Veterinärmedizin wird die Droge verwendet. Der Areka-

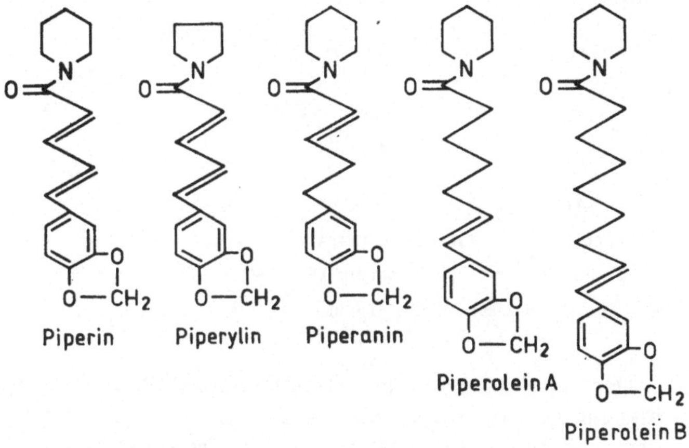

Piperin Piperylin Piperanin Piperolein A Piperolein B

Abb. 192: Piper-Alkaloide

samen stammt von *Areca catechu* L. *var. catechu* (*Arecaceae/Arecales*), einer wahrscheinlich auf den Philippinen beheimateten, bis 25 m hohen Palmenart. Die Pflanze wird in vielen tropischen Ländern, besonders an den Küsten des tropischen Asiens, kultiviert. Die Frucht ist eine Beere mit einer von vielen Fasern durchzogenen Fruchtwand. Der Arekasamen enthält 0,2—0,5% an Gerbstoffe gebundene Alkaloide und etwa 15% Catechingerbstoffe (darunter polymere Leukoanthocyanidine). Hauptalkaloid ist das Arecolin (etwa 0,2%). Als Nebenalkaloide sind Arecaidin, Guvacin und Guvacolin bekannt (Abb. 193).

Arecolin reagiert mit muscarinergen und nicotinergen Rezeptoren und wirkt auf Grund seiner hohen intrinsischen Aktivität cholinomimetisch. Es steigert besonders die Sekretion der Schweiß- und Speicheldrüsen und regt die Darmperistaltik an. Arecaidin wirkt nur wenig parasympathikomimetisch, dafür aber zentral anregend. Für Eingeweidewürmer ist Arecolin toxisch und wird deshalb als Anthelminthikum, bevorzugt in der Veterinärmedizin, eingesetzt.

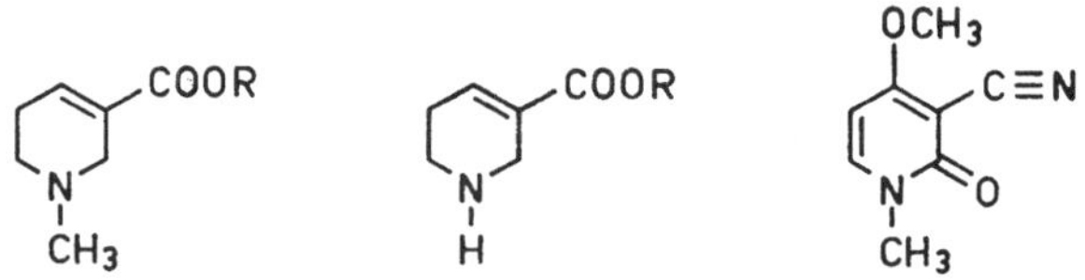

Arecolin ($R = -CH_3$) Guvacolin ($R = -CH_3$) Ricinin

Arecaidin ($R = -H$) Guvacin ($R = -H$)

Abb. 193. Areca-Alkaloide und Ricinin

Der Arekasamen ist Hauptbestandteil des Betelbissens, der aus einer mit Kalk bestreuten (Freisetzung der Alkaloidbasen, Hydrolyse des Arecolins zum Arecaidin) Scheibe des Samens, etwas Gambir und meistens auch aromatisierenden Zusätzen (z. B. Gewürznelken), in 2—3 Blätter von *Piper betle* L. eingewickelt, besteht. Der Betelbissen wird gekaut und übt durch das aus dem Arecolin entstehende Arecaidin eine stimulierende Wirkung (ohne erregende Komponente) auf den Menschen aus. Der Betelgenuß ist in Südostasien und Ostafrika weit verbreitet. Die Anzahl der Betelkauer in der Welt soll etwa 200 Millionen betragen. Das häufige Auftreten von Karzinomen der Mundhöhle bei Betelkauern sei hervorgehoben.

Das schwach giftige Ricinin, das zu 0,2% in Semen Ricini (s. S. 103, T. I) vorkommt, wird nicht therapeutisch verwendet.

Das **Nicotin** ist ebenfalls nur von toxikologischem Interesse. Es ist in allen Teilen der Tabakpflanze neben einer Vielzahl ihm strukturell sehr ähnlicher Nebenalkaloide (z. B. Nornicotin, Anabasin, N-Methylanabasin, Nicotyrin, Nicotellin, Pyrrolidin, N-Methylpyrrolidin, Piperidin, 2,3-Dipyridyl, Abb. 194) enthalten. Ein Teil

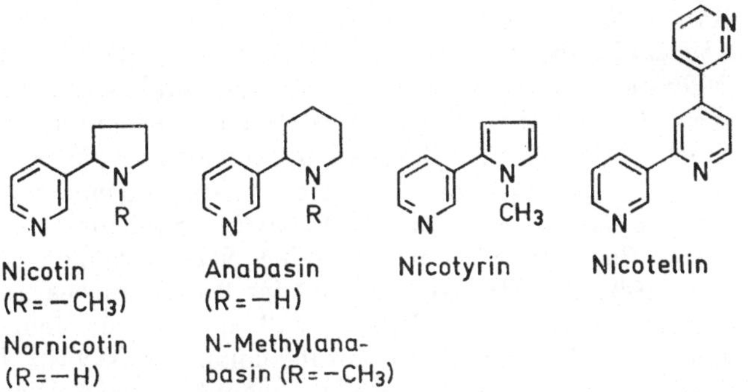

Nicotin ($R = -CH_3$)
Nornicotin ($R = -H$)
Anabasin ($R = -H$)
N-Methylanabasin ($R = -CH_3$)
Nicotyrin
Nicotellin

Abb. 194. Nicotiana-Alkaloide

der Alkaloide liegt in Form von 1'-N-Oxiden vor. In einigen Tabak-Arten oder -Rassen stellen allerdings auch Nornicotin oder Anabasin die Hauptalkaloide dar. Der Nicotingehalt beträgt je nach Tabak-Rasse 0,05—10%. Außer bei Vertretern der Gattung *Nicotiana* kommt Nicotin auch in einer Reihe anderer Gattungen der *Solanaceae* (z. B. *Duboisia*), aber auch in phylogenetisch von den *Solanaceae* sehr weit entfernten Familien als konvergente Bildung vor.

Die Biogenese des Nicotins erfolgt vorwiegend in der Tabakwurzel. Der Pyridinanteil des Moleküls geht aus Nicotinsäure, die auf dem bei Pflanzen üblichen Wege aus Glycerin und Asparaginsäure aufgebaut wurde, hervor. Der Pyrrolidinanteil wird ebenso wie der des Tropanringsystems aus der Aminosäure Ornithin gebildet.

Alle Arten der Gattung *Nicotiana* sind auf dem amerikanischen Kontinent beheimatet. Der Anbau erfolgt heute in vielen Ländern zwischen 60° ndl. Breite und 45° sdl. Breite. Die Weltproduktion betrug 1971 4,6 Millionen t, der Weltprokopfverbrauch 1,32 kg! Haupterzeugerländer sind USA (1971: 810000 t), China (785000 t), Indien (349000 t), UdSSR (288000 t) und Brasilien (255000 t). Hauptexportländer sind USA, Türkei, Griechenland, Bulgarien, Indien und Brasilien. Man kultiviert bevorzugt Zuchtformen von *Nicotiana tabacum* L. und *N. rustica* L. (*Solanaceae*/*Scrophulariales*). Während man zur Gewinnung des Rauchtabaks nicotinarme Formen bevorzugt, werden zur Gewinnung des Nicotins, das als Schädlingsbekämpfungsmittel eingesetzt oder zu Nicotinsäure verarbeitet wird, besonders die nicotinreicheren Formen von *N. rustica* angebaut.

Das flüchtige Nicotin und seine Nebenalkaloide, die etwa 10% der Partikelfraktion des Tabakrauches ausmachen, werden beim Tabakgenuß in größeren Mengen vom menschlichen Körper aufgenommen. Nicotin ist wegen seiner Affinität zu sogenannten nicotinergen Rezeptoren (in den Ganglien und im Bereich der motorischen Endplatte des Skelettmuskels) und seiner intrinsischen Aktivität als Cholinomimetikum wirksam. In geringen Dosen wirkt es zentral und peripher anregend, in hohen Dosen lähmend. Letale Dosen (50—100 mg für den Menschen, der Gehalt einer halben Zigarre) führen zum Tode durch Atemlähmung. Subletale Dosen werden vom Körper, besonders nach Gewöhnung, rasch abgebaut. Schäden, die nach chronischem Nicotinmißbrauch auftreten, sind Störungen der Herzfunktion (besonders Extrasystolie, Angina pectoris), Durchblutungsstörungen („Raucherbein"), Arteriosklerose, Sehschwäche und Magenerkrankungen. Dazu kommt bei Rauchern der durch andere Bestandteile des Tabakrauches verursachte chronische Bronchialkatarrh und die erhöhte Wahrscheinlichkeit des Auftretens von Lungen- und Magenkarzinomen.

Eine Droge von toxikologischem Interesse ist auch **Herba Conii**, Schierlingskraut. Die Stammpflanze, *Conium maculatum* L. (*Apiaceae*/*Araliales*), ist eine in ganz

Europa, Asien und Nordafrika heimische, bis 2 m hoch werdende, krautige, zweijährige Pflanze, die an feuchten, schattigen Stellen, auf Schuttplätzen und in Hecken vorkommt. Die gesamte Pflanze enthält, besonders reichlich in den unreifen Früchten (1,5—2,0%), Alkaloide der Piperidin-Gruppe. Hauptalkaloide sind Coniin und γ-Conicein (Abb. 195). Als Nebenalkaloide sind Conhydrin

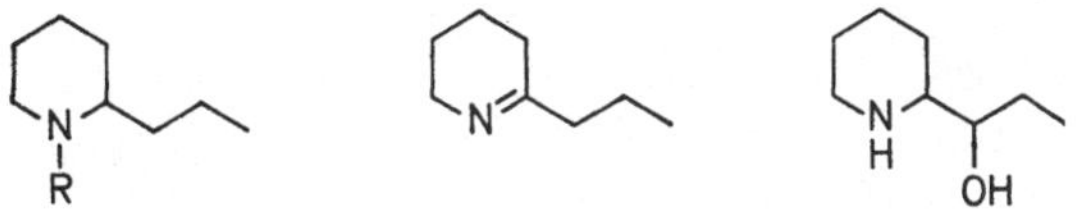

Coniin (R= –H)
N-Methylconiin (R= $-CH_3$)

γ-Conicein

Conhydrin

Abb. 195. Conium-Alkaloide

und N-Methylconiin erwähnenswert. Coniin wirkt curareartig lähmend auf die quergestreifte Muskulatur. Letale Dosen (für den Menschen 0,5—1,0 g) führen zum Tode durch Atemlähmung.

Im Tierversuch wirken Nicotin und Coniin teratogen.

27.6.4.2. Pyrrolizidin-Gruppe

Pyrrolizidin-Alkaloide kommen bevorzugt bei Gattungen der Familien *Asteraceae*, *Boraginaceae*, *Fabaceae* und *Poaceae* vor. Grundkörper ist ein Pyrrolizidinringsystem, das am C-1 eine Hydroxymethylgruppe und am C-7 häufig eine Hydroxylgruppe besitzt. Diese Grundkörper, auch Necine genannt, kommen verestert mit aliphatischen Mono- oder Dicarbonsäuren mit 5, 6, 7, 8 oder 10 C-Atomen, den sogenannten Necinsäuren, vor. Necinsäuren mit 2 Carboxylgruppen bilden mit den Necindialkoholen oft makrozyklische Diester. Sehr häufig ist das Vorkommen von N-Oxiden der Pyrrolizidin-Alkaloide.

Die Biogenese des Pyrrolizinringsystems erfolgt aus 2 Molekülen Ornithin (Abb. 196).

Pyrrolizidin-Alkaloide haben bevorzugt toxikologisches Interesse. Insbesondere die Ester der 1(2)-Dehydro-1-hydroxymethyl-pyrrolizidinderivate wirken karzinogen und können außerdem zu Lebernekrose und Leberzirrhose führen. Derartige Erscheinungen wurden beispielsweise bei Verwendung von Arten der Gattung *Senecio* als Gemüse oder Viehfutter beobachtet. Im bei uns heimischen Jacobs-Kreuzkraut, *Senecio jacobaea* L. (*Asteraceae/Asterales*), beispielsweise kommen eine Reihe toxischer Ester des Retronecins, z. B. Retrorsin, Isatidin und Senecionin vor. Das in der Volksmedizin genutzte Fuchssche-Kreuzkraut, *Senecio fuchsii* C. C. GMELIN, enthält ebenfalls Senecionin. In einigen Ländern (z. B. UdSSR) wird Platyphyllin (1,2-Dihydrosenecionin, isoliert aus *Senecio platyphyllus* DC.) wegen seiner atropinartigen Wirkung als Parasympathikolytikum, vorwiegend bei Spasmen der glatten Muskulatur, verwendet. Erwähnenswert sind auch die Pyrrolizidinderivate aus *Symphytum officinale* L. (*Boraginaceae/Boraginales*), z. B. Symphytin (7-Angeloylretronecin-viridiflorat). Gesamt-

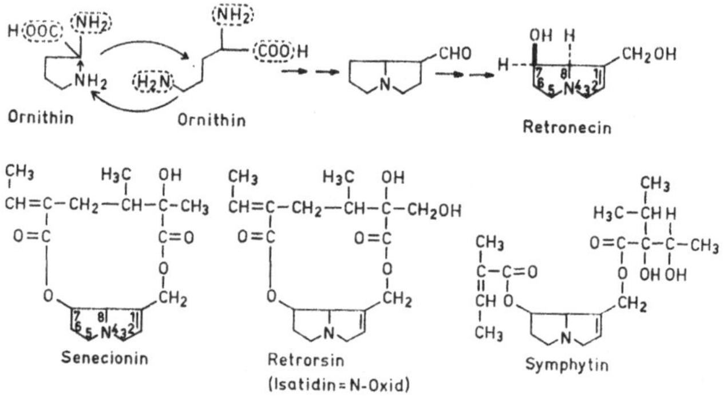

Ornithin
Ornithin
Retronecin
Senecionin
Retrorsin
(Isatidin = N-Oxid)
Symphytin

Abb. 196. Pyrrolizidin-Alkaloide und ihre Biogenese

extrakte aus dieser Droge besitzen im Tierversuch Tumorschutzwirkung. Die Volksmedizin verwendet die Droge (Radix Consolidae) als Mucilaginosum bei Schleimhautaffektionen und zur Wundbehandlung.

27.6.4.3. *Chinolizidin-Gruppe*

Die Alkaloide der Chinolizidin-Gruppe sind in ihrer Mehrzahl 3 Typen zuzuordnen, dem

- Norlupinan-Typ (bizyklisch, z. B. Lupinin)
- Cytisan-Typ (trizyklisch, z. B. Cytisin)
- Spartein-Typ (tetrazyklisch, z. B. Spartein, Lupanin)

Der ebenfalls tetrazyklische Matrin-Typ soll hier nicht beschrieben werden.

Die Biogenese der Chinolizidin-Alkaloide (Abb. 197) erfolgt aus 2 (Norlupinan-Typ) oder 3 Molekülen Lysin (Spartein-Typ), wobei intermediär das Decarboxylierungsprodukt des Lysins, das Cadaverin, entsteht. Die

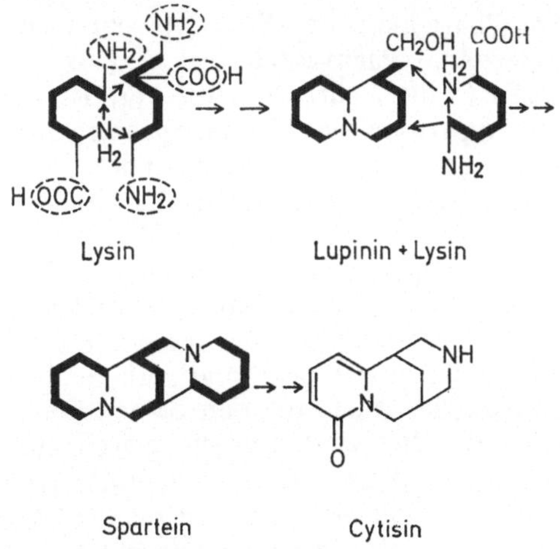

Lysin Lupinin + Lysin

Spartein Cytisin

Abb. 197. Chinolizidin-Alkaloide und ihre Biogenese

Alkaloide vom Cytisan-Typ werden aus Spartein durch Abspaltung von 4 C-Atomen gebildet. Chinolizidin-Alkaloide treten gehäuft bei den *Fabaceae* auf. Therapeutisch bedeutende Vertreter dieser Gruppe sind Spartein (aus Herba Sarothamni scoparii) und Cytisin (aus den Samen von *Laburnum anagyroides*). Reich an Chinolizidin-Alkaloiden sind auch Arten der Gattungen *Lupinus* und *Genista*.

Die Droge **Herba Sarothamni scoparii** stammt von *Cytisus scoparius* (L.) LINK (*Fabaceae/Fabales*), dem Besenginster, einem in West- und Mitteleuropa in trockenen Wäldern und auf Heiden vorkommenden, bis 2 m hohen Strauch mit rutenförmigen Zweigen. Sie enthält 0,3—1,6% Alkaloide. Hauptalkaloid ist das L(—)-Spartein. Nebenalkaloide sind u. a. Sarothamnin, Isospartein, Lupanin und Hydroxylupanin. **Spartein** wird wegen seiner Fähigkeit, am hypotonischen Uterus Kontraktionen auszulösen, bei der Geburtshilfe als Mittel zur Wehenanregung und Wehenverstärkung eingesetzt. Die Hemmung der Reizbildung und Reizleitung im Herzen macht Spartein als Antiarrhythmikum geeignet.

Einige Pharmakopoen (PSU X) schreiben auch das D(+)-Spartein, **Pachycarpin**, das z. B. in *Sophora pachycarpa* CAMEY. enthalten ist, vor. Es wird zur Behandlung hypertonischer Krisen, Spasmen der peripheren Gefäße und bei Myopathien angewendet.

Das stark giftige **Cytisin** ist als Hauptalkaloid in allen Teilen von *Laburnum anagyroides* MED. (*Fabaceae/Fabales*), dem Goldregen, einem bei uns häufig als Zierpflanze angebauten Strauch oder Baum, enthalten. Besonders hoch ist der Alkaloidgehalt der Samen (bis 3%). Begleitalkaloide sind Methylcytisin und geringe Mengen Pyrrolizidin-Alkaloide. Auch aus den Samen von *Thermopsis lanceolata* R. BR. wird Cytisin gewonnen. Es wirkt nicotinähnlich, lähmt aber besonders die sympathischen Ganglien. Da es gleichzeitig emetische Wirkung besitzt, sind Todesfälle wegen des sofort einsetzenden Erbrechens des Giftes relativ selten. In der Therapie wird es wegen seiner nicotinähnlichen Wirkung als Raucherentwöhnungsmittel eingesetzt.

27.6.4.4. Tropan-Gruppe

Die Alkaloide der Tropan-Gruppe sind Esteralkaloide. Nach der Art der Aminoalkoholkomponente dieser Ester kann man sie in 2 Typen einteilen:

- Tropin-Typ (Tropeine = Ester des Tropins (Tropan-3α-ol), seiner Hydroxylierungsprodukte L-6-Hydroxytropin, D-6-Hydroxytropin, Tropan-3α,6β,7β-triol (Teloidin), des 6,7β-Epoxytropins (Scopin) und von deren N-Norderivaten, hierher gehören die Tropan-Alkaloide der *Solanaceae* und einige Coca-Alkaloide, Abb. 199)
- Ecgonin-Typ (Ester des L-Ecgonins (2β-Carboxytropan-3β-ol) und des L-Norecgonins, hierher gehört die Mehrzahl der Coca-Alkaloide, Abb. 200).

Durch Vorhandensein der Hydroxylgruppe in Stellung 3 des Tropans bei allen diesen Alkaloiden treten 2 Reihen geometrische Isomere auf: das Tropin und seine Derivate (die Hydroxylgruppe ist α-ständig, d. h., sie steht auf der anderen Seite des Cycloheptanringes wie die Stickstoffbrücke) oder das Pseudotropin und seine Derivate (die Hydroxylgruppe ist β-ständig, d. h., sie steht auf der gleichen Seite wie die Stickstoffbrücke). Die Alkaloide vom Tropin-Typ gehören mit wenigen Ausnahmen (Coca-Alkaloide vom Tropan-Typ) der α-Reihe an, sind also Derivate des Tropins, die Alkaloide vom Ecgonin-Typ gehören der β-Reihe an, sind also Derivate des 2-Carboxypseudotropins.

Säurekomponenten der Esteralkaloide sind aliphatische Monocarbonsäuren (z. B. Essigsäure, Isobuttersäure, Isovaleriansäure oder Tiglinsäure) oder aromatische Mono- bzw. Dicarbonsäuren (z. B. Benzoesäure, L-Tropasäure, Zimtsäure und die Dimeren der Zimtsäure α- und β-Truxillsäure).

Die Tropan-Alkaloide werden von Verbindungen mit unvollständigem Tropanringsystem, z. B. von den Hygrinen (z. B. Cuskohygrin, Hygrin, Abb. 199) oder N-Methylpyrrolidin bzw. N-Methylpyrrolin begleitet.

Ein Teil der Tropan-Alkaloide liegt in der Pflanze in Form von N-Oxiden vor.

Die Biogenese der Tropan-Alkaloide (Abb. 198) geht von der Aminosäure Ornithin aus. Ornithin wird nach Abspaltung einer Aminogruppe zu einem Pyrrolinderivat zyklisiert, an das Acetessigsäure (wahrscheinlich in Form der CoA-Verbindung) angelagert wird. Das Reaktionsprodukt kann entweder in Ecgonin oder nach Decarboxylierung in Tropin umgewandelt werden. Die N-Methylgruppe wird möglicherweise schon auf der Stufe des Ornithins eingeführt. Die in der Wurzel gebildeten Tropinester können im Sproß hydroxyliert oder epoxidiert werden. Die Bildung der aromatischen Säurekomponenten der Tropan-Alkaloide erfolgt aus Phenylalanin. Tropan-Alkaloide kommen bevorzugt bei *Solanaceae*, aber auch bei *Convolvulaceae*, *Erythroxylaceae*, *Brassicaceae* und anderen Familien vor.

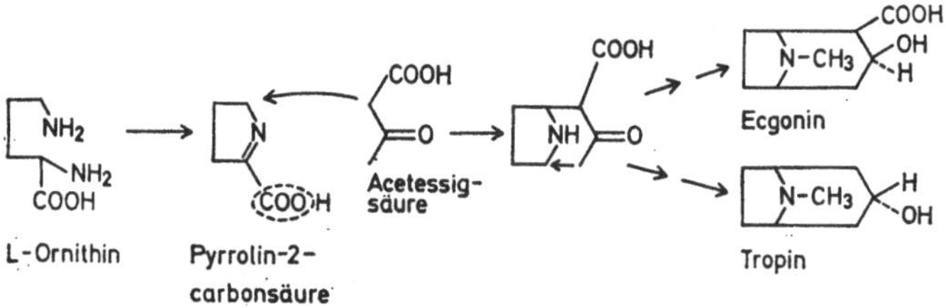

Abb. 198. Biogenese der Tropan-Alkaloide

Wesentliche Drogen mit Tropan-Alkaloiden sind Herba Belladonnae, Radix Belladonnae, Folia Stramonii, Folia Hyoscyami und Folia Cocae. Therapeutisch bedeutende Tropan-Alkaloide sind Atropin, Scopolamin und Cocain.

Herba Belladonnae (bzw. Folia Belladonnae) und **Radix Belladonnae** stammen von *Atropa belladonna* L. (*Solanaceae/Scrophulariales*), der Tollkirsche, einer in Süd- und Mitteleuropa sowie Kleinasien, besonders in lichten Wäldern auf kalkhaltigem Boden, verbreiteten, heute in vielen Teilen der Welt angebauten, bis 1,5 m hohen Staude mit ausdauernden unterirdischen Organen. Es existieren 2 Formen der Art, die sich durch die Blütenfarbe (braunviolett oder gelb) unterscheiden. Kraut und Wurzel enthalten 0,2–1,0% Alkaloide. Hauptalkaloid ist das L-Hyoscyamin, das bereits beim Trocknen der Pflanzen zum Teil durch Razemisierung der Säurekomponente, der L-Tropasäure, in das Atropin (DL-Hyoscyamin) übergeht. Als Nebenalkaloide wurden u. a. geringe Mengen Scopolamin, Atropamin (= Apoatropin), Belladonnin (ein wahrscheinlich nichtenzymatisch entstandenes Dimeres des Atropamins), Tropin, Scopin, N-Methylpyrrolin, Cuskohygrin (Cuskhygrin) und N-Oxide dieser Verbindungen (Abb. 199) nachgewiesen. Verwendet werden Extrakte aus den Drogen oder Atropin.

Atropin ist in der Lage, Acetylcholin von den mus-

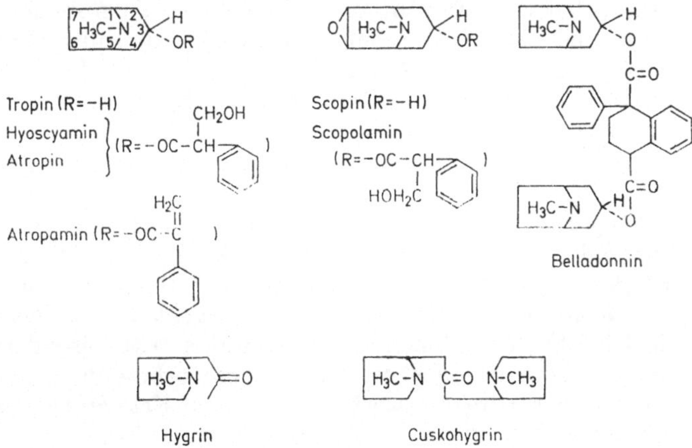

Abb. 199. Tropan-Alkaloide der Solanaceen

carinergen Rezeptoren zu verdrängen. Da es nur sehr geringe intrinsische Aktivität besitzt, wirkt es als Parasympathikolytikum. Es lähmt die glatte Muskulatur, hat also einen spasmolytischen Effekt, und hemmt die Tätigkeit sekretorischer Organe (Speicheldrüsen, Schweißdrüsen, Drüsen der Verdauungsorgane, Bronchialdrüsen). In kleinen Dosen regt es das Zentralnervensystem an und lähmt es in großen Dosen. Darüber hinaus hat es antiemetische Eigenschaften. L-Hyoscyamin ist stärker wirksam als Atropin, da letzteres etwa zur Hälfte aus D-Hyoscyamin besteht, das zwar zentrale Effekte aufweist, aber die therapeutisch wichtige periphere Wirkung nur in sehr geringem Maße besitzt. Das dürfte einer der Gründe dafür sein, daß Drogenextrakte, die wesentlich mehr L- als D-Hyoscyamin enthalten, besser vertragen werden als entsprechende Mengen reinen Atropins.

Extrakte aus Herba, Folia oder Radix Belladonnae bzw. Atropin verwendet man zur Behandlung von Spasmen der glatten Muskulatur (z. B. bei Magen-, Gallen- und Harnwegspasmen, bei spastischer Obstipation und bei Asthma bronchiale), zur Hemmung der Sekretion der Verdauungsdrüsen bei Hyperazidität und der Speicheldrüsen bei Operationen, als Mydriatikum, als Antemetikum und zur Behandlung von Parkinsonismus. Für letztere Indikation benutzt man häufig Extrakte aus Radix Belladonnae (sog. Bulgarische Kur), da die in ihnen enthaltenen Nebenalkaloide Belladonnin und Scopolamin die Antiparkinsonwirkung des Atropins verstärken.

Scopolamin (L-Form!), auch Hyoscin genannt, besitzt ebenfalls alle Atropinwirkungen. Bei den peripheren Effekten ist der mydriatische und sekretionshemmende verstärkt, der spasmolytische abgeschwächt. Der lähmende Einfluß auf das Zentralnervensystem tritt besonders hervor. Man wendet es zur Narkosevorbereitung, bei motorischen Erregungszuständen und zur Erzeugung von Dämmerschlaf an.

Folia Stramonii, Stechapfelblätter, werden von *Datura*

stramonium L. (*Solanaceae/Scrophulariales*), einer ursprünglich in Mittelamerika heimischen, heute in vielen Gegenden der Welt verbreiteten, einjährigen, bis 1,20 m hohen Ruderalpflanze, gewonnen. Es existieren mehrere Varietäten dieser Art (*var. stramonium, var. tatula* (L.) Torr., *var. inermis* (Jaqu.) Timm. und *var. godronii* Danert), die sich durch Blütenfarbe (weiß oder violett) und Bestachlung der Frucht (stachlig oder kahl) unterscheiden. Der Alkaloidgehalt der Blätter, der 0,2—0,6% beträgt, ist bei allen Varietäten gleich. Hauptalkaloid ist auch bei dieser Droge L-Hyoscyamin, begleitet vorwiegend von Scopolamin. Extrakte aus Folia Stramonii werden ähnlich wie die aus Herba Belladonnae verwendet. Außerdem dienen die Blätter häufig zur Herstellung von Asthma-Räucherpulvern oder Asthma-Zigaretten, die durch das im Rauch enthaltene Atropin Bronchialspasmen lösen.

Folia Hyoscyami, Bilsenkrautblätter, werden heute nur noch selten verwendet. Sie stammen von *Hyoscyamus niger* L. (*Solanaceae/Scrophulariales*), einer bis 60 cm hohen ein- oder zweijährigen, krautigen Pflanze, die in Europa sowie West- und Nordasien heimisch, aber auch in anderen Teilen der Erde eingebürgert ist. Bilsenkrautblätter enthalten 0,04—0,08% Alkaloide (vorwiegend L-Hyoscyamin und Scopolamin). Extrakte aus Folia Hyoscyami werden in gleicher Weise wie die aus den vorgenannten Drogen erhaltenen benutzt.

Neben den offizinelle Drogen liefernden Solanaceen, dienen eine Reihe anderer als Rohstoffe zur Isolierung der Reinalkaloide. Zur Gewinnung von Atropin zieht man außer der Wurzel von *Atropa belladonna* auch das Kraut von *Hyoscyamus muticus* L. (Anbau besonders in Ägypten, Alkaloidgehalt 0,5—1,4%, Hauptalkaloid L-Hyoscyamin) und die Wurzel von *Scopolia carniolica* Jaqu. (Anbau in den Balkanländern und der UdSSR, Alkaloidgehalt bis 1,0%, Hauptalkaloid L-Hyoscyamin) heran. Scopolamin wird besonders aus den in Australien heimischen und dort auch kultivierten, baumförmigen *Duboisia*-Arten (*D.*

myoporoides R. BR. und *D. leichhardtii* F. MUELL.), die in ihren Blättern bis zu 5% Alkaloide enthalten (bei einem bestimmten Chemotyp ist Scopolamin das Hauptalkaloid), gewonnen.

Folia Cocae, Kokablätter, stammen von Kulturformen von *Erythroxylum coca* LAM. (*Erythroxylaceae/Geraniales*), einer strauchförmigen Pflanze, die wahrscheinlich in den Anden von Peru und Bolivien beheimatet war, heute aber nicht mehr wild vorkommt. Hauptanbauzentrum ist Südamerika (insbesondere Peru und Bolivien). Daneben wird der Kokastrauch in geringem Umfange auch auf Djawa, in Sri Lanka, Indien und Kamerun kultiviert. Angebaut werden *E. coca* LAM. *var. coca* und *E. coca* LAM. *var. spruceanum* BURCK. Alkaloidgehalt und Alkaloidspektrum sind von der die Droge liefernden Varietät und den Erntegewohnheiten abhängig. Der Alkaloidgehalt liegt gewöhnlich zwischen 0,5 und 1,0%. Hauptalkaloid ist fast stets (—)-Cocain (Abb. 200). Nur sehr jung geerntete

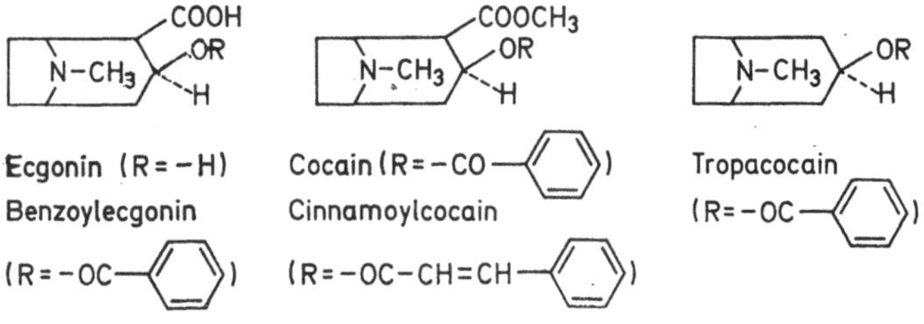

COOH, OR, N-CH₃, H — Ecgonin (R = –H), Benzoylecgonin (R = –OC–C₆H₅)

COOCH₃, OR, N-CH₃, H — Cocain (R = –CO–C₆H₅), Cinnamoylcocain (R = –OC–CH=CH–C₆H₅)

OR, N-CH₃, H — Tropacocain (R = –OC–C₆H₅)

Abb. 200. Coca-Alkaloide

Blätter enthalten bis 2,5% Alkaloide mit Cinnamoylcocain als Hauptkomponente. Weitere in den Kokablättern vorkommende Alkaloide sind das Cuskohygrin, Tropacocain, Benzoylecgonin, α-Truxillin, β-Truxillin (Methylecgonindiester der isomeren Truxillsäuren), Hygrin und Nicotin. Die das Cocain begleitenden Methylecgoninester dienen als Ausgangsprodukte für eine Cocainpartialsynthese.

Verwendet wird nur das reine **Cocain**. Es lähmt, auf die Schleimhaut gebracht, die Erregungsbildung in sensiblen Nervenendigungen. Da es gleichzeitig durch Hemmung der Rückspeicherung von an adrenergen Synapsen ausgeschüttetem Noradrenalin adrenomimetisch und damit vasokonstriktorisch wirkt (Verhinderung seiner Ausschwemmung und damit Wirkungsverlängerung, Beseitigung von Schleimhautschwellungen sowie Schaffung von Blutleere im Operationsgebiet), ist es als Oberflächenanästhetikum für die HNO-Praxis und bei Operationen am Auge gut geeignet. Wegen der auch bei dieser Anwendungsart auftretenden zentralen Wirkungen (in kleinen Dosen erregend und euphorisch, in größeren halluzinogen) und der damit verbundenen Suchtgefahr wird es jedoch selten benutzt. Letale Dosen führen zum Tod durch Atemlähmung.

Die Verwendung von Kokablättern als Rauschgift ist besonders bei den Indianern Südamerikas weit verbreitet. Die Zahl der Kokakauer wird auf etwa 5 Millionen geschätzt. Die getrockneten Blätter werden zusammen mit alkalischen Substanzen (gebrannter Kalk, Pflanzenasche, Muschelschalen), die eine Freisetzung der Alkaloidbasen, aber auch eine teilweise Hydrolyse der Esteralkaloide bewirken, gekaut. Das aufgenommene Cocain und das bei der Hydrolyse entstandene Ecgonin wirken zentral stimulierend, sie führen zur Beseitigung von Hungergefühl, steigern die Muskelleistung und verursachen eine euphorische Stimmungslage. Eine Gewöhnung an Cocain tritt nicht ein. Die Abhängigkeit von der Droge ist psychisch, nicht physisch bedingt. Dauergebrauch hat Verfall der geistigen und körperlichen Kräfte zur Folge.

27.6.4.5. Purin-Gruppe

Purin-Derivate spielen eine sehr wichtige Rolle im Stoffwechsel der Lebewesen. Die Nucleotide mit Purinanteil sind als Bausteine der Nucleinsäuren, als Coenzyme wasserstoffübertragender Fermente (NAD, NADP, FAD), als Speicher chemischer Energie in Form energiereicher Phosphatgruppen (ATP, GTP), als Vermittler bei der Übertragung von aktivierten anorganischen (Sulfat, Phosphat) oder organischen Verbindungen (z. B. Aminosäuren, Methylgruppen, Acylresten) und als Informationsmittler zahlreicher Hormone in Form des zyklischen AMP oder GMP zur Aufrechterhaltung der Lebensvorgänge erforderlich und kommen deshalb bei allen Lebewesen vor. Darüber hinaus spielen Purine in Form der Phytokinine als Stimulatoren des Zellteilungswachstums eine große Rolle im Leben höherer Pflanzen (z. B. Zeatin = 6-(Hydroxy-3-methylbut-2-enyl-amino)purin).

Die Biogenese des Purinringes erfolgt aus relativ kleinen Bausteinen: aus Glycin, 2 Formylresten (geliefert von der sogenannten „aktiven Ameisensäure", der Formyltetrahydrofolsäure), 3 NH_2-Resten (aus Glutamin bzw. Asparagin und Asparaginsäure stammend) und CO_2 (übertragen durch ein Biotin-Ferment). Die Syntheseenergie wird durch Spaltung energiereicher Phosphatbindungen des ATP erhalten. Ribose-5-phosphat fungiert bei der Biogenese des Purinringsystems als „Kristallisationspunkt". Erstes faßbares Purin-Derivat ist das Inosinmonophosphat, das weiter in andere Nucleotide umgewandelt werden kann (Abb. 201).

Purin-Alkaloide werden auf dem gleichen Wege gebildet. Ein wesentliches Zwischenprodukt ist das Xanthin (2,6-Dioxypurin), das auch bei tierischen Lebewesen als Abbauprodukt der Purin-Derivate auftritt. Aus Xanthin kann durch Methylierung über 3- oder 7-Methylxanthin und Theophyllin oder Theobromin Coffein entstehen (Abb. 202). Dabei ist noch ungeklärt, ob die für die Biogenese des Coffeins genutzten Purin-Derivate de novo synthetisiert werden oder aus dem Abbau von Nucleinsäuren stammen.

Die wesentlichsten Vertreter dieser sehr kleinen Alkaloidgruppe (bisher sind weniger als 10 Purin-Alkaloide bekannt) sind Coffein (1,3,7-Trimethyl-2,6-dioxy-

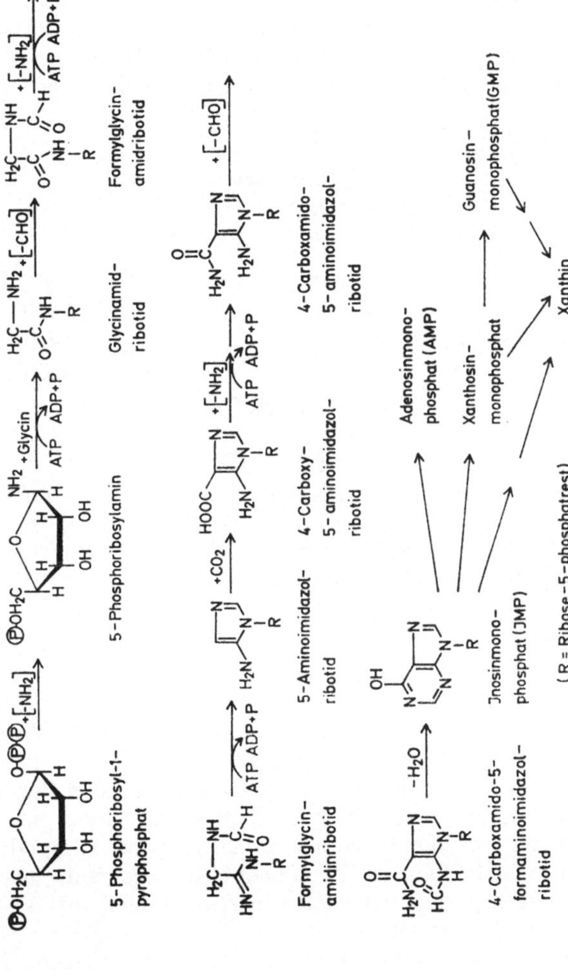

Abb. 201. Biogenese der Purinderivate

purin), Theophyllin (1,3-Dimethyl-2,6-dioxypurin) und Theobromin (3,7-Dimethyl-2,6-dioxypurin).

Bei dem ubiquitären Vorkommen der Purinbiogenese ist es nicht verwunderlich, daß die wenigen Schritte vom Xanthin des Primärstoffwechsels zu den Methylxanthinen an verschiedenen Stellen des Pflanzenreiches getan werden können. Für den Menschen von Bedeutung sind

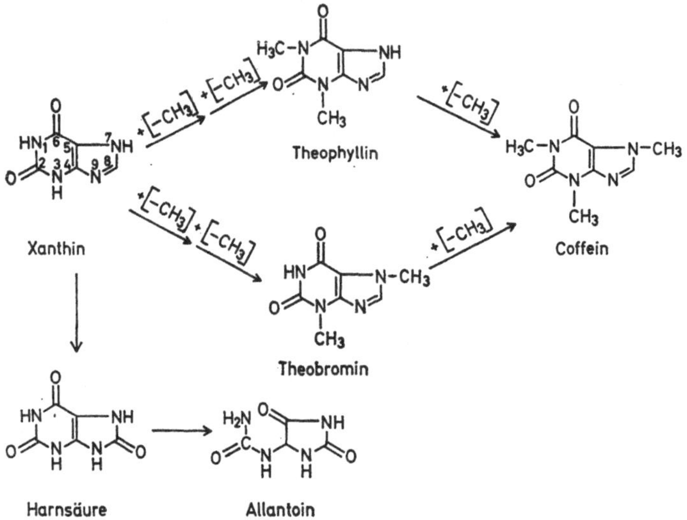

Abb. 202. Biogenese der Purin-Alkaloide und des Allantoins

die Purindrogen Semen Coffeae, Folia Theae, Folia Mate, Guarana und Semen Cacao. Sie werden als Genußmittel und zur Gewinnung der therapeutisch bedeutenden Purin-Alkaloide genutzt. Coffein wird teilweise auch halbsynthetisch (aus dem Theobromin der Kakaoabfälle) oder vollsynthetisch hergestellt. Theophyllin gewinnt man wegen seines geringen Gehalts in den Drogen fast ausschließlich synthetisch.

Coffein wirkt stimulierend auf die sensorischen, in höheren Dosen auch auf die motorischen Bezirke der

Hirnrinde und schließlich auch die Medulla oblongata und das Rückenmark. Es beseitigt Müdigkeit und verbessert die Aufmerksamkeit, das Konzentrationsvermögen, die körperliche Leistungsfähigkeit und die bedingte Reflexerregbarkeit. Die Herztätigkeit wird durch Coffein angeregt und die Herzkranzgefäße werden erweitert. Es steigert durch Förderung der Glykogenolyse und Lipolyse den Stoffumsatz, fördert die Magensaftsekretion und sensibilisiert das Atemzentrum für CO_2-Reize. Durch Hemmung der Rückresorption von Chlorid-Ionen in den Nierentubuli wirkt es, wenn auch geringer als Theophyllin und Theobromin, diuretisch. Bemerkenswert ist die durch Coffein verursachte Verstärkung der Wirkung von Analgetika. Coffein wird als Leistungsstimulans bei Ermüdungszuständen, als Mittel zur Anregung des Atemzentrums und als Zusatz zu Analgetika benutzt.

An tierischen Zellkulturen kann man mit Coffein Ploidiemutationen auslösen. Hohe Dosen Coffein sind im Tierversuch teratogen. Ähnliche Effekte beim Menschen sind bisher nicht bekannt.

Theophyllin wirkt stark diuretisch, außerdem verbessert es die Herzfunktion und löst Gefäßspasmen. Die zentrale Wirksamkeit ist geringer als die des Coffeins. Man verwendet es als Diuretikum (besonders bei kardialen Ödemen) und zur Behandlung von Angina pectoris, bei Herzinsuffiziens, Hypertonie und Bronchialasthma.

Dem **Theobromin** fehlt eine zentrale Wirkung fast völlig. Sein diuretischer Effekt ist geringer als der des Theophyllins, aber länger anhaltend. Es wird wie Theophyllin eingesetzt.

Alle Methylxanthine sind Hemmstoffe der Phosphodiesterase. Ihre pharmakologischen Effekte lassen sich zumindest teilweise (z. B. Glykogenolyse- und Lipolyseförderung, Vasodilatation) durch den durch die Hemmung der Phosphodiesterase erfolgenden Konzentrationsanstieg an zyklischem AMP in der Zelle erklären.

Semen Coffeae, Kaffeesamen, stammt von verschiedenen kultivierten *Coffea*-Arten (*Rubiaceae*/*Gentianales*). Am häufigsten werden Varietäten von *Coffea arabica* L., dem Bergkaffee, angebaut. Sie liefern den hochwertigsten Kaffee. Der Bergkaffee ist ein in den Bergwäldern Äthiopiens heimischer, bis 10 m hoher Baum, der allerdings in Kultur strauchförmig gehalten wird. Wegen seiner Anfälligkeit für Pflanzenkrankheiten kultiviert man heute besonders im Flachland auch andere aus Zentral- und Westafrika stammende *Coffea*-Arten (besonders *C. canephora* PIERRE (Robusta-Kaffee), in geringerem Umfange auch *C. dewevrei* WILDEM. (Excelsa-Kaffee) und *C. liberica* BULL. ex HIERN. (Liberia-Kaffee)). Die Weltproduktion betrug 1970 3,9 Millionen t. Hauptproduzenten sind Brasilien (882000 t) und Kolumbien (510000 t). Weiterhin erwähnenswerte Erzeugerländer sind die Republik Elfenbeinküste, Uganda, Äthiopien, Angola, Mexiko und Indonesien. Trotz des hohen Verbrauchs in einigen Produktionsländern ist die Rangfolge von Kaffeeproduktions- und Kaffeeexportländern etwa gleich.

Die Gewinnung der „Kaffeebohnen" erfolgt aus den reifen, roten, einen Durchmesser von etwa 1,5 cm erreichenden, meistens 2samigen „Kaffeekirschen" (Steinfrüchte, die ein häutiges Exo- und Endocarp und ein zuckerreiches, saftiges Mesocarp besitzen). Die Früchte werden entweder mit der Hand oder maschinell (Abschütteln mit Vibratoren, Auffangen in Sammelvorrichtungen) geerntet und entweder nach dem nassen Verfahren (Entfernung des Fruchtfleisches durch Quetschen, 24—36stündige Fermentation zur Auflockerung der Fruchtfleischreste, Abwaschen, Trocknen des sogenannten Hornschalenkaffees und maschinelles Entfernen des Endocarps und der Samenschale) oder dem trocknen Verfahren (Trocknen, maschinelles Schälen, anschließendes Polieren) von Pericarp und Samenschale befreit. Durch Rösten bei 200—250 °C, das meistens erst am Ort des Verbrauchs durchgeführt wird, entstehen die Aroma- und Geschmacksstoffe des Kaffees.

Die Kaffeesamen enthalten 0,6—3,0% Coffein sowie Spuren von Theobromin und Theophyllin, größtenteils an

Coffeoylchinasäuren, insbesondere an Chlorogensäure (Gehalt etwa 3–5%), gebunden. Weitere Inhaltsstoffe sind fettes Öl, Hemicellulosen, Proteine, Trigonellin und bei geröstetem Kaffee flüchtige oder nichtflüchtige Röstprodukte. Das Kaffeearoma kommt durch eine Vielzahl von Substanzen, die beim Röstprozeß entstehen, zustande. Bisher konnten über 300 Aromastoffe im Kaffee nachgewiesen werden.

Hauptwirkstoff des Kaffees ist das Coffein. Chlorogensäure und die teilweise magenreizenden Röstprodukte sind möglicherweise für einige unangenehme Nebenwirkungen des Kaffees (z. B. Hyperazidität, Magenreizung, Durchfall, Appetitsminderung) verantwortlich zu machen. Kaffee dient vorwiegend als Genuß- und Anregungsmittel. Das bei der Herstellung coffeinfreien Kaffees (durch Extraktion mit flüchtigen Lösungsmitteln) erhaltene Coffein wird zum Teil therapeutisch verwendet, zu einem anderen Teil aber auch zur Herstellung coffeinhaltiger Erfrischungsgetränke benutzt.

Folia Theae, Chinesischer Tee, wird von *Camellia sinensis* (L.) O. KUNTZE (*Theaceae/Theales*), einem wahrscheinlich in den Hochländern Südwestchinas, Nordburmas und Nordostindiens heimischen, bis zu 20 m hohen, pyramidenförmigen Baum gewonnen, der in Kultur zur Erleichterung der Erntearbeiten als ca. 1,5 m hoher Strauch gezogen wird. Es existieren eine Vielzahl von Zuchtformen von *C. sinensis*, die meistens in 2 Varietäten zusammengefaßt werden: *var. sinensis*, China-Tee, und *var. assamica*, Assam-Tee. Durch Auftreten zahlreicher Hybriden ist eine Zuordnung zu beiden Varietäten oft nur schwer möglich. Die Weltproduktion an Chinesischem Tee betrug 1970 1,2 Millionen t. Hauptproduktionsländer sind Indien (396000 t), Sri Lanka (220000 t) und China (166000 t). Weitere erwähnenswerte Produzenten sind Japan, Indonesien und die UdSSR, Hauptexportländer sind Sri Lanka und Indien.

Zur Gewinnung des Tees werden das Spitzenblatt und die 2–3 folgenden Blätter verwendet. Je jünger die

Blätter sind, um so hochwertiger ist der erhaltene Tee. Das zeigen unter anderem Untersuchungen des Coffein- und Catechingehaltes. In der Spitzenknospe wurden durchschnittlich 4,7% Coffein und 26,5% Catechine gefunden, im 1. Blatt 4,2% Coffein und 25,9% Catechine, im 2. Blatt 3,5% Coffein und 20,7% Catechine und im 3. Blatt schließlich nur noch 2,9% Coffein und 17,1% Catechine.

Zur Herstellung von Grünem Tee werden die mit der Hand oder maschinell geernteten Blätter zur Inaktivierung der Fermente in eisernen Pfannen erhitzt, maschinell gerollt und getrocknet. Schwarzen Tee erhält man, indem man die Blätter anwelken läßt, anschließend rollt (Zerstörung der Zellstruktur bei Erhaltung der Fermente) und sie bei 100% relativer Luftfeuchtigkeit bei 27—30 °C einige Stunden der Fermentation unterwirft. Durch enzymatische Prozesse kommt es zur Dunkelfärbung des Tees und zur Ausbildung des charakteristischen Aromas.

Folia Theae enthalten je nach Herkunft, Aufbereitung und Alter der verwendeten Blätter 2,5—4,5% Coffein, geringe Mengen Theophyllin (0,02—0,06%), Theobromin, Adenin und Xanthin. Weitere bemerkenswerte Inhaltsstoffe sind 10—25% Catechine und Depside (in frischen, nicht fermentierten Blättern besonders (—)-Epicatechin und (—)-Epigallocatechin, neben wenig (+)-Catechin und (+)-Gallocatechin, die 3-Gallate und 3,5-Digallate dieser Catechine, freie Gallussäure, 3-Galloylchinasäure und Chlorogensäure). In fermentiertem Tee kommen die Kondensationsprodukte dieser Catechine: Theaflavin (Dimere aus (—)-Epicatechin bzw. dessen Gallat mit (—)-Epigallocatechin bzw. dessen Gallat, bei denen die Phenylseitenketten beider Reaktionspartner zu einem Benzotropolonringsystem verknüpft sind) und Thearubigin (oligomere und polymere Proanthocyanidine, Molekulargewichte 700—40000, 10—20% des Trockengewichtes von Folia Theae ausmachend) vor. Weitere Tee-Bestandteile sind Flavonglykoside (Glykoside des Saponaretins, Vitexins, Apigenins, Quercetins, Myricetins und Kämpferols), Triterpensaponine und 0,5–1,0% bei der Fermentation entstandenes ätherisches Öl (etwa 70 Bestandteile, vorwiegend ungesättigte aliphatische Aldehyde, Ketone bzw. Alkohole und Monoterpene). Erwähnt sei der hohe Fluoridgehalt besonders älterer Teeblätter (bis 0,2%, in Folia Theae 0,005–0,03%).

Tee dient als anregendes Genußmittel. Es wirkt diuretisch und leicht stopfend.

Semen Colae, Kolasamen, stammt vorwiegend von *Cola acuminata* (PAL. BEAUV.) SCHOTT et ENDL. und *Cola nitida* (VENT.) SCHOTT et ENDL. (*Sterculiaceae/Malvales*), tropischen, in Westafrika beheimateten, bis 25 m hohen Bäumen. Der Anbau (fast ausschließlich *C. nitida*) erfolgt hauptsächlich in Afrika, Indien, Brasilien und auf Jamaika. Die Bäume weisen Kauliflorie auf und besitzen ein apocarpes 5teiliges Gynaeceum. Jede der Balgfrüchte enthält mehrere Samen. Bei der Droge handelt es sich um den Embryo, dessen Hauptmasse die Kotyledonen ausmachen, bei *C. nitida* 2, bei *C. acuminata* 3–5 pro Samen. Kolasamen enthalten 0,6–3,0% Coffein, wenig Theobromin, Stärke und 2–4% Catechingerbstoffe. In frischen Samen ist das Coffein an die Catechine (vorwiegend (+)-Catechin und dimere Leukoanthocyanidine) gebunden. Die Samen sind bei den Eingeborenen Afrikas als Genußmittel sehr beliebt. Extrakte aus der Droge werden als Stimulantia und zur Herstellung anregender Erfrischungsgetränke benutzt.

Folia Mate, Mateblätter, besitzen vorwiegend lokale Bedeutung. Südamerika ist gleichzeitig Haupterzeuger und Hauptverbraucher. Sie stammen von *Ilex paraguariensis* ST. HIL., seltener auch von anderen coffeinhaltigen *Ilex*-Arten (*Aquifoliaceae/Celastrales*), in Südamerika (Paraguay, Uruguay, Südbrasilien und Argentinien) beheimateten Sträuchern oder Bäumen. *I. paraguariensis* wird dort auch angebaut. Zur Gewinnung der Droge werden die frisch geernteten Blätter zur Inaktivierung der Fermente in Trommeln über offenem Feuer erhitzt und rasch bei künstlicher Wärme getrocknet. Sie enthalten 1,0–2,0% Coffein, geringe Mengen Theobromin (bis 0,45%), etwa 12% Chlorogensäure und andere Ester der China- und Kaffeesäure, ätherisches Öl (etwa 0,35%) sowie Bitterstoffe. Mateblätter liefern, ähnlich zubereitet wie Chinesischer Tee, ein in Südamerika beliebtes Getränk.

Semen Cacao, Kakaosamen, stammt von *Theobroma cacao* L. (*Sterculiaceae/Malvales*), einer Sammelart, der sehr viele Kleinarten angehören, die aber wegen des Vorkommens von Hybriden nur sehr schwer voneinander abgegrenzt werden können. *Theobroma cacao* ist ein relativ langsamwüchsiger, in Kultur 4–8 m hoch werdender Baum, der wahrscheinlich im Amazonasgebiet beheimatet ist, aber auch in vielen anderen Teilen Süd- und Mittelamerikas wild vorkommt. Die Weltproduktion betrug 1972 etwa 1,5 Millionen t. Die Hauptanbaugebiete liegen zwischen 10° ndl. und 10° sdl. Breite. Hauptproduzenten sind Ghana (1972 437000 t), Nigeria (248000 t), die Republik Elfenbeinküste (220000 t), Brasilien (192000 t) und Kamerun (120000 t).

Kakaobäume tragen fast das ganze Jahr über aus kaulifloren Blüten hervorgegangene, gurkenförmige, bis 30 cm lange und maximal 500 g schwere, grüne, rote, gelbe oder braune Beerenfrüchte mit weißem oder rötlichem zuckerhaltigem Fruchtfleisch. Die aus den Früchten entnommenen, bis 1,5 cm großen, bohnenförmigen Samen, an denen noch Teile des Fruchtmuses haften, werden in Haufen geschichtet oder in Holzkästen eingefüllt und 2–8 Tage der Gärung überlassen. Der durch Hefen aus dem Zucker des Fruchtfleisches gebildete Alkohol sowie die eintretende Temperaturerhöhung töten die Samen ab und lösen dadurch eine Anzahl postmortaler Fermentreaktionen aus, die zur Zerstörung eines Teiles der Bitterstoffe, zur Kondensation der Gerbstoffe und zur Ausbildung von Aromastoffen führen. Anschließend werden die Samen getrocknet, 10–45 min bei 70–140 °C „geröstet“, gebrochen, geschält, von der Keimwurzel befreit und gemahlen. Zur Gewinnung von Trinkkakao wird das Fett (Kakaobutter, Adeps Cacao, s. S. 100, T. I) durch heiße Pressung entfernt. Zur Herstellung von Schokolade versetzt man mit Zucker, Gewürzen und Milch.

Die geschälten, fermentierten Kakaosamen enthalten 1–4% Theobromin, 0,1–0,4% Coffein, etwa 5% Catechingerbstoff (hervorgegangen vorwiegend aus (—)-Epicatechin), dimere und trimere Proanthocyanidine, Phlobaphene (Kakaorot), 40–60% Fett und 10–15% Stärke. Die insbesondere bei der Fermentation und dem Rösten gebildeten Aromastoffe sind sehr zahlreich. Bisher wurden etwa 180 flüchtige Verbindungen nachgewiesen. Für den bitteren Kakaogeschmack wird ein Theobromin-Diketopiperazid-Komplex verantwortlich gemacht.

Kakao dient als Nähr- und Genußmittel. Er besitzt leicht stopfende Eigenschaften.

Guarana ist eine Droge, die aus den gerösteten, zerstoßenen Kotyledonen von *Paullinia cupana* H. B. K. und *P. sorbilis* MART. (*Sapindaceae/Sapindales*) durch Anrühren des Pulvers mit Wasser, Formen zu Stangen oder brotförmigen Gebilden und anschließendes Trocknen, erhalten wird. *Paullinia*-Arten sind im Amazonasgebiet beheimatete Kletthersträucher. Die Droge enthält 2,5 bis 5,0% Coffein und etwa 8% Catechingerbstoffe. Sie wird in Südamerika als Genußmittel verwendet. In der Therapie setzt man sie als Anregungsmittel oder als Zusatz zu Kopfschmerzpulvern ein.

27.6.4.6. Chinazolin-Gruppe

Bisher sind etwa 40 Chinazolin-Alkaloide bekannt. Von besonderem pharmakologischem Interesse ist das **Tetrodotoxin.** Es kommt in den Eingeweiden von in tropischen Meeren heimischen Fischen der Familien *Tetraodontidae* (Kugelfische), *Diodontidae* (Igelfische) und *Molidae* (Sonnenfische), die zur Ordnung der *Plectognathi* (Haftkiefer) gehören, vor. In kalifornischen Molchen der Gattung *Taricha* (*Salamandridae/Urodela*) wurde es ebenfalls gefunden. Tetrodotoxin ist ein Polyhydroxyperhydro-2-iminochinazolin (Abb. 203) unbekannter Biogenese. Es blockiert die Permeabilität der Zellmembran für Natriumionen selektiv und damit durch Hemmung der Bildung von Aktionspotentialen die Nervenleitfähigkeit und die Reizbarkeit der Muskelzellen. Die letale Dosis beträgt etwa 10 µg/kg Körpergewicht. Der Tod erfolgt durch Atemlähmung. Vergiftungen sind, da das von Tetrodotoxin freie Fleisch der Fische besonders in Japan als Delikatesse gilt, bei unsachgemäßer Zubereitung des Fischgerichtes nicht selten.

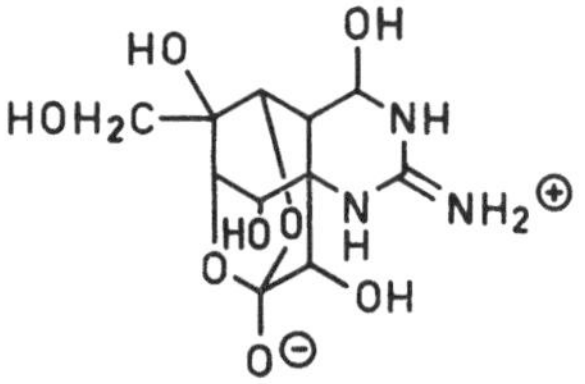

Tetrodotoxin

Abb. 203

27.6.5. *Alkaloide, deren Grundkörper aus „aktiviertem Isopren" aufgebaut wird*

Neben Alkaloiden, deren Grundgerüst ganz oder teilweise aus dem Kohlenstoffskelett einer oder mehrerer Aminosäuren hervorgeht, gibt es solche, bei denen nur das Stickstoffatom von einer Aminosäure geliefert wird. Zu dieser Gruppe gehören neben Polyacetatabkömmlingen, wie z. B. das bereits erwähnte Coniin, die Alkaloide der Terpen- und der Steroid-Gruppe. Sie werden, wie bisweilen auch die Purin-Alkaloide, wegen ihrer engen Beziehung zu nichtalkaloidischen Gruppen als Pseudoalkaloide bezeichnet.

27.6.5.1. *Terpen-Gruppe*

Es sind bisher relativ wenig Monoterpen-Alkaloide bekannt. Das Kohlenstoffskelett der Mehrzahl dieser Alkaloide läßt einen iridoiden Präkursor vermuten, der mit einem Aminogruppendonator (bzw. nichtenzymatisch mit Ammoniak) oder mit einem primären Amin zu einem N-Heterozyklus reagiert hat. Als Beispiel sei hier Actinidin (isoliert aus *Actinidia polygama* (Sieb. et Zucc.) Maxim., *Actinidiaceae/Dilleniales*), das neben seinem 8-Methoxyderivat und N-p-Hydroxyphenyläthylderivaten auch in Radix Valerianae enthalten ist, genannt. Letztere gehen wahrscheinlich aus einem stickstofffreien Iridoid und Tyramin hervor. Die Gentianaceen-Alkaloide gehören ebenfalls zu den secoiridoiden Alkaloiden.

Sesquiterpen-Alkaloide, von denen ebenfalls bisher nur wenige Vertreter gefunden wurden, kommen beispielsweise bei *Nuphar*-Arten (*Nymphaceae/Magnoliales*) vor. Ein einfaches Beispiel ist das Desoxynupharidin, das neben schwefelhaltigen Dimeren Bestandteil des Rhizoms der bei uns verbreiteten Gelben Teichrose, *Nuphar luteum* (L.) Sm., ist (Abb. 204).

Die Zahl der bekannten Diterpen-Alkaloide ist größer als die der Mono- und Sesquiterpen-Alkaloide. Sie kommen besonders bei den Ranunculaceengattungen *Aconitum* (Eisenhut) und *Delphinium* (Rittersporn) vor. Die echten Diterpen-Alkaloide besitzen 2—3 Sauerstofffunktionen, sind unverestert und wenig toxisch (z. B. Napellin, s. Abb. 204). Sie werden von Norditerpen-Esteralkaloiden mit C_{19}-Grundkörper und 7—10 Sauerstoffunktionen begleitet, die eine sehr hohe Toxizität besitzen (z. B. Aconitin, Abb. 204). Bemerkenswert ist weiterhin, daß die Stickstoffatome dieser Alkaloide meistens äthyliert sind.

Alkaloide beider Typen (insgesamt 1—3%) sind neben Isochinolin-Alkaloiden in **Tubera Aconiti**, den Wurzelknollen von *Aconitum napellus* L., dem Blauen Eisenhut, einer in ganz Europa heimischen, oft als Zierpflanze angebauten, bis 1,5 m hohen Staude enthalten. Das Hauptalkaloid dieser Droge, das **Aconitin,** ist sehr toxisch (letale Dosis 3—6 mg). Das bei seiner Hydrolyse durch Abspaltung von Essigsäure und Benzoesäure gebildete Aconin ist nur wenig wirksam. Aconitin wirkt peripher und zentral zunächst erregend, später lähmend. Bei percutaner Anwendung von Aconitin kommt es anfangs zu Parästhesien, später zur Anästhesie der sensiblen Nerven-

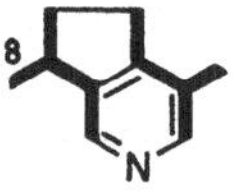

Actinidin (Monoterpen-Alkaloid)

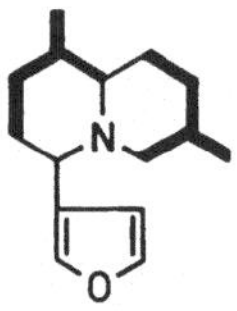

Desoxynupharidin (Sesquiterpen-Alkaloid)

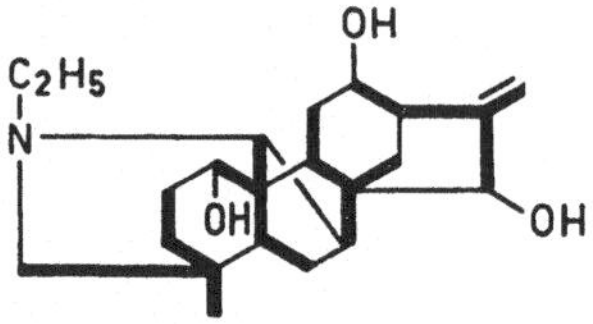

Napellin (Diterpen-Alkaloid)

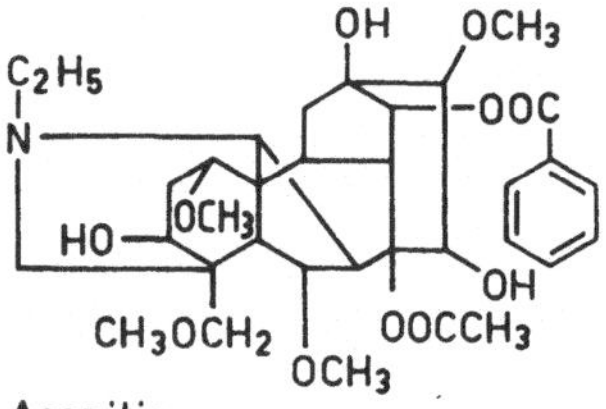

Aconitin

Abb. 204. Terpen-Alkaloide

endigungen. Dieser Effekt wird auch bei peroraler Anwendung erreicht. Er wird therapeutisch bei der Behandlung von Neuralgien, insbesondere Trigeminusneuralgie, ausgenutzt. Letale Dosen führen nach vorübergehender Anregung der Atmung zu Atemlähmung.

27.6.5.2. Steroid-Gruppe

Die Alkaloide der Steroidgruppe besitzen entweder ein Cyclopentanoperhydrophenanthren-Kohlenstoffgerüst oder einen Grundkörper, der durch Umlagerung aus diesem Ringsystem hervorgegangen ist. Sie enthalten 1 oder 2 Stickstoffatome, die sich in der in Stellung 17 angehefteten, häufig zu einem monozyklischen oder bizyklischen Ringsystem zusammengeschlossenen oder auf 2 C-Atome verkürzten Seitenkette bzw. am C-3 oder sehr selten am C-18 befinden.

Die Steroid-Alkaloide (Abb. 205, 206) lassen sich zuordnen der

- Cholestan-Reihe (Cycloperhydrophenanthrengrundkörper, 27 C-Atome),
- C-nor-D-homo-Cholestan-Reihe (Perhydrobenzofluorenringsystem, 27 C-Atome),
- Pregnan-Reihe (Cyclopentanoperhydrophenanthrengrundkörper, 21 seltener, auch 22 oder 23 C-Atome),
- 3-aza-A-homo-Androstan-Reihe (18—21 C-Atome).

Zur Zeit sind über 100 strukturell verschiedene Steroid-Alkaloide bekannt. Während die Alkaloide der Cholestan-Reihe bei den Solanaceen-Gattungen *Solanum* und *Lycopersicon* gefunden werden, kommen Vertreter der C-nor-D-homo-Cholestan-Reihe (neben denen der Cholestan-Reihe) bei einigen Liliaceen-Gattungen, z. B. bei *Veratrum* und *Schoenocaulon*, vor. Alkaloide der Pregnan-Reihe treten bei Gattungen der *Apocynaceae*, der *Buxaceae* und bei Fröschen der Gattung *Phyllobates* (Pfeilgiftfrösche) auf. 3-aza-A-homo-Androstan-Abkömmlinge sind im Hautsekret des Feuersalamanders, *Salamandra maculosa*, enthalten.

Die Biogenese der Steroid-Alkaloide erfolgt aus Cholesterin oder aus dessen biogenetischen Vorläufern vom Lanostan-Typ. Das Perhydrobenzofluorenringsystem wird wahrscheinlich aus dem Cycloperhydrophenanthrenringsystem durch Lösung der Bindung zwischen C-13 und

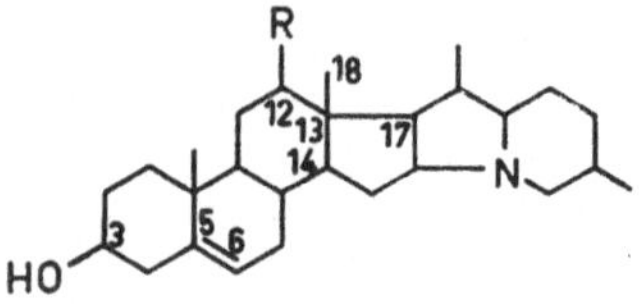

Solanidanin-Typ

Solanidin
($R_1 = -H$)

Rubijervin
($R_1 = -OH$)

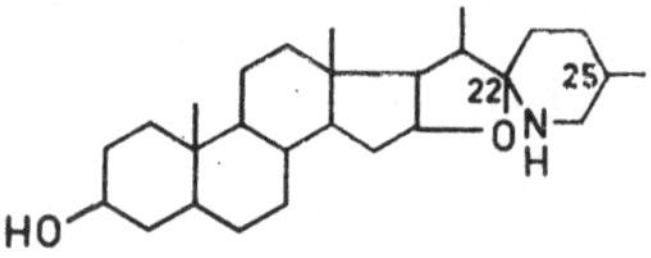

Tomatanin-Typ

Tomatidin (22 βN, 25 S)

Soladulcidin (22 αN, 25 R)

Cholestan-Reihe

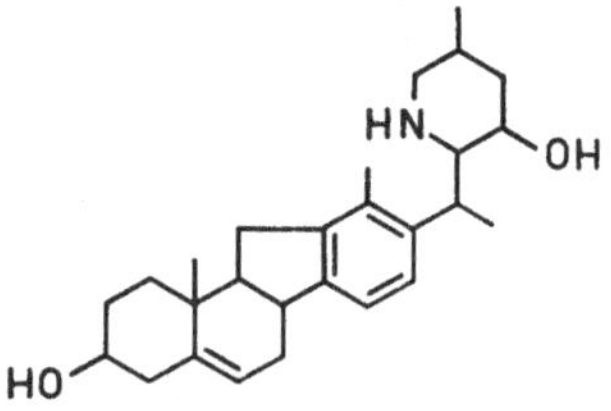

Veratranin-Typ

Veratramin

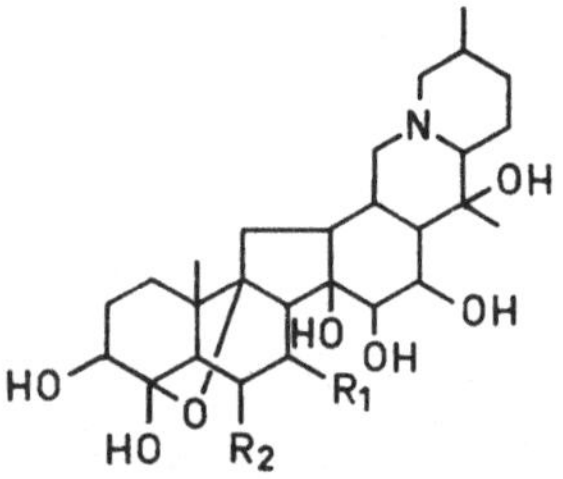

Cevanin-Typ

Germin ($R_1 = -H$, $R_2 = -OH$)

Protoverin ($R_1 = R_2 = -OH$)

Zygadenin ($R_1 = R_2 = -H$)

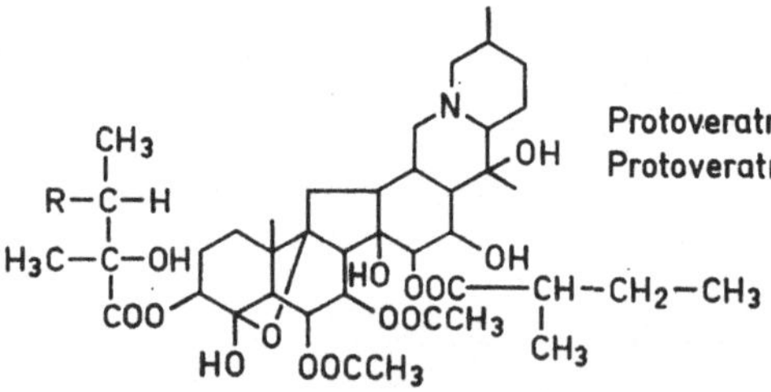

Protoveratrin A (R=—H)
Protoveratrin B (R=—OH)

C-nor-D-homo-Cholestan-Reihe

Abb. 205. Steroid-Alkaloide mit unverkürzter Seitenkette

C-14 und Knüpfung einer Bindung zwischen C-12 und C-14 gebildet.

Von den Steroid-Alkaloiden sind heute nur noch die Inhaltsstoffe von Rhizoma Veratri offizinell.

Bei **Rhizoma Veratri**, der Weißen Nieswurz, handelt es sich um Rhizom und Wurzen des Weißen Germers, *Veratrum album* L. (*Liliaceae*/*Liliiflorae*), einer bis 1,5 m hoch werdenden Staude, die in mehreren Varietäten auf feuchten Gebirgswiesen Zentral- und Südeuropas sowie Nordasiens vorkommt.

Rhizoma Veratri enthält 1,2—1,6% Alkaloide der Cholestan- und C-nor-D-homo-Cholestan-Reihe. Man unterscheidet sauerstoffarme (bis 3 Sauerstoffatome im Molekül, frei oder als 3-β-D-Glucoside vorkommend, wenig toxisch) und sauerstoffreiche Veratrum-Alkaloide (7—9 Sauerstoffatome im Molekül, fast stets als Mono- bis Tetraester vorliegend, sehr toxisch). Die Seitenkette der Vertreter der C-nor-D-homo-Cholestan-Reihe kann zu einem Piperidin-Ring (Veratranin-Typ, z. B. Veratramin), einem ankondensierten Chinolizidin-Ring (Cevanin-Typ, z. B. Germin, Protoverin, Zygadenin) oder einem Furopiperidin-Ring (Jervin-Typ, z. B. Jervin) zusammengeschlossen sein. Die Alkaloide der Cholestan-Reihe gehören dem Solanidanin-Typ an (z. B. Rubijervin, Isorubijervin). Hauptwirkstoffe sind die Ester des Protoverins (besonders Protoveratrin A und B, Abb. 205) und des Germins (besonders Germerin und Germitrin).

Die hohe Toxizität der Veratrum-Alkaloide (10 bis 30 mg Alkaloide bzw. 1,0—2,0 g der Droge können einen Menschen töten) beruht wahrscheinlich auf ihrer Fähigkeit, die Permeabilität der Zellmembranen für Natriumionen zu erhöhen. Sie wirken in therapeutischen Dosen auf das Erregungsleitungssystem des Herzens und lösen reflektorisch eine Vermehrung vagaler und eine Verminderung sympathischer Reize auf das Herz und damit eine Herabsetzung der Herzfrequenz und eine Senkung des Blutdruckes aus. Sie werden, wegen ihrer geringen therapeutischen Breite jedoch selten, bei bestimmten Formen des Bluthochdruckes angewendet. Letale Dosen führen zum Tod durch systolischen Herzstillstand. Ähnlich wie Aconitin können Veratrum-Alkaloide wegen ihrer Eigenschaft, die sensiblen Nervenendigungen zu lähmen, auch äußerlich zur Behandlung von Neuralgien eingesetzt werden. In der Veterinärmedizin dienen Zubereitungen aus der Droge (Tinctura Veratri) als Brechmittel und Stomachikum.

Die ähnlich gebauten Alkaloide von **Semen Sabadillae** (von *Schoenocaulon officinale* (SCHLECHT. et CHAM.) A. GRAY, einer auf den Bergwiesen Mittelamerikas heimischen Liliacee), deren Gemisch als Veratrin bezeichnet wird, haben die gleiche Wirksamkeit.

Sehr interessante Vertreter der Steroid-Alkaloide finden wir auch bei den *Solanaceae*. Sie liegen fast stets als Glykoside vor. Die Aglyka gehören der Cholestan-Reihe an. Die Mehrzahl der Alkaloide kann dem Solanidanin-Typ (z. B. Solanidin, Demissidin = 5,6 Dihydrosolanidin) und dem Tomatanin-Typ (z. B. Soladulcidin, Tomatidin, Abb. 205) zugeordnet werden. Die Steroid-Alkaloide bedingen die Toxizität der grünen Teile der *Solanum*-Arten. Dem in ergrünten Kartoffelknollen vorkommenden α-Solanin (Triosid des Solanidins) wird teratogene Wirkung zugeschrieben. Die Alkaloide der meisten *Solanum*-Früchte, z. B. der Tomaten, werden bei der Reife abgebaut, so daß die Früchte untoxisch sind. Aber auch in den reifen Früchten, z. B. in bestimmten biochemischen Rassen von *S. nigrum* L., dem Schwarzen Nachtschatten, sind Alkaloide enthalten, so daß der Genuß von 6—8 Beeren dieser Pflanze zu Vergiftungserscheinungen führen kann. Solanum-Alkaloide wirken außerdem insektizid und fungistatisch. So sind die Glykoalkaloide Demissin (Demissidintetrosid) und Tomatin (Tomatidintetrosid) im Kraut von Wildkartoffeln in der Lage, die Pflanze vor dem Befall mit dem Kartoffelkäfer zu schützen. Auch die fungistatische Wirksamkeit dürfte ökologische Bedeutung besitzen. Die Solanum-Alkaloide werden von Steroidsaponinen begleitet.

Von den Alkaloiden der Pregnan-Reihe (Abb. 206) sind die Buxus-Alkaloide, von *Buxus sempervirens* L., dem Buchsbaum) (z. B. Cyclobuxin D), die für die Toxizität dieser Pflanze verantwortlich sind, und die **Batrachotoxine**, die Gifte der Pfeilgiftfrösche (*Phyllobates aurotaenia* u. a., *Dendrobatinae/Anura*) erwähnenswert. Die Batrachotoxine (Batrachotoxinin A, Batrachotoxin, Homobatrachotoxin und Pseudobatrachotoxin) kommen im Hautdrüsensekret dieser Frösche vor, das von den Indianern Kolumbiens als Pfeilgift verwendet wird. Batrachotoxine erhöhen selektiv und irreversibel die Permeabilität der Zellmenbran für Natriumionen und lösen damit durch Verhinderung der Repolarisation eine neuromuskuläre Blockade aus. Bereits 0,1 mg/kg Körpergewicht führen zum Tod durch Atemlähmung. Tetrodotoxin wirkt als Batrachotoxinantagonist.

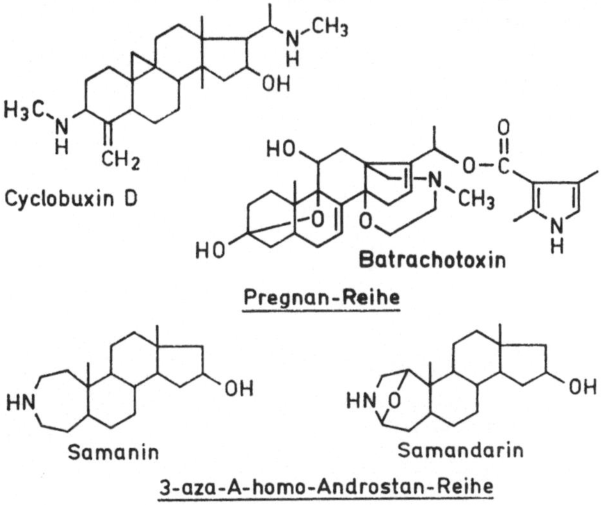

Cyclobuxin D

Batrachotoxin

Pregnan-Reihe

Samanin

Samandarin

3-aza-A-homo-Androstan-Reihe

Abb. 206. Steroid-Alkaloide mit verkürzter Seitenkette

Die Alkaloide der 3-aza-A-homo-Androstan-Reihe kommen im Hautsekret des bei uns heimischen Feuersalamanders, *Salamandra maculosa* (*Salamandridae*/*Urodela*), vor. Hauptalkaloid ist das **Samandarin**, das von einer Reihe von Nebenalkaloiden, u. a. vom Samanin, begleitet wird. Samandarin ist ein stark wirkendes, zentral angreifendes Krampfgift. Es führt in letalen Dosen zum Tod durch Atemlähmung.

28. Sachregister

(Seiten 1–190 = Teil I, Seiten 191–359 = Teil II, Seiten 361 bis 508 = Teil III; die fettgedruckten Zahlen verweisen auf Seiten, auf denen auch Angaben über die Struktur chemischer Verbindungen wiedergegeben sind.)